PANIKATTACKEN UND ÄNGSTE ÜBERWINDEN

Dieses Buch ist all jenen gewidmet,
die je unter Ängsten
oder unerklärlicher Furcht litten.

EDMUND J. BOURNE

PANIKATTACKEN UND ÄNGSTE ÜBERWINDEN

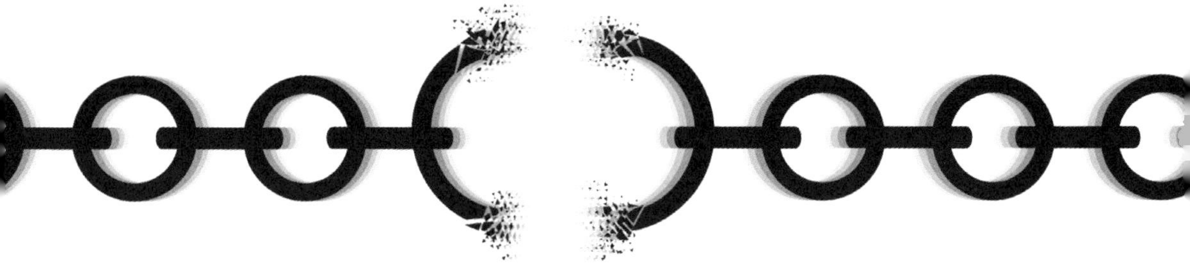

Entspannungstechniken erlernen
Phobien kontrollieren
Selbstzweifel überwinden
Belastende Denkmuster ändern
Gesundheitsbedingte Ängste abbauen
Einfluss der Ernährung auf Ängste
Welche Medikamente helfen

Unimedica

IMPRESSUM

Edmund J. Bourne Ph.D.
Panikattacken und Ängste überwinden
Entspannungstechniken erlernen, Phobien kontrollieren, Selbstzweifel überwinden, belastende Denkmuster ändern, gesundheitsbedingte Ängste abbauen, Einfluss der Ernährung auf Ängste, welche Medikamente helfen
1. deutsche Auflage 2019
ISBN: 978-3-96257-074-3

Titel der Originalausgabe: The Anxiety & Phobia Workbook. A Practical, Step-by-Step Guide to: Relaxation, Exercise, Coping with Panic, New Research on Exposure, Overcoming Negative Self-Talk, Changing Mistaken Beliefs, Mastering Specific Phobias, Nutrition, Medication, Meditation Techniques, Easing Health-Related Anxiety.

First Published by: New Harbinger Publications, Inc.

Aus dem Englischen von Sabine Rickert
Coverlayout © Marie-Katharina Wölk; Satz: Nicole Laka

Rechte an deutscher Übersetzung (vierte Auflage):
Edmund J. Bourne, Arbeitsbuch Ängste und Phobien, Schritt-für-Schritt-Übungen und Meditationen zum Umgang mit Panik, negativen Selbstgesprächen, falschen Glaubenssätzen und Angst auslösenden Körperzuständen.
Die Rechte an der deutschen Übersetzung von Elisabeth Liebl liegen beim Arkana Verlag, München, in der Verlagsgruppe Random House GmbH.

Herausgeber:
Unimedica im Narayana Verlag GmbH, Blumenplatz 2, 79400 Kandern
Tel.: +49 7626 974 970-0, E-Mail: info@unimedica.de
www.unimedica.de

Doch halte deine Phantasie im Zaum, damit sie dich nicht in Sorge versetzt. Viele Ängste wurzeln in Erschöpfung und Einsamkeit. Übe gesunde Selbstdisziplin, doch vor allem sei gut zu dir.

Max Ehrmann, *Desiderata*

INHALT

VORWORT ZUR SECHSTEN AUFLAGE

SEIT DER ERSTAUFLAGE dieses Buches sind nun fünfundzwanzig Jahre vergangen. In dem umfassenden Überblickswerk waren die unterschiedlichen Ansätze, die zu dieser Zeit bei der Behandlung von Angststörungen zur Anwendung kamen, zusammengestellt. Seit seinem Erscheinen fand das Buch eine große Leserschaft und wurde inzwischen weltweit in zahlreiche Sprachen übersetzt.

In den letzten Jahrzehnten hat sich in der Therapie von Angststörungen allerdings viel verändert. In den 1980er- und 1990er-Jahren entwickelte sich die kognitive Verhaltenstherapie zum vorherrschenden Behandlungsansatz für alle Formen von Angststörungen. In Bezug auf die unterschiedlichen Ausprägungen der Angststörung findet seit Beginn des 21. Jahrhunderts eine zunehmende Spezialisierung statt, mit zahlreichen Ratgebern, Selbsthilfeprogrammen und Organisationen (zum Beispiel die Deutsche Gesellschaft Zwangserkrankungen e. V., die Deutsche Depressionsliga oder der Selbsthilfeverband für Soziale Phobie – VSSP e. V.). In jüngster Zeit finden sich auch immer mehr Internetseiten zu diesem Thema und meine Website www.Helpforanxiety.com ist inzwischen eine unter vielen. Die Non-Profit-Organisation Deutsche Angst-Hilfe e. V. bietet angesichts der Tatsache, dass viele Menschen, die mit einer Angststörung zu kämpfen haben, oftmals auch von Depressionen betroffen sind, einen »Weg aus Angst und Depression«.

Im Vergleich zu den vorherigen Ausgaben enthält die aktuelle Auflage zahlreiche Neuerungen in den folgenden Kapiteln:

- Kapitel 1 (Angststörungen): Die Beschreibungen der verschiedenen Angststörungen wurden in Übereinstimmung mit dem diagnostischen und statistischen Kriterienkatalog für psychische Störungen (DSM-5, 2013 veröffentlicht) auf den neuesten Stand gebracht. Dieser Kriterienkatalog ist das diagnostische Standardwerk in den USA für alle Therapeuten, die in diesem Bereich tätig sind. (Die in Europa übliche »Internationale statistische Klassifikation der Krankheiten und verwandter Gesundheitsprobleme« (ICD-10) ist an entsprechenden Stellen in der deutschsprachigen Ausgabe des Buches ergänzt.)

- Kapitel 2 (Hauptursachen der Angststörung): In die Darstellung der biologischen Ursachen von Angststörungen, generalisierten Angststörungen und Zwangsstörungen flossen die aktuellen Forschungsergebnisse auf dem Gebiet der Neurobiologie ein.
- Kapitel 6 (Wie Sie mit Panikattacken umgehen können): Zusätzliche Strategien für den Umgang mit *positiven Affirmationen* während einer Panikattacke wurden mit aufgenommen.
- Kapitel 7 (Das Beste bei Phobien: Konfrontation): Dieses Kapitel wurde grundlegend überarbeitet, um die neuesten Forschungsergebnisse zu diesem Thema mit einzubeziehen. Am Ende des Kapitels steht eine Zusammenfassung aller Faktoren, die zum Erfolg einer Konfrontationstherapie beitragen.
- Kapitel 15 (Ernährung): Das Kapitel wurde überarbeitet, die Empfehlungen zur Ernährung bei Stress und Angstzuständen wurden auf den neuesten Stand gebracht und um neue, natürliche und die Entspannung fördernde Nahrungsergänzungsmittel erweitert (zum Beispiel die Aminosäure Theanin).
- Kapitel 16 (Gesundheitliche Probleme, die Angststörungen fördern können): In dieses Kapitel wurden neue Informationen zum prämenstruellen Syndrom und der Menopause aufgenommen.
- Kapitel 17 (Medikamente bei Angststörungen): Das Kapitel wurde auf den aktuellen Stand gebracht und berücksichtigt Medikamente für Angststörungen und Depressionen, die seit einigen Jahren zunehmend verordnet werden, zum Beispiel die antidepressiven Serotoninmodulatoren und -stimulatoren Vortioxetin und Vilazodon.
- Kapitel 19 (Lebenssinn): Der Abschnitt »Finden Sie Ihren Lebenssinn« wurde erweitert und beinhaltet jetzt umfangreiches Material, um sich über eigene Werte klar zu werden, persönliche Ziele festzulegen und auf diese hinarbeiten zu können. Ein Großteil dieses Materials baut auf der neuen und inzwischen sehr verbreiteten Akzeptanz- und Commitmenttherapie (ACT) auf. In der letzten (fünften) Ausgabe des Buches wurde diese Therapieform nur kurz umrissen, in der sechsten Auflage sind die entsprechenden Informationen nun in Kapitel 19 integriert.

Unsere moderne Gesellschaft mit ihrem hohem Stresslevel kann als Ursache dafür gesehen werden, dass die Prävalenz von Angststörungen in den letzten Jahren ständig zunimmt. Die allgemeinen gesellschaftlichen Bedingungen, zu denen Wirtschaftskrisen, Lohnungleichheit, politische Polarisierung und Umweltverschmutzung gehören, leisten alle einen Beitrag zu unserem von Stress geprägten Leben. Weitere Belastungen, verursacht etwa durch das Gesundheits- und Bildungssystem, durch überfüllte urbane Lebensräume, eine undurchschaubare Lebensmittelindustrie und die zunehmend komplexen Technologien, verschärfen diese Problematik. Ein solches gesellschaftliches Umfeld löst zunehmend Ängste aus und nicht wenige Menschen reagieren mit Angststörungen.

Glücklicherweise gibt es gute und zuverlässige Hilfsangebote, um mit Angststörungen umzugehen. Ich hoffe sehr, dass die in diesem Buch beschriebenen Interventionen Ihnen hilfreiche Ressourcen an die Hand geben, um auf die verschiedenen Formen der Angst, die Menschen in unseren bewegten Zeiten belasten, angemessen reagieren zu können.

EINFÜHRUNG

FORSCHUNGSARBEITEN des National Institute of Mental Health haben ergeben, dass Angststörungen die häufigste psychische Erkrankung bei amerikanischen Frauen darstellen und bei Männern nur von Alkohol- und Drogenproblemen auf Platz 2 verwiesen werden. In Europa liegen Angsterkrankungen mit einer Häufigkeit von 14 Prozent bei den 14- bis 65-Jährigen an der Spitze der psychischen Erkrankungen. Etwa ein Viertel der erwachsenen Bevölkerung ist gelegentlich von Angststörungen betroffen. Und doch wird nur ein verschwindend geringer Teil dieser Menschen überhaupt behandelt. In den letzten fünfundzwanzig Jahren haben Angststörungen epidemische Ausmaße angenommen. Auch in den Medien findet dieses Thema immer mehr Beachtung. Der Trend setzt sich fort und hat sich im Gefolge des globalen Terrorismus, wirtschaftlicher Unsicherheit und rapider Zerstörung unserer Umwelt zunehmend zu einer kollektiven Angststörung verfestigt.

Warum nehmen die von Panik, Ängsten und Phobien verursachten Probleme derart überhand? Meiner Meinung nach hat dies etwas mit dem Stress zu tun, den wir über die Jahre hinweg gleichsam ansammeln. Natürlich gibt es immer mehrere Gründe, wenn ein Mensch plötzlich Panik-, Angst- oder Zwangsstörungen entwickelt. Ich aber bin der festen Überzeugung, dass Stress dabei eine Schlüsselrolle spielt. Natürlich sind wir meistens selbst für den Stress verantwortlich, den wir uns machen, aber die Menschen in der westlichen Welt erfahren mittlerweile mehr Belastungen als je zuvor in ihrer geschichtlichen Entwicklung. Und dieses erhöhte

Stressniveau erklärt wiederum das vermehrte Auftreten von Angststörungen. Natürlich kann man dagegenhalten, dass der Mensch immer schon kollektivem Stress ausgesetzt war (bei Kriegen, Hungersnöten, Seuchen, Wirtschaftskrisen und so weiter), doch es gibt zwei Fakten, die vermuten lassen, dass der Stresspegel heute höher liegt als je zuvor.

Zunächst einmal hat unsere gesellschaftliche Ordnung sich in den letzten dreißig Jahren stärker verändert als in den letzten drei Jahrhunderten zusammen. In weniger als zwanzig Jahren hat die digitale Informationstechnologie unser Leben drastisch gewandelt. Der schnelle Lebensrhythmus der modernen Gesellschaft – in Verbindung mit einem enormen technologischen Wandel – lässt den Menschen keine Zeit, sich auf diese Veränderungen einzustellen.

Dazu kommt, dass die Unsicherheiten in Bezug auf die Zukunft für uns alle rapide zunehmen. Viele Menschen haben bis heute mit den Auswirkungen der Finanzkrise 2008, der größten wirtschaftlichen Rezession seit den Dreißigerjahren des letzten Jahrhunderts, zu kämpfen. Weitere tief greifende Probleme wie Überbevölkerung, globaler Terrorismus und die rasante Entwicklung neuer Massenzerstörungswaffen tragen in großem Maße zum globalen kollektiven Stress bei. Und nicht zuletzt ist die Zukunft unseres Planeten massiv gefährdet. Eine Reihe von Wissenschaftlern ist der Ansicht, dass wir den kritischen Punkt, von dem an die Entwicklung nicht mehr umkehrbar ist, in Bezug auf Klimawandel, extreme Wetterereignisse, Verlust der Biodiversität und die globale Zerstörung unserer natürlichen Lebensräume bereits überschritten haben. Wenn dem so ist, wird das Leben nie mehr so sein, wie wir es gewohnt sind. Die Liste der verunsichernden Faktoren könnte noch weiter fortgesetzt werden, aber gerade diese existenziellen Aspekte sind es, die Ängste auslösen. Je unsicherer und ängstlicher eine Gesellschaft wird, desto häufiger treten individuelle Angststörungen in der Bevölkerung auf.

Auch unsere kulturellen Werte verschwimmen zunehmend. Es gibt heute keinen geschlossenen, allgemein anerkannten Wertekanon mehr, wie Gesellschaft und Religion ihn traditionell vorgeben. Dies schafft ein Vakuum, das jeder für sich selbst füllen muss. Angesichts der Flut an widersprüchlichen Weltanschauungen und Werten, mit den uns die Medien überschwemmen, sieht sich jeder Einzelne mit der Notwendigkeit konfrontiert, selbst den Sinn seines Lebens und sein moralisches Wertesystem festlegen zu müssen.

So wird es in unserer modernen Gesellschaft immer schwieriger, Sicherheit und Kontinuität im eigenen Leben zu finden. Angststörungen sind schlichtweg die Antwort auf die nachlassende Fähigkeit, mit dem daraus resultierenden Stress umzugehen – ebenso wie Suchtprobleme, Depressionen und degenerative Erkrankungen immer häufiger auftreten.

In den letzten zwanzig Jahren sind viele ausgezeichnete Bücher über Angststörungen erschienen. Die meisten von ihnen beschränken sich allerdings darauf, die Störungen zu beschreiben. Obwohl einige auch Behandlungsmethoden und praktische Lösungsansätze vorstellen, ging es letztlich doch meist darum, ein grundlegendes Verständnis des Krankheitsbilds »Angststörung« zu vermitteln.

Ich hingegen habe mit diesem Arbeitsbuch von Anfang an eine andere Zielsetzung verfolgt. Ich wollte dem Leser erstens bestimmte Fähigkeiten aufzeigen, die ihn in die Lage versetzen, mit Panik, Angst und Phobien umzugehen, und ihn zweitens mit einem Schritt-für-Schritt-Programm vertraut machen, das ihm erlaubt, diese Fähigkeiten zu erwerben. Obwohl auch dieses Buch Beschreibungen der Symptomatik von Angststörungen enthält, will es doch in erster Linie Copingstrategien und Fähigkeiten vermitteln, um Ihren Genesungsprozess zu unterstützen.

Wahrscheinlich wird Ihnen vieles in diesem Buch nicht völlig neu sein. Die Kapitel über Entspannung, körperliche Bewegung, Umgang mit Panikanfällen, kontrollierte Konfrontation, Gefühlsausdruck, Durchsetzung, Selbstachtung, Ernährung, medikamentöse Behandlung und Meditation geben einen ersten Überblick über Konzepte, die in den am Ende jedes Kapitels angegebenen Büchern ausführlich erläutert werden. Ich persönlich hoffe, in einem einzigen Buch all das zusammengefasst zu haben, was Sie brauchen, um Angststörungen zu überwinden. Je mehr dieser Strategien Sie in Ihr persönliches »Aufbauprogramm« einbauen, desto schneller und gründlicher werden Sie Ihre Probleme hinter sich lassen.

Dabei verfolgt dieses Buch einen konsequent ganzheitlichen Ansatz. Die hier beschriebenen Techniken beeinflussen Ihr Leben auf vielen Ebenen: Körper, Verhalten, Gefühle, Geist, Beziehungen, Selbstachtung, Spiritualität. Ein Großteil der bekannten Strategien zum Umgang mit Angststörungen fußt hauptsächlich auf einem behavioralen und kognitiven (also verstandesmäßigen) Ansatz. Da diese Herangehensweise nach wie vor wichtig und die Grundvoraussetzung für die erfolgreiche Behandlung von Angststörungen ist, sind ihr vier Kapitel des Buches gewidmet. In Kapitel 6 sind Strategien beschrieben, wie Sie Panikattacken erfolgreich begegnen können. Kapitel 7 zeigt, wie man durch kontrollierte Konfrontation Phobien wie Agoraphobie oder soziale Phobien überwindet. Und die Kapitel 8 und 9 beschäftigen sich mit dysfunktionalem Grübeln und negativen Denkmustern, die dazu beitragen, die Angststörungen im Alltag aufrechtzuerhalten.

Entspannung und persönliches Wohlbefinden spielen für die Behandlung von Angststörungen aber eine fast ebenso große Rolle. Wie ich bereits erläutert habe, sind sie das Ergebnis von Langzeitstress. Bei den meisten Menschen mit Angststörungen äußert sich dieser Stress in Form von chronischer, körperlicher Übererregbarkeit. Wirkliche Heilung ist nur dann möglich, wenn die Betreffenden einen Lebensstil erlernen, der ihnen hilft, ihr Dasein entspannter und ausgewogener zu gestalten – kurz gesagt: Techniken, die auch das *körperliche Wohlbefinden* steigern. Alles, was in den Kapiteln über Entspannung, körperliche Bewegung und Ernährung gesagt wird, ist also die *Grundvoraussetzung* für die anderen hier präsentierten Techniken. So ist es beispielsweise sehr viel einfacher, sich in kontrollierter Konfrontation zu üben, wenn man vorher gelernt hat, sich tief zu entspannen. Auch mit negativen Denkmustern lässt sich sehr viel leichter umgehen, wenn man körperlich gesund und entspannt ist. Sie werden sich besser fühlen, wenn Sie positiv denken gelernt haben, aber auch, wenn Sie sich entspannen können, regelmäßiges Körpertraining betreiben und sich gesund ernähren; denn all das vermindert Ihre *Neigung* zu kontraproduktiven Denk- und Verhaltensmustern. Oder vereinfacht gesagt: Ein positives Körpergefühl bewirkt positives Denken.

Andererseits sind Menschen, denen ein Sinn im Leben fehlt, für Angststörungen anfälliger als andere. So sind Panikanfälle oder Agoraphobie (vor allem wenn sie mit der Angst vor Eingesperrtsein oder vor fehlenden Fluchtmöglichkeiten einhergehen) häufig ein Ausdruck dafür, dass der Betreffende das Gefühl hat, in seinem Leben »festzusitzen« oder »keinen sicheren Ort« zu haben. Angesichts der Vielschichtigkeit unserer modernen Gesellschaft und des Fehlens verbindlicher Wertvorstellungen fühlen sich viele Menschen verunsichert in Hinblick auf Sinn und Ziel ihres Lebens. Wenn Sie sich mit dieser Sinnfrage auseinandersetzen, eigene Lebensziele entwickeln und Ihre eigene Spiritualität leben, unterstützt Sie Ihre neue Lebenshaltung dabei, Ihre Angstprobleme zu meistern. Daher ist gerade die Frage nach dem Lebenssinn für die Behandlung von Angststörungen und möglicherweise auch für viele andere Verhaltensstörungen von enormer Bedeutung, wie wir in Kapitel 19 sehen werden.

Alles in allem ist ein ganzheitliches Modell, das all die Ansätze umfasst, die ich Ihnen in diesem Arbeitsbuch vorstelle, vonnöten, um Angststörungen vollständig und nachhaltig behandeln zu können. Angststörungen erfordern immer eine Bearbeitung auf allen Ebenen der Persönlichkeit.

Einen wichtigen Hinweis noch zum Schluss: Es wird einiges an Ausdauer und aktiver Mitarbeit nötig sein, wenn Sie die hier vorgestellten Strategien erlernen möchten. Bei ausreichender Motivation und diszipliniertem Üben können Sie eine Verbesserung oder Heilung der Angststörungen durchaus auch allein erreichen. Allerdings ist es in vielen Fällen nicht zielführend und oft auch nicht ratsam, die Bearbeitung von Angststörungen ohne professionelle Hilfe anzugehen

Viele Leserinnen und Leser nutzen dieses Arbeitsbuch als Ergänzung zu einer Therapie bei einem Therapeuten, der Erfahrung in der Behandlung von Angststörungen hat. Ein Therapeut kann Ihren Bemühungen Struktur und Unterstützung geben und die Übungen, die Sie hier finden, speziell auf Ihre individuellen Bedürfnisse abstimmen. Ebenfalls empfehlenswert ist es, sich Unterstützung in Selbsthilfegruppen zu suchen. Eine Gruppe stärkt unsere Entschlossenheit, die zur Heilung nötigen Techniken tatsächlich zu erlernen. Durch die Arbeit in einer Gruppe können Begeisterung und Motivation für die Übungen und Aufgaben besser aufrechterhalten werden und die Gruppenstruktur kann zusätzlichen Halt geben. Letztlich ist es aber Ihre eigene Entscheidung, welcher Weg für Sie der beste ist. Wenn Sie sich Hilfe von außen suchen wollen, achten Sie darauf, dass Ihr Therapeut für die Behandlung von Angststörungen ausgebildet ist.

Im Internet finden Sie zum Beispiel auf der Seite www.psychenet.de, die unter anderem von der Deutsche Gesellschaft für Psychiatrie und Psychotherapie, Psychosomatik und Nervenheilkunde (DGPPN) unterhalten wird, hilfreiche Informationen und Links zu den verschiedenen Angststörungen. Eine Liste mit Selbsthilfegruppen für Menschen mit Angststörungen ist unter www.angstselbsthilfe.de, angsthilfe.at und angsthilfe.ch erhältlich.

Es ist durchaus möglich, mit Panik, Phobien und Ängsten allein fertigzuwerden, wenn Sie die Strategien und Techniken dieses Arbeitsbuches erlernen und anwenden. Sie können es aber durchaus auch in Kombination mit einer professionellen Therapie oder der Unterstützung einer Selbsthilfegruppe anwenden. Beide Ansätze sind gleichermaßen angemessen und wertvoll. Unabhängig davon, wie Sie sich entscheiden: Es gibt viele gute Hilfsangebote. Angststörungen können deutlich gebessert oder sogar vollständig geheilt werden, wenn Sie bereit sind, die in diesem Buch beschriebenen Vorgehensweisen umzusetzen.

1

ANGSTSTÖRUNGEN

FAST JEDE NACHT wacht Susan nur wenige Stunden, nachdem sie zu Bett gegangen ist, plötzlich auf. Sie bekommt kaum noch Luft, ihr Herz rast, ihr ist schwindlig und sie hat Angst zu sterben. Sie zittert am ganzen Leib, scheinbar ohne erkennbaren Grund. Nach zahlreichen Nächten, in denen sie in ihrem Wohnzimmer auf und ab gewandert ist, um sich wieder zu beruhigen, geht sie endlich zum Arzt. Vielleicht stimmt ja etwas mit ihrem Herzen nicht.

Cindy, von Beruf Arzthelferin, erlebt dieselben Symptome wie Susan immer dann, wenn sie sich in der Öffentlichkeit in einer beengenden Situation befindet. Dann überfällt sie die Angst, die Selbstkontrolle zu verlieren. Gleichzeitig hat sie Angst davor, was andere dann von ihr denken könnten. Ohne die Begleitung ihres Freundes geht sie seit einiger Zeit höchstens noch in den nahe gelegenen kleinen Supermarkt einkaufen. Bei Treffen mit Freunden kam es schon öfter vor, dass sie ganz unvermittelt das Restaurant oder das Kino verlassen musste. Mittlerweile fragt sie sich, ob sie ihren Job wohl noch schafft. Bisher zwang sie sich, weiter zur Arbeit zu gehen, doch auch beim Zusammensein mit Kollegen meldet sich bei ihr die Angst, die Kontrolle zu verlieren, nun immer häufiger. Dann hat sie schlagartig das Bedürfnis, sofort weggehen zu *müssen*.

Steve bekleidet als Software-Ingenieur eine verantwortungsvolle Position. Trotzdem hat er das Gefühl, nicht vorwärtszukommen, weil er nicht in der Lage ist, vor Publikum zu sprechen. Selbst an Teamsitzungen nur teilzunehmen, ist für ihn fast nicht auszuhalten, geschweige denn, etwas zu sagen. Gestern bat ihn sein Chef, anlässlich eines größeren Projekts dem Team seinen Arbeitsbereich vorzustellen. Steve schnürte es die Kehle zu, er wurde extrem nervös, stammelte, er werde seinem Chef bis zum nächsten Tag Bescheid geben, und verließ schleunigst den Raum. Zu Hause dachte er daraufhin darüber nach zu kündigen.

Mike empfindet seit einigen Monaten eine ganze eigenartige Angst, über die er nicht einmal mit seiner Frau sprechen kann. Er fürchtet, mit seinem Auto einen Menschen oder ein Tier überfahren zu haben. Obwohl es keinerlei Anhaltspunkte für einen tatsächlichen Unfall gibt, fühlt Mike den Zwang, umzukehren und die letzten hundert Meter zurückzufahren, um zu kontrollieren, ob auch wirklich nichts passiert ist. In letzter Zeit ist seine Angst, jemanden oder etwas überfahren zu haben, so stark geworden, dass er die Straße drei- bis viermal abfährt. Mike ist ein kluger und sehr erfolgreicher Mann, der sich von diesen Zwängen gedemütigt fühlt. Außerdem fragt er sich, ob er allmählich verrückt zu werden droht.

Susan, Cindy, Steve und Mike haben Angst. Allerdings keine gewöhnliche. Ihre Erfahrungen unterscheiden sich in zwei ganz wesentlichen Punkten von der Angst, die man normalerweise im Alltag erlebt. Zunächst einmal hat ihre Angst sich verselbstständigt. In allen Fällen fühlen die Betroffenen sich nicht mehr in der Lage, das Geschehen zu kontrollieren, und dieses Gefühl der Ohnmacht verstärkt die Angst noch. Darüber hinaus beeinträchtigt die Angststörung ihr normales Alltags- oder Berufsleben zunehmend. Susan hat Schlafstörungen. Bei Cindy und Steve führt sie zu Schwierigkeiten im Beruf. Und Mike kann nicht mehr normal Auto fahren. Die Beispiele von Susan, Cindy, Steve und Mike zeigen die Symptomatik von vier verschiedenen Formen der Angststörung: Panikstörung, Agoraphobie, soziale Phobie und Zwangsstörung. Jede dieser Störungen wird weiter unten eingehend beschrieben. Doch was haben sie alle gemeinsam? Was ist das Wesen der Angst?

WAS IST ANGST?

Das Wesen der Angst verstehen wir erst, wenn wir uns klarmachen, was sie eigentlich ist bzw. nicht ist. Angst und Furcht zum Beispiel sind nicht dasselbe. Wenn Sie sich fürchten, dann hat dies gewöhnlich einen konkreten Anlass in der Außenwelt. Die Situation, die Sie fürchten, kann mit einer gewissen Wahrscheinlichkeit eintreten. Vielleicht glauben Sie, einen bestimmten Termin nicht einhalten zu können, bei einer Prüfung durchzufallen, Ihre Rechnungen nicht mehr bezahlen zu können oder von jemandem, der Ihnen wichtig ist, Ablehnung zu erfahren. Furcht geht in der Regel einher mit einem plötzlichen Adrenalinstoß, der Wahrnehmung von akuter Gefahr und dem Verlangen zu fliehen. Empfinden Sie aber Angst, so lässt sich der Auslöser häufig nicht genau ausmachen. Bei Angstzuständen richtet sich der Blick nach innen statt nach außen. Angst scheint aus einer vagen, entfernten, ja, unter Umständen noch nicht einmal erkennbaren Gefahr zu entstehen. Vielleicht haben Sie Angst, »die Kontrolle zu verlieren« – über sich oder eine bestimmte Situation. Oder Sie haben Angst, dass »etwas Schlimmes passiert«.

Angst macht sich auf allen Ebenen bemerkbar: Sie ist zugleich eine körperliche, verhaltensmäßige und psychische Erfahrung. Körperlich kommt es zu Reaktionen wie Herzjagen, Muskelspannung, Übelkeit, trockenem Mund und Schweißausbrüchen. Auf der Verhaltensebene beeinträchtigt die Angst unsere Fähigkeit zu handeln, uns auszudrücken und unseren Alltag zu bewältigen.

Psychologisch betrachtet, ist Angst ein subjektiver Spannungszustand, in dem man sich unwohl fühlt. Im Extremfall hat man das Gefühl, sich selbst fremd zu sein, und glaubt zu sterben oder den Verstand zu verlieren.

Die Tatsache, dass Angst uns körperlich, verhaltensmäßig und psychisch beeinträchtigt, hat Konsequenzen für den Weg zur Heilung. Die Behandlung von Angststörungen muss auf allen drei Ebenen ansetzen, um

1. die überschießenden Körperreaktionen zu vermindern,
2. Vermeidungsverhalten abzubauen und
3. die subjektive Bewertung des Geschehens (den »Monolog im Kopf«) zu verändern, die gewöhnlich den Spannungszustand verlängert.

Angst kann in unterschiedlicher Form und Intensität auftreten. Sie reicht von einem leichten Gefühl des Unwohlseins bis zur ausgewachsenen Panikattacke mit Herzrasen, Desorientierung und Todesangst. Bei Angst, die nicht von einer bestimmten Situation ausgelöst wird, spricht man von »spontaner Angst«, in gravierenden Fällen von »spontaner Panik«. Ob Sie nun »spontane Angst« oder »spontane Panik« haben, hängt davon ab, wie viele der folgenden Symptome gleichzeitig auftreten. Bei vier oder mehr Symptomen spricht man von einem Panikanfall:

- Kurzatmigkeit
- Herzjagen (schneller oder unregelmäßiger Herzschlag)
- Zittern
- Schwitzen
- das Gefühl, keine Luft zu bekommen
- Übelkeit oder andere Verdauungsprobleme
- Taubheit
- Schwindelgefühle, unsicherer Gang
- das Gefühl, keinen Kontakt mehr zu sich selbst zu haben
- Hitzewallungen oder Kälteschauer
- Todesangst
- Angst, verrückt zu werden oder die Kontrolle zu verlieren

Tritt die Angst *nur* in bestimmten Situationen auf, spricht man von *situationsbedingter* oder *phobischer Angst*. Die Phobie unterscheidet sich von der normalen Angstreaktion insofern, als sie sehr viel stärker und im Zusammenhang mit der realen Situation unangemessen heftig ist. Wenn eine Fahrt auf der Autobahn, ein Besuch beim Arzt oder ein Streit mit Ihrem Partner Sie unverhältnismäßig stark ängstigt, dann handelt es sich um situationsbedingte Angst. Diese wird zur *Phobie*, wenn Sie solche Situationen zu *meiden* beginnen. Sie fahren nicht mehr auf der Autobahn, gehen nicht mehr zum Arzt und streiten überhaupt nicht mehr mit Ihrem Partner. Anders ausgedrückt: Eine Phobie ist eine situationsbedingte Angst, die zur dauerhaften Vermeidung bestimmter Situationen führt.

Häufig kann Angst schon allein dadurch ausgelöst werden, dass an eine bestimmte Situation nur gedacht wird. Wenn bereits der bloße Gedanke an eine phobische Situation Angstreaktionen auslöst, spricht man von *Erwartungs- oder antizipatorischer Angst*, weil dabei die Situation gedanklich gleichsam vorweggenommen wird. In ihrer milderen Ausprägung ist die Erwartungsangst von der normalen »Sorge« nicht zu unterscheiden. Bei der besonders heftig auftretenden Form handelt es sich um *antizipatorische Panik*.

Zwischen spontaner Angst (oder Panik) und Erwartungsangst (oder -panik) gibt es einen wichtigen Unterschied. Spontane Angst scheint sozusagen aus dem Nichts zu kommen und erreicht ihren höchsten Punkt schnell, flaut dann aber allmählich wieder ab. Normalerweise wird der Gipfelpunkt innerhalb weniger Minuten erreicht, die Phase des Nachlassens dauert zirka eine Stunde. Erwartungsangst hingegen baut sich langsamer auf. Sie entsteht, wenn man mit einer bedrohlichen Situation konfrontiert ist (oder an sie denkt), flaut dafür aber auch schneller wieder ab. Das »Hineinsteigern« in die Angst kann bis zu einer Stunde oder sogar länger dauern. Sie lässt aber sofort nach, wenn man seine Aufmerksamkeit auf etwas anderes richtet.

ANGST UND ANGSTSTÖRUNG

In unserer modernen Gesellschaft ist Angst ein unvermeidlicher Bestandteil des Lebens. Wir sollten uns bewusst machen, dass es viele Alltagssituationen gibt, in denen ein bestimmtes Quantum Angst eine *angemessene* und *vernünftige* Reaktion ist. Hätten Sie angesichts der Herausforderungen, denen wir im Alltag ständig begegnen können, wie etwa Unfall oder Misserfolg, überhaupt keine Angst, dann stimmte etwas nicht. Dieses Arbeitsbuch kann für Menschen, die ganz normale Alltagsängste haben (also grundsätzlich für alle), ebenso von Nutzen sein wie für Menschen mit spezifischen Angststörungen. Denn körperliche Bewegung, Atem- und

Entspannungsübungen sowie gesunde Ernährung in seinen Alltag zu integrieren und auf seine Gedanken und Gefühle (etwa mangelnde Selbstachtung, dysfunktionales Grübeln, geringes Selbstbewusstsein oder negative Glaubenssätze) zu achten, führt grundsätzlich zu einem ausgeglicheneren Leben, bei dem wir weniger Angst empfinden, ganz gleich, ob wir nun mit einer Angststörung zu kämpfen haben oder nicht.

Angststörungen unterscheiden sich von unserer normalen, alltäglichen Angst in drei Punkten. Sie führen erstens zu *intensiveren Angstgefühlen* (zum Beispiel Panikanfällen), die zweitens *länger andauern* (die Angst kann noch Monate anhalten, nachdem das angstauslösende Ereignis längst vorüber ist) und sich drittens möglicherweise *zu Phobien entwickeln*, welche die Lebensqualität der Betroffenen stark beeinträchtigen können.

Kriterien für die Diagnose spezifischer Angststörungen wurden von der American Psychiatric Association entwickelt und in dem bereits erwähnten Diagnosehandbuch festgehalten, das viele Therapeuten benutzen und den Titel *Diagnostic and Statistical Manual of Mental Disorders, Fünfte Ausgabe* (DSM-5) trägt.[1] Die nachstehend beschriebenen Krankheitsbilder sowie der Fragebogen zur Selbstdiagnose der verschiedenen Formen der Angststörung am Ende des Kapitels folgen den im *DSM-5* aufgestellten Kriterien.[2] Doch selbst wenn Ihre Angststörung bzw. Ihre Beschwerden sich nicht genau mit den hier vorgestellten Krankheitsbildern decken, kann dieses Arbeitsbuch für Sie sehr hilfreich sein. Es gibt aber auch keinen Grund zu verzweifeln, sollten Sie Ihre Probleme hier exakt beschrieben finden. Der Bundes-Gesundheitssurvey 1998 (BGS98) ergab für Deutschland, dass etwa 15 Prozent aller Erwachsenen unter Angststörungen leiden, wobei bei 80 Prozent der Betroffenen die Störungen erstmals in der Adoleszenz auftraten.

Das vorliegende Arbeitsbuch beschreibt Angststörungen, die sowohl Jugendliche als auch Erwachsene betreffen. Leser, die mehr über Angststörungen bei Kindern erfahren möchten – dazu gehören Trennungsängste oder selektiver Mutismus – finden in der entsprechenden Fachliteratur weitere Informationen dazu (siehe Literaturhinweise zu Angststörungen bei Kindern am Ende dieses Kapitels unter »Literatur«).

---

1 Neben dem DSM-5 gibt es zur Klassifizierung von Erkrankungen die von der Weltgesundheitsorganisation (WHO) herausgegebene »Internationale statistische Klassifikation der Krankheiten und verwandter Gesundheitsprobleme« (ICD), von der derzeit die 10. Version gültig ist (ICD-10). In Deutschland, Österreich und der Schweiz gelten jeweils länderspezifische Versionen dieses Klassifizierungssystems, nach denen Ärzte und Psychotherapeuten, die kassenärztliche Versorgungsleistungen abrechnen, ihre Diagnose festlegen und kodieren. Die deutschsprachige Ausgabe der ICD-10 wird vom Deutschen Institut für Medizinische Dokumentation und Information (DIMDI) herausgegeben. Jede Erkrankung hat hier eine Nummer und wird anhand der wichtigsten Symptome beschrieben. Psychische und Verhaltensstörungen sind in Kapitel 5 des ICD-10 zusammengefasst, Angststörungen und Phobien haben beispielsweise im ICD-10 die Nummern F40–F48.

2 Zur besseren Einordung von Diagnose-Bezeichnungen im deutschsprachigen Raum sind an den jeweiligen Stellen im Buch auch die Bezeichnungen des ICD-10 angegeben, besonders wenn die Kriterien des DSM-5 von denen des ICD-10 abweichen.

PANIKSTÖRUNG

Panikattacken oder -anfälle sind charakterisiert durch plötzliches Auftreten intensiver Spannungs- und Angstzustände, die quasi »aus dem Nichts« kommen und keine offensichtliche Ursache zu haben scheinen. Die Panik selbst dauert meist nur wenige Minuten, kann aber in seltenen Fällen »in Wellen« über einen Zeitraum von etwa zwei Stunden zurückkehren. Während der Panikattacke kommt es möglicherweise zum Auftreten folgender Symptome:

- Atemnot, das Gefühl zu ersticken
- verstärktes Herzklopfen bis zum Herzrasen
- Schwindel-, Schwächegefühl, unsicher auf den Beinen sein
- Zittern, Schüttelfrost
- Kloß im Hals
- Schwitzen
- Übelkeit oder andere Verdauungsstörungen
- Gefühl der Unwirklichkeit, als sei man »gar nicht da« (*Depersonalisation*)
- Taubheit der Hände und Füße
- Hitzewallungen oder Kälteschauer
- Engegefühl in der Brust
- Muskelverspannungen
- Angst, verrückt zu werden oder die Kontrolle zu verlieren
- Angst zu sterben

Bei einer Panikattacke müssen mindestens vier dieser Symptome zusammen auftreten. Bei zwei bis drei spricht man auch von einer *symptombegrenzten Panikattacke*.

Es liegt bei Ihnen eine Panikstörung vor, wenn Sie erstens mehr als zwei Panikattacken erlebt haben und sich zweitens nach einer dieser Attacken vier Wochen lang oder länger Sorgen gemacht haben, ob es wohl zu einer weiteren Panikattacke kommen wird und was dies für Auswirkungen für Sie haben könnte. Wichtig ist hier, dass die Panikstörung als solche noch mit keinerlei Phobien verbunden ist. Die Angst tritt nicht auf, weil Sie eine bestimmte Situation zu gewärtigen haben oder diese im Augenblick erleben. Die Panik kommt spontan und scheinbar ohne Grund. Sie wurde auch nicht durch ein bestimmtes Medikament oder eine medizinisch diagnostizierte Krankheit ausgelöst.

Panikattacken können individuell unterschiedlich häufig auftreten. Es kann vorkommen, dass Sie zwei oder drei Panikattacken erleben und danach nie wieder davon betroffen sind oder erst nach Jahren wieder einen Panikanfall erleiden. Zeiten mit mehreren Panikattacken hintereinander können auch mit beschwerdefreien Perioden abwechseln. Manchmal treten aber nach der ersten Attacke in kurzer Folge, beispielsweise mehrmals die Woche, weitere auf, die Sie schließlich zwingen, sich in Behandlung zu begeben. In all diesen Fällen besteht jedoch die Gefahr, im Hinblick auf weitere Panikanfälle *Erwartungsängste* zu entwickeln. Man fürchtet das erneute Auftreten des Anfalls. Diese »Angst vor der Angst« ist ein klassisches Kennzeichen der Panikstörung.

Wenn Sie einen Panikanfall hatten, sind Sie angesichts der massiven Symptome zunächst sehr verunsichert. Sie werden vermutlich einen Arzt aufsuchen, um eine medizinische Ursache für diese unangenehmen Erlebnisse zu finden. Herzjagen und ein unregelmäßiger Herzschlag lassen an ein EKG denken, das – zusammen mit anderen Untersuchungen – meist vollkommen normal ausfällt. (Manchmal allerdings wird ein Mitralklappenprolaps festgestellt, eine Arrhythmie des Herzens, die nur dann eine Behandlung erfordert, wenn die subjektiven Befindlichkeitsstörungen zu stark sind. Sie kann auch parallel zu einer Panikstörung bestehen.) Glücklicherweise sind viele Allgemeinärzte heute ausreichend über die Symptome der Panikstörung informiert und können sie von rein körperlichen Krankheiten unterscheiden.

Die Diagnose »Panikstörung« kann erst gestellt werden, wenn andere mögliche Ursachen für die Symptomatik ausgeschlossen sind (zum Beispiel Unterzuckerung, Schilddrüsenüberfunktion, übermäßiger Koffeingenuss oder Probleme beim Entzug von Alkohol, Tranquilizern oder anderen Beruhigungsmitteln). Die Panikstörung kann auf ganz unterschiedliche Ursachen zurückgeführt werden, darunter genetische Veranlagung, Stoffwechselstörungen im Gehirn und akute Stresssituationen. Auch einschneidende Veränderungen im Leben oder der Verlust eines nahen Menschen können kurzfristig zu Panikattacken führen.

Am häufigsten treten sie zwischen der späten Adoleszenz und im frühen Erwachsenenalter auf. Ungefähr die Hälfte der Betroffenen entwickelt eine Angststörung vor dem 24. Lebensjahr. Bei einem Drittel der Fälle wird die reine Panikstörung durch die Entwicklung einer Agoraphobie (siehe den folgenden Abschnitt) kompliziert. Nur etwa 2 bis 3 Prozent der Bevölkerung erleben »reine Panikattacken«, etwa 5 Prozent, also einer von zwanzig Menschen, leiden unter Panikstörungen mit Agoraphobie. Nur bei sehr wenigen Menschen entwickelt sich eine Angststörung während der Kindheit oder nach dem 65. Lebensjahr. Frauen leiden außerdem doppelt so häufig wie Männer unter Panikstörungen. In der Studie BGS98 konnten in Deutschland keine Unterschiede zwischen verschiedenen Regionen (Stadt- vs. Landbevölkerung, neue vs. alte Bundesländer) festgestellt werden. Studien in den USA zeigten, dass unter weißen Amerikanern häufiger Panikstörungen diagnostiziert werden als in allen anderen ethnischen Gruppen.

Rauchen erhöht das Risiko einer Panikstörung (Isensee et al., 2003). Ungefähr 30 Prozent der von Angststörungen Betroffenen greifen zu Alkohol, um die Symptome zu lindern (Mental Health America, 2007), leiden aber umso mehr darunter, sobald die Wirkung des Alkohols nachlässt. Bei manchen Menschen kann der Konsum von Cannabis Panikattacken auslösen. Etwa 25 Prozent der Menschen, die unter Panikstörungen leiden, sind auch von nächtlichen Panikanfällen betroffen (Panik beim Erwachen aus dem Schlaf).

Im Zusammenhang mit Panikstörungen wurde auch eine erhöhte Aktivität in den Gehirnarealen Amygdala und Hypothalamus festgestellt. Detaillierte Informationen zum neurobiologischen Hintergrund von Panikstörungen finden Sie in Kapitel 2.

AKTUELLE BEHANDLUNGSMETHODEN

Die im Folgenden beschriebenen Behandlungsmethoden werden in der modernen Therapie von Panikstörungen angewendet:

Entspannungstechniken: Empfohlen werden tägliche Atemübungen zur tiefen Bauchatmung sowie Übungen zur Muskelentspannung wie beispielsweise die progressive Muskelrelaxation nach Jacobson. Auf diese Weise lernt der Patient, die *körperlichen Symptome* der Panik und die mit ihr verbundene Erwartungsangst zu beherrschen. Auch körperliche Bewegung kann dazu beitragen, Panikattacken zu verringern (siehe Kapitel 4 und 5).

Übungen zur Panikkontrolle: Dabei lernt man, negative Gedanken (wie »Ich bin eingesperrt!«, »Ich werde verrückt!« oder »Ich habe einen Herzanfall!«) in den Griff zu bekommen, die zum Auslöser für Panikattacken werden können (siehe Kapitel 6).

Interozeptive Expositionsübung: Man übt sich freiwillig darin, die *körperlichen Symptome* der Panik wie beschleunigten Herzschlag, schweißnasse Hände, Kurzatmigkeit oder Schwindelgefühle herbeizuführen. Man setzt sich diesen Symptomen bewusst aus, meist in der Praxis des Therapeuten. Schwindelgefühle zum Beispiel erzeugt man durch schnelles Drehen auf einem Drehstuhl, ein beschleunigter Herzschlag entsteht durch rasches Treppensteigen. Kontrollierte Konfrontation mit unangenehmen Körperempfindungen führt zu einer langfristigen *Desensibilisierung*. Man gewöhnt sich so an diese Symptome, dass sie keine Angst mehr auslösen (siehe Kapitel 7).

Medikamentöse Behandlung: Durch die Medikation mit Serotonin-Wiederaufnahmehemmern wie Sertralin, Escitalopram, Citalopram und Duloxetin oder Benzodiazepin-Derivaten wie Lorazepam, Clonazepam und Alprazolam soll zunächst die Stärke der Panikattacken deutlich reduziert werden. Diese Medikamente werden gewöhnlich in Kombination mit den anderen hier genannten Methoden eingesetzt (siehe Kapitel 17). Der Nachteil der medikamentösen Behandlung einer Panikstörung liegt darin, dass über die Hälfte der Patienten einen Rückfall erleidet, sobald die Medikamente, meist zwölf Monate nach Beginn der Behandlung oder später, wieder abgesetzt werden.

Änderung des Lebensstils und der Persönlichkeitsstruktur: Eine Veränderung des Lebensstils kann dazu beitragen, die Anfälligkeit für Panikattacken zu vermindern. Dazu gehören beispielsweise ein besseres Stressmanagement, der Verzicht auf die Einnahme von stimulierenden Substanzen, die Reduzierung von Zucker bei der Ernährung sowie das Einüben eines weniger aufreibenden Lebensrhythmus, zum Beispiel durch mehr Freizeit. Auch Persönlichkeitsmerkmale wie übermäßig ausgeprägtes Perfektionismusstreben, der übersteigerte Wunsch nach Anerkennung sowie ein starkes Kontrollbedürfnis sollten in einer Therapie aufgegriffen und bearbeitet werden (siehe Kapitel 4, 5, 10 und 15).

AGORAPHOBIE

Der Begriff »Agoraphobie« meint ursprünglich die Angst vor freien Räumen und offenen Plätzen. Im Grunde jedoch ist Agoraphobie die Furcht vor Panikattacken. Wenn Sie darunter leiden, stecken Sie in einer Situation, aus der Sie keinen Ausweg sehen oder in der Sie nicht mit Hilfe rechnen können, wenn Sie eine Panikattacke erleiden. Die Patienten meiden Supermärkte oder die Autobahn, nicht weil sie sich vor Supermarkt oder Autobahn fürchten, sondern weil sie dort keine Hilfe herbeiholen können, falls die Angst sie überfallen sollte. Hier spielt die Angst vor peinlichen Situationen eine entscheidende Rolle. Die meisten Agoraphobiker scheuen nämlich nicht nur die Panikattacke, sondern haben Angst vor dem, *was andere Menschen von ihnen denken werden*, wenn diese Zeuge ihrer Panikattacke werden. Daher vermeiden Agoraphobiker ganz spezielle Situationen, zum Beispiel:

- überfüllte öffentliche Räume wie Supermärkte, Einkaufszentren oder Restaurants,
- enge Räume wie Tunnels, Brücken, Theater oder den Friseurstuhl,
- öffentliche Verkehrsmittel wie Züge, Busse, U-Bahnen oder Flugzeuge,
- in einer Schlange anstehen oder sich in einer Menschenmenge aufhalten,
- das eigene Heim, wenn niemand sonst anwesend ist.

Das deutlichste Symptom der Agoraphobie ist die Angst, weit entfernt von zu Hause oder von einer »sicheren Person« zu sein, üblicherweise dem Partner, einem Elternteil oder einem Menschen, zu dem man eine enge Bindung hat. Vielleicht vermeiden Sie es, allein Auto zu fahren, oder Sie schränken Ihre Aktivitäten auf einen bestimmten Umkreis nahe Ihrem Heim ein. In gravierenden Fällen ist der Patient nicht in der Lage, mehr als ein paar Schritte aus dem Haus zu gehen, mitunter kann er gar nicht ins Freie. Der Aktionsradius mancher Betroffenen ist sogar nur noch auf einen bestimmten Raum im Haus beschränkt.

Es handelt sich um Agoraphobie, wenn der Betroffene mindestens zwei der oben beschriebenen Situationen meidet. Im Allgemeinen werden diese Situationen komplett gemieden oder können höchstens in Begleitung und mit großer Angst ertragen werden.

Wenn Sie unter Agoraphobie leiden, dann gehen Sie nicht nur bestimmten Situationen aus dem Weg, sondern leiden fast ständig unter Angst. Diese Angst entsteht bereits bei der Vorstellung, einer bestimmten Situation ausgesetzt zu sein, die eine Panikattacke auslösen könnte. Was würde passieren, wenn Sie etwas tun sollten, das Sie gewöhnlich vermeiden und Sie sich irgendwie herausreden müssten? Oder wenn Sie plötzlich alleingelassen würden? Aufgrund der mitunter gravierenden Einschränkungen ihrer Lebensgewohnheiten leiden Betroffene oft auch an Depressionen. Diese entstehen aus dem Gefühl, einer Situation ausgesetzt zu sein, über die man keine Kontrolle hat und die man folglich nicht verändern kann.

Gewöhnlich folgt die Agoraphobie auf die Panikstörung. Anfangs leiden Sie unter Panikattacken ohne erkennbaren Grund (Panikstörung). Nach einer bestimmten Zeit merken Sie, dass die Attacken verstärkt auftreten, wenn Sie sich in einer Zwangslage befinden oder allein sind. Und so beginnen Sie, sich vor diesen Situationen zu fürchten. Wenn Sie dann noch anfangen, diese zu meiden, dann wird eine Agoraphobie daraus, die leichte, mittlere oder schwere Formen annehmen kann. Bei leichten Formen fühlen Sie sich in den entsprechenden Situationen unwohl, vermeiden sie aber nicht. Sie gehen weiterhin arbeiten und einkaufen, ansonsten aber entfernen Sie sich nach Möglichkeit nicht zu weit von zu Hause. In mittelschweren Fällen vermeiden Sie bestimmte Situationen wie zum Beispiel das Fahren mit öffentlichen Verkehrsmitteln und Aufzügen. Sie fahren vielleicht lieber nicht ganz so weit von zu Hause weg oder gehen nicht gern ins Restaurant. Doch auch dies ist nicht unbedingt zwingend. Einige Lebenssituationen, die Sie ohne sichere Begleitung oder außerhalb Ihres sicheren Umfelds bewältigen müssen, haben Sie noch gut im Griff, auch wenn Sie sich nicht ganz so wohl fühlen. In schweren Fällen können Agoraphobiker ihr Heim ohne Begleitung nicht verlassen.

Warum manche Menschen, die an einer Panikstörung leiden, auch Agoraphobie entwickeln, andere hingegen nicht, ist bis heute unbekannt. (Es gibt auch Patienten, die nur unter Agoraphobie leiden, ohne eine Panikstörung zu haben.) Außerdem wissen wir nicht, warum bei manchen Menschen die Symptome ausgeprägter sind als bei anderen. Bekannt ist lediglich, dass die Ursachen für Agoraphobien sowohl in der genetischen Disposition als auch in Umweltbedingungen liegen können. Bei vielen Agoraphobikern leidet ein Elternteil oder eines der Geschwister unter derselben Störung. Ist von einem Zwillingspaar einer Agoraphobiker, dann ist die Wahrscheinlichkeit groß, dass auch der andere Zwilling irgendwann diese Störung entwickelt. Umweltfaktoren, die eine spätere Agoraphobie fördern, können unter anderem bestimmte Bedingungen in der Kindheit sein. Dazu gehören zum Beispiel perfektionistische, überkritische Eltern, übermäßig beschützende und/ oder übermäßig ängstliche Eltern, die ihren Kindern das Gefühl vermitteln, die Welt sei ein »gefährlicher Ort«. Wie diese beiden Faktoren bei der Agoraphobie zusammenspielen, soll im nächsten Kapitel näher erläutert werden.

Agoraphobie trifft Menschen jeden Alters und jeder sozialen Schicht. Ungefähr 2 Prozent aller Erwachsenen in Deutschland (3 Prozent Frauen und 1 Prozent Männer) leiden ständig unter Agoraphobie. Man vermutet allerdings, dass sich die Zahlen der Agoraphobiker unter Männern und Frauen künftig angleichen werden, da Frauen die wenig anerkannte Hausfrauenrolle immer häufiger ablehnen und zunehmend berufstätig sind.

Während der Adoleszenz und im jungen Erwachsenenalter steigt das Risiko, an einer Agoraphobie zu erkranken. Eine zweite Spitze tritt nach dem vierzigsten Lebensjahr auf. Die Agoraphobie gehört zu den chronischen Beschwerden und spontane Remissionen sind ohne adäquate Behandlung leider nur selten zu verzeichnen. Eine vollständige Remission ohne Behandlung tritt bei nur 10 Prozent der Betroffenen ein.

AKTUELLE BEHANDLUNGSMETHODEN

Entspannungstraining, Übungen zur Panikkontrolle und interozeptive Expositionsübungen: Da die Agoraphobie gewöhnlich auf der Angst vor Panikattacken basiert, werden die bei Panikstörungen genannten Techniken auch hier eingesetzt (siehe Kapitel 4 und 6).

Kontrollierte Konfrontation: Konfrontation (auch »Exposition« genannt) heißt, dass Sie sich absichtlich einer angstauslösenden Situation aussetzen. Situationen, die man bislang vermieden hat, werden in einem stufenweisen Prozess allmählich immer länger ausgehalten. Diese Konfrontation findet zunächst nur in der Vorstellung statt, bevor sie auf das »richtige« Leben übertragen wird (siehe Kapitel 7). Wenn Sie zum Beispiel Angst haben, sich mit dem Auto weiter von zu Hause zu entfernen, dann weiten Sie Ihren Radius Stück für Stück aus. Anfangs begleitet Sie vielleicht noch jemand auf dem Beifahrersitz, dann wechselt die Begleitperson in einen eigenen Wagen und schließlich üben Sie es, allein zu fahren. Wenn Sie

Angst davor haben, allein zu Hause zu sein, dann bleibt Ihre Begleitung zuerst nur ein paar Minuten weg. Allmählich wird diese Spanne ausgedehnt. Mit der Zeit lernen Sie, sich allen Situationen auszusetzen, die Sie bislang vermieden haben.

Kognitive Therapie: Die kognitive oder Gesprächstherapie hat zum Ziel, übersteigertes Angstdenken in Zusammenhang mit Panik und Phobien durch realistischere Einschätzungen dieser Situationen und positives Denken zu ersetzen. Sie lernen, kontraproduktive Gedanken zu identifizieren und sie durch konstruktive zu ersetzen (siehe Kapitel 8 und 9).

Medikamentöse Behandlung: Agoraphobien werden häufig mit Medikamenten behandelt. Dazu gehören Selektive Serotonin-Wiederaufnahmehemmer (SSRI) wie Citalopram, Escitalopram, Duloxetin und Sertralin, die dann genommen werden, wenn ein Mensch in seinen Aktivitäten stark eingeschränkt ist. Um Betroffene in der ersten Phase der Konfrontationstherapie zu unterstützen, werden auch geringe Dosen von Beruhigungsmitteln auf Benzodiazepin-Basis wie Alprazolam oder Clonazepam eingesetzt (siehe Kapitel 17).

Assertiveness-Training-Programm: Da Agoraphobiker oft ein geringes Durchsetzungsvermögen besitzen, sind ein Selbstsicherheitstraining und der Aufbau sozialer Kompetenz meist Teil der Behandlung (siehe Kapitel 13).

Gruppentherapie: Gerade die Agoraphobie lässt sich gut in der Gruppe behandeln. Zum einen merken die Betroffenen, dass sie mit ihren Problemen nicht allein dastehen, zum anderen ist es so einfacher, die regelmäßigen »Hausaufgaben« zu machen.

SOZIALE PHOBIEN

Die soziale Phobie zählt zu den häufigsten Formen der Angststörung. Der Betroffene fürchtet, in Situationen, in denen er der Kontrolle durch andere Menschen ausgesetzt ist oder ein bestimmtes Bild von sich selbst präsentieren muss bzw. möchte, unsicher zu werden oder sich zu blamieren. Diese Angst allerdings geht weit über die gewöhnliche Unsicherheit hinaus, die auch Nichtphobiker in solchen Situationen empfinden. Normalerweise ist sie so stark, dass Betroffene diese Situationen nach Möglichkeit ganz vermeiden oder, wenn sie die stressauslösende Situation aushalten müssen, ein hohes Maß an Angst erleben. Meist fürchten sie dann, etwas zu sagen oder zu tun, wofür sie als »schwach«, »ängstlich«, »verrückt«

oder »dumm« angesehen werden könnten. Auch rein körperliche Symptome wie Schwitzen oder Erröten zählen hier dazu. Gewöhnlich steht die Angst des Phobikers in keinem Verhältnis zum Anlass, was dem Betroffenen durchaus bewusst ist. (Nur Kinder mit sozialer Phobie wissen nicht, dass ihre Angst übertrieben ist.) Um die Kriterien für eine diagnostizierte soziale Phobie zu erfüllen, müssen die Ängste mindestens sechs Monate lang wiederholt auftreten. Soziale Phobien erhöhen die Wahrscheinlichkeit, die Schule abzubrechen, führen zu Unzufriedenheit und mangelnder Produktivität am Arbeitsplatz, einem niedrigeren sozioökonomischen Status und schmälern ganz allgemein die Lebensqualität.

Die am weitesten verbreitete soziale Phobie ist die Angst, vor Publikum zu sprechen. Tatsächlich ist dies die häufigste Phobie überhaupt. Sie tritt auf bei Menschen, deren Beruf es verlangt, dass sie Präsentationen oder Reden halten, bei Studenten, zu deren Aufgaben auch Referate gehören, sowie bei Schauspielern und allen vergleichbaren Berufen, die mit öffentlichen Auftritten verbunden sind. Die Angst, vor Publikum zu sprechen, ist in der Gesamtbevölkerung weit verbreitet und tritt bei Männern und Frauen gleich häufig auf.

Andere häufig vorkommende soziale Phobien sind:

- Furcht vor Sitzungen, öffentlichen Treffen und anderen Gruppenveranstaltungen,
- Angst, vor anderen Menschen rot zu werden,
- Angst, sich zu verschlucken oder zu kleckern, wenn man in der Öffentlichkeit isst,
- Angst, bei der Arbeit beobachtet zu werden,
- Angst, öffentliche Toiletten zu benutzen,
- Angst, in Gegenwart anderer Dokumente zu unterzeichnen oder aufzusetzen,
- Angst vor Menschenmengen und
- Angst vor Prüfungen.

Soziale Phobien kommen aber auch in weniger ausgeprägter Form vor und bestehen in einer generalisierten Angst vor allen Situationen, die mit anderen Menschen oder Menschengruppen zu tun haben, mit anderen Worten: Angst davor, beobachtet oder beurteilt zu werden. Wenn Sie sich vor allen möglichen sozialen Situationen fürchten (zum Beispiel davor, Gespräche anzufangen, an kleineren Gruppen teilzunehmen, das Wort an Autoritätsfiguren zu richten, sich zu verabreden, zu Partys zu gehen und so weiter), dann spricht man von einer *generalisierten sozialen Phobie*.

Zu den häufig auftretenden Symptomen einer Sozialphobie gehören Erröten, Schwitzen, Zittern, Herzrasen und Übelkeit. Viele Menschen, die sich ihrer Sozialphobie nicht bewusst sind, versuchen diese Symptome mit Alkohol zu bekämpfen, was unter Umständen zu Alkoholmissbrauch führen kann.

Soziale Phobien sind zwar sehr verbreitet, eine entsprechende Diagnose wird aber in der Regel nur gestellt, wenn sie Arbeit, soziale Aktivitäten oder wichtige Beziehungen des Patienten behindern und/oder starken Stress verursachen. Wie die Agoraphobie kann auch die soziale Phobie von Panikanfällen begleitet sein. In diesem Fall allerdings empfindet man Panik eher bei dem Gedanken, sich zu blamieren, als bei der Vorstellung, irgendwo »festzusitzen«. Außerdem tritt die Panik häufig nur in ganz bestimmten sozialen Situationen auf.

Soziale Phobien entwickeln sich früher als die Agoraphobie. Sie können bereits in der späten Kindheit oder in der Jugend auftreten, meist im Alter zwischen acht und fünfzehn Jahren. Bei scheuen Kindern stellen sie sich häufig ein, wenn der Druck der Gleichaltrigen in der Schule allmählich zunimmt. Häufig bleiben diese Phobien (ohne Behandlung) bis in die Adoleszenz oder ins frühe Erwachsenenalter bestehen, schwächen sich jedoch im Laufe des Lebens ab. In Deutschland leiden etwa 3 Prozent der Bevölkerung an sozialer Phobie. Die Prävalenz ist bei Frauen höher als bei Männern, allerdings ist der Anteil der betroffenen Männer in klinischen Stichproben höher ist als der von Frauen. Der Grund dafür könnte sein, dass sich überwiegend Männer wegen berufsbedingter Phobien Unterstützung suchen, auch wenn Frauen und Männer zunehmend gleichermaßen im Beruf gefordert sind. Bis zu 14 Prozent der erwachsenen Bevölkerung hatten irgendwann im Leben schon einmal mit sozialen Phobien zu kämpfen.

Ein signifikanter Prozentsatz an Menschen mit Sozialphobien leidet zusätzlich unter einer klinischen Depression, hat eine weitere Angststörung, wie zum Beispiel Panikstörungen oder generalisierte Angststörungen oder ein Drogenproblem. Bei bis zu 50 Prozent der Patienten mit einer sozialen Phobie findet innerhalb von zwei bis drei Jahren eine spontane Remission statt. Die anderen 50 Prozent leiden deutlich länger unter den Symptomen, wenn diese nicht behandelt werden.

Wie bei allen anderen Angststörungen gibt es auch bei der Sozialphobie genetische und umweltbedingte Faktoren in der Genese. Bei eineiigen Zwillingen ist die Wahrscheinlichkeit des einen, an einer Sozialphobie zu erkranken, um 30 bis 50 Prozent erhöht, wenn der andere Zwilling an einer Sozialphobie leidet. Die angeborene Disposition für soziale Phobien ist bei Verwandten ersten Grades fünf bis sechs Mal höher als zwischen nicht verwandten Menschen. Gleichzeitig gibt es eine deutliche Korrelation zwischen Sozialphobien bei Adoptiveltern und deren Adoptivkindern (Kendler, Karkowski und Prescott, 1999).

AKTUELLE BEHANDLUNGSMETHODEN

Folgende Methoden werden zur Behandlung der sozialen Phobie angewandt:

Entspannungstraining: Durch das regelmäßige Üben von Tiefenatmung und Tiefentspannung können die körperlichen Symptome der Angst gelindert werden (siehe Kapitel 4).

Gesprächstherapie: Bei dieser Form der Therapie werden jene Angstgedanken, welche die soziale Phobie auslösen, identifiziert und durch realitätsnäheres Denken ersetzt. Gedanken wie »Wenn ich etwas sage, mache ich mich bestimmt lächerlich« werden ersetzt durch Vorstellungen wie »Es ist in Ordnung, dass ich ein wenig nervös bin, wenn ich zum ersten Mal vor Leuten spreche; die meisten Menschen stört das nicht«. Gesprächstherapeuten konzentrieren sich meist auf drei spezifische Formen der kognitiven Verzerrung: den exzessiven Fokus auf die Symptome der Angst und wie andere Menschen darauf reagieren, die Verzerrung des Selbstbildes in Bezug auf die eigene soziale Attraktivität und die Neigung, die Wahrscheinlichkeit einer negativen Beurteilung zu überschätzen.

Kontrollierte Konfrontation: Bei dieser Übung setzen Sie sich stufenweise den sozialen Situationen aus, die Ihnen Angst machen. Möglicherweise fangen Sie mit Imaginationsübungen an, um erst dann die Situation real zu üben. Haben Sie beispielsweise Angst, vor Publikum zu sprechen, halten Sie vielleicht einen einminütigen Vortrag vor einem Freund. Dann steigern Sie die Konfrontation Schritt für Schritt. Die Anzahl der Schritte hängt von Ihnen ab, sowohl, was die Dauer, als auch, was die Anzahl der Zuhörer angeht. Haben Sie Probleme, in Gruppen das Wort zu ergreifen, können Sie zum einen die Länge wie auch den Grad der Improvisation Ihrer Beiträge bei Teamsitzungen schrittweise steigern (siehe Kapitel 7). Nach jeder Konfrontation betrachten Sie dabei aufgetretene dysfunktionale Gedanken näher und analysieren, inwiefern sie Angst ausgelöst haben. Soziale Phobien können in einer Einzeltherapie behandelt werden, eine Gruppentherapie eignet sich aber meist besser, da die Konfrontation mit angstauslösenden sozialen Situationen direkt in der Gruppe durchgeführt werden kann.

Konzentrationstraining: Menschen mit sozialer Phobie beschäftigen sich viel damit, welchen Eindruck sie machen, wenn sie etwas tun, und versuchen ständig herauszufinden, wie ihre Mitmenschen darauf reagieren. Daher gehört zur Behandlung auch ein Konzentrationstraining, das ihnen hilft, mit der Aufmerksamkeit bei der Sache zu bleiben, ob sie nun mit ihrem Chef sprechen, ein Referat oder eine Präsentation halten müssen.

Medikamentöse Behandlung: Die Behandlung mit Serotonin-Wiederaufnahmehemmern wie Escitalopram, Fluvoxamin, Duloxetin oder Sertralin bzw. mit niedrig dosierten Beruhigungsmitteln auf Benzodiazepin-Basis wie Alprazolam oder Lorazepam kann die Gesprächs- und Konfrontationstherapie begleiten. Manchmal werden auch MAO-Hemmer (Monoaminoxidase-Hemmer) wie Tranylcypromin oder Phenelzin erfolgreich angewandt, obgleich diese mittlerweile eher weniger oft eingesetzt werden (siehe Kapitel 17).

Training sozialer Kompetenzen: Zuweilen werden darüber hinaus grundlegende soziale Fähigkeiten wie Lächeln, Augenkontakt, das Führen von Gesprächen, Erzählen von sich selbst und aktives Zuhören eingeübt.

Assertiveness-Training-Programm: Mitunter gehört auch ein Selbstsicherheitstraining zur Behandlung, bei dem der Betroffene übt, das zu verlangen, was er haben möchte, und nein zu sagen, wenn er etwas nicht möchte (siehe Kapitel 13).

SPEZIFISCHE PHOBIEN

Eine spezifische Phobie oder phobische Störung ist eine starke Angst vor ganz bestimmten Objekten oder Situationen. Dabei kommt es nicht zu spontanen Panikattacken, daher gibt es auch keine Furcht vor der Panikattacke wie bei der Agoraphobie. Es tritt auch keine Angst vor Demütigung oder Verlegenheitsreaktionen auf wie bei der sozialen Phobie. Allerdings kann die direkte Konfrontation mit dem sogenannten »phobischen Stimulus«, also dem Angstauslöser, zu einer Panikattacke führen. Bei einer spezifischen Phobie steht die Angst immer in keinem Verhältnis zur tatsächlichen Gefahr, die von einem bestimmten Objekt oder von einer bestimmten Situation ausgeht. Typischerweise sind Angst und Vermeidungsverhalten so ausgeprägt, dass sie das normale Leben erheblich stören und sich mindestens sechs Monate lang negativ auf den Alltag, die Arbeit oder Beziehungen auswirken. Obwohl den Betreffenden die Irrationalität ihres Angsterlebens meist bewusst ist, kann sich daraus eine schwere Angststörung entwickeln. – Zu den häufigsten Phobien gehören:

Tierphobien: Dazu zählt die Angst vor Schlangen, Fledermäusen, Ratten, Spinnen, Bienen, Hunden sowie anderen Tieren mit dem entsprechenden Vermeidungsverhalten. Häufig beginnen diese Phobien bereits in der Kindheit, wo sie jedoch noch als normale Angst gelten. Erst wenn sie bis ins Erwachsenenalter andauern und Probleme oder Stress verursachen, stuft man sie als spezifische Phobie ein.

Höhenangst (Akrophobie): Wenn Sie unter Höhenangst leiden, halten Sie sich nur ungern in Hochhäusern auf. Sie fühlen sich unwohl auf Brücken, Turmspitzen oder Berggipfeln. Meist kommt es dort zu Schwindelgefühlen oder dem zwanghaften Gefühl, hinunterspringen zu wollen, das häufig als äußere Kraft erfahren wird, die einen an den Rand des Abgrunds drängt.

Angst vor Aufzügen: Dazu gehört die Angst, die Seile könnten reißen, sodass der Aufzug in die Tiefe stürzt, aber auch die Angst, er könnte stecken bleiben. Die Betreffenden zeigen panikartige Reaktionen, leiden ansonsten aber weder unter Agoraphobie noch unter Panikstörungen.

Angst vor Flugzeugen: Meist drückt diese sich in der Befürchtung aus, das Flugzeug könnte abstürzen. Doch es gibt auch die Angst davor, dass der Druck in der Kabine plötzlich abfällt und man ersticken könnte. Jüngst haben Flugzeugphobien eine neue Ausprägung erfahren: die Angst davor, das Flugzeug könnte entführt und als Waffe benutzt oder bombardiert werden. Meist kommt es beim Fliegen zu Panikattacken, ohne dass es zu anderen Panikstörungen oder einer Agoraphobie kommt. Die Angst vor dem Fliegen ist eine der verbreitetsten Phobien. Etwa 10 Prozent der Bevölkerung fliegen nie, weitere 20 Prozent fliegen zwar, haben aber Angst dabei.

Angst vor dem Arzt oder Zahnarzt: Diese Phobie beginnt meist mit der Angst vor einem schmerzhaften Eingriff (Injektionen, Bohren), kann sich aber später ausdehnen auf alles, was mit dem Arzt oder Zahnarzt zu tun hat. Die Gefahr dabei liegt in erster Linie darin, dass notwendige Behandlungen vermieden werden.

Angst vor Blitz oder Donner: Diese Phobie hat ihre Wurzeln meist in der Kindheit. Nur wenn die Angst bis ins Erwachsenenalter anhält, wird sie als Phobie eingestuft.

Angst vor Blut bzw. Verletzungen/Injektionen: Diese Phobie ist die einzige, die Ohnmachten verursacht (und nicht die erregungsintensiven Panikattacken). Man wird ohnmächtig, wenn man Blut sieht, verletzt wird oder eine Injektion erhält. In Reaktion auf die angsterregende Situation steigen Herzschlag und Pulsfrequenz zunächst an, um später dann in einer sogenannten vasovagalen Reaktion zu fallen. Menschen mit dieser Phobie können ansonsten völlig gesund sein.

Angst vor Krankheiten (Hypochondrie): Bei dieser Phobie geht es um die Angst vor ganz bestimmten Krankheiten wie Krebs oder einem Herzinfarkt. Wer unter der Phobie leidet, sucht immer wieder Bestätigung beim Arzt und meidet jede Situation, die ihn an die gefürchtete Krankheit erinnern könnte.

Spezifische Phobien sind sehr häufig und treten bei etwa 10 Prozent der Bevölkerung auf (unter Jugendlichen ist der Anteil mit bis zu 16 Prozent höher). Da sie jedoch meist nicht zu ernsthaften Beeinträchtigungen des Alltags führen, suchen nur wenige Betroffene in diesem Zusammenhang einen Arzt auf.

Die meisten Phobien sind bei Männern und Frauen gleichermaßen vertreten, wobei je nach Stimulus Unterschiede möglich sind. Tierphobien beispielsweise kommen eher bei Frauen vor, Krankheitsphobien bei Männern. Im Allgemeinen berichten Frauen zweimal so häufig von spezifischen Phobien wie Männer, was aber auch auf geschlechtsspezifische Unterschiede hinsichtlich der Bereitschaft, sich in Behandlung zu begeben, zurückgeführt werden kann (Cameron, 2004).

Wie bereits erwähnt wurde, sind Phobien meist Kindheitsängste, die nie richtig verarbeitet wurden. Manchmal entwickeln sie sich auch infolge eines bestimmten Ereignisses (Unfall, Naturkatastrophe, Krankheit oder Zahnarztbesuch), sind also das Ergebnis einer Konditionierung. Häufig kommt es auch durch *Nachahmung* zur Phobie, wenn das Kind sie bei einem oder beiden Elternteilen sieht.

AKTUELLE BEHANDLUNGSMETHODEN

Da spezifische Phobien selten zu Panikattacken führen, werden Behandlungsmethoden, die bei Panikstörungen zum Einsatz kommen, hier gewöhnlich nicht angewendet. Dazu gehören Maßnahmen zum Abfangen der Panik, interozeptive Desensibilisierung sowie die entsprechende medikamentöse Behandlung. Behandelt werden spezifische Phobien mit:

Entspannungstraining: Tiefenatmung und Tiefenentspannung werden regelmäßig geübt, um die Angstsymptome zu kontrollieren, ob es nun angesichts des phobischen Stimulus zur Panik kommt oder ob sich eine entsprechende Erwartungsangst aufbaut (siehe Kapitel 4).

Gesprächstherapie: Angstauslösende Gedanken, welche die spezifische Phobie aufrechterhalten, werden herausgefiltert, auf ihren Realitätsgehalt untersucht und durch wirklichkeitsnähere Gedanken ersetzt. Zum Beispiel wird die Befürchtung »Was ist, wenn ich im Flugzeug Panik bekomme?« substituiert durch: »Ich kann zwar das Flugzeug zwei Stunden lang nicht verlassen, doch ich kann herumgehen. Ich kann aufstehen und zur Toilette gehen, wenn nötig mehrmals. Wenn ich die Panik in mir aufsteigen spüre, kenne ich Mittel und Wege, mit ihr umzugehen. Ich kann tief in den Bauch hineinatmen, kann mit meinem Sitznachbarn sprechen oder, falls nötig, Medikamente nehmen.« Wichtig sind auch positive Affirmationen wie »Ich habe solche Situationen schon vorher erlebt und konnte mit ihnen umgehen; ich kann das wieder tun« oder »Das ist nur ein Gedanke; er hat keinerlei Realität«. Diese positiven Affirmationen wiederholen Sie so lange, bis Sie sie völlig verinnerlicht haben (siehe Kapitel 8).

Kontrollierte Konfrontation: Auch hier setzt man sich schrittweise immer stärker dem phobischen Stimulus aus. Die Angst vor dem Fliegen beispielsweise wird zuerst durch Imaginationsübungen konfrontiert (indirekte Desensibilisierung), dann beobachtet man Flugzeuge beim Starten und Landen, schließlich besteigt man ein

Flugzeug, ohne zu fliegen, dann übt man auf einem kurzen Flug, und schließlich wagt man sich an einen längeren Flug. Zuerst werden alle Schritte zusammen mit einer Begleitperson unternommen, erst dann macht der Betreffende sie allein.

Bei einigen Phobien ist die direkte Konfrontation schwierig zu bewerkstelligen. Wenn Sie beispielsweise Angst vor Erdbeben haben, würde man versuchen, diesen Ängsten in der Gesprächstherapie auf die Spur zu kommen, und sich dann Szenen eines Erdbebens vorstellen bzw. einen Film über ein Erdbeben ansehen. Beide Verfahren werden in Kapitel 7 näher beschrieben.

Virtuelle Konfrontationstherapie: In einem kleineren Rahmen und unter Hinzuziehung der entsprechenden Technologie können spezifische Phobien mit einer virtuellen Konfrontationstherapie behandelt werden. Bei einer *virtuellen Konfrontationstherapie (VRT)* wird speziell programmierte Software eingesetzt, um auf großen Bildschirmen angsterzeugende Situationen zu simulieren, etwa von Spinnen, Höhen, Fliegen, öffentlichem Sprechen bis hin zu engen Räumen. Wie im realen Leben wird der Klient einer bis ins kleinste Detail geplanten Abfolge von angsterzeugenden Szenen ausgesetzt, in denen visuelle, auditive und sogar taktile Reize erzeugt werden. Das soll die Situation so realitätsnah wie möglich erlebbar machen. Der Therapeut kann die Intensität der jeweiligen Situation steuern und individuelle Trigger identifizieren, die zu der spezifischen Phobie eines Klienten gehören. Der Klient hat ebenfalls die Möglichkeit, die Situation zu steuern, indem er sich zum Beispiel mithilfe eines Joysticks in der virtuellen Situation bewegen und interagieren kann. Die Fortschritte des Klienten in der jeweiligen Situation können so engmaschig überwacht werden. Schwierige Situationen können wiederholt durchlaufen werden, bis der Klient gelernt hat, dass diese Situation nicht wirklich gefährlich für ihn ist. Erste Studienergebnisse aus den Neunzigerjahren des letzten Jahrhunderts zeigten eine deutliche Besserung bei Höhenängsten, die Ergebnisse sind vergleichbar mit denen für die reelle Konfrontationstherapie bei Agoraphobie. Seitdem wurde die Anwendung dieser Therapieform auch auf die Behandlung von posttraumatischen Belastungsstörungen bei Kriegsveteranen ausgedehnt. Im Rahmen der Therapie werden Kriegsszenen nachgestellt und dem Betroffenen die Möglichkeit gegeben, diese zu meistern.

Seit Kurzem wird die virtuelle Konfrontationstherapie auch zur Behandlung depressiver Jugendlicher eingesetzt. Die jugendlichen Klienten versetzen sich in eine virtuelle Spielfigur, die durch eine Fantasiewelt reist und lernt, die eigenen, negativen Gedanken zu bezwingen. Wie bei allen anderen maßgeschneiderten Therapieansätzen ist auch hier die Voraussetzungen für eine erfolgreiche Behandlung die entsprechende Kompetenz des zuständigen Therapeuten. Nicht ausreichend in VRT ausgebildete Therapeuten, die zwar die nötige Technik erlernt haben, aber keine ausreichende Erfahrung im Therapieeinsatz besitzen, gefährden manchmal den Behandlungserfolg.

Studienergebnisse deuten darauf hin, dass die virtuelle Konfrontation sehr effektiv sein kann und sich gut auf die reale phobische Situation übertragen lässt. Eine detaillierte Zusammenfassung der Forschung über die Wirksamkeit von VRT bei Höhenangst, Flugangst und posttraumatischer Belastungsstörung ist bei Rothbaum (2006) zu finden. Weiterführende Literatur über spezifische Phobien ist am Ende des Kapitels aufgeführt.

Zusammenfassend lässt sich sagen, dass spezifische Phobien leicht zu behandelnde Störungen sind, die häufig aus verbreiteten Kindheitsängsten entstehen. Obwohl sie über Jahre andauern können, neigen sie doch nicht zur Verschlechterung, ja, vergehen mit der Zeit sogar von selbst. Typischerweise treten spezifische Phobien nicht zusammen mit anderen psychischen Störungen auf. Die Betroffenen kommen in allen übrigen Lebensbereichen gut zurecht.

GENERALISIERTE ANGSTSTÖRUNG

Von »generalisierter Angststörung« spricht man, wenn die Ängste chronisch sind und mindestens sechs Monate lang andauern, andererseits aber nicht von *Panikattacken, Phobien oder Zwangsstörungen* begleitet sind. Man hat einfach ständig Angst und macht sich ununterbrochen über etwas Sorgen, ganz ohne das komplizierte Beiwerk der anderen Angststörungen. Sollte es sich bei Ihrem Problem um eine generalisierte Angststörung handeln, dann machen Sie sich seit mehr als sechs Monaten den ganzen Tag über Sorgen über zwei oder mehrere Bereiche Ihres Lebens (zum Beispiel Finanzen, Beziehungen, Gesundheit, Arbeitsplatz oder Schulleistungen). Sie bringen den Großteil Ihrer Zeit damit zu, sich ständig um etwas zu sorgen. Die Sorgen scheinen sich irgendwie verselbstständigt zu haben und sind viel stärker, als Ihre aktuellen Lebensumstände dies rechtfertigen. Die Wahrscheinlichkeit, dass die gefürchteten Ereignisse eintreten, ist gering.

Zu den übertriebenen, nur schwer unter Kontrolle zu bringenden Sorgen müssen allerdings noch mindestens drei der folgenden Symptome hinzukommen, damit man von einer generalisierten Angststörung sprechen kann (entscheidend ist dabei, dass diese Symptome in den vergangenen sechs Monaten Ihren Tagesablauf nachhaltig bestimmt haben):

- Anspannung, das Gefühl, »eingesperrt« zu sein,
- leichte Ermüdbarkeit,
- Konzentrationsstörungen,
- Reizbarkeit,

- Muskelanspannung und
- Schlafstörungen.

Generalisierte Angststörungen treten häufig in Begleitung körperlicher Symptome oder Erkrankungen wie Spannungskopfschmerz, Reizdarm, Bluthochdruck, Schlafstörungen und sogar Osteoporose auf. Das Auftreten eines oder mehrerer dieser Symptome deutet aber nicht automatisch auf eine generalisierte Angststörung hin, die hauptsächlich aufgrund bestehender und persistierender Ängste diagnostiziert wird.

Falls Sie unter einer generalisierten Angststörung leiden, dann verursachen die aufgezählten Symptome Ihnen entscheidende Probleme und/oder behindern Sie bei der Arbeit, in Ihren Beziehungen oder in anderen wichtigen Lebensbereichen. Wenn ein Arzt Ihnen mitteilt, dass Sie unter einer generalisierten Angststörung leiden, konnte er vermutlich bereits andere mögliche Ursachen chronischer Ängste ausschließen, beispielsweise Hyperventilation, Schilddrüsenprobleme oder Angststörungen aufgrund von Drogenproblemen (Entzugserscheinungen von Alkohol oder Benzodiazepinen).

Die generalisierte Angststörung tritt häufig zusammen mit Depressionen auf, was auch als gemischte Angst- und depressive Störung bezeichnet wird. In solchen Fällen wird eine umfassende Anamnese klären können, welche Störung die Grunderkrankung ist – die generalisierte Angststörung oder die Depression.

Die generalisierte Angststörung entwickelt sich in jedem Lebensalter. Bei Kindern und Jugendlichen konzentrieren die Sorgen sich häufig auf schulische oder sportliche Leistungen. Bei Erwachsenen können sie ganz unterschiedliche Färbungen annehmen, drehen sich aber meist um die Themen Finanzen, Gesundheit und Arbeitsplatz. Durchschnittlich leiden ungefähr 4 Prozent der Erwachsenen irgendwann im Leben an einer generalisierten Angststörung, im Laufe der gesamten Lebensspanne sind es insgesamt 9 Prozent. Frauen sind etwa zweimal so häufig betroffen wie Männer. US-Amerikaner europäischer Abstammung sind häufiger von generalisierten Angststörungen betroffen als nicht europäischstämmige.

Obwohl mit der generalisierten Angststörung gewöhnlich keinerlei Phobien einhergehen, sind die beiden Therapeuten Aaron Beck und Gary Emery davon überzeugt, dass die Störungen von »Grundängsten« verursacht werden, die weniger eingegrenzt sind als spezifische Phobien. Dazu zählen sie beispielsweise:

- Angst vor Kontrollverlust,
- Angst, mit dem Leben nicht mehr fertig zu werden,
- Versagensangst,
- Angst vor Zurückweisung sowie
- Angst vor Krankheit und Tod.

Die generalisierte Angststörung wird durch Lebenssituationen verschlimmert, die diese Ängste verstärken, so zum Beispiel durch erhöhten Leistungsdruck, Eheprobleme, körperliche Krankheit oder andere Situationen, die dazu führen, *dass die Gefahr als wesentlich höher eingeschätzt wird, als sie tatsächlich ist.*

Die Gründe für diese Angststörung sind bislang nicht bekannt. Man nimmt an, dass es sich um eine Kombination aus Vererbung, neurobiologischen Ursachen und entsprechenden Kindheitserfahrungen handelt. Dazu gehören hoher Leistungsdruck vonseiten der Eltern, Verlust eines Elternteils, Zurückweisung durch Vater oder Mutter und Eltern, die das Fehlverhalten vorleben.

AKTUELLE BEHANDLUNGSMETHODEN

Entspannungstraining: Tiefenatmung und Tiefenentspannung werden regelmäßig geübt, um die durch die Angst ausgelösten Symptome in den Griff zu bekommen. Auch Bewegungstraining kann sinnvoll sein (siehe Kapitel 4 und 5).

Gesprächstherapie: Zunächst einmal werden die angstauslösenden Gedanken identifiziert und dann durch realistischere ersetzt. Wenn Sie sich ständig große Sorgen machen, überschätzen Sie die Wahrscheinlichkeit, dass ein negatives Ereignis tatsächlich eintritt. Gleichzeitig unterschätzen Sie Ihre Fähigkeiten, mit diesem Ereignis im Ernstfall fertig zu werden. In der Gesprächstherapie wird diese Art fehlerhafter Wahrnehmung korrigiert. Außerdem arbeitet man daran, die eigenen Glaubenssätze bezüglich der Sorgen zu verändern. Dazu gehört beispielsweise die Vorstellung, dass Sorgen Ihnen helfen, negative Ereignisse zu verhindern: »Was ich fürchte, tritt nicht ein.« Oder angstvolle Vorstellungen über die Sorgen selbst: »Meine Sorgen sind nicht kontrollierbar.« Und: »Ich werde noch verrückt vor Sorge.« Man übt sich in realistischen Selbstaussagen, bis man sie vollständig verinnerlicht hat. Dabei wird häufig mit geführten Fantasiereisen gearbeitet, um den Geist von der ständigen Beschäftigung mit der Sorge abzubringen und mit optimistischeren Bildern zu füllen.

Kontrollierte Konfrontation mit der Sorge: Bei einer kontrollierten Konfrontation setzen Sie sich Ihrer schlimmsten Angst aus (Worst-Case-Szenario), wobei diese Konfrontationssituationen mit der Zeit immer länger und immer häufiger werden. Daneben erarbeiten Sie positive Strategien, wie Sie mit der Situation umgehen und Ihre Ängste abbauen können.

Sorgenvolle Denkmuster ändern: Man identifiziert die »Versicherungsstrategien«, weil diese die Tendenz zum Sorgenmachen verstärken. Rufen Sie zum Beispiel mehrmals am Tag Ihr Kind oder Ihren Ehemann an, um zu kontrollieren, ob es ihm gut geht, dann sollten Sie an diesem Verhalten arbeiten.

Problemlösung: Dabei wird explizit daran gearbeitet, eine Lösung für das besorgniserregende Problem zu finden. Sie lernen also, sich auf die Lösung zu konzentrieren, nicht auf das Problem. Wenn es keine sinnvolle Lösung gibt, arbeiten Sie daran, Ihre Einstellung zu dem Problem zu ändern. Anders ausgedrückt: Was man nicht ändern kann, sollte man akzeptieren.

Ablenkung: Sorgen, die sich in der Gesprächstherapie nicht auflösen lassen, sollte man mit Ablenkung begegnen. Ausgezeichnete Methoden sind: Reden mit einer Freundin oder einem Freund, Tagebuchschreiben, Musikhören, Gärtnern, Körpertraining, Rätsellösen, Malen, Basteln, Kochen und das Internet.

Medikamentöse Behandlung: Für mittlere bis schwere Fälle der generalisierten Angststörung werden Serotonin-Wiederaufnahmehemmer (SSRI) wie Sertralin, Fluvoxamin, Escitalopram oder Citalopram eingesetzt. Auch Serotonin-Noradrenalin-Wiederaufnahmehemmer (SNRI) wie Venlafaxin und Desvenlafaxin haben sich als nützlich erwiesen. Buspiron wird ebenfalls seit vielen Jahren zur Behandlung der generalisierten Angststörung eingesetzt, wird heute aber eher selten als Erstlinientherapie bei generalisierter Angststörung verordnet. Gleichwohl wird es häufig mit SSRIs kombiniert, um die Effizienz der Medikation zu erhöhen. Auch Benzodiazepine wie Alprazolam, Lorazepam und Clonazepam kommen bei der Behandlung generalisierter Angststörungen zum Einsatz, allerdings werden diese Medikamente wegen ihres hohen Sucht- und Missbrauchspotenzials nur mit größter Vorsicht verschrieben.

Achtsamkeitstraining: Achtsamkeit heißt, dass wir den Strom unserer Gedanken und Empfindungen in diesem Moment beobachten, ohne sie in irgendeiner Form zu bewerten. Das Achtsamkeitstraining stammt aus der buddhistischen Tradition, wird mittlerweile aber allgemein zur Stressreduktion sowie zur Behandlung von Depressionen und generalisierter Angststörung eingesetzt. Wie es genau funktioniert, erfahren Sie in Kapitel 18.

Änderung des Lebensstils und der Persönlichkeitsstruktur: Dies sind im Grunde dieselben Techniken wie im Rahmen der Behandlung einer Panikstörung – Stressmanagement, mehr Auszeiten, regelmäßige körperliche Bewegung, Verzicht auf die Einnahme von stimulierenden Substanzen wie z. B. Zucker, Lösen zwischenmenschlicher Konflikte, Arbeit an übermäßigem Perfektionismus, dem übersteigerten Wunsch nach Anerkennung sowie einem starken Kontrollbedürfnis.

DIE ZWANGSSTÖRUNG

Die aktuell gültige fünfte Auflage des DSM fasst diese Störungsgruppe erstmals in einem eigenen Kapitel zusammen. Zu diesem Spektrum gehören auch die körperdysmorphe Störung (gestörte Körperwahrnehmung), die Trichotillomanie (zwanghaftes Haareausreißen), Sammelwut/Horten, die Dermatillomanie (zwanghaftes Zupfen an der Haut) und die medikamenten- oder drogeninduzierte Zwangsstörung.[3] Die einzelnen Störungen werden im folgenden Abschnitt »Zwangsspektrumsstörungen« näher beschrieben. Dass Zwangsstörung im DSM-5 nun als eigene Kategorie aufgeführt ist, liegt darin begründet, dass zum einen nun alle Störungen dieses Spektrums zusammen gelistet sind und zum anderen die neuesten neurobiologischen Erkenntnisse zeigen, dass den Zwangsstörungen andere neurobiologische Ursachen zugrunde liegen als der generalisierten Angststörung.

Manche Menschen sind einfach reinlicher, ordentlicher und disziplinierter als andere. Diese Charakterzüge sind in vielen Situationen äußerst nützlich, ob nun im Beruf oder im Privatleben. Bei der Zwangsstörung allerdings werden derartige Verhaltensweisen bis zum Exzess fortgeführt. Menschen mit einer Zwangsstörung bringen Stunden mit Putzen, Saubermachen, Aufräumen und Kontrollieren zu. Dies geht so weit, dass solche Aktivitäten ihr ganzes Leben negativ beeinflussen.

Dabei hat die Zwangsstörung zwei Erscheinungsformen: Denken und Handeln. Bei *Zwangsgedanken* drängen sich dem Betroffenen Ideen, Gedanken, Bilder oder Impulse auf, die sinnlos scheinen, ihm aber nicht aus dem Kopf gehen. Dazu gehören Bilder von Gewalttaten, die man selbst begeht oder die anderen angetan werden, aber auch die Angst davor, das Licht oder den Herd angelassen bzw. die Tür nicht abgesperrt zu haben. Der Betroffene erkennt, dass diese Furcht irrational ist. Er versucht sogar, sie zu unterdrücken, doch die Gedanken gehen ihm stunden-, tage-, ja wochenlang nicht mehr aus dem Kopf. Bei diesen Vorstellungen handelt es sich jedoch nicht um übermäßige Sorgen im Hinblick auf das tägliche Leben, mit dem sie gewöhnlich nichts zu tun haben.

Die zweite Form der Zwangsstörung sind *Zwangshandlungen*. Der Betroffene vollführt stereotype Rituale, die ihm helfen, die Angst zu lindern, die durch seine obsessiven Gedanken ausgelöst wird. So wäscht man sich beispielsweise aus Angst vor einer möglichen Ansteckung durch Krankheitskeime unzählige Male am Tag die Hände. Oder man sieht im Auto ständig in den Rückspiegel, weil man fürchtet, jemanden überfahren zu haben. Der Betroffene merkt, dass diese Rituale unsinnig sind, doch er kann sich von seinem Zwang nicht frei machen, weil er nur so die Angst in den Griff bekommt, die seine Bilder und

[3] Im ICD-10 sind Zwangsstörungen unter F42 aufgeführt. Körperdysmorphe Störungen sind allerdings dort unter der Kategorie »Somatoforme Störungen« (F45), Trichotillomanie und Dermatillomanie unter »Abnorme Gewohnheiten und Störungen der Impulskontrolle« (F63) verzeichnet, also anders zugeordnet.

Gedanken in ihm auslösen. Der Konflikt zwischen dem eigenen Wunsch, den Zwang abzulegen, und dem unwiderstehlichen Drang, das Ritual auszuführen, ist eine Quelle der Scham, Angst und Verzweiflung. Am Ende hört der Betroffene häufig sogar auf, gegen den Zwang anzukämpfen, und überlässt sich ihm vollends.

Zwanghaftes Denken (die sogenannte Obsession) muss nicht von Zwangshandlungen begleitet sein. Etwa 20 Prozent der Menschen, die unter einer Zwangsstörung leiden, haben nur Zwangsgedanken. Diese drehen sich häufig darum, dass sie einem geliebten Menschen wehtun könnten, oder um beunruhigende sexuelle Gedanken.

Die am weitesten verbreiteten Zwangshandlungen sind zweifelsohne Händewaschen, Zählen und Kontrollieren. Wenn Sie sich zwanghaft die Hände waschen, haben Sie Angst vor Ansteckung. Sie rühren keinen Türgriff an, schütteln anderen Menschen nicht die Hand und meiden alles, was Ihrer Meinung nach irgendwie mit Keimen, Schmutz oder Gift verbunden ist. Die Betroffenen bringen manchmal Stunden damit zu, sich zu duschen oder die Hände zu waschen, bis sie ihre Angst vor Ansteckung unter Kontrolle haben. Diese Zwangserkrankung kommt bei Frauen häufiger vor als bei Männern. Der Kontrollzwang hingegen tritt öfter bei Männern auf. So überprüfen sie ständig, ob die Tür geschlossen ist, weil sie fürchten, beraubt zu werden. Sie kontrollieren immer wieder den Herd, damit es auch ja nicht brennt, und fahren mehrmals die Straße auf und ab, weil sie ganz sichergehen wollen, niemanden überfahren zu haben.

Die Zwangsstörung wird häufig von Depressionen begleitet. Tatsächlich ziehen obsessive Vorstellungen häufig depressive Gedanken nach sich. Meist tritt bei dieser Störung auch noch phobisches Vermeidungsverhalten auf. Leidet ein Mensch unter Zwangsvorstellungen, die sich auf Schmutz beziehen, meidet er beispielsweise öffentliche Toiletten. Unter Umständen kann diese Vermeidungshaltung die soziale oder berufliche Funktionsfähigkeit des Betroffenen beeinträchtigen.

Bei der Zwangsstörung ist es wichtig, sich eines klarzumachen: Wie bizarr das Verhalten auch wirken mag, es hat nichts damit zu tun, dass Sie jetzt »verrückt geworden« wären. Sie wissen ja genau, dass Ihre Gedanken und Handlungen irrational sind. Ihre Frustration (mitunter auch Depression) rührt eben daher, dass Sie beides nicht kontrollieren können.

Die Zwangsstörung unterscheidet sich grundlegend von zwanghaftem Verhalten wie zum Beispiel Spielsucht oder krankhaftem Essen. Menschen mit zwanghaftem Verhalten ziehen eine gewisse Befriedigung aus ihrem Handeln, während Personen mit einer Zwangsstörung ihre Zwänge weder ausleben wollen (außer um Ängste zu verringern), noch Befriedigung dabei erleben. Im aktuellen DSM-5-Katalog sind diagnostische Spezifikatoren für die relativ kleine Anzahl von Betroffenen aufgeführt, die wenig oder gar keine Einsicht in Bezug auf ihre zwangsbezogenen Überzeugungen haben.

Die Zwangsstörung ist eine eher seltene Verhaltensstörung. Jüngere Forschungen ergaben jedoch, dass 2 bis 3 Prozent der Bevölkerung unter mehr oder weniger gravierenden Zwangsstörungen leiden. Man ging vor allem deshalb bisher von einer geringeren Häufigkeit aus, weil die meisten Betroffenen über ihr Problem nicht sprechen. Frauen scheinen etwas häufiger betroffen zu sein als Männer, bei Kindern sind jedoch Jungen öfter betroffen als Mädchen. Im Durchschnitt tritt eine Zwangsstörung im Alter von 19,5 Jahren erstmalig auf, die Symptome entwickeln sich typischerweise langsam. Ohne Behandlung liegt die Remissionsrate im Erwachsenenalter bei unter 20 Prozent. Mit einer effektiven Therapie steigt die teilweise oder vollständige Heilung auf bis zu 60 Prozent.

Die Auslöser für Zwangsstörungen sind nicht bekannt. Einige Forschungsergebnisse lassen darauf schließen, dass das Fehlen von Serotonin oder Mängel in seiner Verstoffwechselung daran beteiligt sein könnten. Bestätigt wird diese Annahme durch die Tatsache, dass das Leiden sich häufig bessert, wenn die Betroffenen mit Medikamenten behandelt werden, welche den Serotoninspiegel im Gehirn ansteigen lassen, wie Clomipramin, oder Antidepressiva, die auf den Serotoninspiegel wirken, zum Beispiel Sertralin, Fluoxetin, Fluvoxamin oder Escitalopram. Außerdem kann man bei Menschen mit Zwangsstörungen eine überschießende Aktivität bestimmter Gehirnteile wie dem präfrontalen Kortex und dem Nucleus caudatus feststellen. In Kapitel 2 werden die aktuellen Forschungsergebnisse zur Neurobiologie der Zwangsstörung ausführlicher erörtert. Zwangsstörungen sind in hohem Maße vererbbar – bei von Zwangsstörung betroffenen eineiigen Zwillingen zeigen zu 57 Prozent beide Zwillinge Symptome, wogegen es bei zweieiigen Zwillingen nur 22 Prozent sind.

AKTUELLE BEHANDLUNGSMETHODEN

Entspannungstraining: Wie bei allen anderen Angststörungen sind auch hier täglich Tiefenatmung und -entspannung hilfreich, um die unmittelbaren Angstsymptome zu lindern (siehe Kapitel 4).

Gesprächstherapie: In der Therapie werden Gedanken, die Angst, negative Erwartungen oder Schuldgefühle auslösen, identifiziert und durch positives Denken ersetzt. Gedanken wie: »Wenn ich daran denke, meinem Kind wehzutun, setze ich den Gedanken vielleicht in die Tat um«, werden ersetzt durch: »Die Vorstellung, jemandem Schmerz zuzufügen, ist nur ein Gedanke, der durch die Zwangsstörung verursacht ist und der ansonsten keinerlei Bedeutung hat; dass ich daran denke, heißt noch lange nicht, dass ich so etwas auch tue« (siehe Kapitel 8).

Kontrollierte Konfrontation und Reaktionsprävention: Der Betroffene wird Situationen ausgesetzt, die seine obsessiven Gedanken verschlimmern, gleichzeitig darf er die damit verbundenen zwanghaften Rituale nicht ausführen. Wenn Ihre Störung beispielsweise darin besteht, sich jedes Mal, wenn Sie einen Türknopf angefasst haben, die Hände zu waschen, dann müssen Sie den Türknopf anfassen und dürfen sich hinterher nicht so ausgiebig oder gar nicht waschen. Falls Sie, sobald Sie das Haus verlassen haben, fünfmal umkehren, um zu prüfen, ob die Haustür verschlossen ist, dann wird die Anzahl der Kontrollen irgendwann auf eine reduziert.

Der Betroffene arbeitet mit seinem Therapeuten Situationen heraus, die möglichst im vertrauten Umfeld zu Hause vorkommen. Dann setzt er sich kontinuierlich diesen Situationen aus, ohne jedoch die Zwangsreaktion auszuführen (Reaktionsprävention). Gewöhnlich wird er vom Therapeuten oder einer Vertrauensperson begleitet, um den Erfolg der Maßnahme zu überprüfen.

Wenn Sie nur unter Zwangsgedanken leiden, die nicht mit Zwangshandlungen verbunden sind, so geht es in erster Linie darum, alle Gedanken und Handlungen zu unterlassen, die den Zwangsgedanken neutralisieren oder unterdrücken sollen. Sie arbeiten dann in der Therapie daran, die zwanghaften Gedanken zu akzeptieren und nicht zu unterdrücken. (Weitere Informationen zu diesem Thema finden Sie in *Hör endlich auf damit – Wie Sie sich von zwanghaftem Verhalten und fixen Ideen befreien* von Edna Noa und Reid Wilson oder *Arbeitsbuch Zwangsstörungen* von Bruce Hyman und Cherry Pedrick.)

Medikamentöse Behandlung: Mittel wie Clomipramin sowie Serotonin-Wiederaufnahmehemmer wie Sertralin, Fluvoxamin, Escitalopram und Duloxetin helfen etwa 60 bis 70 Prozent der Betroffenen. Bei Zwangsstörungen müssen die Medikamente meist über einen längeren Zeitraum genommen werden, auch wenn es Fälle gibt, bei denen Maßnahmen wie Gesprächstherapie und kontrollierte Konfrontation ausreichen. Für eine effektive Behandlung von Zwangsstörungen müssen die Serotonin-Wiederaufnahmehemmer in der Regel höher dosiert werden als bei anderen Angststörungen. Meist stellt sich die Besserung erst nach zwei bis drei Monaten der Einnahme von hoch dosierten SSRI ein. Bei manchen Patienten haben sich niedrig dosierte Antipsychotika wie Olanzapin und Risperido als begleitende Therapie bewährt, was vermuten lässt, dass die Dopamin-Rezeptoren im Gehirn bei der Entstehung von Zwangsstörungen eine Rolle spielen. Der Einsatz von Serotonin-Wiederaufnahmehemmern ist bei der Behandlung von Zwangsstörungen eine bewährte Behandlungsmethode. Die Medikamente müssen über einen längeren Zeitraum hinweg eingenommen werden, weil die Symptome nach einem zu frühen Abbruch der Therapie meist erneut auftreten.

Änderung des Lebensstils und der Persönlichkeitsstruktur: Auch hier gelten die Empfehlungen, die bei Panikstörungen und generalisierter Angststörung gegeben wurden.

Eine Zwangsstörung kann sich zu einer ernsten und kräftezehrenden Krankheit entwickeln. Wenn Sie unter einer Zwangsstörung leiden, empfiehlt es sich in jedem Fall, einen erfahrenen Therapeuten aufzusuchen, der auf kontrollierte Konfrontation und Reaktionsprävention spezialisiert ist. Entsprechende Medikamente kann ohnehin nur ein approbierter Arzt, im Idealfall ein Facharzt für Psychiatrie und Psychotherapie verschreiben. Dieses Arbeitsbuch dient als Ergänzung zu verhaltenstherapeutischen und medikamentösen Maßnahmen.

ZWANGSSPEKTRUMSSTÖRUNGEN

Zwangsspektrumsstörungen liegen dieselben neurobiologische Ursachen zugrunde wie Zwangsstörungen. (siehe Kapitel 2 über die Neurobiologie der Zwangsstörung). Zwangsspektrumsstörungen können sich auf vielfältige Art und Weise äußern. Zu den häufigsten Störungen dieser Gruppe gehören:

- ***Die Körperdysmorphe Störung:*** die übermäßige Beschäftigung mit vermeintlichen Fehlern oder Defekten im körperlichen Erscheinungsbild.
- ***Die Dermatillomanie:*** die wiederholte Schädigung der eigenen Haut durch Kratzen etc. und wiederholte Versuche, damit aufzuhören.
- ***Sammelwut/Horten:*** das zwanghafte Horten von Gegenständen, was ein chaotisches persönliches Umfeld zur Folge hat.
- ***Trichotillomanie:*** wiederholtes, zwanghaftes Ausreißen der Haare (mit erkennbarem Verlust der Haare) in Verbindung mit wiederholten Versuchen, das zwanghafte Verhalten zu reduzieren oder zu stoppen.
- ***Hypochondrie:*** die übermäßige Angst, erkrankt zu sein oder unter einer schweren Krankheit zu leiden. Betroffene beschäftigen sich unverhältnismäßig mit ihren körperlichen Symptomen, die als Beweise für eine tatsächliche Erkrankung gedeutet werden.

Zwangsspektrumsstörungen gelten mittlerweile als eigenständiges Krankheitsbild und werden überwiegend von Therapeuten behandelt, sie sich auf die Behandlung dieses Spektrums spezialisiert haben. Die bevorzugte Therapieform ist die *kontrollierte Konfrontation und Reaktionsprävention.*

Im DSM-5 werden noch weitere Zwangsspektrumsstörungen beschrieben, zum Beispiel Zwangsstörungen oder Zwangsspektrumsstörungen, die auf eine körperliche Erkrankung zurückzuführen sind oder als Nebeneffekt eines Drogenmissbrauchs oder einer Entziehungskur auftreten.

TRAUMA UND BELASTUNGSBEZOGENE STÖRUNGEN

Wie bei den Zwangsstörungen hat das DSM-5 auch die posttraumatischen Belastungsstörungen (PTBS) nun in einem eigenen Kapitel zusammengefasst.[4] Das Kapitel »Trauma und belastungsbezogene Störungen« umfasst neben der PRBS noch andere stressbezogene Beschwerden. In diesem neuen Kapitel sind alle psychiatrischen Störungen dargestellt, bei denen man davon ausgeht, dass sie als Reaktion auf ein traumatisches oder ein extrem belastendes Ereignis (oder Ereignisse) auftreten. In Ergänzung zu der posttraumatischen Belastungsstörung bezieht sich die akute Belastungsstörung auf den gleichen Symptomkomplex wie bei der PTBS (einschließlich Intrusionen und Erinnerungen an das Trauma, verstörende Träume oder Albträume, Flashbacks und dissoziative Symptome wie zum Beispiel Depersonalisation), der Unterschied besteht aber darin, dass die Symptome nicht später als drei Tage und bis zu vier Wochen nach dem belastenden Ereignis auftreten. Dauern die Symptome länger als einen Monat nach dem Ereignis an, wird die Diagnose Posttraumatische Belastungsstörung gestellt.

Im neuen DSM-5-Kapitel wird auch die diagnostische Kategorie der *Anpassungsstörung* behandelt. Das unterscheidende Merkmal einer Anpassungsstörung ist, dass hier die maladaptiven Symptome in den ersten drei Monaten nach einem signifikanten Stresserlebnis auftreten. Diese Symptome sind in der Regel jedoch nicht so schwerwiegend wie bei einer PTBS und fallen somit nicht in diese Kategorie. Meist stehen sie in keinem Verhältnis zu dem auslösenden Stressor, werden aber subjektiv als sehr belastend empfunden und können zu sozialer oder beruflicher Dysfunktion führen. Dissoziative Symptome wie Depersonalisation und Derealisation (siehe unten) gehören nicht zum Bild einer Anpassungsstörung. Im *DSM-5* wird zusätzlich unterschieden, ob eine Anpassungsstörung in Verbindung mit Angststörungen, Depressionen oder gemischten Angst- und Depressionsstörungen auftritt.

Zwei weitere Störungen, die bei Kindern unter fünf Jahren auftreten, sind in dieses Kapitel ebenfalls mit aufgenommen worden. Als *Reaktive Bindungsstörung* wird ein Verhaltensmuster bezeichnet, in dem sich das Kind in seinem Sozialverhalten extrem zurückzieht und nicht in der Lage ist, angemessen auf Trost zu reagieren oder diesen zu suchen. Im Gegensatz hierzu steht die *Bindungsstörung des Kindesalters mit Enthemmung*, bei dem das Kind selbst bei ihm unbekannten Erwachsenen keine gesunde soziale Zurückhaltung zeigt und sehr distanzlos sein kann.

---

[4] Im ICD-10 sind die Posttraumatische Belastungsstörung und die Anpassungsstörung unter der Kategorie »Reaktionen auf schwere Belastungen und Anpassungsstörungen« (F43) eingeordnet.

POSTTRAUMATISCHE BELASTUNGSSTÖRUNG

Bei der posttraumatischen Belastungsstörung (PTBS) entwickeln die Betroffenen nach traumatischen Erfahrungen psychische Symptome, die sie daran hindern, ihren Alltag zu bewältigen. Das Krankheitsbild wurde erstmal im Ersten Weltkrieg beobachtet, als Soldaten noch Wochen, Monate oder Jahre nach ihren Kriegserlebnissen an chronischen Angstzuständen, Albträumen und sogenannten Flashbacks litten. Man bezeichnete das Krankheitsbild als »Kriegstrauma« oder »Kriegsneurose«.

Die posttraumatische Belastungsstörung kann bei Menschen auftreten, die traumatische, extrem belastende oder existenzbedrohende Ereignisse durchlebt haben. Das können Erdbeben sein, Tornados, Autounfälle, Flugzeugabstürze, Vergewaltigungen, Raubüberfälle und andere Gewalttaten, denen man selbst oder ein anderes Mitglied der Familie bzw. des Freundes- und Bekanntenkreises ausgesetzt war. Diese Erfahrungen rufen in der Folge starke Ängste und Gefühle der Hilflosigkeit hervor. Die Symptomatik zeigt sich unter Umständen sich heftiger und länger andauernd, wenn es sich um einen körperlichen Angriff handelte, wie etwa bei einem Überfall oder einer Vergewaltigung. Eine posttraumatische Belastungsstörung kann aber auch dann ausgelöst werden, wenn der Betroffene das Trauma nicht selbst erlebt hat, sondern das Leiden oder das Trauma eines anderen beobachtete. Auch die Nachricht, dass ein enger Verwandter oder eine nahestehende Person traumatisiert worden ist, kann ein Trauma auslösen.

Unter den vielfältigen Symptomen, die bei der posttraumatischen Belastungsstörung auftreten können, zeigen sich folgende am häufigsten:

- zwanghaftes Nachdenken über das Erlebnis, oftmals intrusiv und nicht gewollt,
- damit verbundene Albträume,
- intensive Flashbacks, in denen der Betroffene das traumatische Ereignis immer wieder durchlebt,
- Verdrängung aller Gedanken und Gefühle, die mit dem Ereignis zu tun haben,
- Vermeidung aller Aktivitäten oder Situationen, die in irgendeiner Weise mit dem Trauma in Verbindung stehen (Menschen, die in einen Autounfall verwickelt waren, vermeiden danach häufig das Autofahren),
- emotionale Betäubung (die Betroffenen koppeln sich von ihren Gefühlen ab),
- Verlust des Interesses an allem, was den Betroffenen früher Spaß gemacht hat, sowie
- länger anhaltendes Auftreten von Symptomen wie Angst, Schlafstörungen, Konzentrationsprobleme, leichtes Erschrecken, Reizbarkeit und gelegentliche Wutausbrüche.
- Übertrieben negative Glaubenssätze wie zum Beispiel »Ich bin ruiniert« oder »Man kann niemandem vertrauen«.

Eine posttraumatische Belastungsstörung besteht dann, wenn diese Symptome länger als einen Monat andauern (bei weniger als einem Monat spricht man von einer akuten Stressbelastungsstörung). Darüber hinaus müssen die Symptome das Leben der Betroffenen beeinträchtigen, ob nun in persönlicher, beruflicher oder anderer Hinsicht. Laut *DSM-5*[5] kann eine PTBS aufgrund des oben beschriebenen Symptomkatalogs diagnostiziert werden oder unter Hinzuziehung dissoziativer Symptome wie Depersonalisation oder Derealisation. Als *Depersonalisation* bezeichnet man das Gefühl, von sich selbst abgespalten zu sein, als wäre man ein außenstehender Beobachter des eigenen Körpers oder der eigenen Gedankengänge. Unter *Derealisation* versteht man eine abnorme oder verfremdete Wahrnehmung der Umwelt, die als unecht, wie im Traum oder distanziert empfunden wird.

Wer unter einer posttraumatischen Belastungsstörung leidet, ist ängstlich und deprimiert. Häufig handeln Menschen mit dieser Störung sehr impulsiv. Sie fahren beispielsweise einfach weg, ohne irgendwelche Vorkehrungen getroffen zu haben, oder ziehen von einem Tag auf den anderen um. Hat der Betroffene darüber hinaus noch andere Menschen sterben sehen, leidet er manchmal auch unter Schuldgefühlen, weil er überlebt hat.

Die posttraumatische Belastungsstörung kann in jedem Alter auftreten. Etwa 9 Prozent der Bevölkerung sind im Laufe des Lebens davon betroffen. Kinder mit posttraumatischer Belastungsstörung leiden meist nicht unter zwanghaftem Nachdenken über das Geschehen, sondern neigen dazu, es obsessiv im Traum oder im Spiel nachzuerleben. Am meisten von PTBS betroffen sind Überlebende von Vergewaltigung, Kriegshandlungen und ethnisch bedingter Verfolgung und/oder Gefangenschaft. Eine voll ausgeprägte posttraumatische Belastungsstörung kann sich unter Umständen erst Monate oder Jahre nach dem Ereignis zeigen. In den meisten Fällen sind die ersten Symptome aber bereits sieben Tage bis drei Monate nach dem traumatischen Ereignis zu beobachten.

Es gibt erste Hinweise darauf, dass die Anfälligkeit für PTBS vererbbar sein könnte. Man hat festgestellt, dass bei eineiigen Zwillingen, die an den Kampfhandlungen in Vietnam beteiligt waren, die Wahrscheinlichkeit, dass beide Zwillinge an einer PTBS leiden, höher war als bei zweieiigen Zwillingen (True, Rice und Eisen, 1993).

AKTUELLE BEHANDLUNGSMETHODEN

Die Behandlung der posttraumatischen Belastungsstörung ist schwierig und setzt verschiedene Therapieansätze ein. Viele der für andere Arten der Angststörung beschriebenen Techniken erweisen sich als hilfreich, doch es gibt noch zusätzliche Behandlungsmethoden, die sich anwenden lassen:

---

[5] Die beschriebenen Symptome im ICD-10 entsprechen im Wesentlichen denen des DSM-5, der letzte Punkt (übertriebene Glaubenssätze) kommt dort allerdings nicht vor.

Entspannungstraining: Tiefenatmung und progressive Muskelentspannung werden eingesetzt, um die Angstsymptome zu kontrollieren (siehe Kapitel 4).

Gesprächstherapie: Hier werden Gedanken identifiziert, die Ängste oder depressive Verstimmungen auslösen, und durch funktionalere Denkmuster ersetzt. Schuldgefühle wie die Vorstellung, das traumatische Erlebnis verursacht zu haben, oder die Idee, man hätte nicht überleben dürfen, wenn ein geliebter Mensch gestorben ist, werden auf ihren Realitätsgehalt hin untersucht. Der Betroffene gewöhnt sich allmählich an positive Denkmuster wie zum Beispiel: »Was passiert ist, war schrecklich. Ich akzeptiere, dass es nichts gibt, was ich dagegen hätte unternehmen können. Jetzt aber lerne ich weiterzugehen« (siehe Kapitel 8 und 9).

Kontrollierte Konfrontation: Ein Therapeut oder ein anderer Helfer begleitet den Betroffenen bei der Konfrontation mit jenen Situationen, die dieser gewöhnlich vermeidet, weil sie starke Ängste auslösen. Zunächst geht man in der Fantasie die angstbesetzten Erinnerungen an Ereignisse, Gegenstände und Menschen durch, die im Ursprungstrauma eine Rolle spielten. Dann geht man allmählich zur Konfrontation im realen Leben über. Man kehrt an den Ort zurück, an dem man das Trauma erlebte. Wurde der Betroffene beispielsweise in einem Aufzug überfallen, sucht man ebenjenen Ort mehrfach wieder auf. Dadurch lernt der Patient, dass die Situation, die er fürchtet, nicht automatisch eintreten muss, ja, dass keine Gefahr mehr besteht (siehe Kapitel 7).

Imagery Rescripting: Bei dieser Therapieform bittet der Therapeut den Klienten, ein traumatisches Ereignis aus der Kindheit oder Jugend zu visualisieren, dieses aber vom Standpunkt eines starken und machtvollen Erwachsenen aus zu sehen, der dieser Situation gewachsen ist. Ein Beispiel: Wenn Sie als Kind körperlich missbraucht wurden, werden Sie sich innerlich vorstellen, in diese Situation zurückzukehren, dieses Mal aber nicht als Kind, sondern als Erwachsener, der den Täter konfrontieren und mit der Situation entschieden und kompetent umgehen kann. Unter Umständen kann der Klient auch als erwachsene Person in Begleitung seines Kind-Ichs in die Situation zurückkehren, um den Täter zusammen mit und im Auftrag des Kind-Ichs zu konfrontieren. Imagery Rescripting wird in der Behandlung der PTBS häufig eingesetzt und hat sich auch bei Sozialphobien bewährt, die auf traumatische Sozialerfahrungen in der Kindheit oder Jugend zurückzuführen sind (Smucker und Niederee, 1994).

Medikamentöse Behandlung: Serotonin-Wiederaufnahmehemmer wie Citalopram, Fluvoxamin, Clomipramin oder Sertralin erweisen sich als hilfreich, um die Symptome der posttraumatischen Belastungsstörung zu mildern. Vor allem, wenn diese Symptome länger andauern, sollte die PTBS ein bis zwei Jahre lang medikamentös behandelt werden. Kurzfristig können auch Beruhigungsmittel wie Lorazepam oder Clonazepam eingesetzt werden (siehe Kapitel 17).

Selbsthilfegruppen: Selbsthilfegruppen zeigen den Patienten, dass sie mit ihrer Erkrankung nicht allein sind. Gerade in Großstädten gibt es spezielle Gruppen für Opfer von Vergewaltigungen oder anderen Gewalttaten. Umfangreiche Studien haben ergeben, dass die soziale Unterstützung einen wesentlichen Anteil daran hat, diese Störung zu bewältigen und Rückfällen vorzubeugen.

EMDR oder Hypnotherapie: EMDR (Eye Movement Desensitization and Reprocessing), eine von Francine Shapiro entwickelte Methode, bei der durch bestimmte Augenbewegungen unverarbeitete traumatische Erlebnisse bearbeitet werden können, ist speziell auf Traumapatienten abgestimmt. Auch die Hypnotherapie kann dazu beitragen, dass die Betroffenen ihre Erinnerungen besser verarbeiten. Auf diese Weise kann die Verarbeitung traumatischer Inhalte beschleunigt und der häufig anzutreffende Widerstand gegen die kontrollierte Konfrontation besser überwunden werden. In Studien hat sich gezeigt, dass diese Techniken genauso effektiv sein können wie die kognitive Verhaltenstherapie und die kontrollierte Konfrontation (Seidler und Wagner, 2006).

Bei allen Angststörungen sollte im Übrigen auch eine Ehe- oder Familientherapie erfolgen, da Probleme in der Beziehung zum Ehepartner bzw. zur Familie die Angststörung ungewollt verlängern und den Erfolg der Behandlung beeinträchtigen können, wenn sie nicht gelöst werden. Die Familientherapie dient auch dazu, den anderen Familienmitgliedern zu verdeutlichen, was mit dem Angstpatienten geschieht, wie sie ihn unterstützen, aber auch, wie sie ihm Grenzen setzen können.

ANDERE ANGSTSTÖRUNGEN IM DSM-5

ANGSTSTÖRUNGEN AUFGRUND EINER DIAGNOSTIZIERTEN ERKRANKUNG

Diese Diagnose wird dann gestellt, wenn die Angsterkrankung (in Form von Panikattacken oder generalisierter Angststörung) direkt auf eine andere Erkrankung zurückgeht. Zahlreiche physische Erkrankungen können Angststörungen auslösen: Drüsenerkrankungen (Schilddrüsenüber- und -unterfunktion, Nebennierentumor, Unterzucker), Herzerkrankungen (kongestive Herzinsuffizienz, Lungenembolie), Stoffwechselerkrankungen (Vitamin-B12-Mangel, Porphyrie) und neurologische Erkrankungen (Innenohrprobleme, Hirnhautentzündung). Mehr dazu finden Sie in Kapitel 2 über die Ursachen der Angststörung.

ANGSTSTÖRUNGEN AUFGRUND DER VERABREICHUNG ODER NICHTVERABREICHUNG BESTIMMTER SUBSTANZEN

Hier geht die Angststörung direkt auf die Verabreichung bestimmter Substanzen zurück. Dies kann sowohl durch medikamentöse Behandlung als auch durch Missbrauch oder Vergiftung geschehen. Dieselbe Diagnose wird gestellt, wenn es aufgrund der Nichtverabreichung dieser Substanzen zu Angstproblemen kommt, also wenn Sie zum Beispiel Panikattacken bekommen, nachdem Sie ein bestimmtes Medikament abgesetzt haben.

ANGSTSTÖRUNGEN TRETEN SELTEN ISOLIERT AUF

In den letzten Jahren wurde immer deutlicher, dass die meisten Menschen mit mehr als einer Form der Angststörung zu kämpfen haben. So ergab eine Untersuchung unter Patienten mit Panikstörung, dass 15 bis 30 Prozent unter ihnen auch unter sozialer Phobie litten, 10 bis 20 Prozent entwickelten eine spezifische Phobie, 25 Prozent eine generalisierte Angststörung und 8 bis 10 Prozent eine Zwangsstörung. Auch Menschen mit Agoraphobie leiden häufig unter sozialen Phobien oder Zwangsstörungen. Wenn Sie also gerade entdeckt haben, dass Ihre Symptome auf mehr als eine Angststörung passen, dann denken Sie daran: Sie sind nicht allein …

TEST ZUR SELBSTDIAGNOSE

Der folgende Fragebogen soll Ihnen helfen herauszufinden, unter welcher Angststörung Sie leiden. Er beruht auf der offiziellen Klassifikation der Angststörungen in der aktuellen Ausgabe des *Diagnostic and Statistical Manual of Mental Disorders (DSM-5).*

1. Haben Sie spontane Angstzustände, die aus dem Nichts zu kommen scheinen? (Antworten Sie nur dann mit Ja, wenn Sie nicht unter Phobien leiden.)

☐ Ja ☐ Nein

2. Hatten Sie in den letzten vier Wochen mindestens einen solchen Anfall?

☐ Ja ☐ Nein

3. Wenn Sie solch einen Anfall hatten, machten Sie sich danach Sorgen, ob er sich wiederholen könnte? Oder darüber, was dies für Ihre körperliche und geistige Gesundheit bedeutet?

☐ Ja ☐ Nein

4. Traten bei der schlimmsten Angsterfahrung, die Sie bisher erlebt haben, mehr als drei der folgenden Symptome auf (wenn ja, bitte ankreuzen)?

- ☐ Kurzatmigkeit, das Gefühl zu ersticken
- ☐ Schwindelgefühl, mangelnde Körperkoordination
- ☐ Unregelmäßiger Herzschlag und Herzrasen
- ☐ Zittern
- ☐ Schwitzen
- ☐ Kloß im Hals
- ☐ Übelkeit, Magenbeschwerden
- ☐ Gefühl, neben sich zu stehen, keinen Kontakt zum eigenen Körper zu haben
- ☐ Taubheit, Kribbeln
- ☐ Hitze- oder Kälteschauer
- ☐ Engegefühl in der Brust, Beklemmung
- ☐ Angst zu sterben
- ☐ Angst, verrückt zu werden oder die Kontrolle zu verlieren

Wenn Ihre Antwort auf die ersten vier Fragen jeweils ein Ja war, dann leiden Sie unter einer **Panikstörung**.

Lautete die Antwort auf Frage 1 zwar Ja, hatten Sie jedoch weniger als drei der aufgelisteten Symptome, dann leiden Sie unter *»symptombegrenzten Panikattacken«*, haben aber keine voll entwickelte Panikstörung.

Wenn Sie unter Panikattacken *und* Phobien leiden, fahren Sie hier fort.

5. Veranlasst die Angst vor Panikattacken Sie, bestimmte Situationen zu vermeiden?

☐ Ja ☐ Nein

Wenn Sie hier mit Ja antworten, leiden Sie vermutlich unter einer *Agoraphobie*. Frage 6 hilft Ihnen herauszufinden, wie weit diese entwickelt ist.

Wenn Sie Frage 5 mit Nein beantwortet haben, aber unter Phobien leiden, machen Sie mit Frage 7 weiter.

6. Welche der folgenden Situationen vermeiden Sie aus Angst vor einem Panikanfall?

- ☐ Ihre Wohnung verlassen
- ☐ Im »Tante-Emma-Laden« einkaufen gehen
- ☐ An der Kasse in der Schlange stehen
- ☐ Ins Kaufhaus gehen
- ☐ Ins Einkaufszentrum gehen
- ☐ Auf der Autobahn fahren
- ☐ Oberirdisch fahren, aber weit von zu Hause weg sein
- ☐ Allein mit dem Auto fahren
- ☐ Öffentliche Verkehrsmittel nutzen (Busse, Züge etc.)

- ☐ Über Brücken gehen oder fahren (als Passagier oder Fahrer)
- ☐ Durch Tunnel gehen oder fahren (als Passagier oder Fahrer)
- ☐ Im Flugzeug fliegen
- ☐ Aufzüge benutzen
- ☐ Hoch liegende Orte aufsuchen
- ☐ Zum Arzt oder Zahnarzt gehen
- ☐ Beim Friseur oder bei der Kosmetikerin sitzen
- ☐ Im Restaurant essen
- ☐ Zur Arbeit gehen
- ☐ Weit weg von einem Ort oder einem Menschen zu sein, der Ihnen Sicherheit schenkt
- ☐ Allein sein
- ☐ Das Haus verlassen
- ☐ Andere Situationen: ____________

Die Anzahl der Kreuzchen, die Sie oben gemacht haben, bestimmt, wie stark Ihre Agoraphobie ausgeprägt ist und inwieweit sie Ihr Leben beeinträchtigt.

7. Meiden Sie bestimmte Situationen nicht, weil Sie Angst vor der Panik haben, sondern weil Sie fürchten, von anderen Menschen negativ bewertet zu werden oder auf irgendeine Weise in Verlegenheit zu geraten (wobei die Verlegenheit manchmal in Panik umschlägt)?

☐ Ja ☐ Nein

Wenn Sie Frage 7 mit Ja beantwortet haben, dann haben Sie es vermutlich mit einer sozialen Phobie zu tun. Mithilfe von Frage 8 können Sie herausfinden, wie stark diese ausgeprägt ist.

8. Welche der folgenden Situationen meiden Sie, weil Sie Angst davor haben, verlegen zu werden oder sich lächerlich zu machen?

- ☐ Gruppensituationen (beispielsweise im Büro, in der Schule, in sozialen Organisationen, Selbsthilfegruppen)
- ☐ Präsentationen oder Ansprachen vor kleineren Gruppen
- ☐ Präsentationen oder Ansprachen vor größeren Gruppen
- ☐ Feste, Partys und andere soziale Ereignisse
- ☐ Öffentliche Toiletten
- ☐ Essen in Gegenwart anderer Menschen
- ☐ Den eigenen Namen in Gegenwart anderer zu schreiben (Unterschrift)
- ☐ Verabredungen
- ☐ Jede Situation, in der Sie vielleicht etwas Dummes sagen könnten
- ☐ Andere Situationen: ____________

Die Anzahl der Situationen, die Sie angekreuzt haben, zeigt Ihnen, wie weit die soziale Phobie Ihre sozialen Aktivitäten behindert. Wenn Sie Frage 5 und 7 mit Nein beantwortet haben, aber trotzdem unter Phobien leiden, fahren Sie hier fort.

9. Haben Sie Angst vor einem (oder mehreren) der folgenden Objekte, Personen oder Plätze und vermeiden Sie deshalb den Kontakt damit?

- ☐ Insekten oder Tiere wie Spinnen, Bienen, Schlangen, Ratten oder Hunde
- ☐ Höhe (hoch gelegene Stockwerke, Berggipfel, hohe Brücken)
- ☐ Autofahren
- ☐ Tunnels
- ☐ Brücken
- ☐ Aufzüge
- ☐ Flugzeuge (Fliegen)
- ☐ Ärzte oder Zahnärzte
- ☐ Donner oder Blitz
- ☐ Wasser
- ☐ Blut
- ☐ Injektionen oder andere ärztliche Maßnahmen
- ☐ Krankheiten wie Herzinfarkt oder Krebs
- ☐ Dunkelheit
- ☐ Andere Objekte: ____________

10. Erleben Sie intensive Angstgefühle normalerweise *nur* dann, wenn Sie mit einem dieser Objekte in Kontakt kommen?

☐ Ja ☐ Nein

Wenn Sie bei Frage 9 mehrere Elemente angekreuzt und auf Frage 10 mit Ja geantwortet haben, leiden Sie vermutlich unter einer **spezifischen Phobie**. Wenn dies nicht der Fall war, machen Sie bitte hier weiter.

11. Haben Sie den Großteil Ihrer Zeit mit Angstgefühlen zu kämpfen, obwohl Sie keine klaren Panikattacken haben und nicht unter Phobien bzw. Zwangshandlungen und obsessiven Gedanken leiden?

☐ Ja ☐ Nein

12. Haben Sie sich in den letzten sechs Monaten übermäßige Sorgen gemacht?

☐ Ja ☐ Nein

13. Waren Ihre Ängste von mindestens drei der folgenden Symptome begleitet?

☐ Innere Angespanntheit, ein Gefühl des Eingesperrtseins
☐ Leichte Ermüdbarkeit
☐ Konzentrationsstörungen oder Blackout-Erfahrungen
☐ Reizbarkeit
☐ Erhöhte Muskelspannung
☐ Schlafstörungen (Schwierigkeiten beim Ein- oder Durchschlafen oder Ruhelosigkeit und keine Erholung im Schlaf)

Wenn Sie die Fragen 11, 12 und 13 mit Ja beantwortet haben, dann leiden Sie unter einer **generalisierten Angststörung**. Haben Sie hingegen Frage 11 mit Ja, Frage 12 und 13 aber mit Nein beantwortet, dann sind Ihre Probleme nicht so schwerwiegend, dass man sie als Angststörung bezeichnen könnte.

14. Konnten Sie bei sich bestimmte, immer wiederkehrende Gedanken feststellen, wie zum Beispiel die Verletzung eines nahestehenden Menschen, Ansteckung durch Schmutz, Vergiftung, Angst, die Tür nicht abgeschlossen oder ein elektrisches Gerät nicht ausgeschaltet zu haben, andere unangenehme Vorstellungen von Katastrophen oder Ähnlichem? (Sie wissen zwar, dass diese Gedanken irrational sind, können sich ihnen aber auch nicht entziehen.)

☐ Ja ☐ Nein

15. Führen Sie ritualartige Handlungen durch wie zum Beispiel Händewaschen, Überprüfen von Haustür bzw. Elektroherd, Zählen von irgendwelchen Dingen, um Ihre irrationalen Ängste zu beruhigen?

☐ Ja ☐ Nein

Wenn Sie Frage 14 mit Ja, Frage 15 aber mit Nein beantwortet haben, dann leiden Sie unter **Zwangsdenken**.
Haben Sie beide Fragen mit Ja beantwortet, dann haben Sie es mit **Zwangshandlungen** und **Zwangsdenken** zu tun.

LITERATUR

PANIKSTÖRUNG

Barlow, David; Craske, Michelle: Meistern Sie Angst und Sorgen! – Generalisierte Angststörung bewältigen – ein Patientenmanual, Göttingen 2015.

Beckfield, Denise: Master Your Panic and Take Back Your Life, San Luis Obispo 1998.

Isensee, Barbara; Wittchen, Hans-Ulrich; Stein, Murray B. et al.: Smoking Increases the Risk of Panic – Findings from a Prospective Community Study. Archives of General Psychiatry 2003.

Weekes, Claire: Hilfe auch für Ihre Nerven, Bergisch Gladbach 1969.

Wilson, Reid: Don't Panic – Taking Control of Anxiety Attacks, überarbeitete Auflage, New York 1996.

Zuercher-White, Elke: An End to Panic, Oakland (CA) 1998.

AGORAPHOBIE

Beckfield, Denise: Master Your Panic and Take Back Your Life, 2. Auflage, San Luis Obispo 1998.

Bourne, Edmund J.: The agoraphobia treatment group, in: Focal Group Psychotherapy, Oakland (CA) 1992.

Feninger, Mani: Journey from Anxiety to Freedom, Rocklin (CA) 1998.

Pollard, C. Alec; Zuercher-White, Elke: The Agoraphobia Workbook, Oakland (CA) 2003.

Ross, Jerilyn: Triumph Over Fear, New York 1994.

Zuercher-White, Elke: An End to Panic, Oakland (CA) 1998.

SOZIALE PHOBIE

Antony, Martin; Swinson, Richard: The Shyness and Social Anxiety Workbook, Oakland (CA) 2000.

Berent, Jonathan: Beyond Shyness – How To Conquer Social Anxieties, Columbus (OH) 1994.

Markway, Barbara; Markway, Gregoriy: Frei von Angst und Schüchternheit, Weinheim 2003.

Marshall, John: Social Phobia – From Shyness to Stage Fright, Boulder (CO) 1995.

Rapee, Ronald: Overcoming Shyness and Social Phobia, Northvale (NJ) 1998.

Schneier, Franklin; Welkowitz, Lawrence: The Hidden Face of Shyness– Understanding and Overcoming Social Anxiety, New York 1996.

SPEZIFISCHE PHOBIEN

Bourne, Edmund J.: Overcoming Specific Phobias – Therapist Protocol and Client Manual, Oakland (CA) 1998.

Brown, Duane: Flying without Fear, Oakland (CA) 1996.

Greist, Georgia L.; Jefferson, James W.; Greist, John H.: The Fearful Flyer's Guide, New York 1996.

GENERALISIERTE ANGSTSTÖRUNG

Bourne, Edmund J.; Garano, Lorna: Coping with Anxiety, Oakland (CA) 2003.

Brantley, Jeffrey: Calming Your Anxious Mind, Oakland (CA) 2003.

Copeland, Mary Ellen: The Worry Control Workbook, Oakland (CA) 1998.

White, John: Overcoming Generalized Anxiety Disorder – Therapist Protocol and Client Manual, Oakland (CA) 1999.

ZWANGSSTÖRUNG

Foa, Edna; Reid, Wilson: Hör endlich auf damit – Wie Sie sich von zwanghaftem Verhalten und fixen Ideen befreien, München 1994.

POSTTRAUMATISCHE BELASTUNGSSTÖRUNG

Allen, Jon G.: Coping With Trauma – A Guide to Self-Understanding, Washington (DC) 1999.

Flannery, Raymond B.: Post-Traumatic Stress Disorder – The Victim's Guide to Healing and Recovery, Crossroads Publishing (E-Book) 1995.

Gravitz, Herbert L.: Obsessive-Compulsive Disorder – New Help for the Family, San Luis Obispo 1998.

Hyman, Bruce M.; Pedrick, Cherry: The OCD Workbook, Oakland (CA) 1999.

Johnstone, Hugh F.: Obsessive-Compulsive Disorder in Children and Adolescents – A Guide, Madison (WI) 2002.

Matsakis, Aphrodite: Wie kann ich es nur überwinden? Ein Handbuch für Trauma-Überlebende, Paderborn 2004.

Matsakis, Aphrodite: Trust After Trauma – A Guide to Relationships for Survivors and Those Who Love Them, Oakland (CA) 1998.

Rapoport, Judith L.: Der Junge, der sich immer waschen musste – wenn Zwänge den Tag beherrschen, München 1993.

Shwartz, Jeffrey M.: Brain Lock. Free Yourself from Obsessive-Compulsive Behavior, New York 1996.

Steketee, Gail; White, Kerin: When Once Is Not Enough, Oakland (CA) 1990.

ANGSTSTÖRUNGEN BEI KINDERN

Spencer, Elizabeth D.; Robert Dupont; Caroline Dupont: The Anxiety Cure for Kids – A Guide for Parents and Children. Hoboken, NJ: Wiley, 2003.

Wood, Jeffrey J.; Bryce McLeod: Child Anxiety Disorders – A Family-Based Treatment Manual for Practitioners. New York, Norton, 2008.

2

URSACHEN DER ANGSTSTÖRUNG

WENN SIE UNTER einer Angststörung leiden, fragen Sie sich vermutlich, wo die Ursachen für Ihr Problem liegen. Höchstwahrscheinlich zermartern Sie sich das Gehirn: »Warum nur habe ich Panikanfälle? Ist das erblich bedingt, liegt es an meiner Erziehung? Wie entwickelt sich überhaupt eine Phobie? Wieso fürchte ich mich vor etwas, von dem ich weiß, dass es nicht gefährlich ist? Und wie kann eine Zwangsstörung entstehen?«

Die Symptome der Angststörung scheinen meist völlig unerklärlich. Da ist die Frage nach dem »Woher?« nur allzu verständlich. Doch bevor wir uns jetzt im Einzelnen mit den Ursachen beschäftigen, möchte ich noch zweierlei vorausschicken. Zum einen sollte Ihnen bewusst sein, dass das Wissen um die Ursachen Ihnen zwar helfen kann, besser zu verstehen, wie Ihre Schwierigkeiten entstanden sind, zur Heilung aber ist es nicht unbedingt vonnöten. Die Strategien, die ich Ihnen in diesem Arbeitsbuch vorstelle – zum Beispiel Entspannungstechniken, Sport, Konfrontation, positives Denken sowie ein konstruktiver Umgang mit den eigenen Gefühlen –, sind genauso wirksam, wenn Sie nichts über die Ursachen der Angststörung wissen. Wie interessant die Informationen in diesem Kapitel auch sein mögen, nicht sie sind es, die zur Heilung beitragen. Zweitens sollten Sie keineswegs von der Annahme ausgehen, dass es für jede Angststörung genau eine Hauptursache gibt. Ob Sie nun an Panikattacken, sozialer Phobie, Zwangs- oder generalisierter Angststörung leiden, die »eine einzige Ursache«, deren Beseitigung Sie von dem Problem befreit, gibt es nicht. Angststörungen entstehen aus vielfältigen Gründen, die den unterschiedlichsten Bereichen angehören. Dazu zählen Vererbung, Biologie, der familiäre Hintergrund, die Erziehung, Prägung, Stressfaktoren, der Umgang mit sich selbst sowie das persönliche Glaubenssystem. Die Anzahl und die thematische Vielfalt der Kapitel dieses Buches signalisieren bereits, auf welchen Ebenen die Ursachen, aber auch die Heilung der Angststörung zu suchen sind.

Trotzdem gibt es immer wieder Fachautoren, die Angststörungen in der Hauptsache auf einen einzigen Auslöser zurückführen. Diese Theorien vereinfachen das Problem meiner Ansicht nach zu sehr, da sie zumindest einem von zwei verbreiteten Denkfehlern aufsitzen: dem biologischen oder dem psychologischen Trugschluss. Der *biologische Trugschluss* geht davon aus, dass ein bestimmter Typ der Angststörung nur von einem physiologischen Ungleichgewicht im Körper, genauer gesagt im Gehirn, verursacht wird. Gerade in letzter Zeit wurden sowohl die Panik- als auch die Zwangsstörung auf simple biologische Ursachen reduziert. Erstere soll demnach auf Fehlfunktionen in der *Amygdala* und im *Locus caeruleus* zurückgehen. Die Ursache für die Zwangsstörung hingegen wird in einem Mangel an Serotonin gesehen, einem sogenannten Neurotransmitter im Gehirn, bzw. in einer Fehlregulation der Serotoninaufnahme im Gehirn. (Ein *Neurotransmitter* ist ein chemischer Stoff, der Impulse von einer Nervenzelle an die andere weiterleitet.)

Natürlich ist es sinnvoll zu wissen, dass auch ein physiologisches Ungleichgewicht an der Entstehung der Panik- bzw. Zwangsstörung beteiligt ist, da dies im Rahmen einer Therapie berücksichtigt werden muss. Doch heißt dies keineswegs, dass man Panikattacken und Zwangsstörungen ausschließlich auf eine gestörte Balance der Körperchemie zurückführen kann. Denn eine Frage bleibt ja wohl trotzdem ungelöst: *Wie kam es überhaupt zu diesem Ungleichgewicht?* Vielleicht ist es anhaltender Stress, der die *Amygdala* und den *Locus caeruleus* dazu bringt, bei einer Fehlfunktion Panikanfälle auszulösen. Möglicherweise verursacht unterdrückter Ärger den Abfall des Serotoninspiegels im Gehirn, der sich bei der Zwangsstörung feststellen lässt. Seelische Konflikte und unterdrückter Ärger wiederum wurden unter Umständen durch die Erziehung programmiert. Da jedes Ungleichgewicht im Körper letztlich von Stress oder anderen psychischen Faktoren ausgelöst werden kann, ist es Unsinn anzunehmen, dass Angststörungen einzig (oder auch nur hauptsächlich) auf diese Art mangelnder physiologischer Balance zurückzuführen sind.

Der *psychologische Trugschluss* ist vom Prinzip her dem biologischen sehr ähnlich, nur die Stoßrichtung ist eine andere. Der psychologische Trugschluss geht von der Vorstellung aus, eine soziale Phobie oder eine generalisierte Angststörung werde im Wesentlichen dadurch verursacht, dass Ihre Eltern Sie vernachlässigt, verlassen oder misshandelt haben. Dies führe zu einem tief sitzenden Gefühl der Unsicherheit und Scham, das sich beim Erwachsenen in phobischem Vermeidungsverhalten und Angst äußern soll. Zu Ihren aktuellen Problemen mag Ihre Erziehung einen Teil beigetragen haben, aber kann es denn tatsächlich sein, dass sie der einzige Grund ist? Auch diese Theorie wirkt keineswegs überzeugend. Hier werden wiederum biologische Faktoren wie mögliche Vererbung völlig außer Acht gelassen. Denn nicht alle Kinder, die in dysfunktionalen Familien aufwachsen, entwickeln als Erwachsene eine Angststörung. Ist es nicht viel plausibler, anzunehmen, dass Ihr Problem biologische und psychische Ursachen hat? Also erstens eine gewisse ererbte Neigung zur Angststörung (bzw. Phobie) und zweitens frühkindliche Erfahrungen, die ein Gefühl der Scham und/oder Unsicherheit förderten?

Alles in allem ist die Vorstellung, dass Ihre Probleme *ausschließlich* biologischer oder psychischer Natur sind, schon deshalb unsinnig, weil Natur und Umwelt immer zusammenwirken. So können »rein« biologische Störungen von Stress oder anderen psychischen Faktoren ausgelöst werden, während psychische Probleme auch von biologischen Einflüssen nicht frei sind. Was zuerst da war und somit die »grundlegende Ursache« ist, lässt sich in den meisten Fällen einfach nicht feststellen. Daher kann ein ganzheitlicher Heilungsansatz bei Angststörungen sich auch nicht nur auf den einen oder nur auf den anderen Faktor beschränken. Damit es zur vollkommenen und dauerhaften Heilung kommen kann, muss eine Therapie alle Ebenen berücksichtigen, die körperliche wie die emotionale, die mentale wie die spirituelle. Auf diesen mehrdimensionalen Ansatz, den ich Ihnen im nächsten Kapitel vorstellen möchte, werde ich mich im Folgenden immer wieder beziehen.

Die Ursachen der Angststörung aber unterscheiden sich nicht nur im Hinblick auf die Ebene ihrer Entstehung, sondern auch und vor allem im Hinblick auf ihre Entstehungs*zeit*. Es gibt sogenannte *Prädispositionen*, die schon in früher Kindheit eine bestimmte Neigung zur Angstreaktion bewirken. Dann gibt es *auslösende Faktoren*, die eine Panikattacke oder eine Agoraphobie heraufbeschwören können. Und schließlich gibt es die *Erhaltungsfaktoren*, Elemente in Ihrem Lebensstil, Ihrer inneren Einstellung und Ihrem Verhalten, die dazu führen, dass die Angststörung nicht sofort wieder verschwindet. Wir werden uns mit jedem der verursachenden Faktoren eingehend auseinandersetzen. Außerdem finden Sie hier noch einen Abschnitt über biologische Faktoren, der Sie mit den wichtigsten Hypothesen zur Rolle des Gehirns bei der Entstehung von Angst und Panikattacken vertraut machen soll.

PRÄDISPOSITION DURCH LANGFRISTIG WIRKSAME URSACHEN

VERERBUNG

Sind Angststörungen erblich bedingt? Die wenigen diesbezüglichen Forschungsergebnisse legen den Schluss nahe – in gewisser Weise. Man geht zum Beispiel schätzungsweise davon aus, dass zwischen 15 und 25 Prozent der Kinder, die mit einem agoraphobischen Elternteil aufwachsen, selbst eine Agoraphobie entwickeln. Im Vergleich dazu: Nur 5 Prozent der Gesamtbevölkerung leiden unter dieser Phobie. Diese Tatsache an sich beweist natürlich nicht, dass Agoraphobie vererbbar ist, sondern liefert eher einen Hinweis dafür, dass Kinder dieses Verhalten von ihren Eltern *lernen*.

Zwingendere Indizien liefern die sogenannten »Zwillingsstudien«, in denen eineiige Zwillinge untersucht werden, die ja vollkommen gleiches Erbmaterial aufweisen. Wenn ein eineiiger Zwilling unter einer Angststörung leidet, liegt die Wahrscheinlichkeit, dass der andere ebenfalls eine solche entwickelt, je nach Studie zwischen 31 und 38 Prozent. Bei zweieiigen Zwillingen (deren Gene nur so viel Ähnlichkeiten aufweisen wie normale Geschwister) fällt die Wahrscheinlichkeit stark ab. Erkrankt ein nicht eineiiger Zwilling an einer Angststörung, liegt die Wahrscheinlichkeit für den anderen, ebenfalls zu erkranken, zwischen 0 und 38 Prozent – auch hier je nach Studie. Wenn Sie dieselben Gene wie ein Mensch haben, der unter Phobien oder einer anderen Form der Angststörung leidet, *verdoppelt* sich die Wahrscheinlichkeit, dass auch Sie an einer Angststörung erkranken. Interessanterweise aber liegt die Erkrankungswahrscheinlichkeit für nicht eineiige Zwillinge deutlich höher als bei der Normalbevölkerung. (Dieser Wert liegt zwischen 8 und 10 Prozent.) Das würde bedeuten, dass das gemeinsame Aufwachsen in einem bestimmten familiären Rahmen zumindest zur Entstehung der Angststörung beiträgt. Also scheinen sowohl die Gene als auch unsere Umwelt eine Rolle zu spielen.

Was also wird nun konkret vererbt? Nach allem, was wir bislang wissen, ist es nicht die soziale Phobie bzw. die Panikstörung als solche, die man von den Eltern erbt, sondern vielmehr eine bestimmte *Persönlichkeitsstruktur*, eine Prädisposition für übermäßige Ängstlichkeit. Genau genommen handelt es sich dabei um eine impulsive, leicht erregbare und reaktionsbereite Persönlichkeit, die auch durch wenig bedrohliche Ereignisse, auf die ein Mensch ohne Veranlagung zur Angststörung gelassen reagiert, leichter aus dem Gleichgewicht gerät. Wenn Sie mit einer solchen Persönlichkeitsstruktur zur Welt gekommen sind, entwickeln Sie möglicherweise eine oder mehrere Formen der Angststörung, je nachdem, in welchem Umfeld Sie aufwachsen und welche Art von Erziehung Sie genießen. Ob Sie zum Beispiel eine Agoraphobie entwickeln, hängt davon ab, ob Sie irgendwann in Ihrem Leben gelernt haben, auf Leistungsanforderungen mit Unsicherheit oder Scham zu reagieren.

URSACHEN VON ANGSTSTÖRUNGEN

PRÄDISPOSITION DURCH LANGFRISTIG WIRKSAME URSACHEN

1. Vererbung
2. Kindheitserfahrungen
   - Die Eltern vermitteln ein angstbesetztes Bild von der Welt.
   - Die Eltern stellen übermäßig hohe Ansprüche und sind sehr kritisch.
   - Emotionale Unsicherheit und Abhängigkeit.
   - Die Eltern unterdrücken den Impuls des Kindes zum emotionalen Selbstausdruck und zur Selbstbehauptung.
3. Kumulativer Stress

BIOLOGISCHE URSACHEN

1. Panik: was im Körper geschieht
2. Panikattacken
3. Generalisierte Angststörung
4. Zwangsstörung
5. Erkrankungen, die Panikattacken oder Angst auslösen können

AUSLÖSENDE FAKTOREN (KURZFRISTIGE URSACHEN)

1. Stressoren, die Panikanfälle fördern können
   - Ein schwerer persönlicher Verlust
   - Einschneidende Veränderungen im Leben
   - Stimulierende und Rekreationsdrogen
2. Konditionierung und die Entstehung von Phobien
3. Trauma, spezifische Phobien und posttraumatische Belastungsstörung

ERHALTUNGSFAKTOREN

1. Vermeidung der angstbesetzten Situation
2. Angstauslösender innerer Monolog
3. Falsche Glaubenssätze
4. Unterdrückte Gefühle
5. Mangelnde Selbstbehauptung
6. Mangelnde Fähigkeit, sich selbst Gutes zu tun
7. Übermäßige Muskelspannung
8. Stimulierende Substanzen sowie Fehl- oder Mangelernährung
9. Stressbetonter Lebensstil
10. Fehlender Lebenssinn

Ob Sie Panikattacken bekommen, hängt damit zusammen, ob Sie in Ihrer Jugend und als junger Erwachsener verstärkt Stress ausgesetzt waren. Kurz gesagt: Durch Vererbung wurden Sie zwar mit einem reaktionsbereiteren Nervensystem ausgestattet, doch Ihre Kindheitserfahrungen, Ihre Prägung und Ihr tägliches Stressniveau bestimmen, ob Sie überhaupt Angststörungen entwickeln – und wenn ja, welche. Jüngere Forschungsarbeiten auf dem Gebiet der Verhaltensgenetik betonen die Bedeutung bestimmter Gene für die Ausbildung von Angststörungen. So liegt auf dem 17. Chromosom (der Mensch besitzt insgesamt 23 Chromosomen) ein Gen, das als »SERT« (»Serotonin-Transporteiweiß-Gen«) bezeichnet wird. Dieses ist an der Bereitstellung des Botenstoffs Serotonin im Gehirn beteiligt. Menschen, die eine »verkürzte« Form jenes Gens besitzen, weisen offenkundig eine stärkere Neigung zu Angststörungen (und anderen Stimmungsschwankungen wie Depressionen) auf als Menschen mit der »langen« Form dieses Gens. Letztere scheinen trotz negativer Kindheitserfahrungen und erhöhten Stressniveaus über einen bestimmten Schutz vor Angststörungen zu verfügen.

DER FAMILIÄRE HINTERGRUND

Welche Kindheitserfahrungen sind es nun, die einen Menschen für Angststörungen anfälliger machen? Bedauerlicherweise gibt es zu diesem Thema noch kaum Forschungsarbeiten. Einige wissenschaftliche Untersuchungen legen nahe, dass sich Panikstörungen und Agoraphobie im Erwachsenenalter entwickeln können, wenn man als Kind stark unter Verlassensängsten gelitten hat. Solche Kinder zeigen Angst und Panikreaktionen oder entsprechende körperliche Symptome, wenn sie von ihren Eltern getrennt werden, zum Beispiel, wenn sie ins Bett oder in die Schule sollen. Als Erwachsene erleben sie dann ähnliche Symptome, wenn sie von einem Menschen bzw. einem Ort getrennt sind, der ihnen das Gefühl von Geborgenheit vermittelt. Welche Umstände jedoch zu diesen starken Verlassensängsten führen, ist bis heute unbekannt.

Im Folgenden finden Sie eine Beschreibung von Familienkonstellationen, die Angststörungen begünstigen. Dieses Material beruht auf Erkenntnissen, die ich im Laufe der Jahre bei der Arbeit mit meinen Patienten gewonnen habe. Faktoren wie die nachstehend geschilderten sind vor allem von Bedeutung, wenn Sie unter Agoraphobie oder sozialer Phobie leiden, doch spielen sie auch bei anderen Angststörungen eine Rolle.

Eltern, die ihren Kindern eine angstbesetzte Weltsicht vermitteln

Eltern, deren Kinder Phobien entwickeln, leiden meist selbst schon unter Phobien oder sind ängstlicher als der sogenannte Durchschnittsbürger. Häufig machen sie sich zu viele Sorgen um ihr Kind. Es hört immer wieder Warnungen wie »Geh nicht in den Regen hinaus, du erkältest dich noch!«, »Sieh nicht so viel fern, du wirst dir noch die Augen ruinieren« und »Sei vorsichtig!«.

Je mehr die Eltern ihr Kind mit dieser angstbesetzten Einstellung konfrontieren, desto eher erfährt es die Welt als möglicherweise »gefährlichen« Ort. Wer aber den Eindruck hat, dass die Außenwelt bedrohlich ist, der hört auf, sie zu erkunden und dafür Risiken einzugehen. Solche Menschen wachsen mit einer Neigung zu übermäßiger Sorge heran und sind viel zu sehr auf Sicherheit bedacht.

Eltern, die ihre Kinder überfordern

Kinder, die mit einem kritischen, perfektionistischen Elternteil aufwachsen, entwickeln keine Sicherheit im Hinblick auf ihre Fähigkeiten. Es bleibt immer ein gewisser Zweifel, ob sie auch wirklich »gut genug« oder »etwas wert« sind. Daher mühen sie sich stets ab, um ihre Eltern zu beeindrucken und von ihnen gelobt zu werden. Als Erwachsene sind sie eifrig darum bemüht, »gut auszusehen« oder »nett zu sein« – auf Kosten ihrer wahren Gefühle und ihrer Selbstbehauptung.

Mit diesem ständigen Gefühl der Unsicherheit im Hintergrund kann sich eine gewisse Abhängigkeit von einer »Sicherheitsperson« oder einem »sicheren Ort« entwickeln. Häufig meiden solche Menschen Orte oder Situationen, in denen sie sozusagen »ihr Gesicht verlieren« könnten. Sie verinnerlichen die Werte ihrer Eltern und reagieren übermäßig kritisch bzw. perfektionistisch sowohl sich selbst als auch anderen Menschen gegenüber.

Emotionale Unsicherheit und Abhängigkeit

Bis zum Alter von vier oder fünf Jahren sind Kinder völlig abhängig von ihren Eltern, vor allem von der Mutter. Alles, was in dieser Zeit zu emotionaler Unsicherheit beiträgt, kann dazu führen, dass sich das Kind aus jener Abhängigkeit nicht lösen kann und auch später an der Mutter hängt.

Dass übermäßig kritische und fordernde Eltern ihren Kindern eine grundsätzliche Neigung zur Angststörung mitgeben können, ist mittlerweile bekannt. Doch auch Erfahrungen wie *Vernachlässigt-* bzw. *Zurückgewiesenwerden*, *Scheidung* oder *Tod der Eltern* sowie *körperliche*, *sexuelle* oder *seelische Misshandlungen* können diese grundlegende Unsicherheit (und die damit einhergehende emotionale Abhängigkeit) verursachen, die den Hintergrund der Angststörung bildet.

20 bis 25 Prozent der Kinder, deren Eltern (ein oder beide Elternteile) Alkoholiker sind, entwickeln meiner Erfahrung nach Angststörungen. Wie auch aus der einschlägigen Literatur hervorgeht, haben die erwachsenen Kinder von Trinkern meist mit ganz spezifischen Problemen zu kämpfen: Kontrollzwang, Gefühlsvermeidung, Schwierigkeiten, anderen zu vertrauen, überentwickeltes Verantwortungsgefühl, Alles-oder-nichts-Denken und die zwanghafte Sucht nach Anerkennung auf Kosten der eigenen Bedürfnisse. Obwohl keineswegs alle erwachsenen Kinder von Alkoholikern Angststörungen entwickeln, so zeigen

sich die beschriebenen Charaktermerkmale doch häufig bei Menschen, die unter Panikstörungen oder Phobien leiden.

Eine Eigenschaft jedenfalls teilen Menschen, die aus einer Alkoholikerfamilie stammen bzw. als Kind Opfer von körperlichem oder seelischem Missbrauch wurden, mit Menschen, die unter Angststörungen leiden: ein tief greifendes Gefühl der Verunsicherung. Vielleicht ist es ja das Ausmaß dieser Unsicherheit sowie die Art, in der die Kinder darauf reagieren, die bestimmen, ob sie später Angststörungen oder andere Verhaltensauffälligkeiten wie Suchtverhalten oder dergleichen zeigen. Wenn Kinder sich aufgrund von Unsicherheit in massive Abhängigkeit begeben, dann ist der Boden für eine spätere Angststörung bereitet. Eine Person oder ein Ort scheinen Sicherheit zu garantieren: der ideale Nährboden für die Agoraphobie.

Eltern, die den Gefühlsausdruck und die Selbstbehauptung ihrer Kinder unterdrücken

Manchmal fördern Eltern nicht nur die Abhängigkeit ihrer Kinder, sondern verhindern geradezu, dass diese zu einem adäquaten Ausdruck ihrer Gefühle und ihrer Persönlichkeit gelangen. Das geschieht beispielsweise, wenn das Kind ständig gemaßregelt wird, sobald es laut redet, impulsiv reagiert oder zornig wird. Das Kind übernimmt diese Haltung, indem es seine Impulse und Gefühle einschränkt bzw. ganz unterdrückt. Geschieht dies über längere Zeit hinweg, dann können die verdrängten Anteile unter Stress plötzlich hervorbrechen und Angst oder gar Panik auslösen.

Menschen, die schon als Kinder gelernt haben, ihre Gefühle und ihren Selbstausdruck an die Kandare zu nehmen, sind ohnehin meist angespannter und neigen eher zur Ängstlichkeit. Als Erwachsene sind sie unfähig zum Selbstausdruck. Diese Form der Unterdrückung kann im späteren Leben auch zu Depressionen und übermäßiger Passivität führen. In beiden Fällen geht es für den Betroffenen darum, dass er lernt, seine Gefühle und Bedürfnisse auszudrücken.

Vielleicht betrachten Sie Ihre Kindheit schon jetzt unter diesen Aspekten. Unten finden Sie einen Fragebogen, der Ihnen hilft, Ihren familiären Hintergrund genauer zu erforschen.

KUMULATIVER STRESS

Der dritte wichtige Faktor unter den langfristig wirksamen Ursachen der Angststörung ist der Einfluss von *kumulativem Stress* über einen längeren Zeitraum. Wenn man über Monate oder Jahre einen bestimmten Stressfaktor nicht abstellen kann, akkumuliert sich Stress. Es baut sich eine Art »Grundpegel« auf, der nichts mit der kurzfristigen Belastung zu tun hat, die man vor dem Urlaub, beim Umzug

FRAGEBOGEN ZUM FAMILIÄREN HINTERGRUND

Versuchen Sie, sich mithilfe dieses Fragebogens an Ihre Kindheit zu erinnern. Welche Bedingungen haben zu Ihrem aktuellen Angstproblem beigetragen?

1. Litt Ihr Vater/Ihre Mutter unter Panikattacken oder Phobien?

2. Hatten Geschwister, Großeltern, andere Verwandte Panikattacken oder Phobien?

3. Zeigte sich einer Ihrer Elternteile stets übermäßig besorgt?

4. Machte sich einer Ihrer Elternteile übermäßige Sorgen, was Ihre Sicherheit oder die anderer Familienmitglieder anging?

5. Ermutigten Ihre Eltern Sie in Ihrer Erkundung der Welt, oder rieten sie Ihnen zu Vorsicht und Misstrauen?

6. Hatten Sie das Gefühl, dass Ihre Eltern Ihnen gegenüber zu kritisch oder fordernd eingestellt waren? Wenn ja, wie fühlten Sie sich dabei?
   - ☐ Herabgesetzt und nicht beachtet
   - ☐ Verletzt oder zurückgewiesen
   - ☐ Beschämt und schuldig
   - ☐ Wütend und aufsässig

7. Hatten Sie das Gefühl, als Kind Ihre Bedürfnisse frei ausdrücken zu können? Wie ging man in Ihrer Familie mit Gefühlen um? Gefühle wurden:
   - ☐ offen ausgedrückt,
   - ☐ verleugnet,
   - ☐ bestraft.

8. Durften Sie weinen? Wie reagierten Ihre Eltern, wenn Sie weinten?

9. Konnten Sie Ihren Ärger ausdrücken? Wie reagierten Ihre Eltern, wenn Sie wütend wurden?

10. Welche Rolle spielten Sie in der Familie? Wie wurden Sie im Vergleich zu den anderen Kindern in der Familie wahrgenommen?

11. Waren Sie als Kind unsicher? Worauf gingen diese Gefühle der Unsicherheit zurück?
    - ☐ Übermäßige Kritik durch die Eltern
    - ☐ Übermäßige Strafen
    - ☐ Ihre Eltern haben Ihnen das Gefühl der Scham vermittelt.
    - ☐ Ihre Eltern haben Ihnen Schuldgefühle vermittelt.
    - ☐ Ihre Eltern haben Sie vernachlässigt.
    - ☐ Einer oder beide Elternteile haben Sie verlassen – durch Tod oder Scheidung.
    - ☐ Körperliche Misshandlung
    - ☐ Sexueller Missbrauch
    - ☐ Ein oder beide Elternteile waren Alkoholiker.

12. Falls Sie mit emotionaler Unsicherheit aufgewachsen sind, wie reagierten Sie auf diese Gefühle?
    - ☐ Mit vermehrter Abhängigkeit von den Eltern. (Hatten Sie Probleme, Ihr Zuhause zu verlassen?)
    - ☐ Mit vermehrter Unabhängigkeit von den Eltern. (Haben Sie Ihr Zuhause schon früh verlassen?)
    - ☐ Mit Zorn und Rebellion.

oder bei temporären finanziellen Rückschlägen erlebt. Kumulativer Stress entsteht beispielsweise aus ungelösten seelischen Konflikten oder aus Problemen in einem bestimmten Lebensbereich wie Partnerschaft oder Gesundheit. Kennzeichnend ist, dass diese Situation lange anhält. Kumulativer Stress entsteht auch, wenn es im Leben zu zahlreichen Veränderungen kommt, die uns zur Anpassung unserer Lebensumstände zwingen. Dies ist zum Beispiel der Fall, wenn wir in einer anderen Stadt ein Studium aufnehmen, den Job wechseln, heiraten oder uns aus einer Beziehung lösen, an einen anderen Ort umziehen, ein Kind bekommen oder die erwachsenen Kinder aus dem Haus gehen sehen. Ein oder zwei solcher »Lebensereignisse« (oder *life events*) im Jahr lassen sich problemlos verarbeiten, doch eine ganze Serie davon, die sich über ein Jahr oder länger hinzieht, kann zu chronischem Stress und Erschöpfung führen. Das Konzept der *life events* geht auf die Arbeit von Dr. Richard Holmes und Dr. Thomas Rahe zurück. Sie entwickelten ein Instrument, das sie »The Social Readjustment Scale« oder »Life Events Survey« nannten. Dies ist eine Checkliste, mit der Sie überprüfen können, wie viele solcher »Lebensereignisse« in den letzten zwei Jahren eingetreten sind. Holmes und Rahe kalkulieren anhand dieser Liste die Wahrscheinlichkeit, mit der ein bestimmter Mensch eine körperliche Krankheit entwickelt. Doch natürlich ist diese Skala auch ein guter Indikator für kumulativen Stress. Sie finden diese Liste unten und können mit ihrer Hilfe selbst herausfinden, wie hoch Ihr Stresspegel in den letzten beiden Jahren war.

Seit Langem wissen wir, dass Stress für zahlreiche psychosomatische Erkrankungen wie Bluthochdruck, Kopfschmerzen oder Magengeschwüre mitverantwortlich ist. Doch erst seit Kurzem ist klar, dass auch psychische Störungen auf Stress zurückgehen können. Auf Dauer führt er dazu, dass sich das neuroendokrine Regelsystem des Gehirns verändert, das gerade bei Stimmungsstörungen wie Depressionen oder Angstproblemen eine enorme Rolle spielt. Dabei wirkt der Stress nicht spezifisch auf einen bestimmten Teil des Körpers. Er greift einfach dort an, wo wir am schwächsten sind. Sind dies Herz und Gefäße, dann kommt es zu erhöhtem Blutdruck oder Migräne. Ist es das endokrine System oder das Zusammenspiel der Neurotransmitter, dann kommt es eher zu Störungen wie Stimmungsschwankungen, Panikstörung oder generalisierter Angststörung.

Kurz gesagt: Kumulativer Stress führt zu Kopfschmerzen, zu Erschöpfung oder Panikattacken, je nachdem, wo Sie persönlich am ehesten verwundbar sind. Dies wiederum kann eine Frage der Vererbung sein. Bestimmte Angststörungen werden langfristig also durch eine Kombination von Vererbung, kumulativem Stress und Kindheitserfahrungen gefördert, wie dies das folgende Diagramm zeigt.

Keine der langfristig wirksamen Ursachen der Angststörung allein löst jedoch zwingend eine Erkrankung aus. Sie können eine erbliche Vorbelastung aufweisen und trotzdem zwanzig Jahre lang keine einzige Panikattacke bekommen. Plötzlich aber verdichten sich bei Ihnen im Alter zwischen 20 und 30 Jahren eine Reihe von

STRESSSKALA

Lebensereignis	Stresswert
Tod des Partners	100
Scheidung	73
Trennung vom Partner	65
Gefängnisaufenthalt	63
Tod eines nahen Angehörigen	63
Verletzung oder Krankheit	53
Heirat	50
Jobverlust	47
Eheprobleme	45
In Rente gehen	45
Gesundheitliche Probleme eines Familienmitglieds	44
Schwangerschaft	40
Sexuelle Probleme	39
Ein neues Familienmitglied kommt	39
Veränderungen im Beruf	39
Veränderungen der finanziellen Lage	38
Tod eines nahen Freundes	37
Berufswechsel	36
Größerer oder kleinerer Streit mit dem Partner	35
Aufnahme eines Darlehens für eine größere Anschaffung (Haus)	31
Kündigung einer Hypothek	30
Mehr oder weniger Verantwortung im Berufsleben	29

Lebensereignis	Stresswert
Sohn oder Tochter verlässt das Haus	29
Ärger mit den Schwiegereltern oder -kindern	29
Außergewöhnliche persönliche Leistung	28
Partner nimmt Arbeit auf oder verlässt Arbeitsstelle	26
Aufnahme oder Abschluss der Schulausbildung	26
Veränderung der Lebensbedingungen	25
Änderung der persönlichen Gewohnheiten	24
Ärger mit dem Chef	23
Änderung der Arbeitszeit oder -bedingungen	20
Umzug	20
Schulwechsel	20
Änderung in den Freizeitaktivitäten	19
Änderung der kirchlichen Aktivitäten	19
Änderung der sozialen Aktivitäten	18
Aufnahme eines Darlehens für kleinere Anschaffungen (Auto oder Fernseher)	17
Änderung der Schlafgewohnheiten	16
Veränderung der Anzahl familiärer Zusammenkünfte	15
Änderung der Essgewohnheiten	15
Ferien	13
Weihnachten	12
Kleinere Gesetzesübertretungen	11

Welche Lebensereignisse haben bei Ihnen in den letzten zwei Jahren stattgefunden? Zählen Sie die Stresswerte zusammen. Wenn Sie beispielsweise geheiratet, Ihren Beruf und Wohnort gewechselt und zweimal Ferien gemacht haben, dann ist Ihr Gesamtstresswert: 50 + 36 + 20 + 13 + 13 = 132. Liegt Ihr Gesamtstresswert unter 150, dann leiden Sie vermutlich nicht unter kumulativem Stress. Liegt er zwischen 150 und 300, kann es sein, dass Sie unter chronischem Stress leiden, je nachdem, wie Sie mit den entsprechenden Ereignissen umgegangen sind. Liegt Ihr Gesamtwert aber über 300, so ist es recht wahrscheinlich, dass Sie unter den negativen Folgen von dauerhaftem Stress leiden. – Die Werte wurden aus den Angaben vieler verschiedener Menschen gewonnen. Wie stressgeladen ein einzelnes Ereignis für Sie ist, hängt in erster Linie davon ab, wie Sie dieses Ereignis wahrnehmen.

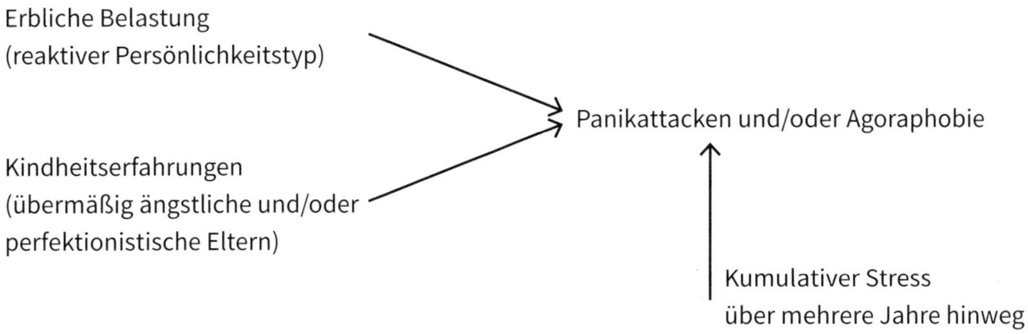

Lebensereignissen zu kumulativem Stress, und das Potenzial wird aktiviert: Sie erleiden Ihre erste Panikattacke. Haben Sie dann noch in der Kindheit gelernt, dass die Außenwelt gefährlich ist, dann mag sich daraus eine Agoraphobie entwickeln. Sind Sie jedoch mit dem Gefühl aufgewachsen, andere Menschen würden Ihre Gegenwart nicht schätzen, dann wird sich Ihr phobisches Vermeidungsverhalten eher auf Situationen beziehen, in denen Sie mit Gruppen konfrontiert sind (also eine soziale Phobie).

BIOLOGISCHE URSACHEN

Mit *biologischen Ursachen* sind jene Stoffwechselstörungen im Körper, vor allem im Gehirn, gemeint, die man im Zusammenhang mit Angststörungen nachweisen kann. Sie sind jedoch keineswegs die *hauptverantwortlichen* Auslöser der Angststörung, da dieses mangelnde Gleichgewicht im Körper häufig selbst auf bestimmte Ursachen zurückgeht:

- Vererbung,
- kumulativen Stress und
- Erbanlagen, deren Potenzial durch kumulativen Stress erst *aktiviert* wird.

Es kann nicht oft genug betont werden, dass Vererbung, Lebensgeschichte und Stress bei der Entstehung der Angststörung stets *zusammenwirken*.

Jüngere wissenschaftliche Untersuchungen legen nahe, dass die verschiedenen Formen der Angststörung auch unterschiedliche biologische Ursachen haben. So ist das biologische Ungleichgewicht, das die Panikstörung mit sich bringt, offenkundig ein anderes als jenes, das zur generalisierten Angststörung führt.

Auch die Zwangsstörung weist ein anderes physiologisches Bild auf. Genaueres hierzu finden Sie weiter unten.

Unser Wissen über die biologischen Ursachen der Angststörung ist mehr als begrenzt. Daher sollten die Ausführungen über die Gehirnfunktionen, die der allgemeinen Beschreibung der Physiologie der Panikattacke folgen, als Hypothesen betrachtet werden, nicht als belegte Fakten. Ein weiterer wichtiger Punkt im Hinblick auf die Angststörung ist, dass Ihren Problemen zwar durchaus ein physiologisches Ungleichgewicht zugrunde liegen kann, doch dies bedeutet nicht, dass die Störung sich nicht beheben lässt. *Wenn Sie bereit sind, Ihr Leben so zu ändern, dass Sie weniger Stress und mehr Wohlbefinden erfahren, dann wird sich das physiologische Ungleichgewicht, das mit Panikattacken, Phobien, Ängsten oder Zwangsstörungen einhergeht, Schritt für Schritt verringern und am Ende ganz verschwunden sein.* Zu den Veränderungen, die Sie vornehmen sollten, gehört zum Beispiel, dass Sie sich täglich Zeit zur Entspannung nehmen, dass Sie Sport treiben, sich gesund ernähren, ein tragfähiges soziales Netz besitzen und sich selbst etwas Gutes tun können. (Diese Fertigkeiten erlernen Sie in den entsprechenden Kapiteln dieses Arbeitsbuches.)

Natürlich lässt sich das physiologische Ungleichgewicht auch mit Medikamenten korrigieren. Einige davon wirken recht gut, wenn es darum geht, die körperlichen Ursachen der Angststörung zu beseitigen. Meiner Ansicht nach sollten Medikamente aber nur im Notfall eingesetzt werden, denn selbst Stoffwechselstörungen wie die weiter unten beschriebenen lassen sich beheben, wenn Ihre allgemeine Gesundheit sich verbessert und Ihr Wohlbefinden steigt.

Im Folgenden werden die Mechanismen im Gehirn dargestellt, die – nach jüngeren Forschungsergebnissen – mit Panikstörungen, generalisierten Angststörungen und Zwangsstörungen einhergehen. Zunächst aber möchte ich Ihnen erläutern, was bei einer Panikattacke im Körper geschieht. Diese Abläufe sind nämlich schon recht gut erforscht.

PANIKATTACKEN: WAS IM KÖRPER GESCHIEHT

Was passiert im Körper während eines Panikanfalls? Panik ist die Übersteigerung einer an sich völlig *normalen* Alarmreaktion, die im Körper ausgelöst wird, wenn irgendeine Form der Bedrohung auftaucht. Vor Jahrzehnten hat Walther Cannon dies als *fight or flight response* beschrieben, also als »Kampf-oder-Flucht-Reaktion«. Dieser Mechanismus erlaubt allen höheren Säugetieren, in kürzester Zeit eine gewaltige Menge Energie zu mobilisieren, um mit Raubtieren oder anderen unmittelbar lebensbedrohlichen Ereignissen fertig zu werden. Die Alarmreaktion ist wichtig, wenn tatsächlich Gefahr besteht. Nun erleben die meisten Menschen sie aber auch, wenn eine Situation als psychisch gefährlich oder bedrohlich eingeschätzt wird. Ein Streit mit dem Ehepartner oder nach einer schlaflosen Nacht arbeiten zu müssen, kann ebenfalls eine Stressreaktion auslösen, einfach weil man diese Situation als bedrohlich wahrnimmt, selbst wenn sie keine unmittelbare Bedrohung für Leib und Leben darstellt. Panikattacken können sogar ohne erkennbaren Auslöser auftreten. Die Reaktion scheint »aus heiterem Himmel« zu kommen, vermeintlich ohne jede Ursache. Irgendwie ist der Mechanismus der natürlichen Alarmreaktion außer Kontrolle geraten. Dass derartige Vorgänge ohne jede äußere Bedrohung ablaufen können, lässt vermuten, dass der Regelkreis im Gehirn, der sie steuert, gestört ist. Dazu gibt es wissenschaftliche Hypothesen, die ich Ihnen im nächsten Abschnitt vorstellen möchte. Für den Augenblick beschränke ich mich auf die Beschreibung des Ablaufs einer Panikattacke, der sehr gut erforscht ist.

Unser Nervensystem teilt sich in das *willkürliche* und das *unwillkürliche*, die jeweils unterschiedliche Aufgaben haben. Das willkürliche Nervensystem steuert unsere Muskelbewegungen und reagiert auf unseren Willen. Das unwillkürliche reguliert die automatischen Funktionen des Körpers, die willentlich nicht direkt beeinflusst werden können: Herzschlag, Atmung, Verdauung. Das unwillkürliche Nervensystem hat sozusagen zwei »Hauptäste«: *Sympathikus* und *Parasympathikus*. Der Sympathikus ist für eine Reihe von Reaktionen verantwortlich, die dann auftreten, wenn wir Erregung empfinden. Der Parasympathikus ist so etwas wie sein Gegenspieler. Er sorgt dafür, dass unser Körper richtig arbeitet, wenn wir »passiv« sind.

Bei einer Panikattacke löst der Sympathikus innerhalb kürzester Zeit eine sehr intensive körperliche Reaktion aus. Zunächst einmal schütten Ihre Drüsen enorme Mengen Adrenalin aus. Dies wird als »Schock« erlebt, häufig von Angstgefühlen begleitet. Innerhalb von Sekunden verursacht das Adrenalin folgende Körperreaktionen: beschleunigter Herzschlag bis zum Herzrasen, schnelle, flache Atmung, Schwitzen, Zittern sowie kalte Hände und Füße. Der Sympathikus sorgt dafür, dass Ihre Muskeln sich anspannen (ein Extremfall dieser Reaktion ist das Tier, das vor Angst »starr« wird). Mitunter führt dies zu einem Engegefühl in der Brust und im Hals und zum subjektiven Eindruck, nicht mehr atmen zu können. Des Weiteren wird mehr Magensäure ausgeschüttet, die Verdauung ruht, und die Milz schickt vermehrt rote Blutkörperchen in den Blutkreislauf, die Leber setzt den in ihr gespeicherten Zucker frei, der Stoffwechsel wird angekurbelt, und die Pupillen erweitern sich.

All diese Reaktionen zeigen sich im Körper auch, wenn Sie starke Gefühle erleben oder auf andere Weise erregt sind. Beim Panikanfall sind diese Gefühle aber so stark, dass der Betroffene sich überwältigt fühlt und einfach nur weglaufen möchte. Das ausgeschüttete Adrenalin wird jedoch innerhalb weniger Minuten von Leber und Nieren aufgenommen. Wenn Sie also die körperlichen Symptome der Panik akzeptieren können, ohne dagegen anzukämpfen oder sich einzureden, wie schrecklich sie sind, dann vergehen sie innerhalb weniger Minuten. In Kapitel

6 erfahren Sie, wie Sie solche Körperreaktionen beobachten können, ohne darauf zu reagieren. Durch richtiges Atmen und beruhigende Affirmationen lernen Sie mit diesen Panikreaktionen umzugehen, ohne sich immer stärker in die Attacke hineinzureden.

Wie eine Panikattacke abläuft, ist also völlig klar. Weit weniger klar hingegen sind die Mechanismen im Gehirn, die dazu führen. Im folgenden Abschnitt finden Sie eine neue Hypothese, nach der es eine ganz bestimmte Störung im Gehirnstoffwechsel ist, die diese Anfälle bewirkt.

PANIKATTACKEN

Das Gehirn ist das bei Weitem komplexeste Organ im menschlichen Körper. Es besteht aus Abermilliarden von Gehirnzellen oder Neuronen. Jede Sekunde werden Millionen von Nervenimpulsen über verschiedene Pfade geleitet, welche die unterschiedlichen Teile unseres Gehirns verbinden. Jedes Mal, wenn ein Nervenimpuls von einer Nervenzelle zur nächsten weitergeleitet wird, muss er leeren Raum überspringen. Die einzelnen Nervenzellen sind nämlich nicht direkt miteinander verbunden, sondern durch Funktionsmechanismen, die man »Synapsen« nennt. Der Impuls muss beim Weiterwandern den *Synapsenspalt* überwinden. Dies geschieht gewöhnlich auf chemischem Wege. Winzige Mengen eines Stoffes, der in den Spalt einsickert, geben den Impuls von einem Neuron zum nächsten weiter. Diese Chemikalien sind also Botenstoffe, sogenannte *Neurotransmitter*. Es gibt mehr als zwanzig verschiedene Neurotransmitter im Gehirn. Das Gehirn scheint verschiedene Systeme zu besitzen, die jeweils mit unterschiedlichen Neurotransmittern arbeiten. Jedes System besteht aus einem weit gespannten Netzwerk an Nervenzellen (Neuronen), die jeweils nur einen dieser Botenstoffe aufnehmen können. Da ist zum einen das *noradrenerge System*, das vor allem für *Noradrenalin* (auch Norepinephrin) sensibel ist, zum anderen das *serotonerge System*, das auf den Neurotransmitter *Serotonin* ausgelegt ist. Ein weiteres System, das *glutamaterge System*, reagiert besonders sensibel auf den stimulierenden Neurotransmitter *Glutamat*. Diese drei Systeme verfügen in jenen Hirnregionen, die während eines Panikanfalls aktiv sind, über zahlreiche Rezeptoren (also Stellen, an denen der Neurotransmitter aufgenommen wird). Beim Auftreten einer Panikattacke scheint vor allem die *Amygdala*, eine mandelkernförmige Struktur im Stammhirn, eine entscheidende Rolle zu spielen. Doch die Forschung hat herausgefunden, dass der Panikanfall nicht nur von der Amygdala ausgeht. Diese arbeitet vielmehr mit zahlreichen anderen Gehirnstrukturen zusammen. Dazu gehören Teile der »höheren« Gehirnregionen wie der Frontallappen der Großhirnrinde und die Inselrinde, die dazu beitragen, die Informationen der Sinnesorgane als »gefährlich« bzw. »sicher« einzustufen. Diese Informationen werden sodann im *Hippocampus gespeichert. Die Zentren der höheren Gehirnregionen und der*

Hippocampus stehen direkt mit der Amygdala in Verbindung. Diese wiederum löst die Panikreaktion des Körpers aus, indem sie verschiedene Teile des Stammhirns aktiviert. Dazu gehören:

- der *Locus caeruleus*, der das Verhalten und den Körper bei allgemeiner Erregung steuert,
- der *Hypothalamus*, der den Adrenalinausstoß (durch die Hypophyse) regelt und den Sympathikus stimuliert,
- das zentrale Höhlengrau (auch »PAG« oder »periaquäduktales Grau« genannt), das für Verteidigungs- und Vermeidungsverhalten zuständig ist, sowie
- der *parabrachiale Nucleus*, der die Atemfrequenz steigert.

Es kommt schneller zu Panikattacken, wenn dieses gesamte System sich bereits in einem Zustand der Übererregung befindet, möglicherweise, weil es früher zu häufig oder zu intensiv (oder gar beides) stimuliert wurde. Die neurologische Grundlage der Panikattacke ist also nicht wirklich das »chemische Ungleichgewicht«, sondern ein übersensibilisiertes »Angstsystem«, zu dem die eben genannten Hirnstrukturen gehören. Die Wissenschaft nimmt an, dass ein Mangel an den Neurotransmittern Serotonin und Noradrenalin die Amygdala und die mit ihr verbundenen Gehirnstrukturen nicht mehr ausreichend dämpft (was man auch »Inhibition« nennt). Aus diesem Grund tragen Serotonin-Wiederaufnahmehemmer (SSRI) und Serotonin-Noradrenalin-Wiederaufnahmehemmer (SSNRI) – die bewirken, dass dem Gehirn eine größere Menge der genannten Botenstoffe zur Verfügung steht – dazu bei, Panikattacken merklich zu vermindern (und andere Angststörungen auch). Auch die etwas ältere Gruppe der Antidepressiva, die sogenannten trizyklischen Antidepressiva, können die Symptome einer Angststörung sehr gut lindern. (Siehe Kapitel 17 für weitere Informationen zu den einzelnen Arzneimittelgruppen.) Innerhalb von zwei bis vier Wochen können diese Medikamente das Angstsystem aus *Amygdala*, *Locus caeruleus* und anderen Strukturen ausreichend *stabilisieren* und *desensibilisieren*.

Was jedoch letztendlich zur Übersensibilisierung dieses Systems führt, ist bis heute unklar. Eine der bestehenden Hypothesen geht davon aus, dass akuter bzw. kumulativer Stress dafür verantwortlich ist. Obwohl auch diese Hypothese bislang nicht bewiesen werden konnte, ist es doch recht wahrscheinlich, dass *über lange Zeit nicht abgebauter Stress zur Entstehung von Panikanfällen beitragen kann* (wie in diesem Kapitel bereits beschrieben). Sollte sich diese These als zutreffend erweisen, dann ergibt sich daraus auch eine unabdingbare Voraussetzung für die Heilung jeder Angststörung: *Das wirksamste Langzeitprogramm bei Störungen des Gehirnstoffwechsels, die mit Panikzuständen einhergehen, ist das umfassende Bemühen, den Stress in Ihrem Leben deutlich zu verringern.* Natürlich können Medikamente dazu beitragen, die für die Angstentstehung mittelbar verantwortlichen Vorgänge im Gehirn zu stabilisieren. Doch ohne nachhaltige Veränderungen in Ihrem Lebensstil (wie regelmäßige Entspannungsübungen, Sport, besseres Zeitmanagement, gute Ernährung, ein umfassendes soziales Netz und eine konstruktive innere Einstellung) stellen Angst und Panik sich wieder ein, sobald die Medikamente abgesetzt werden. Ein neuer Lebensstil aber macht Ihr Dasein einfacher und friedvoller.

Eine weitere Hypothese zur Ursache von Panikstörungen bezieht sich auf die Rolle des präfrontalen Kortex. Diese »höhere« Hirnregion wird aktiviert, *nachdem* die Amygdala in Reaktion auf eine potenzielle Gefahr mit plötzlichen Angstgefühlen aufwallt. Der präfrontale Kortex hilft dabei, die Umgebung auf mögliche Gefahren zu »scannen« und einzuschätzen, ob eine echte Gefahr droht oder nicht. Ist keine akute Gefahr zu erkennen, gibt der präfrontale Kortex der Amygdala »den Befehl«, die vermeintliche Gefahr zu ignorieren und die Panikreaktion zu unterbinden. Man geht davon aus, dass diese Verbindung zwischen präfrontalem Kortex und Amygdala bei Menschen, die für Panikstörungen anfällig sind, beeinträchtigt ist. Das heißt, dem präfrontalen Kortex gelingt es nicht, die Amygdala angemessen zu mäßigen, was dazu führt, dass die Angstreaktion sich weiter fortsetzt, bis eine voll ausgebildete Panikattacke entsteht.

GENERALISIERTE ANGSTSTÖRUNG

Beruhigungsmittel auf Benzodiazepin-Basis wie Alprazolam, Clonazepam oder Lorazepam wirken sehr gut auf generalisierte Ängste (wie auch auf Erwartungsangst bei Phobien). Man hat festgestellt, dass ein bestimmtes System im Gehirn, das sogenannte »GABA-System«, sich als besonders sensibel gegenüber Benzodiazepinen zeigt. Dieses System besteht aus Neuronen, die sich mithilfe des Neurotransmitters Gamma-Aminobuttersäure, kurz GABA, »verständigen«. GABA wirkt als Neurotransmitter *inhibitorisch*, das bedeutet, dass dieser Stoff die Gehirnfunktionen »herunterfährt«, vor allem im limbischen System, wo das emotionale Zentrum des Gehirns sitzt. GABA tritt also vor allem dann in Erscheinung, wenn das Gehirn sich beruhigt. Verabreicht man GABA direkt oder gibt man einen Stoff, der die Aktivität des GABA-Systems anregt, flaut die empfundene Angst automatisch ab.

Scheinbar aktivieren Beruhigungsmittel wie Alprazolam das GABA-System genauso, wie der Neurotransmitter selbst dies tut. Daher wirken diese Mittel so gut bei Ängsten und anderen Formen emotionaler Übererregung.

Wie aber funktioniert das GABA-System bei Menschen, die unter chronischen Ängsten leiden? Hier gibt es verschiedene Thesen. Zum einen könnte es sein, dass der Neurotransmitter selbst nicht in ausreichender Menge produziert wird, was verhindert, dass das GABA-System das Gehirn sozusagen »dämpft«. Vielleicht aber fehlt es auch an einem anderen, den Benzodiazepinen ähnlichen, im Gehirn natürlich vorkommenden Stoff (der noch nicht identifiziert werden konnte), sodass das GABA-System nicht ausreichend arbeitet. Vielleicht verfügt ein zu Ängsten neigender Mensch auch einfach über mehr GABA-Rezeptoren, als Neurotransmittermoleküle vorhanden sind. In diesem Fall ist es schwierig, zu einem befriedigenden Schluss zu gelangen, denn die Aktivierung des Gehirns (und damit die Angstvorstellungen) wird nicht nur vom GABA-System gesteuert, sondern auch vom Serotonin- und Noradrenalinsystem, möglicherweise auch von anderen Neurotransmittersystemen. Die Hirnforschung hat nämlich festgestellt, dass all diese Systeme zusammenarbeiten und aufeinander einwirken. Daher wollen wir uns hier darauf beschränken, die wichtige Rolle hervorzuheben, die alle diese Systeme bei der generalisierten Angststörung spielen.

ZWANGSSTÖRUNG

Für die Zwangsstörung gilt ebenfalls, was oben im Hinblick auf die generalisierte Angststörung gesagt wurde. Die Wirksamkeit bestimmter Arzneimittel wie Clomipramin sowie SSRI-Antidepressiva (Serotonin-Wiederaufnahmehemmer) – Fluoxetin, Sertralin, Paroxetin und Fluvoxamin – bei Zwangsstörungen sagt uns, welche biologischen Mechanismen bei dieser Erkrankung aktiv sind. All diese Mittel erhöhen nämlich den Serotoninspiegel im Gehirn, und zwar weitaus stärker, als dies andere Antidepressiva tun. Also muss der Neurotransmitter Serotonin (bzw. das Serotoninsystem) in der Neurobiologie der Zwangsstörung eine entscheidende Rolle spielen.

Jüngere Forschungsarbeiten haben ergeben, dass es einen neuronalen Schaltkreis gibt, der bei der Zwangsstörung besonders aktiv ist. Dieser umfasst folgende Gehirnstrukturen: den *orbitalen Frontallappen*, den *Thalamus* und den *Nucleus caudatus*.

Diese »Schleife« ist bei Personen mit Zwangsstörungen besonders aktiv. Wenn man sich Sorgen macht oder Kummer hat, schickt der orbitofrontale Kortex ein »Kummersignal« an den Thalamus, der dieses Signal dann (über den Nucleus caudatus) wieder zur Interpretation an den orbitofrontalen Kortex zurückschickt. Bei gesunden Menschen läuft diese Schleife nur einmal oder wenige Male ab. Bei Menschen mit einer Zwangsstörung gibt es ein Problem im Nucleus caudatus, welches dazu führt, dass das Signal wie in einer Endlosschleife weitergegeben wird. Viele serotoninsensiblen Neuronen im Gehirn wirken inhibitorisch. In den Hirnstrukturen der Zwangsstörungsschleife sind besonders viele davon anzutreffen, vor allem im Nucleus caudatus. Wenn man also den Serotoninspiegel im Gehirn erhöht, werden die hemmenden Serotoninneuronen aktiv, was die elektrische Aktivität in dieser Hirnregion dämpft.

Bei der Zwangsstörung spielt auch der vordere *Gyrus cingulus* eine Rolle. Diese Gehirnstruktur erlaubt uns, unsere Aufmerksamkeit schnell von einem Thema abzuziehen und dem nächsten zuzuwenden. Funktioniert diese Gehirnwindung nur eingeschränkt, dann besteht die Gefahr, mit den Gedanken gleichsam »hängen zu bleiben« wie die Nadel in einer Schallplattenrille. Genau das passiert nämlich bei der Zwangsstörung. Medikamente, die den Serotoninspiegel im Gehirn erhöhen, regen den *Gyrus cingulus* an. Außerdem haben Gehirnuntersuchungen mithilfe bildgebender Verfahren ergeben, dass Verhaltenstherapie, vor allem Methoden wie Konfrontation und Reaktionsprävention, die Hirnaktivität in den für die Zwangsstörung verantwortlichen Hirnregionen normalisiert. Dass eine rein psychologische Maßnahme wie die Konfrontation dauerhafte Veränderungen in der Gehirnfunktion hervorrufen kann, die der von verabreichten Medikamenten gleichkommen, ist doch eine recht bedeutsame Entdeckung.

ERKRANKUNGEN, DIE PANIKATTACKEN ODER ANGST AUSLÖSEN KÖNNEN

Der physiologische Ablauf von Panikstörungen, wie wir ihn zu Beginn dieses Kapitels sehen konnten, ist vergleichsweise gut erforscht. Trotzdem konnte dieser Vorgang, gerade im Hinblick auf die einzelnen Neurotransmittersysteme, bis heute nicht schlüssig bewiesen werden. Daher sollten wir uns bewusst machen, dass die hier vorgestellten Hypothesen zwar eine gewisse Anzahl von Panikstörungen erklären können, doch dass keineswegs alle Panikattacken oder Ängste darauf zurückgehen müssen. Mitunter rühren solche auch nur von Erkrankungen her, die mit einer diagnostizierten Angststörung gar nichts zu tun haben. Schilddrüsenüberfunktion und Unterzucker beispielsweise verursachen Panikanfälle, die einer echten Panikattacke in nichts nachstehen. Auch der Mangel an Calcium, Magnesium oder eine Allergie gegen bestimmte Zusatzstoffe in der Nahrung können zum Auftreten von Panik oder Angst führen. Wenn die Grunderkrankung behoben ist, verschwindet auch die Angst.

Im Folgenden finden Sie Erkrankungen, die Panikanfälle hervorrufen können und die besonders häufig vorkommen:

- *Hyperventilation*
  Zu schnelles, flaches Atmen, bei dem der Atemstrom nicht bis in den Bauchrauch gelangt, führt dazu, dass sich im Blut zu viel Sauerstoff ansammelt, was die Symptome einer Panikattacke hervorruft, zum Beispiel Schwindelgefühl, Benommenheit, das Gefühl von Unwirklichkeit, Kurzatmigkeit, Zittern und Kribbeln von Händen, Füßen oder Lippen. Wenn diese Symptome als gefährlich erlebt werden, stellt sich Panik ein (siehe den Abschnitt über Tiefenatmung in Kapitel 4).

- *Hypoglykämie*
  Viele Menschen haben Probleme mit dem Blutzucker, der bei falscher Ernährung oder Stress leicht ein bestimmtes Niveau unterschreitet. Auch hier erleben die Betroffenen Symptome, die denen eines Panikanfalls ähneln: Angst, Schwäche, Schwindelgefühl, Desorientierung und den Eindruck, wacklig auf den Beinen zu sein. Unterzucker kann Panikanfälle auslösen oder aber Panikreaktionen, die durch andere Umstände ausgelöst werden, verstärken (Genaueres hierzu siehe Kapitel 15).

- *Schilddrüsenüberfunktion*
  Werden zu viele Schilddrüsenhormone in die Blutbahn ausgeschüttet, beginnt das Herz übermäßig schnell zu schlagen. Der Betroffene schwitzt und empfindet allgemein ein Gefühl der Angst. Andere Symptome der Schilddrüsenüberfunktion sind Gewichtsverlust, erhöhte Körpertemperatur, Schlaflosigkeit und hervortretende Augäpfel. Sollten Sie also diese Merkmale an sich feststellen, gehen Sie am besten zum Arzt und lassen Ihre Schilddrüse richtig »einstellen«. Vielleicht bessert sich damit auch Ihre Angststörung (mehr Informationen hierzu finden Sie in Kapitel 16).

- *Mitralklappenprolaps*
  Ein Mitralklappenprolaps ist eine harmlose Erkrankung, die Herzklopfen verursacht. Dabei weist die Klappe, welche die linke Herzkammer vom linken Vorhof trennt, eine leichte Fehlfunktion auf. Durch dieses Ventil fließt Blut aus dem Vorhof in die linke Herzkammer. Die Klappe schließt nicht mehr richtig, sodass ein wenig Blut aus der Herzkammer in den Vorhof zurückfließt und das Herz unregelmäßig schlägt. Diese Arrhythmie löst bei manchen Menschen Panik aus, obwohl sie keineswegs gefährlich ist. Der Mitralklappenprolaps verursacht keine Herzanfälle. Aus noch unbekannten Gründen tritt der Mitralklappenprolaps bei Menschen mit Panikstörungen häufiger auf als bei der Normalbevölkerung. In schweren Fällen muss er mit Betablockern behandelt werden.

- *Prämenstruelles Syndrom (PMS)*
  Frauen sollten darauf achten, ob ihre Angsterkrankung sich vor ihren »Tagen« verschlimmert. Wenn ja, dann leiden sie unter einem prämenstruellen Syndrom, das sie besser behandeln lassen sollten, was auch ihre Angststörung positiv beeinflussen kann. Gewöhnlich gehören zur Behandlung des PMS eine bessere Ernährung, Sport und die Einnahme bestimmter Nahrungsergänzungsmittel wie Vitamin B_6. In manchen Fällen gibt man auch natürliche Progesterone (siehe Kapitel 16).

- *Innenohrprobleme*
  Einige wenige Menschen scheinen Panikstörungen mit Schwindelanfällen zu bekommen, wenn das Innenohr angeschwollen ist (zum Beispiel durch eine Infektion, Allergie, die Ménière'sche Krankheit oder andere Probleme). Wenn Ihre Panikerkrankung durch Schwindelanfälle und Benommenheit gekennzeichnet ist, sollten Sie zum Ohrenarzt gehen und das Innenohr kontrollieren lassen.

Doch es gibt noch mehr Krankheiten, bei denen es zu Panik- und Angstzuständen kommen kann:

- akute Reaktionen auf Kokain, Amphetamine, Koffein, Aspartam, Appetitzügler, Asthmamedikamente, Steroide und andere stimulierende Substanzen,
- Entzug (Alkohol oder Beruhigungsmittel),
- Thyrotoxikose,
- Cushing-Syndrom,
- Nebennierentumor,
- Erkrankungen der Nebenschilddrüse,
- Schläfenlappenepilepsie,
- Nachwirkungen einer Gehirnhautentzündung,
- Mangel an Calcium, Magnesium, Kalium, Niacin und Vitamin B_{12},
- Emphysem,
- Lungenembolie,
- Herzarrhythmie,
- kongestive Herzinsuffizienz,
- chronischer Bluthochdruck oder
- Vergiftungen durch Umweltschadstoffe wie Quecksilber, Kohlendioxid, Kohlenwasserstoffe, Nahrungszusatzstoffe und Pestizide.

Um wirklich auszuschließen, dass Ihr Zustand durch eine solche Erkrankung verursacht oder verschlimmert wird, sollten Sie einen Arzt aufsuchen und sich gründlich durchchecken lassen. Dazu gehört auch ein Blutbild. Erst dann können Sie passende psychologische Methoden zur Behandlung Ihrer Störung auswählen. Vergessen Sie aber nicht, dass die oben erwähnten Erkrankungen nur für einen geringen Teil der Panikstörungen verantwortlich sind (mit Ausnahme von Hyperventilation und Unterzucker, die bei Angstpatienten häufig vorkommen).

AUSLÖSENDE FAKTOREN (KURZFRISTIGE URSACHEN)

Langfristig wirksame Ursachen wie erbliche Belastung, Kindheitserfahrungen und kumulativer Stress schaffen eine Prädisposition zur Angststörung, also eine gewisse Bereitschaft zur Erkrankung. Um aber tatsächlich Panikattacken oder Phobien auszulösen, sind eine ganze Anzahl spezifischer Faktoren nötig, die kurzfristig wirken. Wir werden uns daher im Folgenden mit drei von ihnen beschäftigen:

- *Stressoren*, die Panikanfälle fördern,
- *Konditionierungsprozessen*, die zu Phobien führen, und
- der Rolle von *Traumata* bei einfachen Phobien und posttraumatischen Belastungsstörungen.

STRESSOREN, DIE PANIKANFÄLLE FÖRDERN

Die erste Panikattacke wird meist durch eine Stresssituation ausgelöst. Meine Erfahrung als Therapeut zeigte, dass bei Menschen, die durch langfristige Faktoren bereits eine gewisse Neigung zur Angststörung haben, einer Panikattacke folgende Stresssituationen vorausgehen können:

- *Ein schwerwiegender persönlicher Verlust:* Häufig wird die erste Panikattacke durch die Trennung von einem nahestehenden Menschen ausgelöst, sei es durch Tod, Trennung oder Scheidung. Andere persönliche Verluste, die zu Panikattacken führen können, sind Krankheit, Arbeitsplatz- oder ein hoher finanzieller Verlust.
- *Einschneidende Veränderungen im Leben:* Auch bedeutende Veränderungen im eigenen Leben, die eine mehrmonatige Anpassungsreaktion erfordern, können zu Panikattacken führen. Dazu gehören beispielsweise Heirat, Geburt eines Kindes, Beginn des Studiums, Jobwechsel, Wehrdienst, Umzüge in eine völlig neue Umgebung oder eine körperliche Krankheit, die sich länger hinzieht.

  Ein Mensch, der aus bestimmten Gründen für solche Störungen empfänglich ist, kann in jeder bedeutenderen Stresssituation eine erste Panikattacke erleben.
- *Stimulierende und Rekreationsdrogen:* Nicht selten kommt es nach starkem Koffeingenuss zu einer ersten Panikattacke. Den meisten Menschen ist nicht bewusst, dass sie zu viel Koffein zu sich nehmen, bis ein ausgewachsener Panikanfall ihnen dies klarmacht.

  Sehr häufig sind Panikattacken bei Kokainmissbrauch. Dies ist eine enorm starke stimulierende Substanz, die Panikanfälle auch bei Menschen auslösen kann, die keine Prädisposition aufweisen. Dasselbe gilt für Amphetamine (auch

»Speed« genannt), PCP (»Angel Dust«), LSD und hohe Dosen von Marihuana. Außerdem gehört Panik zu den Symptomen beim Entzug bestimmter Suchtmittel wie Narkotika, Barbiturate und Tranquilizer.

KONDITIONIERUNG UND DIE ENTSTEHUNG VON PHOBIEN

Eine Phobie ist eine anhaltende, unbegründete Furcht vor bestimmten Objekten, Situationen oder Aktivitäten (dem phobischen Stimulus), die zu dem heftigen Drang führt, diese Objekte, Situationen oder Aktivitäten zu vermeiden. Es gibt drei Merkmale, die eine Phobie von normalen Alltagsängsten unterscheidet.

Zunächst einmal hat der Betroffene über einen *längeren Zeitraum* Angst vor dem phobischen Stimulus. Darüber hinaus weiß der Patient, dass seine Angst *unbegründet* ist, doch dieses Wissen nutzt ihm nichts. Das wichtigste Merkmal einer Phobie aber ist das *Vermeidungsverhalten*, das aus der Angst entsteht. Vor etwas unbegründete Angst zu haben bedeutet noch nicht, dass Sie unter einer Phobie leiden. Die Phobie beginnt erst dort, wo Sie anfangen, die angstauslösenden Situationen zu meiden.

Was dabei vermieden wird, hängt ganz vom Typ der Phobie ab. Ein Agoraphobiker wird Situationen vermeiden, aus denen er sich nicht leicht befreien kann – zum Beispiel Schlangestehen im Supermarkt, Fahren auf der Autobahn, Benutzung von Fahrstühlen oder Brücken. Wer unter einer sozialen Phobie leidet, meidet gewöhnlich Situationen, in denen er in Verlegenheit geraten könnte. Dazu gehört das Sprechen vor anderen Menschen, aber auch Partys, öffentliche Toiletten oder Vorstellungsgespräche. Leiden Sie unter einer spezifischen Phobie, so fürchten Sie möglicherweise, dass Sie bei einer Naturkatastrophe das Leben verlieren oder dass der Hund, dem Sie auf der Straße begegnen, Sie beißen könnte. Vielleicht empfinden Sie auch eine übersteigerte Furcht davor, eingesperrt zu werden.

Wie aber entwickeln sich Phobien? Dafür sind zwei verschiedene psychische Prozesse verantwortlich: Konditionierung und Trauma. Nicht immer ist an einer Phobie ein Trauma beteiligt, doch zu einem Konditionierungsprozess kommt es in jedem Fall. Bei der Herausbildung der Phobie treten zwei verschiedene Formen der Konditionierung auf: erstens Konditionierung durch Assoziation und zweitens Konditionierung durch Vermeidung.

Bei der Konditionierung durch *Assoziation* wird eine ursprüngliche neutrale Situation plötzlich angstbesetzt, weil Sie eines Tages in dieser Situation starke Angst empfunden haben. Stellen Sie sich vor, Sie fahren auf der Autobahn und erleiden eine plötzliche Panikattacke. Die Panik wird durch Gedanken à la »Wie komme ich nur hier raus?« oder »Was ist, wenn ich einen Unfall verursache?« verschlimmert. Nun bildet sich im Kopf eine starke Assoziation zwischen der Angsterfahrung und der Autobahn. Später löst das Fahren auf der Autobahn, die Nähe dazu oder der bloße Gedanke daran in Ihnen bereits Angst aus. Das liegt daran, dass Sie regelrecht *gelernt* haben, Autobahn und Angst miteinander in Verbindung zu bringen.

Wenn Sie bei Ihrem ersten Vortrag vor anderen Menschen starke Angst empfunden haben, dann kann sich zwischen dem Auftritt und der Angst eine Assoziation herausbilden. In der Folge werden Sie bei jedem Versuch, vor anderen Menschen zu sprechen (oder schon beim Gedanken daran), automatisch mit Angst reagieren. Die Konditionierung durch Assoziation kann zwar zur Furcht vor einer bestimmten Situation führen, doch das allein reicht noch nicht für ein phobisches Krankheitsbild. Erst wenn Sie beginnen, die gefürchtete Situation zu vermeiden, »lernen« Sie Ihre Phobie. Ein altbewährtes Prinzip der Verhaltenspsychologie besagt, dass jedes Verhalten, das eine Belohnung erfährt, wiederholt wird. Eine Situation zu meiden, die bei Ihnen Angst auslöst, wird natürlich belohnt – es kommt keine Angst auf. Jedes Mal, wenn Sie diese Situation vermeiden, empfinden Sie Erleichterung. Die Angst lässt sofort nach. Und so wird Ihr Vermeidungsverhalten immer weiter verstärkt, weil es Sie vor Angst bewahrt.

Wenn Sie lernen, eine Situation zu meiden, weil Sie dies vor Angst bewahrt, nennt man das »Konditionierung durch Vermeidung«. Das Vermeidungsverhalten ist der kritischste Prozess bei der Phobie. Es kann nur überwunden werden, indem man sich ständig der Konfrontation mit den angstauslösenden Faktoren aussetzt – im Geiste und im wirklichen Leben. Dieser Vorgang wird in Kapitel 7 eingehend beschrieben.

TRAUMA, SPEZIFISCHE PHOBIEN UND POSTTRAUMATISCHE BELASTUNGSSTÖRUNG

Agoraphobie und soziale Phobie entwickeln sich meist aus den eben beschriebenen Konditionierungsprozessen. Bestimmte spezifische Phobien andererseits entstehen manchmal nach bestimmten traumatischen Erlebnissen. Wenn Sie als Kind zum Beispiel von einer Biene gestochen wurden, können Sie unter Umständen eine Phobie vor Bienen entwickeln. Dies ist eine klassische Konditionierung durch Assoziation. Die Furcht, die Sie verspürt haben, als die Biene stach, hat bei Ihnen automatisch eine Verbindung zwischen Bienen und Angst hergestellt. Wenn Sie dann auch noch anfangen wegzulaufen, wann immer eine Biene auftaucht, kommt noch die Konditionierung durch Vermeidung hinzu. Auf dieselbe Weise kann bei Menschen, die einen Autounfall überlebt haben, Angst vor Autofahrten entstehen. Wer beinahe ertrunken wäre, meidet danach mitunter Wasser. Viele spezifische Phobien lassen sich auf ein traumatisches Erlebnis in der Kindheit zurückführen. Andere – vor allem jene, die wir schon in sehr jungen Jahren entwickeln wie die Angst vor Dunkelheit oder Insekten – sind vielleicht Teil unseres menschlichen Erbes. Derartige Ängste sind möglicherweise ins Nervensystem der Säugetiere einprogrammiert, um das Überleben der Art zu sichern. Solche angeborenen Ängste stellen jedoch keine Phobien dar, solange sie erstens nicht zu Vermeidungsverhalten führen oder zweitens nicht bis ins Erwachsenenalter andauern.

Manchmal reagieren Menschen auf traumatische Erlebnisse auch mit einer posttraumatischen Belastungsstörung, wie in Kapitel 1 beschrieben. Dabei entwickelt der Betroffene keine spezifischen Phobien, sondern schafft Symptome, die das ursprüngliche Trauma gleichsam wiederaufleben lassen. Quälende Erinnerungen und Träume, die das Geschehen wiederholen, sind der Versuch des Geistes, das ursprüngliche Ereignis zu verarbeiten und die emotionale Ladung, die es immer noch in sich birgt, zu neutralisieren.

ERHALTUNGSFAKTOREN

Durch die sogenannten Erhaltungsfaktoren wird die Angst aufrechterhalten. Damit sind vor allem Verhaltens-, Empfindungs- und Denkmuster gemeint, die das Weiterbestehen der Erkrankung begünstigen. In diesem Arbeitsbuch lernen Sie, wie Sie mit solchen Faktoren umgehen können. Von den vier Ursachen der Angststörung, die wir Ihnen hier vorgestellt haben, sind einzig die Erhaltungsfaktoren im Hier und Jetzt angesiedelt. Daher sind sie auch am leichtesten zu behandeln.

Die folgende Auflistung umfasst keineswegs alle Erhaltungsfaktoren, sondern nur diejenigen, die am häufigsten auftreten; ihnen werden wir noch öfter begegnen.

VERMEIDUNG DER ANGSTBESETZTEN SITUATION

Phobien entwickeln sich, weil es guttut, Situationen zu vermeiden, die Angst auslösen. Solange Sie solche Objekte, Situationen oder Aktivitäten vermeiden, lassen Sie Ihre Phobie unangetastet. Sie können eine Phobie nicht ablegen, ohne sich direkt der angstauslösenden Situation auszusetzen. Außerdem werden Sie sich stets Gedanken machen, ob Sie fähig wären, solche Situationen zu überstehen, wenn Sie es nicht einfach ausprobieren.

Eine Phobie abzulegen bedeutet, Sie verlernen bestimmte Reaktionen, um andere anzunehmen. Wenn Sie sich also der phobischen Situation aussetzen, dekonditionieren Sie sich in zweifacher Hinsicht: Erstens verlernen Sie die Erwartungsangst, also die Angst, in dieser Situation einen Panikanfall zu bekommen; zweitens lernen Sie, sich ohne Angst in die phobische Situation hineinzubegeben und darin zu verweilen. Wenn Sie Ihre Konfrontation mit dieser Situation in viele kleine Schritte zerlegen, die Sie einzeln üben, können Sie nahezu jede phobische Situation zu meistern lernen. Zu diesem Zweck durchlaufen Sie den Desensibilisierungsprozess, den ich Ihnen in Kapitel 7 vorstelle.

ANGSTAUSLÖSENDER INNERER MONOLOG

Mit dem »inneren Monolog« ist das gemeint, was Sie zu sich selbst sagen. Unser Selbstgespräch ist ein Gedankenstrom, der kaum je abreißt. Mitunter ist er so subtil, dass wir uns regelrecht darauf konzentrieren müssen, um ihn überhaupt zu bemerken. Ein Großteil Ihrer Angst wird von Sätzen verursacht, die Sie zu sich selbst sagen. Die meisten beginnen mit »Was ist, wenn …?«, zum Beispiel »Was ist, wenn ich wieder eine Panikattacke bekomme?«, »Und wenn ich nun beim Autofahren die Kontrolle über mich verliere?« und »Was werden nur die anderen denken, wenn ich Angst habe, nur weil ich in einer Schlange stehe?«. Diese Art von innerem Monolog nimmt das Schlimmste, was passieren könnte, bereits vorweg. Daher nennt man ihn auch gewöhnlich einfach »sich Sorgen machen«.

Mit dieser Art von innerem Monolog können Sie auch eine ausgewachsene Panikattacke auslösen. Vielleicht stehen am Anfang nur einige körperliche Symptome wie ein Engegefühl in der Brust oder ein etwas schnellerer Herzschlag. Wenn Sie diese Symptome akzeptieren können, ohne sie zu etwas Schreckenerregendem aufzubauschen, dann erreichen sie einen Höhepunkt und vergehen dann wieder. Meist aber greifen Sie mit Ihrem inneren Dialog ein: »O nein, ich bekomme einen Panikanfall«, »Bekomme ich vielleicht einen Herzanfall?« oder »Ich muss hier raus, aber ich kann nicht«. Und weiter: »Die anderen werden denken, ich bin verrückt, wenn ich mich eine Minute anlehne, weil ich mich so schwach auf den Beinen fühle.« Mit dieser Art von Schreckensszenario aber verstärken Sie die körperlichen Symptome nur. Dadurch nehmen auch die Gedanken zu, die Ihnen das Schreckensszenario vorgaukeln, und schon stecken Sie drin im Teufelskreis.

Das Gute daran ist, dass man diese Sorte von Gedanken recht schnell zu identifizieren lernt. Dann können Sie ihnen Einhalt gebieten und sie durch positive Gedanken ersetzen, die Sie beruhigen. Wie Sie mit dem Monolog in Ihrem Kopf umgehen, wird in Kapitel 8 besprochen.

FALSCHE GLAUBENSSÄTZE

Der negative innere Monolog kommt von fehlgeleiteten Glaubenssätzen, die Sie im Hinblick auf sich selbst, andere Menschen und »die Welt an und für sich« hegen. Wenn Sie beispielsweise glauben, dass Sie allein nicht sicher sind, dann werden Sie bald die feste Überzeugung haben, dass stets jemand bei Ihnen sein muss. Sind Sie ganz sicher, dass das Leben ein Kampf und nichts anderes ist, dann werden Sie den Eindruck haben, dass etwas nicht stimmt, sobald es Ihnen besser geht oder jemand Ihnen Hilfe anbietet. Die Vorstellung, die Außenwelt sei gefährlich, trägt nicht gerade zu einer Haltung des Vertrauens bei, die man braucht, um Probleme wie Agoraphobie zu überwinden. Ihre Glaubenssätze über sich und Ihr Leben umzugestalten, erfordert mehr Zeit und Einsatz, als den inneren Monolog umzuformulieren. Doch letzten Endes können Sie dabei nur gewinnen:

mehr Selbstachtung sowie eine höhere Bereitschaft, die eigene Unvollkommenheit ebenso anzunehmen wie die anderer Menschen. Auf Dauer gesehen tut dies Ihrem Seelenfrieden gut. Wie Sie am besten mit solchen Glaubenssätzen umgehen, erfahren Sie in Kapitel 9.

UNTERDRÜCKTE GEFÜHLE

Gefühle wie Zorn, Frustration, Trauer oder auch einfache Aufregung zu unterdrücken, kann zu einem Zustand vager Ängstlichkeit beitragen, in dem man sich beängstigt fühlt, ohne zu wissen, weshalb. Vielleicht haben Sie schon bemerkt, dass Sie sich ruhiger und mehr mit sich selbst im Reinen fühlen, wenn Sie Ihre Wut geäußert oder sich einmal ordentlich ausgeweint haben. Der Ausdruck unserer Gefühle hat eine messbare positive Wirkung auf den Körper und reduziert ganz allgemein das Angst- und Spannungsniveau.

Viele Menschen, die zu Angstzuständen neigen, sind ja emotional einfach ansprechbarer als andere. Doch gerade sie scheinen häufig in Familien aufzuwachsen, in denen die elterliche Anerkennung mehr zählt als der Ausdruck der eigenen Gefühle und Bedürfnisse. So glauben sie auch als Erwachsene noch, dass es wichtiger sei, perfekt zu sein oder die Anerkennung anderer Menschen zu erlangen, als die eigenen starken Gefühle auszudrücken. Diese Neigung zur Unterdrückung tiefer Emotionen führt zu einem Zustand chronischer Anspannung, der letztlich Angst auslöst. Nicht wenige Experten glauben, dass die äußere Gefahr, die der Phobiker gewöhnlich vermeidet, nichts weiter als ein Symbol für die innere Gefahr ist, der er sich ausgesetzt fühlt: das Hochkommen lange unterdrückter Gefühle. Zur Panik kommt es dann, wenn solche Gefühle »durchzubrechen« drohen. Wenn Sie zum Beispiel eine Wasserphobie haben, dann mag dahinter die Angst vor verdrängten Gefühlen stecken. Die Angst vor wilden Tieren steht mitunter für die Angst vor der eigenen Wut und vor den unterdrückten Bedürfnissen, aus denen sie resultiert. Meiner Ansicht nach ist diese These zumindest im Ansatz stimmig. Glücklicherweise kann man lernen, die eigenen Gefühle einfacher und häufiger zu erkennen und auszudrücken. Es ist nicht immer sinnvoll, diese Gefühle »voll herauszulassen«, vor allem, wenn es sich um Wut handelt, doch es hilft, wenn man zumindest weiß, was man empfindet, und dafür ein Ventil findet. Dies wird Ihr Angstniveau erheblich senken und so Ihre grundsätzliche Tendenz zur Panik vermindern. Genaueres zu diesem Thema lesen Sie in Kapitel 12.

MANGELNDE SELBSTBEHAUPTUNG

Wenn Sie anderen Menschen gegenüber Ihre Gefühle ausdrücken wollen, dann brauchen Sie dazu einen Kommunikationsstil, der Ihnen erlaubt, sich auf klare und direkte Weise mitzuteilen. Eine selbstsichere Kommunikation hält die Balance zwischen Nachgiebigkeit (der Betroffene hat Angst zu sagen, was er will) und Aggressivität (der Betroffene droht Zwang an, um zu bekommen, was er will). Wenn Sie zur Angststörung neigen, verhalten Sie sich gewöhnlich eher zu unterwürfig. Sie vermeiden, direkt um das zu bitten, was Sie wollen, und unterlassen es, starke Gefühle auszudrücken, vor allem Angst. Häufig haben Betroffene auch die Befürchtung, sich anderen aufzudrängen. Sie wollen ihr Selbstbild als nette und freundliche Zeitgenossen nicht zerstören. Oder man hat Angst, der Mensch, von dem man sich um seiner Sicherheit willen abhängig fühlt, könnte einen verlassen, wenn man allzu selbstsicher auftritt. Das Problem bei diesem Mangel an Selbstbehauptung ist, dass er häufig zu Gefühlen der Verbitterung und des Eingesperrtseins führt. Diese wiederum verstärken die Neigung zu Angst und Phobien.

Doch auch die Fähigkeit zu mehr Selbstbehauptung lässt sich erlernen. Eine grundlegende Einführung in diese Art der Kommunikation findet sich in Kapitel 13.

MANGELNDE FÄHIGKEIT, SICH SELBST GUTES ZU TUN

Viele Menschen mit Angststörungen leben mit einem ständigen Gefühl der Unsicherheit. Dies ist vor allem bei der Agoraphobie recht ausgeprägt, bei der sich das intensive Bedürfnis zeigt, in der Nähe eines sicheren Ortes oder einer »sicheren« Person zu sein. Diese Unsicherheit entsteht durch verschiedene Faktoren in der Kindheit wie Vernachlässigung durch die Eltern, Verlassenwerden, Misshandlung, übermäßige Kritik und übermäßiges Beschützerverhalten vonseiten der Eltern. Auch Alkohol- oder Medikamentenabhängigkeit fördert dieses grundlegende Lebensgefühl. Da diese Menschen als Kinder nicht ausreichend umsorgt wurden, fehlt es ihnen im Erwachsenenalter häufig an der Fähigkeit, sich um die Erfüllung der eigenen Bedürfnisse kümmern zu können. Weil die Betroffenen einfach nicht wissen, was sie für sich selbst tun können, mangelt es ihnen meist an Selbstachtung. Vor der Verantwortung, die ein Erwachsener gewöhnlich übernimmt, scheuen sie zurück, weil sie sich ihr nicht gewachsen fühlen. Auch dies trägt zur Aufrechterhaltung der Angst bei.

Hier gibt es letztlich nur eine Lösung: Wenn Sie von Ihren Eltern nicht gut genug umsorgt wurden, müssen Sie lernen, sich selbst ein guter Vater bzw. eine gute Mutter zu sein. Wie Sie Ihre Bedürfnisse erkennen, Ihr »inneres Kind« heilen und sich selbst Gutes tun können, erfahren Sie in Kapitel 14.

ÜBERMÄSSIGE MUSKELSPANNUNG

Wenn Ihre Muskeln verhärtet sind, fühlen Sie sich selbst »angespannt«. Übermäßige Muskelspannung reduziert beispielsweise unser Atemvolumen. Wenn wir aber zu flach atmen, steigt die Wahrscheinlichkeit, dass wir Angst empfinden. Verhärtete Muskeln tragen außerdem dazu bei, unsere Gefühle unter Kontrolle zu halten, was ebenfalls Angstzustände begünstigt. Wenn der Körper angespannt ist, scheinen sich die Gedanken im Kopf regelrecht zu jagen. Sobald Sie Ihre Muskeln entspannen, wird auch Ihr Geist ruhiger. Das Denken verlangsamt sich. Der Begründer des bekanntesten Systems zur systematischen Muskelentspannung, Edmund Jacobson, sagte einmal, in einem entspannten Körper könne kein angstvoller Geist wohnen. Gerade in der Angst sind Körper und Geist unauflösbar miteinander verbunden.

Sie können die Muskelspannung im Körper verringern, indem Sie täglich einmal eine Entspannungsübung durchführen und Sport treiben. Schon eine dieser Strategien hilft, die Spannungen abzubauen, beide gemeinsam aber haben einen tiefgreifenderen Effekt. Wie Sie Entspannung und Sport in Ihr Leben einbauen, erfahren Sie in Kapitel 4 und 5.

STIMULIERENDE SUBSTANZEN UND ANDERE ERNÄHRUNGSPROBLEME

Stimulierende Substanzen wie Koffein und Nikotin können Ängste verschlimmern und machen Sie anfälliger für Panikanfälle. Möglicherweise merken Sie gar nicht, welchen Einfluss solche Stoffe auf Sie ausüben, bis Sie sie reduzieren oder endgültig von der Speisekarte streichen. Manche Menschen wurden sofort von ihren Panikanfällen geheilt, als sie auf Koffein verzichteten. (Dabei geht es nicht nur um Kaffee, sondern auch um Tee, Colagetränke und frei verkäufliche Koffeintabletten.) Bei anderen Menschen sind es Zucker oder Zusatzstoffe in der Nahrung, die Panikattacken verschlimmern oder gar herbeiführen.

Der Zusammenhang zwischen Ernährung und Angststörungen ist in der einschlägigen Literatur bislang noch kaum dargestellt worden. In Kapitel 15 erfahren Sie mehr darüber.

STRESSBETONTER LEBENSSTIL

Die Rolle von Stress als Auslöser für eine Angstdisposition sowie für die Erkrankung selbst wurde bereits beschrieben. Daher ist es nicht weiter erstaunlich, dass ein stressbetonter Lebensstil auch zu den Erhaltungsfaktoren der Angst gehört. Wie viele Panikattacken Sie bekommen oder wie schwer sich Ihre phobischen Symptome auswirken, hängt davon ab, wie Sie mit Ihrem Alltagsstress zurechtkommen. Wenn Sie sich intensiv mit den anderen hier geschilderten Erhaltungsfaktoren der Angst auseinandersetzen, reduzieren Sie damit auch den Stress in Ihrem Leben. Doch es gibt noch andere Stressfaktoren, die ich in diesem Buch nicht behandle, dazu gehören Zeitmanagement, die Typ-A-Persönlichkeit und Kommunikation. Zu diesen Themen gibt es einige hervorragende Bücher, wie zum Beispiel der bereits in zweiter Auflage erschienene *Guide to Stress Reduction* von John Mason und *Stressabbautraining* von Martha Davis, Elizabeth Eshelman und Matthew McKay (siehe Literaturverzeichnis am Ende des Kapitels).

ÜBUNG

1. Welche der folgenden Faktoren tragen Ihrer Ansicht nach dazu bei, Ihr Problem aufrechtzuerhalten?
   - ☐ Vermeidung der phobischen Situation
   - ☐ Angstauslösender innerer Monolog
   - ☐ Falsche Glaubenssätze
   - ☐ Unterdrückte Gefühle
   - ☐ Wenig Selbstsicherheit
   - ☐ Mangelnde Fähigkeit, sich selbst Gutes zu tun
   - ☐ Übermäßige Muskelspannung
   - ☐ Stimulierende Substanzen und andere Ernährungsprobleme
   - ☐ Stressbetonter Lebensstil
   - ☐ Fehlender Lebenssinn
2. Können Sie diesen Faktoren eine Rangordnung zuweisen? Welche sind Ihrer Ansicht nach für Sie persönlich am wichtigsten? An welchen möchten Sie arbeiten?
3. Nennen Sie hier drei Erhaltungsfaktoren, an denen Sie in den nächsten vier Wochen arbeiten wollen.

____

____

____

____

____

____

FEHLENDER LEBENSSINN

Ich mache in meiner Praxis immer wieder die Erfahrung, dass Patienten mit ihrer Angst besser fertig werden, wenn sie glauben, ihr Leben habe einen Sinn. Bevor Sie nicht für sich etwas entdecken, was mehr ist als nur die unmittelbare Befriedigung Ihrer eigenen Bedürfnisse, leiden Sie möglicherweise an einer gewissen Langeweile, ja, an dem Gefühl, im eigenen Leben gefangen zu sein. Gerade Letzteres ist ein ausgezeichneter Nährboden für Ängste, Phobien und Panikattacken.

Wie wichtig der Lebenssinn für den Einzelnen ist, haben Psychologen wie Rollo May oder Viktor Frankl gezeigt. Wie Sie dieses Thema in Ihrem Leben bearbeiten können, zeigt Ihnen Kapitel 19.

LITERATUR

Davis, Martha; Robbins Eshelman, Elizabeth; McKay, Matthew: The Relaxation and Stress Reduction Workbook, Oakland (CA) 2008.

Holmes, Thomas; Rahe, Richard: Social read justment rating scale, in: Journal of Psychosomatic Research, 1967, 11: 213–218.

Mason, John: Guide to Stress Reduction, Berkeley (CA) 1985.

Preston, John; O'Neal, John; Talaga, Marx C.: Handbook of Clinical Psychopharmacology for Therapists, Oakland (CA) 2005.

True, William R.; Rice, John; Eisen, Seth A. et al.: A Twin Study of Genetic and Environmental Contributions to Liability for Post-Traumatic Stress Symptoms, Archives of General Psychiatry 1993, 50(4): 257–64.

3

HEILUNG: EIN GANZHEITLICHER ANSATZ

IN KAPITEL 2 WURDE GEZEIGT, wie viele verschiedene Faktoren zu Angststörungen beitragen. Vererbung, ein physiologisches Ungleichgewicht im Gehirn, falsches Verhalten der Eltern, Probleme in der Kindheit sowie über lange Zeit nicht abgebauter Stress können schließlich Panikattacken, Agoraphobie oder andere Angststörungen verursachen. Auch die Faktoren, welche die Angststörung aufrechterhalten, sind vielfältiger Natur. Sie betreffen die körperliche Ebene (zum Beispiel flache Atmung, Muskelanspannung, schlechte Ernährung) ebenso wie die emotionale (verdrängte Gefühle), das Verhalten des Betroffenen (Vermeidung angstbesetzter Situationen) genauso wie die Gedanken (ängstliche Selbstgespräche und eine fehlgeleitete Vorstellungswelt) oder die gesamte Persönlichkeit (geringes Selbstwertgefühl, mangelnde Fähigkeit, sich selbst etwas Gutes zu tun).

So vielfältig die Ursachen der Angststörung sind, so umfassend und vielschichtig sollte auch die Behandlung sein. In diesem Buch gehen wir davon aus, dass der effizienteste Ansatz zur Behandlung von Angststörungen alle verursachenden Faktoren gleichermaßen berücksichtigt. Deshalb sprechen wir hier von einer »ganzheitlichen« Heilmethode. Wir sind der Auffassung, dass es keineswegs ausreicht, jemandem das richtige Medikament zu verschreiben, damit seine Panikstörung oder seine Agoraphobie verschwindet. Andererseits genügt es auch nicht, die negativen Kindheitserfahrungen einer Person aufzuarbeiten und ihr die emotionalen Folgen bewusst zu machen, um die Angstproblematik zu lösen. Neue Verhaltens- und Denkweisen vermögen die Erkrankung allein ebenso wenig zu heilen. Viele Therapeuten gehen auch heute noch davon aus, dass Angststörungen mithilfe von Medikamenten »geheilt« werden können. Andere sehen die Kindheitserlebnisse oder Verhaltensweisen des Betroffenen im Vordergrund. In den letzten Jahren allerdings kommt man zunehmend von diesen isolierten Ansätzen ab. Vielen Therapeuten ist mittlerweile klar geworden, dass Ängste lediglich kurzfristig abflauen, wenn man lediglich eine oder zwei der zugrunde liegenden Ursachen behandelt. Eine dauerhafte Heilung ist nur dann möglich, wenn der Patient bereit ist, grundlegende und umfassende Änderungen in seinem Verhalten, seiner Einstellung und seinem Lebensstil zu akzeptieren.

Dieses Kapitel stellt eine ganzheitliche Methode zur Heilung von Angststörungen vor, die sich in den letzten zwanzig Jahren herausbildete. Bei dieser Methode werden die Ursachen der Störung auf sieben verschiedenen Ebenen angesprochen:

- körperlich,
- emotional,
- verhaltensmäßig,
- mental,
- interpersonal,
- das Selbstwertgefühl betreffend und
- spirituell (Lebenssinn).

DIE KÖRPERLICHE EBENE

Die körperlichen Ursachen kann man am besten als physiologisches Ungleichgewicht in Gehirn und Körper bezeichnen (siehe dazu den Abschnitt über die biologischen Ursachen der Angststörung in Kapitel 2). Diese wiederum entstehen durch flaches Atmen, übermäßige Muskelspannung, körperliche Folgen mangelnden Stressabbaus und falsche Ernährung (die beispielsweise zu viel Zucker oder Koffein enthält).

Wie Sie die körperlichen Ursachen der Angst beheben können, zeigen Ihnen mehrere Kapitel dieses Buches. Kapitel 4 stellt Atemtechniken vor, die Ihnen helfen, die flache, angstauslösende Brustatmung abzustellen. Darüber hinaus stellt es zwei Methoden zur Tiefenentspannung vor, die dazu beitragen, Stress erheblich zu verringern: progressive Muskelentspannung und Meditation. Regelmäßige Übung senkt Ihren Gesamtspannungszustand, sodass Sie sich ruhiger fühlen und keine Beruhigungsmittel mehr brauchen. In Kapitel 5 über körperliche Bewegung plädieren wir dafür, dass Sie regelmäßig Sport treiben. Viele meiner Patienten fanden, dass dies der Ratschlag war, der für sich genommen den stärksten Effekt bei der Reduzierung von Muskelspannung und Stress und damit der Angst (sowohl chronischer als auch akuter Natur) erzielte. In Kapitel 15 finden Sie zahlreiche Ernährungstipps, die ebenfalls zur Angstlösung beitragen können. Der wichtigste Punkt dabei ist wohl, dass man dem Körper anregende Substanzen erspart, weil diese ihn unter Stress setzen, und stattdessen Alternativen wählt, die ihn ruhiger werden lassen. In Kapitel 16 erfahren Sie, welche gesundheitlichen Probleme Angststörungen fördern. Dazu gehören beispielsweise chronische Erschöpfung, das prämenstruelle Syndrom, jahreszeitlich bedingte emotionale Störungen und Schlafstörungen. All diese Probleme sollten in einem Programm zur Überwindung der Angst Berücksichtigung finden. In Kapitel 17 schließlich finden Sie Situationen beschrieben, in denen es sinnvoll sein kann, Medikamente zu nehmen. Daher werden dort die wichtigsten Vor- und Nachteile aller Arzneimittelgruppen zur Behandlung von Angststörungen beschrieben.

DIE EMOTIONALE EBENE

Unterdrückte Gefühle – vor allem, wenn es sich um Ärger oder Wut handelt – sind eine der Hauptursachen für chronische Ängste und Panikattacken. Häufig ist gerade die Panik nur die Spitze des Eisbergs, und dahinter verbergen sich Wut, Frustration, Trauer oder Verzweiflung. Viele Menschen, die später Angststörungen entwickelten, waren in einer Familie groß geworden, die den Ausdruck von Gefühlen nicht eben ermutigt hatte. Als Erwachsene haben sie dann häufig Schwierigkeiten, ihre Gefühle überhaupt zu erkennen, geschweige denn, sie auszudrücken. In Kapitel 12 finden Sie Strategien, die Ihnen helfen, die Symptome unterdrückter Gefühle aufzuspüren, die eigenen Gefühle klar zu erkennen, sie auszudrücken und sie anderen Menschen mitzuteilen.

DIE VERHALTENSEBENE

Phobien setzen sich nur aufgrund einer einzigen Verhaltensweise fest: Vermeidung. Solange Sie es vermeiden, auf der Autobahn zu fahren, über Brücken zu gehen, in der Öffentlichkeit zu sprechen, so lange wird Ihre Angst vor dieser Situation nicht abgebaut. Ihre Phobie bleibt bestehen, weil das Vermeidungsverhalten ja schließlich belohnt wird: Sie müssen sich nicht mit der Angst beschäftigen, die Sie empfinden würden, wenn Sie diese Situation aushielten. Kapitel 7 beschreibt Strategien, die sich im Umgang mit Phobien als außerordentlich wirksam erwiesen haben. Zunächst einmal setzen Sie sich mit Ihrer Angst geistig auseinander, indem Sie sich mental mit der entsprechenden Situation konfrontieren und sich so selbst desensibilisieren. Sie stellen sich dabei immer und immer wieder vor, wie Sie in der entsprechenden Situation ruhig bleiben. Danach folgt die direkte Konfrontation im Alltagsleben – in kleinen Schritten und mithilfe eines Menschen, der Sie unterstützt. Der entscheidende Punkt dabei ist, dass die Konfrontation mit dem, was Sie am meisten fürchten, in kleine Schritte unterteilt wird.

Bestimmte Verhaltensweisen fördern Panikattacken. Der Versuch, sich gegen den Anfall zu wehren, verschlimmert ihn gewöhnlich noch. Meistens nämlich schafft man es nicht, sich willentlich aus der Panik zu befreien. In Kapitel 6 finden Sie Methoden, um Panik zu verringern, wenn sie entsteht. Dabei ist es von entscheidender Bedeutung, dass Sie lernen, zu beobachten und mit dem Gefühl »mitzugehen«, statt auf die körperlichen Symptome der Panik zu reagieren. Dies ist vermutlich der wichtigste Schritt, den Sie hier machen können. Es gibt bestimmte Techniken, um den körperlichen Symptomen der Panik aktiv zu begegnen, statt sie nur zu erleiden: mit jemand anderem sprechen, sich geistig ablenken, körperlich aktiv werden, die eigenen Gefühle und Bedürfnisse ausdrücken, Tiefenatmung üben und Affirmationen sprechen.

DIE MENTALE EBENE

Was Sie zu sich selbst sagen – der innere Monolog –, hat massive Auswirkungen auf die Entwicklung Ihrer Angst. Menschen mit Angststörungen neigen gewöhnlich zu verstärktem »Was-wäre-wenn«-Denken. Sie stellen sich grundsätzlich das schlimmstmögliche Ergebnis vor, wenn sie mit Angst konfrontiert sind. Diese Katastrophenszenarien werden traditionell »Sorgen« genannt. Auch übertriebene Selbstkritik und Perfektionismus (Vorträge an die eigene Adresse, die grundsätzlich mit den Worten »Ich sollte ...« oder »Ich muss ...« beginnen) fördern Angst.

Kapitel 8 zeigt Ihnen Mittel und Wege auf, diesen destruktiven Denkmustern zu begegnen. Indem Sie negative innere Monologe in positive Aussagen umwandeln, die Ihnen Selbstvertrauen schenken, legen Sie allmählich lange eingeübte Gewohnheiten wie Selbstkritik, den Hang zum Katastrophisieren und übertriebenen Perfektionismus ab, die samt und sonders Angstzustände fördern.

Hinter dem Angst auslösenden inneren Monolog stecken oft dysfunktionale Glaubenssätze über sich selbst, über andere Menschen und über die Welt allgemein, die nur allzu gut dafür geeignet sind, Angstzustände zu bewirken. Wenn man zum Beispiel unter Minderwertigkeitskomplexen leidet, sich ständig mit anderen vergleicht oder die Welt als gefährlichen Ort betrachtet, wird man diese Ängste erst lösen können, indem man solche Glaubenssätze revidiert. In Kapitel 9 werden Strategien beschrieben, die helfen, falsche Glaubenssätze zu identifizieren und sie zu verändern.

DIE ZWISCHENMENSCHLICHE EBENE

Viele Angstzustände rühren letztlich von Problemen in zwischenmenschlichen Beziehungen her. Wenn Sie nicht in der Lage sind, anderen Menschen Ihre wahren Gefühle mitzuteilen, sammelt sich auf Dauer eine Menge Frustration an, was zu chronischen Spannungen und Ängsten führt. Dasselbe gilt, wenn Sie keine Grenzen setzen, also unerwünschten Anforderungen von anderen keine Absage erteilen können. In Kapitel 13 finden Sie Methoden, wie Sie lernen können, für sich selbst einzustehen und Ihre wahren Bedürfnisse auszudrücken. Selbstbehauptung in der Kommunikation bedeutet, dass Sie klarmachen, was Sie wollen oder nicht wollen, und trotzdem dem anderen gegenüber den Respekt wahren. Selbstbehauptung ist ein ganz wichtiger Punkt des Heilungsprozesses, vor allem, wenn Sie unter Agora- oder sozialer Phobie leiden.

Dazu gehört auch, dass Sie über Ihren Zustand mit anderen Menschen reden können. Wie Sie dies am besten anstellen, erfahren Sie am Ende von Kapitel 6.

DIE EBENE DES SELBSTWERTGEFÜHLS

Geringe Selbstachtung gehört zu den gravierendsten Angstursachen. Wer an Angststörungen leidet, ist vielleicht in einer dysfunktionalen Familie groß geworden, in der er nicht richtig versorgt wurde, verschiedene Formen des Missbrauchs erfahren hat oder vernachlässigt wurde. All dies trägt zu einem geringen Selbstwertgefühl bei. Solche Menschen leiden bis ins Erwachsenenalter hinein unter tief sitzenden Gefühlen von Unsicherheit, Scham und Unzulänglichkeit, die, wenn sie sich verstärken, als Panikstörung, Agoraphobie (Angst vor der Konfrontation mit der Außenwelt), soziale Phobie (Angst vor Blamage) oder generalisierte Angststörung auftreten können. Häufig ist das geringe Selbstwertgefühl eng mit anderen ursächlichen Charakterzügen verbunden, etwa mit einem Mangel an Selbstbehauptung, übermäßiger Selbstkritik, übersteigertem Perfektionismus und Problemen im Gefühlsausdruck. Selbstachtung aber lässt sich aufbauen. Ein positives Körperbild kann man einüben. Man kann sich konkrete Ziele stecken und diese auch erreichen. Negativen Denkformeln über die eigene Person sollte man positive Affirmationen entgegensetzen. Viele meiner Patienten fanden es besonders hilfreich, eine Beziehung zu ihrem »inneren Kind« aufzubauen. Das innere Kind ist der Teil in uns, der sich spontan und spielerisch verhält, aber auch Unsicherheit, Scham und den Schmerz der Kindheit in sich trägt, wenn wir solchen Gefühlen ausgesetzt waren. Falls die Eltern uns in der Kindheit nicht genug Zuwendung geben konnten, können wir dies heute nachholen, indem wir unserem inneren Kind ein liebevoller Begleiter sind. In Kapitel 14 finden Sie Methoden, wie Sie Ihr Selbstbewusstsein systematisch aufbauen können.

DIE EBENE DES LEBENSSINNS UND DER SPIRITUALITÄT

Manchmal schaffen Menschen auf all den gerade beschriebenen Ebenen Verbesserungen und bleiben trotzdem ängstlich und unsicher. Sie leiden unter einem Gefühl des Unbefriedigtseins, einer gewissen Leere oder Langeweile in ihrem Leben. Auch dies kann zu Panikstörungen oder chronischer, generalisierter Angst führen. Einige meiner Patienten waren erst dann völlig von ihrer Angststörung geheilt, als sie ihrem Leben einen tiefer gehenden Sinn zu geben vermochten. Meist folgen sie endlich ihrer Berufung, die ihrem Talent und ihren Interessen entspricht. In einem Fall handelte es sich dabei um eine beträchtliche künstlerische Begabung, die nach Ausdruck verlangte. Durch eine Angst- bzw. Depressionssymptomatik zeigt die Seele manchmal, wo im Menschen ein nicht verwirklichtes Potenzial sitzt, ob es dabei nun um die intellektuelle und emotionale Entwicklung oder um besseren Kontakt zum eigenen Körper geht. Statt Ihre Symptome also nur als Reaktion auf negative körperliche, emotionale und mentale Faktoren zu sehen, sollten Sie sie als Aufforderung verstehen, die volle Bandbreite Ihrer Fähigkeiten und Begabungen zu nutzen.

Daher ist für viele Menschen die Hinwendung zu spirituellen Inhalten der Weg zur vollkommenen Heilung von allen Angstproblemen. Die Arbeit der Anonymen Alkoholiker mit ihrem Zwölf-Schritte-Programm hat gezeigt, wie wichtig die spirituelle Komponente bei der Genesung von Suchterkrankungen sein kann. Dasselbe gilt für Angststörungen. Erneut die Verbindung zu einer höheren Macht herzustellen (ob Sie diese nun »Gott«, »Geist« oder wie auch immer nennen), schenkt vielen Menschen innere Stärke, Sicherheit und Frieden, das Gefühl also, dass die Welt ein Ort ist, an dem es sich zu leben lohnt. Die spirituelle Komponente der Heilung wird in Kapitel 19 vorgestellt.

VIER BEISPIELE FÜR DIE MÖGLICHKEIT GANZHEITLICHER HEILUNG

Wie Sie sehen, spielen beim ganzheitlichen Heilungsansatz der Angststörung viele verschiedene Ebenen eine wichtige Rolle. Nun möchte ich Ihnen anhand von vier Fallbeispielen zeigen, wie dies konkret aussehen kann. Daher werde ich Ihnen erzählen, wie die Geschichte der vier Menschen weitergeht, die ich Ihnen zu Beginn von Kapitel 1 vorgestellt habe, und die vier verbreitetsten Formen der Angststörung illustrieren: Panikstörung, Agoraphobie, soziale Phobie und Zwangsstörung. Bitte achten Sie beim Lesen darauf, welche der vorgestellten Strategien auch in Ihrem Fall hilfreich sein könnten. Am Ende des Kapitels werde ich Ihnen eine Übersicht der einzelnen Schritte präsentieren (»Welche Methode bei welchem Problem?«), aus der Sie die Wirksamkeit im Hinblick auf die einzelnen Störungen ablesen können. Ein wöchentliches Trainingsprotokoll hilft Ihnen, Ihr Programm in allen Einzelheiten auszuarbeiten.

SUSAN: PANIKSTÖRUNG

Vielleicht erinnern Sie sich noch: Susan wachte jede Nacht auf, weil sie Panikattacken hatte – verstärkter Herzschlag, Schwindelgefühl und das Empfinden, gleich sterben zu müssen. Sie stand auf und versuchte, die Symptome in den Griff zu bekommen. Wenn dies nicht gelang, verstärkte ihre Angst sich noch. Mitunter wanderte sie eine Stunde oder länger durch die Wohnung. Völlig verängstigt fragte sie sich am Ende, ob sie wohl einen Herzanfall bekommen würde. Nach einer Woche, in der es zu mehreren solcher Erlebnisse gekommen war, suchte sie einen Herzspezialisten auf.

Der Kardiologe war offenkundig ausreichend über Angststörungen informiert. Nachdem er durch gründliche Untersuchung eine körperlich bedingte

Herzkrankheit ausgeschlossen hatte, stellte er die Diagnose »Panikstörung« und schickte Susan zu einem Therapeuten mit dem Spezialgebiet Phobien und Panikstörungen. Dieser stellte für Susan ein Programm auf, das ihr Problem auf körperlicher, emotionaler und geistiger Ebene gleichermaßen in Angriff nahm.

Zunächst einmal schickte er seine Patientin zu einem Internisten, um andere mögliche Ursachen für das Problem auszuschließen: Schilddrüsenüberfunktion, Zucker, Mitralklappenprolaps oder Calcium-Magnesium-Mangel. Danach fing die Patientin mit ihrem Programm an.

Zunächst einmal lernte sie Tiefenatmungstechniken (siehe Kapitel 4), mit denen sie verhindern konnte, dass der körperliche Erregungszustand, der die Panikattacke begleitet, sich aufschaukelte. Der Therapeut bat Susan, täglich progressive Muskelentspannung zu üben (siehe Kapitel 4), damit ihr Körper wieder lernte, wie sich Entspannung anfühlt. Die regelmäßige Übung der progressiven Muskelentspannung führt zu einem grundlegenden Entspannungseffekt (den jede andere Tiefenentspannungstechnik wie Meditation oder Visualisation ebenfalls mit sich bringt). Nach einigen Wochen merkte Susan, dass sie grundsätzlich entspannter war, und das nicht nur während der Übung. Zusätzlich hatte sie sich ein Sportprogramm zusammengestellt, das sie regelmäßig durchführte (siehe Kapitel 5). Sie hatte zwar die freie Wahl, letztlich aber sollte sie eine Maßnahme wählen, die sie mindestens vier- bis fünfmal pro Woche je eine halbe Stunde übte. Atemtechnik, Entspannungsübung und Sport halfen ihr, erhöhte Muskelspannung ebenso abzubauen wie überschüssiges Adrenalin im Blut. Beides setzt grundsätzlich die Anfälligkeit für Angstattacken herab und sorgt für vermehrtes Wohlbefinden. Diese Kombination aus Entspannung und Sport verminderte die Intensität und Häufigkeit ihrer Panikattacken enorm.

Susans Therapeut fand heraus, dass sie drei bis vier Tassen Kaffee täglich zu sich nahm. Für viele ist das eine unschädliche Menge, doch bei Menschen mit Panikzuständen reicht schon wenig Koffein aus, um ihre Anfälligkeit für Angstzustände zu verstärken. Daher bat der Therapeut Susan, ihren Koffeinkonsum einzuschränken und stattdessen entkoffeinierten Kaffee zu trinken. Dazu empfahl er eine ausgewogene Ernährung, die im Wesentlichen aus frischen, unbehandelten Lebensmitteln bestand und wenig Zucker und Salz enthielt. Darüber hinaus nahm Susan ein hoch dosiertes Vitamin-B-Komplexmittel, Vitamin C und Calcium-Magnesium-Tabletten ein (siehe Kapitel 15).

Dann lernte Susan, wie sie der Panik begegnen konnte, sobald sie spürte, dass die ersten Symptome sich zeigten (siehe Kapitel 6). Sie rief eine Freundin an, widmete sich der Hausarbeit oder schrieb Tagebuch, wenn sie zornig oder enttäuscht war. In der Therapie arbeitete sie an ihrem inneren Monolog. Sie erforschte, was genau sie sich selbst sagte, bevor die Symptome sich zeigten (siehe Kapitel 8). Ihr Therapeut fand heraus, dass Susan sich selbst in die Panik hineinredete, indem sie Gedanken hatte wie »Und wenn ich jetzt einen Herzanfall habe?«, »Ich ertrage das nicht« oder »Ich muss hier raus!«. Diese Art von »Schreckensmeldungen« ersetzte sie durch positivere Aussagen, die ihr mehr Unterstützung gaben: »Ich kann mit diesen Empfindungen umgehen«, »Ich gehe mit dem Geschehen mit und warte einfach, bis die Angst wieder vergeht« oder »Ich lasse meinen Körper tun, was er möchte, dann geht es wieder vorbei«. Nachdem sie diese hilfreichen Affirmationen intensiv geübt hatte, merkte sie, dass sie ihre Körpersymptome plötzlich beobachten konnte und nicht mehr darauf reagieren musste. So klangen die schweren Panikzustände bald vollkommen ab. Danach half der Therapeut Susan, einige grundlegend falsche Denkmuster herauszufiltern, die ihr gesamtes Verhalten prägten (siehe Kapitel 9). Dazu gehörten Ideen wie »Ich muss in allem, was ich tue, stets den größtmöglichen Erfolg haben« oder »Das Leben ist ein Kampf« und »Ich muss stets alles unter Kontrolle haben«. Bald nahm Susan das Leben sehr viel leichter und trat den unvermeidlichen Herausforderungen mit mehr Gelassenheit entgegen. Die Angst, die ihr Leben in weiten Teilen beherrscht hatte, verringerte sich entscheidend.

Ein ganz wesentlicher Punkt dabei war, dass Susan die Neigung hatte, Wut und Zorn vollkommen zu unterdrücken. Ihr Therapeut fand schon bald heraus, dass sie immer dann besonders anfällig für Panikattacken war, wenn sie sich bei der Arbeit mehreren schwierigen Situationen ausgesetzt sah. In ihrer Familie aber galt es als selbstverständlich, dass man Schwierigkeiten ohne Jammern zu ertragen und immer sein Bestes zu geben hatte. Der direkte Ausdruck von Gefühlen und Bedürfnissen wurde nicht eben ermutigt. Sie hatte gelernt, gute Miene zu nahezu jedem bösen Spiel zu machen, unabhängig davon, wie sie sich wirklich fühlte. Obwohl Susan es kaum glauben konnte, stellte sie irgendwann einmal fest, dass ihre Panikreaktionen letztlich nichts anderes waren als eine verborgene starke Wut. Ihr Übungsprogramm verhalf ihr zu einem gesunden Ausdruck dieser Gefühle. Sie fand es darüber hinaus hilfreich, sie in einem Tagebuch festzuhalten, wann immer sie an ihre Grenzen kam.

Das Programm zu Susans Heilung umfasste also verschiedene Maßnahmen auf der körperlichen, verhaltensmäßigen, emotionalen und mentalen Ebene:

- ***Körper:*** Atemübungen, regelmäßige Tiefenentspannung, regelmäßige sportliche Betätigung, Weglassen von Koffein, Verbesserungen bei der Ernährung, vor allem in der Versorgung mit Vitaminen und Mineralstoffen.
- ***Verhalten:*** Techniken wie Tiefenentspannung und Ablenkung zum Abfangen von Panikattacken noch bevor sie sich hochschaukeln konnten.
- ***Emotionen:*** Panikreaktionen als verborgene Wut erkennen; lernen, Frustrationen mitzuteilen bzw. aufzuschreiben.

- ***Mental:*** die eigenen »Schreckensmeldungen« durch beruhigende Aussagen ersetzen; positive Affirmationen einüben; falsche Denkmuster und Glaubenssätze überprüfen und eine gelassenere Haltung zum Leben einnehmen.

All diese Maßnahmen halfen Susan schließlich, ihre Panikattacken zu überwinden. Sechs Monate nach Aufnahme ihres Programms hatte sie zwar immer noch gelegentlich Angst, zu Panikanfällen aber kam es nicht mehr. Und auch den gelegentlich aufkommenden Angstzuständen vermochte Susan sinnvoll zu begegnen, bevor sie sich aufschaukeln konnten. Susan verabschiedete sich ohne Medikamente von ihrer Angststörung. Das gelingt nicht immer. Gerade zu Beginn, wenn die Panikattacken noch stark sind und häufig auftreten, wenn sie darüber hinaus Beruf und Beziehungen oder die allgemeine Lebenshaltung beeinträchtigen (und Methoden wie die oben beschriebenen sich aus irgendeinem Grund nicht anwenden lassen), gibt man mitunter auch Medikamente. Ein Antidepressivum wie Sertralin, das zwischen sechs und zwölf Monate lang eingenommen wird, kann sich in solchen Fällen als hilfreich erweisen (siehe Kapitel 17).

CINDY: AGORAPHOBIE

Cindy hatte nicht nur Panikanfälle, sondern begann auch, zunehmend Orte zu meiden, in denen sich ein Anfall hätte entwickeln können, zum Beispiel Supermärkte, Restaurants und Kinos. Starke Angst verursachte ihr der Gedanke, sie könne nicht mehr zur Arbeit gehen. Bestimmte Situationen zu vermeiden, um nicht in Panik zu geraten, ist ein klassisches Merkmal der Agoraphobie. Wie aber würde nun ein ganzheitliches Heilungsprogramm für Cindy aussehen? Zunächst einmal ging man genauso vor wie bei Susans Fall beschrieben. Schließlich hatte ja auch Cindy Panikattacken. Atemtechniken, kontinuierliche Übung der progressiven Muskelentspannung, regelmäßige (wenn möglich aerobe) sportliche Betätigung und Ernährungsumstellungen halfen ihr, mit den körperlichen Auswirkungen der Panik fertigzuwerden (siehe auch in den entsprechenden Kapiteln dieses Arbeitsbuches). Außerdem lernte sie mit der Angst umzugehen, sodass sie fähig war, ihr *aktiv* entgegenzutreten, sobald die ersten Symptome auftraten, statt sie nur *passiv* zu erdulden (siehe Kapitel 6). Auch Cindy musste daran arbeiten, ihre kontraproduktiven Denkmuster durch hilfreichere zu ersetzen (siehe Kapitel 8). In ihrem Fall war dies besonders wichtig, um die übermäßige Sorge zu vermindern, dass sie im Berufsleben einen Panikanfall erleiden könnte. Darüber hinaus musste Cindy, wie Susan, einige fehlerhafte Vorstellungen über sich selbst verändern. Dazu gehörten zum Beispiel Ideen wie »Ich darf keine Fehler machen«, »Ich muss zu allen nett sein« oder »Erfolg ist alles«. Sie erarbeitete sich Affirmationen, mit denen sie diesen negativen Einstellungen begegnen konnte, sprach sie auf Band und hörte sie jeden Abend vor dem Zubettgehen an (siehe Kapitel 9).

Cindy litt allerdings auch noch unter ihrem Vermeidungsverhalten, mit dem sie sich auseinandersetzen musste. Zu Beginn mied sie nur überfüllte Orte wie Supermärkte, Restaurants und Kinos. Allmählich aber entwickelte sie Angst davor, zur Arbeit zu gehen. In wenigen Wochen hatte sich ihr Aktionsradius auf diese Weise erheblich eingeschränkt. Also begann sie sich diese Lebensbereiche in der Vorstellung und in der Realität zurückzuerobern, sodass sie sich in den vermiedenen Situationen wieder wohlfühlen konnte (siehe Kapitel 7). Dieser Lernprozess vollzog sich in drei Stufen. Auf der ersten musste sie den Widerstand überwinden, sich überhaupt erst in die Situation zu begeben. Jede Erfahrung wurde dabei in mehrere Schritte aufgeteilt, die es zu bewältigen galt. In Hinblick auf den Supermarkt bestand ihr Programm aus acht Schritten:

1. sich eine Minute lang am Eingang des Markts aufhalten,
2. sich eine Minute lang im Eingangsbereich (hinter der Tür) des Markts aufhalten,
3. den Markt zur Hälfte durchqueren und sich eine Minute dort aufhalten, um dann wieder hinauszugehen,
4. den Markt ganz durchqueren, sich eine Minute dort aufhalten, wieder hinausgehen,
5. drei Minuten im Markt verbringen, ohne etwas zu kaufen,
6. einen Artikel kaufen und sich an die Kasse begeben, wenn keine Schlange zu erwarten ist,
7. drei Artikel kaufen, sich an die Kasse begeben, wenn keine Schlange zu erwarten ist,
8. drei Artikel kaufen, sich an die Kasse begeben und bezahlen, auch wenn sie in der Schlange stehen muss.

Auf der zweiten Stufe wurde auch an der indirekten Konfrontation (im Geist) gearbeitet, bis Cindy sich auch den letzten Schritt vorstellen konnte, ohne Angst dabei zu bekommen.

Danach ging es an die direkte Konfrontation im Alltag. Cindy übte – zunächst mit einer Begleitperson, meist ihrem Freund – jeden Schritt mehrmals, um sich dann der Situation allein zu stellen. Wenn Sie also Schritt 3 allein gemeistert hatte, begann sie, Schritt 4 wieder zusammen mit der Begleitperson zu üben. Sie fand heraus, dass der Lernfortschritt am größten war, wenn sie einfach eine Pause einlegte, sobald sie das Gefühl bekam, die Angst könne so stark werden, dass sie sich nicht mehr kontrollieren lasse. Es war sehr viel einfacher, von einem Schritt zum nächsten zu gehen, wenn sie die Konfrontation nicht zu schnell anging oder sich nicht erneut für die Angstsituation »sensibilisierte«, indem sie die Angst zu stark werden ließ.

Diesen dreistufigen Lernprozess – den Gesamtprozess in kleinere Schritte unterteilen, die indirekte Konfrontation, die direkte Konfrontation – wandte Cindy auf jede einzelne der von ihr entwickelten phobischen Reaktionen an. Da sie sich so regelmäßig in der Konfrontation übte, war sie nach drei Monaten in der Lage, alle Situationen, die sie früher vermieden hatte, ohne Angst zu meistern und sich dabei wohlzufühlen.

Dazu muss gesagt werden, dass Cindy stark motiviert war. Die ständige Ermutigung und Unterstützung durch ihren Freund, der sie jedes Mal begleitete, wenn sie sich erneut einer für sie schwierigen Situation aussetzte, verkürzte ihren Heilungsprozess enorm.

Die direkteste und wirksamste Methode, mit Angst umzugehen, ist, sich ihr zu stellen. Doch wenn Sie unter Agoraphobie leiden, kann der Gedanke, sich Ängsten auszusetzen, unter denen Sie jahrelang gelitten haben, zunächst einmal unerträglich sein. Cindy lernte, dass dieser Konfrontationsprozess durchaus zu meistern ist, wenn man ihn in ausreichend kleine Schritte zerlegt, denen man sich zuerst in der Vorstellung widmet.

Neben der Auseinandersetzung mit ihren phobischen Reaktionen hatte Cindy Nachholbedarf, was die Selbstbehauptung anging (siehe Kapitel 13). Als ihre Panikattacken anfangs auftraten, war Cindy nicht in der Lage, ihrem Chef Grenzen zu setzen, der übermäßig hohe Anforderungen an sie stellte. Cindys Freunde wussten, dass sie auch zu ihrem Freund selten nein sagte, weil sie Angst hatte, er würde sie sonst verlassen. Cindys eigener Vater verließ die Familie, als sie acht Jahre alt war. Darüber hinaus hatte sie eine sehr fordernde Mutter, die der Tochter gegenüber überkritisch eingestellt war. Cindy war also nie sicher, ob sie wirklich geliebt wurde, und litt unter einer tief sitzenden Verlassensangst. Als Kind fürchtete sie, dass die keineswegs bedingungslose Liebe ihrer Mutter ihr ganz verloren ginge, wenn sie für ihre Wünsche und Bedürfnisse einträte. Dieses Abhängigkeitsmuster, das aus der Angst vor dem Verlassenwerden entstand, setzte sich in der Beziehung zu ihrem Freund fort. Das wiederum trug auf subtile Weise zu ihrer Agoraphobie bei. Unbewusst dachte sie, dass ihr Freund sie nicht verlassen würde, wenn sie von ihm abhängig wäre.

Während ihres Heilungsprozesses kam bei Cindy der intensive Wunsch auf, ihr »Lebensdrehbuch« zu überarbeiten. Die Tatsache, dass sie immer versuchte, es allen recht zu machen, störte sie zunehmend. Allmählich wurde ihr bewusst, dass es für sie darum ging, ein stärkeres Selbstwertgefühl zu entwickeln und um ihre Rechte zu kämpfen. Sie lernte also, dass sie sich durchsetzen konnte, dass sie um etwas bitten oder zu unangenehmen Ansprüchen an sie nein sagen konnte, ohne die Liebe ihres Freundes und anderer Menschen zu verlieren. Erstaunt stellte sie fest, dass alle – auch ihr Freund – sie mehr respektierten, wenn sie für ihre Bedürfnisse eintrat.

Die Unabhängigkeit, die Cindy sich zurückeroberte, indem sie lernte, ihre Angst zu überwinden, ging Hand in Hand mit ihrer neu entdeckten Unabhängigkeit in Beziehungen. Damit verlor die Agoraphobie ihren »Sinn«, denn die Patientin brauchte die daraus resultierende Abhängigkeit nicht mehr.

Die Verlassensangst, die sie in ihrer Kindheit erlernt hatte, machte es für Cindy schwierig, ein gesundes Selbstwertgefühl zu entwickeln und aufrechtzuerhalten (siehe Kapitel 14). Sie fand heraus, dass es gegen die fehlende elterliche Liebe in ihrer Kindheit nur ein Mittel gab: Sie musste sich selbst Mutter und Vater sein und sich dementsprechend gut behandeln. Dazu gehörte beispielsweise, dass sie ein besseres Körperbild von sich selbst herstellte, dass sie ihren »inneren Kritiker« (unseren selbstkritischen inneren Monolog) mit positiven Affirmationen im Hinblick auf ihr Selbstwertgefühl zum Schweigen brachte. Sehr hilfreich war dabei die enge Beziehung, die sie schon bald zu ihrem »inneren Kind« aufbaute. (Das innere Kind ist jener Anteil unseres Selbst, der verspielt und spontan ist, jedoch auch alte Wunden aus der Kindheit mit sich herumträgt.) Cindy lernte, die Gefühle der Unsicherheit und Angst, die manchmal bei ihr aufkamen, als Botschaften ihres inneren Kindes zu verstehen, das Aufmerksamkeit brauchte. Als sie schließlich seine Wünsche verstand und erfüllte, gewann sie viel Selbstvertrauen und innere Kraft hinzu.

Cindys Programm zur Heilung ihrer Angststörung umfasste also im Wesentlichen dieselben Elemente wie das von Susan, doch kamen noch einige Elemente hinzu: die Konfrontation mit jenen Angstsituationen, die bei ihr Vermeidungsverhalten auslösten, Übungen zur Selbstbehauptung und Arbeit am eigenen Selbstwertgefühl. Cindy musste sich mit Gefühlen von Angst und Unsicherheit auseinandersetzen, die in ihrer Kindheit begründet lagen, da diese die Agoraphobie verstärkten.

Also arbeitete Cindy auf sechs verschiedenen Ebenen an ihrer Heilung:

- ***Körper:*** Atemübungen, regelmäßige Tiefenentspannung, kontinuierliche sportliche Betätigung, ernährungsmäßige Verbesserungen, vor allem in der Versorgung mit Vitaminen und Mineralstoffen.
- ***Verhalten:*** Techniken zum Abfangen von Panikattacken noch bevor sie sich aufschaukelten; Desensibilisierung ihrer spezifischen Phobien auf dem Wege der Vorstellung und in der Realität (indirekt und direkt).
- ***Emotionen:*** Gefühle erkennen und ausdrücken.
- ***Mental:*** negative Selbstaussagen, die zu Panikattacken beitrugen, sowie die Angst vor Panikanfällen korrigieren; falsche Vorstellungen und Glaubenssätze durch positive Denkmuster ersetzen.
- ***Beziehungen:*** mehr Selbstbehauptung im Umgang mit anderen Menschen.
- ***Selbstwertgefühl:*** mehr Selbstwertgefühl durch Arbeit am eigenen Körperbild, Begegnung mit dem eigenen Kritiker und Aufbau einer Beziehung zum inneren Kind.

Cindy brauchte fast zwölf Monate, um all diese Maßnahmen zufriedenstellend durchzuführen. Am Ende dieses Jahres war ihre Agoraphobie zusammen mit den Panikattacken nahezu verschwunden. Sie beschloss, sich beruflich weiterzubilden, und begann eine Fortbildung zur Krankenschwester, während sie gleichzeitig ihren Beruf als Arzthelferin weiter ausübte.

STEVE: SOZIALE PHOBIE

Sie erinnern sich vielleicht an den Fall von Steve aus Kapitel 1. Steve hatte Probleme mit den Besprechungen in seinem Büro. Sobald er mit einer Gruppe konfrontiert war, verstummte er vor Angst, seine Kollegen könnten seine Beiträge etwa nicht gut finden. Seine schlimmste Angst war, dass jemand ihn bitten könnte, eine Präsentation zu halten. Als dies von ihm verlangt wurde, war Steves Panik so groß, dass er schon glaubte, seine Arbeitsstelle wechseln zu müssen.

Steves Problematik illustriert recht gut, was eine soziale Phobie ist. Er hatte Angst, sich zu blamieren, wenn er vor mehreren Menschen das Wort ergreifen sollte. Daher baute das Programm zu seiner Heilung weitgehend auf gedanklichen und reellen Konfrontationsübungen auf.

Wie Susan und Cindy brauchte aber auch Steve ein ganzheitliches, strukturiertes Programm. Da er den Großteil seiner Zeit unter Angst litt, wurden dieselben Techniken angewandt, die Susan und Cindy zur Reduzierung der körperlichen Symptome ihrer Angststörung nutzten. So lernte er zunächst Atemtechniken, um der Angst begegnen zu können, sobald sie auftrat. Diese halfen ihm, die Spannung zu mindern, die sich einstellte, wenn man ihn bat, an einem Meeting teilzunehmen. Zweimal täglich machte er Tiefenentspannung. In Steves Fall allerdings funktionierte die angebotene Meditationstechnik besser als die progressive Muskelentspannung, wenn es darum ging, seinen überaktiven Geist zu beruhigen (siehe Kapitel 18). Darüber hinaus joggte er viermal pro Woche und stellte fest, dass dies seinen allgemeinen Spannungszustand und damit seine Angstbereitschaft deutlich verminderte (siehe Kapitel 5). Nachdem er seinen Konsum an raffiniertem Zucker reduziert hatte, merkte er, dass seine Stimmungsschwankungen nachließen. Er verfiel auch nicht mehr so leicht in depressive Verstimmungen (siehe Kapitel 15). Als sich auf diese Weise sein Gesundheitszustand im Allgemeinen verbessert hatte, spürte er die Kraft, sich seiner sozialen Phobie zu stellen.

Das Konfrontationsprogramm wurde zunächst nur gedanklich geübt. Wie Cindy zerlegte auch Steve sein Problem mit den Meetings in eine Reihe von kleineren Schritten:

1. Fünfzehn Minuten lang in einer Kleingruppe (weniger als fünf Menschen) sitzen.
2. Fünfundvierzig Minuten lang in einer Kleingruppe sitzen.

3. Fünfzehn Minuten lang in einer größeren Gruppe sitzen.
4. Fünfundvierzig Minuten lang in einer größeren Gruppe sitzen.
5. Schritt 1 bis 4 wiederholen, jedoch mindestens einen Beitrag zur Gruppendiskussion leisten.
6. Schritt 1 bis 4 wiederholen, jedoch mindestens zwei Beiträge zur Gruppendiskussion leisten.
7. Eine einminütige Präsentation vor einer Kleingruppe halten.
8. Eine dreiminütige Präsentation vor einer Kleingruppe halten.
9. Eine fünf- bis zehnminütige Präsentation vor einer Kleingruppe halten.
10. Schritt 7 bis 9 vor einer größeren Gruppe wiederholen.

Nachdem das Programm erstellt war, durchlebte Steve jeden Einzelschritt zunächst einmal so lange in seiner Vorstellung, bis er keine Angst mehr empfand bei dem Gedanken, dies im realen Berufsalltag zu tun. Erst dann ging er zum nächsten Schritt über. Wenn an irgendeinem Punkt starke Angst aufkam (sodass er das Gefühl hatte, er könnte die Kontrolle verlieren), »schaltete« er die entsprechende Szene einfach ab und zog sich im Geiste an einen ruhigen, entspannenden Ort zurück. Steve fand es hilfreich, eine Kassette zu besprechen, die ihn durch alle zehn Schritte seines Programms führte, wenn er die Imaginationsübungen machte.

Nachdem er sich erfolgreich der indirekten Konfrontation gewidmet hatte, wagte Steve sich daran, seine Angst vor Gruppen auch im realen Leben anzugehen (siehe Kapitel 7). Zunächst einmal besprach er das Problem mit seinem Vorgesetzten. Er erklärte diesem, dass er unter einer sozialen Phobie leide, im Moment aber ein Programm zu ihrer Überwindung durchführe. Sein Chef war bereit, dies mitzutragen; und so konnte Steve zunächst einmal nur an kleinen, kurzen Besprechungen teilnehmen. Außerdem erhielt er die Erlaubnis, sich kurz zurückzuziehen, wenn sein Angstniveau zu stark wurde.

Nachdem Steve die kürzeren Besprechungen gemeistert hatte, wagte er sich allmählich in längere hinein, die teilweise auch in größeren Gruppen stattfanden. Dass er im Notfall gehen konnte, erleichterte ihm die direkte Konfrontation enorm. Sobald er in der Lage war, vor größeren Gruppen zu sprechen, begann er, an seiner Angst vor Präsentationen zu arbeiten. Zum Einstieg allerdings entschied er sich für einen Kurs am örtlichen Junior College, da ihm die Anforderungen in einer Gruppe, in der alle Teilnehmer noch in der Lernphase sind, geringer erschienen als im Büro. Nachdem er diesen Kurs abgeschlossen hatte, erklärte er sich bereit, einen kurzen Vortrag vor einer kleinen Gruppe Kollegen zu halten, die er gut kannte. Dann arbeitete er sich allmählich zu größeren Gruppen und längeren Präsentationen vor, bis er schließlich zum ersten Mal vor einem Publikum vollkommen fremder Menschen sprach.

Verstehen Sie mich recht: Steve hatte immer noch Angst, wenn er aufstand, um vor anderen zu sprechen, doch mittlerweile konnte er mit der Angst um-

gehen. Er benutzte dazu Atemtechniken und positive Affirmationen wie »Ich gehe durch die Angst hindurch und fühle mich wohl«, »Sobald ich angefangen habe, geht es mir gut« und »Was ich zu sagen habe, ist wichtig; alle sind daran interessiert«. Schließlich aber gelangte er an einen Punkt, an dem er sich vor Präsentationen nicht mehr fürchtete und sie sogar als Gelegenheit wahrnahm, seine Ideen und sein Wissen mit anderen zu teilen. Neben der Konfrontation arbeitete Steve – wie Cindy – auch an seiner Fähigkeit zur Selbstbehauptung und an seinem Selbstwertgefühl (siehe Kapitel 13 und 14). In seiner Familie war er der jüngste von drei Brüdern gewesen. Seine älteren Geschwister hatten ihn ständig herumkommandiert, sodass er bald lernte, seine eigenen Gefühle und Vorstellungen zu unterdrücken. Sein ganzes Leben lang hatte Steve Angst davor gehabt, er selbst zu sein und für sich einzutreten. Diese Angst gehörte zu den wichtigsten auslösenden Faktoren für seine soziale Phobie. Durch das Selbstbehauptungstraining lernte er, seine Gefühle und Wünsche direkt auszudrücken. Dabei stellte er überrascht fest, dass andere gewöhnlich zu schätzen wussten, was er zu sagen hatte.

Als »Nesthäkchen« war Steve allerdings auch übermäßig bemuttert worden. Dies verstärkte noch seine Neigung, sich nicht als eigenständige Person zu zeigen und die volle Verantwortung für sich zu übernehmen. Erst die Übungen zum Thema »Selbstwertgefühl« zeigten ihm, dass er genauso wichtig und wertvoll war wie jeder andere Mensch. Indem er seine soziale Phobie langsam zu überwinden begann, trug er dazu sicherlich bei. Doch das war noch nicht alles. Wie Cindy baute auch Steve eine enge Beziehung zu seinem »inneren Kind« auf. Er gewöhnte sich an, den Reaktionen des kleinen Jungen in sich die nötige Wertschätzung zuteilwerden zu lassen. Auf diese Weise überwand er die Gefühle der Unzulänglichkeit und Scham, welche die Wurzel seiner sozialen Phobie waren.

Steves Programm zur Überwindung seiner sozialen Phobie umfasste größtenteils dieselben Komponenten wie Cindys Maßnahmen zur Beherrschung der Agoraphobie. Der einzig nennenswerte Unterschied war, dass Steve keine Panikattacken hatte, da seine Angst sich auf die Furcht vor Blamage und Demütigung konzentrierte und nicht auf den Kontrollverlust während eines Panikanfalls.

Folgende Strategien trugen zu Steves Heilung bei, wobei die Konfrontation im realen Leben wohl die wichtigste Komponente war:

- ***Körper:*** Atemübungen, kontinuierliche Tiefenentspannung, regelmäßige sportliche Betätigung, Verbesserungen der Ernährung (vor allem Reduzierung des Zuckerkonsums und der damit verbundenen hypoglykämischen Stimmungsschwankungen).
- ***Verhalten:*** indirekte Konfrontation; direkte Konfrontation, wobei vor der Präsentation im Berufsleben ein Kurs am Junior College stand.
- ***Emotionen:*** Gefühle erkennen und ausdrücken.

- ***Mental:*** negative Selbstaussagen durch positive, falsche Vorstellungen durch positive Denkmuster ersetzen.
- ***Beziehungen:*** mehr Selbstbehauptung im Umgang mit anderen Menschen.
- ***Selbstwertgefühl:*** mehr Selbstwertgefühl durch den Aufbau einer Beziehung zum inneren Kind.

MIKE: ZWANGSSTÖRUNG

Mike, Sie erinnern sich sicher, war ein erfolgreicher Geschäftsmann, der während des Autofahrens regelmäßig unter der zwanghaften Vorstellung litt, er habe möglicherweise einen Menschen oder ein Tier überfahren. Diese Angst war so groß, dass er den Weg, den er soeben zurückgelegt hatte, zurückfuhr, um sich zu versichern, dass nichts und niemand am Straßenrand lag. Als er sich zu einer Behandlung entschloss, war der Zwang dermaßen stark, dass er die Straße drei- bis viermal kontrollieren musste, bevor er endlich weiterzufahren wagte. Da dieses Verhalten ihn beschämte, er sich aber andererseits dem Kontrollzwang hilflos ausgeliefert fühlte, entwickelte er auch eine beträchtliche depressive Verstimmung – was bei Menschen mit Zwangsstörungen relativ häufig vorkommt. Mike hatte einen sogenannten »Kontrollzwang«, doch das Programm, für das er sich entschied, hätte ihm auch geholfen, wenn er unter einer anderen Form der Zwangsstörung gelitten hätte, zum Beispiel Wasch- oder Zählzwang.

Mikes Weg zur Heilung war dem von Susan, Cindy und Steve in vielerlei Hinsicht ähnlich. Sein Therapeut riet ihm zu Atemübungen, progressiver Muskelentspannung und Sport, all das möglichst täglich, um die körperliche Komponente der Zwangsstörung zu entschärfen. Überdies reduzierte Mike seinen Zucker- und Koffeinkonsum und begann, hohe Dosen eines Vitamin-B-Komplexes sowie Vitamin-C-Tabletten zum Frühstück und Abendessen einzunehmen. Allein diese Maßnahmen verbesserten sein Wohlbefinden so sehr, dass er an manchen Tagen keinen Kontrollzwang verspürte. An anderen hingegen zeigte sich das Problem deutlich. Deshalb begann Mike, an seinem »inneren Monolog« während der Fahrt zu arbeiten. Statt sich unausgesetzt zu fragen: »Habe ich jetzt jemanden angefahren?«, lernte er, diese Frage gleich selbst zu beantworten: »Wenn ich jemanden angefahren hätte, dann hätte ich dies sicher gesehen oder gespürt. Da ich weder etwas gesehen noch gespürt habe, ist alles in Ordnung.« Diese beruhigende Erklärung half ihm, die Kontrollfahrten von drei bis vier auf eine bis zwei zu vermindern. Doch auch damit war seine Zwangsstörung noch nicht behoben.

Eine weitere Maßnahme, die Mike auf dem Weg zur Heilung einen entscheidenden Schritt weiterbrachte, war, dass er endlich lernte, seine aggressiven Gefühle zu erkennen und auszudrücken. Er spürte seinen Zorn auf die Zwangsstörung. Manchmal brüllte er im Auto laut: »Nein!« Auf diese Weise reduzierte sich seine Angst, jemanden angefahren zu haben, so sehr, dass er des Öfteren nicht umkehren und kontrollieren musste. So erlebte er, wie sich seine Frustration anfühlte, was wiederum dazu führte, dass er sein Wissen auch auf andere Lebensbereiche übertragen konnte. Der allgemeine Stresspegel in seinem Dasein sank erheblich. Aber auch damit war's noch nicht getan. Durch die Lektüre verschiedener Bücher zu seinem Problem erfuhr Mike, dass die Zwangsstörung am besten auf eine Kombination zweier Methoden anspricht:

- *Verhaltenstherapie* mit dem Ziel der Konfrontation und Reaktionsprävention sowie
- *Medikation*, in diesem Fall die Einnahme von Antidepressiva wie Clomipramin und Fluoxetin.

Unter der Leitung seines Therapeuten übte Mike sich in gezielter Konfrontation und in Reaktionsprävention. Zunächst einmal bestand das Lernziel darin, die Zahl seiner Kontrollfahrten auf eine zu reduzieren. Er hatte es ohnehin im Verlauf der Therapie schon geschafft, statt vier- bis fünfmal nur zwei- bis dreimal zu fahren. Innerhalb eines Monats war er so geübt, dass eine einzige Kontrollfahrt ihm genügte. An diesem Punkt begann der Therapeut, im Auto mitzufahren. Er übte mit Mike ein neues Verhalten ein: Jedes Mal, wenn dieser den Zwang verspürte, fuhr er an den Straßenrand und hielt an. Dort wartete er einige Minuten lang, bis sich die Angst legte, die er bei dem Gedanken empfand, nicht umzukehren und nachzusehen. Dann fuhr er weiter. Das nennt man »Reaktionsprävention«. Nach zwei Wochen Übung mit seinem Therapeuten war Mike schließlich in der Lage, dies ganz allein zu tun. Die Tatsache, dass er nun nicht mehr Stunden aufzuwenden brauchte, um die zurückgelegte Strecke mehrere Male zu kontrollieren, war für Mike ungeheuer befreiend.

Ein Problem allerdings blieb nach diesen therapeutischen Maßnahmen trotzdem bestehen: Sosehr er sich auch bemühte, so konnte er doch den Gedanken, ein Tier oder einen Menschen überfahren zu haben, nicht vollständig aus seinem Kopf verbannen. Selbst wenn die positive Form des inneren Monologs ihm durchaus half, blieb er doch während der Fahrt stets wachsam. Dass er seine Gedanken nicht kontrollieren konnte, war der Hauptgrund für seine depressive Stimmung. Mikes Therapeut überwies seinen Patienten an einen Psychiater, der ihn mit Clomipramin behandelte. Dieses Medikament kann in etwa 60 Prozent der behandelten Fälle Zwangsgedanken völlig abstellen. Innerhalb von nur drei Wochen spürte Mike, dass sein Zwangsdenken verschwunden und seine Depression im Abklingen begriffen war. Allmählich konnte er sich beim Autofahren wieder entspannen, ohne vom Gedanken verfolgt zu werden, er habe eben jemanden überfahren. Sein Arzt sagte Mike, dass er das Medikament etwa ein Jahr würde einnehmen müssen. Danach könne er die Dosis allmählich reduzieren. Wenn die Zwangsvorstellungen sich dann nicht mehr einstellten, könne er das Medikament am Ende ganz absetzen.

Obwohl Mikes Zwangsstörung auf die Kombination der hier vorgestellten Maßnahmen gut reagierte, fühlte er sich doch von Zeit zu Zeit deprimiert. In der Therapie stellte sich heraus, dass Mike mit seiner Arbeit und seinem Leben im Allgemeinen nicht besonders zufrieden war. In der letzten Phase seines Heilungsprozesses nahm er zwei wichtige Veränderungen vor, die seinem Leben mehr Sinn gaben. Zunächst einmal wechselte er den Beruf. Er gab seine Position als Manager in einem großen Unternehmen auf, um als Selbstständiger ein kleines Einzelhandelsgeschäft zu eröffnen. Außerdem hatte Mike sich zeit seines Lebens für Musik interessiert, ohne je etwas daraus zu machen. Daher fing er nun an, Klavierstunden zu nehmen. Nach einem Jahr kaufte er sich einen Synthesizer und begann, eigene Klavierstücke zu schreiben. Diese kreative Tätigkeit verlieh Mikes Leben eine ganz neue Dimension, sodass er sein vorher unerfülltes Potenzial nun nutzen konnte. Erst danach klang auch seine Depression vollkommen ab.

Die wichtigste Komponente in der Heilung von Mikes Zwangsstörung war die Kombination aus Reaktionsprävention und medikamentöser Behandlung. Seine Depression besserte sich erst, als er die Zwangsstörung überwunden und sein Leben um ein neues kreatives Element bereichert hatte, das ihm eine ganz neue Sinnebene erschloss.

Mikes Heilungsprogramm lässt sich so zusammenfassen:

- ***Körper:*** Atemübungen, regelmäßige Tiefenentspannung, regelmäßige sportliche Betätigung, Verbesserungen der Ernährung, vor allem in der Versorgung mit Vitaminen und Mineralstoffen.
- ***Verhalten:*** kontrollierte Konfrontation und Reaktionsprävention, um das Kontrollverhalten in den Griff zu bekommen.
- ***Emotional:*** Wut und Frustration erkennen und ausdrücken.
- ***Mental:*** Affirmationen, um die Angst, er habe jemanden überfahren, in den Griff zu bekommen.
- ***Medikamentöse Behandlung:*** Clomipramin für ein Jahr.
- ***Lebenssinn/Spiritualität:*** kreative Fähigkeiten zum Ausdruck bringen (Klavierspiel, eigene Kompositionen).

WIE SIE IHR EIGENES HEILUNGSPROGRAMM ENTWICKELN

Ich hoffe, ich konnte bisher dreierlei vermitteln: erstens die Tatsache, dass uns für ein ganzheitliches Heilungsprogramm eine enorme Bandbreite therapeutischer Möglichkeiten zur Verfügung steht, zweitens einen Überblick über die

WELCHE METHODE BEI WELCHEM PROBLEM?

»Normale Angst«	Posttraumatische Belastungsstörung	Zwangsstörung	Generalisierte Angststörung	Einfache Phobie	Soziale Phobie	Agoraphobie	Panikstörung	
X	X	X	X	X	X	X	X	Entspannung
X	X	X	X	X	X	X	X	Sport
					X	X	X	Umgang mit Panikattacken
				X	X	X	X	Konfrontation
X	X	X	X	X	X	X	X	Innerer Monolog
X	X	X	X	X	X	X	X	Falsche Glaubenssätze
X	X	X	X		X	X	X	Gefühlsausdruck
X	X	X	X		X	X		Selbstbehauptung
X	X	X	X	X	X	X	X	Selbstwertgefühl
X	X	X	X	X	X	X	X	Ernährung
	X	X	X		X	X	X	Medikamente
X	X	X	X		X	X	X	Lebenssinn/Spiritualität

WÖCHENTLICHES TRAININGSPROTOKOLL

Datum: ______________________________

Tiefenatmung praktiziert (6–7)
Tiefenentspannung geübt* (5–7)
Eine halbe Stunde Sport (5–7)
Techniken zum Umgang mit Panikattacken eingesetzt**
Negativen inneren Monolog ersetzt (5–7)
Affirmationen gegen falsche Denkmuster eingesetzt (5–7)
Indirekte Desensibilisierung geübt (3–5)
Direkte Desensibilisierung praktiziert (3–5)
Gefühle erkannt und ausgedrückt**
Mit einem persönlich wichtigen Menschen Selbstbehauptung im Gespräch geübt**
Selbstbehauptung im Gespräch geübt, um nicht manipuliert zu werden**
Selbstwertgefühl: Arbeit am Körperbild**
Selbstwertgefühl: Ziele durchsetzen**
Selbstwertgefühl: den inneren Kritiker abstellen**
Selbstwertgefühl: inneres Kind pflegen**
Ernährung: Koffein/Zucker/Stimulanzien weglassen (7)
Ernährung: nur vollwertige, unbehandelte Lebensmittel essen (5–7)
Ernährung: Nahrungsergänzungsmittel zur Stressreduktion (5–7)
Medikamente: Medikamente wie vom Arzt verschrieben eingenommen (7)
Lebenssinn: entdecken und in die Tat umsetzen**
Spiritualität: den Glauben zur Angstreduktion genutzt**

* Progressive Muskelentspannung, Visualisierung, Meditation

** Die Häufigkeit der Übung hängt hier davon ab, woran im Moment gearbeitet wird

Ziele für diese Woche: 1. ____

2. ____

3. ____

	Montag	Dienstag	Mittwoch	Donnerstag	Freitag	Samstag	Sonntag

Geschätzte Besserung (in Prozent): __________

verschiedenen Strategien, die dabei eingesetzt werden, und drittens eine Vorstellung davon, wie diese Strategien im Einzelfall eingesetzt werden.

Nun können Sie anfangen, Ihr eigenes Programm zur Heilung aufzustellen. Dabei sollen Ihnen zwei Tabellen helfen. Die erste (»Welche Methode bei welchem Problem?«) nennt Ihnen besonders erfolgreiche Strategien für spezielle Probleme. Diese Übersicht zeigt Ihnen, welche Kapitel dieses Buches bei welcher Art der Störung besonders wichtig sind. Kapitel, die für jeden Menschen mit dieser Störung von Bedeutung sind, wurden mit einem großen X markiert, solche, die sich *meistens* als bedeutsam erweisen, mit einem kleinen x. Welche Methoden Sie in Ihr Programm aufnehmen, hängt natürlich in erster Linie von der Natur Ihrer Probleme ab. Nachdem Sie mittlerweile die ersten drei Kapitel dieses Arbeitsbuchs gelesen haben, wissen Sie vermutlich, was für Sie nun zu tun ist.

Die zweite Tabelle (»Wöchentliches Trainingsprotokoll«) erlaubt Ihnen, Ihr persönliches Übungsprogramm im Detail festzulegen. Sie finden darin sämtliche Strategien und Fähigkeiten, die in diesem Buch präsentiert werden. Dahinter steht jeweils, wie häufig Sie diese pro Woche üben sollten. Auf diese Weise können Sie auch kontrollieren, wie Ihre Übungswoche konkret verlief.

Da dies ein wöchentlicher Bericht ist, empfehle ich Ihnen, sich von dieser Seite zweiundfünfzig Kopien zu machen, damit Sie mindestens ein Jahr lang damit arbeiten können. (Natürlich kann Ihr Heilungsprozess auch weniger Zeit in Anspruch nehmen.)

Ganz oben halten Sie fest, in welcher Woche Sie sich befinden und was Sie sich für diese Woche vorgenommen haben. Am unteren Rand können Sie durch Vergabe einer Zahl zwischen 0 und 100 Prozent einschätzen, wie weit Sie glauben, sich diese Woche erholt zu haben. (Achtung: Sie sollten sich schon jetzt darauf einstellen, dass Ihr gesamter Heilungsprozess Fortschritte und Rückschritte gleichermaßen umfassen wird.) Natürlich können Sie nicht alle Strategien, die hier empfohlen werden, jede Woche üben. Wenn Sie das Buch durcharbeiten, werden Sie vermutlich Ihr Hauptaugenmerk immer auf das Kapitel richten, das Sie gerade lesen. Auf vier Elemente jedoch sollten Sie ein Jahr lang durchgehend achten, ganz gleich, an welcher Art von Angststörung Sie arbeiten:

1. Üben Sie fünf- bis siebenmal pro Woche Tiefenentspannung (progressive Muskelentspannung, Visualisierung oder Meditation).
2. Treiben Sie fünf- bis siebenmal pro Woche eine halbe Stunde Sport, die Sie ordentlich ins Schwitzen bringt.
3. Achten Sie auf eine ausgewogene Ernährung.
4. Üben Sie sich täglich darin, den negativen Monolog in Ihrem Kopf durch positive Selbstaussagen und die dysfunktionalen Glaubenssätze durch positive Affirmationen zu ersetzen.

Wenn Sie unter Phobien leiden, sollten Sie wenigstens drei- bis fünfmal pro Woche die folgenden Techniken einüben, bis Sie frei von allen Phobien sind:

5. indirekte Konfrontation,
6. direkte Konfrontation.

Wie viel Zeit Sie über dieses Grundprogramm hinaus für Ihren Heilungsprozess aufwenden, ist allein Ihre Sache.

Ob Sie sich nur teilweise oder ganz erholen, liegt im Wesentlichen daran, ob Sie die für sich als sinnvoll erkannten Strategien *regelmäßig über einen längeren Zeitraum* üben. Das »Wöchentliche Trainingsprotokoll« hilft dabei, dass Sie – auch über einen längeren Zeitraum – »dabeibleiben« können.

WAS ZUR VOLLSTÄNDIGEN HEILUNG UNBEDINGT NÖTIG IST

Mittlerweile wissen Sie vermutlich, welche Methoden Ihnen helfen werden. Mit dem »Wöchentlichen Trainingsprotokoll« können Sie festhalten, woran genau Sie in jeder einzelnen Woche arbeiten wollen. Doch wahrscheinlich ist Ihnen auch bewusst geworden, dass Heilung keine Frage von Strategien ist. Inwieweit Sie in der Lage sind, die hier vorgestellten Methoden anzuwenden, hängt von Ihrer inneren Einstellung, Ihrem Engagement und Ihrer Motivation ab. Letztlich also von der Frage, ob Sie wirklich etwas *tun wollen*, um Ihr Problem zu lösen. Ganz wesentlich sind dabei die im Folgenden beschriebenen fünf Schritte.

1. VERANTWORTUNG ÜBERNEHMEN – HILFE AKZEPTIEREN

Fühlen Sie sich für Ihr Problem verantwortlich? Oder glauben Sie, dass Ihre Gene, Ihre Eltern bzw. Ihre »nervtötende« Umgebung eigentlich die Schuld daran trägt? Doch selbst wenn Sie der festen Überzeugung sind, nicht allein für die Entstehung Ihrer Störung verantwortlich zu sein, so sind doch Sie es, der daran festhält oder etwas dagegen unternimmt. Vielleicht fällt es Ihnen ja schwer, den Gedanken zu akzeptieren, dass die Entscheidung, ob Ihre Störung anhält oder überwunden wird, bei Ihnen liegt? Und doch ist die Übernahme der vollen Verantwortung dafür der wichtigste Schritt, den Sie jetzt tun können. Wenn Sie es sind, der die Störung am Leben erhält, dann haben Sie auch die Macht, sie abzustellen und hinter sich zu lassen.

Verantwortung zu übernehmen heißt, dass Sie die Schuld für Ihre Schwierigkeiten nicht anderen Menschen in die Schuhe schieben. Doch es bedeutet auch, dass

Sie sich *selbst* keine Schuld geben. Welchen Sinn sollte es haben, sich Vorwürfe zu machen, weil Sie unter Panikattacken, Phobien oder Zwängen leiden? Ist es denn Ihr Fehler, dass sich dieses Problem bei Ihnen entwickelt hat? Stimmt es nicht vielmehr, dass Sie mit den Ihnen bis jetzt zur Verfügung stehenden Ressourcen Ihr Bestes getan haben? Es liegt zwar in Ihrer Hand, Ihren Zustand zum Besseren zu wenden, doch tatsächlich gibt es keinen vernünftigen Grund, sich Vorwürfe zu machen, weil Sie diese Probleme haben. Dass Sie die Verantwortung für sich selbst übernehmen, heißt jedoch ebenso wenig, dass Sie alles allein machen müssen. Tatsächlich ist genau das Gegenteil der Fall: Sie sind vermutlich eher bereit, das Risiko der Veränderung einzugehen, wenn Sie sich ausreichend unterstützt fühlen. Während Sie sich also daranmachen, mit diesem Selbsthilfeprogramm Ihr Leben zu verändern, dürfen Sie eins nicht außer Acht lassen: Knüpfen Sie sich ein Netz, das Sie auffängt, ob es sich nun um Ihren Partner handelt, um ein, zwei gute Freunde oder eine Selbsthilfegruppe für Menschen mit Angststörungen.

2. MOTIVATION – WIE SIE DEN SEKUNDÄREN KRANKHEITSGEWINN ÜBERLISTEN

Sobald Sie die Verantwortung für sich selbst übernommen haben, ist es die Motivation, die darüber bestimmt, ob Sie tatsächlich geheilt werden. Sind Sie wirklich offen für Veränderung? So offen, dass Sie neue Denk- und Verhaltensmuster in Ihren Alltag einbauen? So offen, dass Sie Ihr Leben grundlegend verändern wollen? Der Psychologe David Bakan machte einst die kluge Bemerkung, dass Leiden der Motor des Wachstums sei. Wenn Ihre Störung Ihr Leben negativ beeinflusst, ist die Wahrscheinlichkeit hoch, dass Sie etwas dagegen unternehmen wollen. Auch ein ausgeprägtes Selbstwertgefühl ist eine gute Motivation. Wenn Sie in dem Bewusstsein leben, ein erfülltes und produktives Dasein zu verdienen, dann werden Sie wohl kaum zulassen, dass Panik, Phobien oder andere Angstsymptome Sie behindern. Sie wollen doch mehr vom Leben als das!

Damit aber stehen wir vor der Frage, was eine starke Motivation ausmacht. Jeder Mensch, jede Situation, jeder Faktor, der Sie für Ihre Störung in irgendeiner Form *belohnt*, untergräbt Ihre Motivation, das Problem zu überwinden. Nehmen wir einmal an, Sie hätten sich vorgenommen, nicht mehr weiter ans Haus gefesselt zu leben. Wenn Sie jedoch bewusst oder unbewusst Widerstände haben, sich mit der Außenwelt auseinanderzusetzen, einen Job anzunehmen oder Ihren Lebensunterhalt selbst zu verdienen, dann werden Sie weiterhin Ihr Haus nicht verlassen können. Bewusst möchten Sie Ihre Agoraphobie vielleicht überwinden, doch Ihre Motivation reicht nicht aus, um auf den »sekundären Krankheitsgewinn« zu verzichten. Damit bezeichnet man alles, was Ihnen die Krankheit einbringt, in diesem Fall, dass Sie die oben genannten Maßnahmen nicht ergreifen müssen.

Der Begriff »sekundärer Krankheitsgewinn« stammt von Sigmund Freud. Wenn chronische Krankheiten, ob es sich nun um Angststörungen, Depressionen oder Suchtprobleme handelt, nicht geheilt werden können, weil der Widerstand gegen die Heilung zu stark ist, können wir in den meisten Fällen davon ausgehen, dass der sekundäre Krankheitsgewinn für die Betroffenen zu groß ist. Wenn Sie also bei sich Probleme feststellen, eine ausreichend starke Motivation zu entwickeln oder aufrechtzuerhalten, fragen Sie sich: »Was habe ich davon, wenn sich mein Zustand nicht bessert?« In der Folge finden Sie einige der häufiger auftretenden Formen des sekundären Krankheitsgewinns:

- Sie haben möglicherweise das tief sitzende Gefühl, *Sie »verdienten es nicht«*, gesund zu werden, ein normales Leben zu führen und glücklich zu sein, und all dies ist begleitet von Gefühlen der Unzulänglichkeit. Wenn es zu dieser Form der Selbstbestrafung kommt, dann straft man sich meist, um jemand anderen zu treffen, mitunter jedoch auch, weil man sich wegen seines Zustands schuldig fühlt. Wollen Sie die Neigung, sich schuldig zu fühlen und sich selbst Steine in den Weg zu legen, loswerden, müssen Sie an Ihrem Selbstwertgefühl arbeiten (siehe Kapitel 14).
- Vielleicht glauben Sie auch fest daran, *die Veränderung sei »zu viel Arbeit«*. Wahrscheinlich fühlen Sie sich ohnehin gestresst genug und haben den Eindruck, es würde Sie alles überfordern. Nun sollen Sie auch noch mehr Verantwortung übernehmen und an Ihrer Heilung arbeiten. Unbewusst scheint Ihnen dies vielleicht eine zu große Anstrengung zu erfordern, was ein Gefühl der Entmutigung nach sich zieht sowie die Vorstellung, diese Störung nie mehr loszuwerden. Hier besteht die Lösung des Problems einfach darin, dass Sie die negative Vorstellung von »zu viel Arbeit« durch positivere Einschätzungen ersetzen. Zum Beispiel: »Ich muss ja nicht morgen ganz gesund sein. Ich kann in kleinen Schritten Besserung anstreben, ganz in meinem eigenen Rhythmus.« Oder: »Man kann jedes Ziel erreichen, sofern man es in ausreichend kleine Schritte unterteilt« (in Anlehnung an das 12-Schritte-Programm).
- Wenn Sie an Agoraphobie leiden und das Haus nicht mehr verlassen können, dann liegt Ihr sekundärer Krankheitsgewinn möglicherweise in der *vermehrten Zuwendung*, die Sie von Ihrem Partner erhalten. Dazu gehören beispielsweise mehr Aufmerksamkeit, das Gefühl, umsorgt zu werden, sowie eine gewisse finanzielle Unterstützung. Im Allgemeinen muss man in diesem Zustand die üblichen Verantwortlichkeiten des Erwachsenenlebens nicht mehr auf sich nehmen.
- Natürlich kann auch das Gegenteil der eben beschriebenen Situation eintreten. Möglicherweise hat Ihr Partner einen sekundären Krankheitsgewinn, weil Sie nun von ihm abhängig sind. Sie bieten dem Partner nun plötzlich die Möglichkeit, sich um Sie zu kümmern, Sie zu kontrollieren und die Verant-

wortung für Ihr Leben zu übernehmen (dies nennt man »Co-Abhängigkeit«, siehe Kapitel 14). Der sekundäre Krankheitsgewinn kann auch darin bestehen, dass der Partner die Sicherheit hat, Sie würden ihn oder sie nie verlassen. Vielleicht fürchtet er ja, dass Sie die Beziehung lösen, sobald Sie wieder gesund sind. In diesem Fall sollten Sie sich vergegenwärtigen, dass es keineswegs der sekundäre Krankheitsgewinn für Ihren Partner ist, der Sie am Gesundwerden hindert, denn damit dies geschehen kann, müssen Sie das Spiel unbewusst ja mitmachen.

Diese Liste möglicher sekundärer Krankheitsgewinne könnte noch fortgeführt werden. Die genannten Punkte mögen auf Ihren Fall zutreffen oder auch nicht. Wenn Sie jedoch an irgendeinem Punkt Ihres Heilungsprozesses das Gefühl haben, Ihre Motivation gerate ins Wanken, dann sollten Sie sich fragen: »Was habe ich davon, der Veränderung aus dem Weg zu gehen?«

3. VERSPRECHEN SIE SICH SELBST, DASS SIE DURCHHALTEN

Die anfängliche Motivation, die sich beim Entschluss einstellt, Ihr Problem anzupacken, genügt normalerweise, um den Prozess zu beginnen. Der eigentliche Knackpunkt aber ist, das Programm auch durchzuhalten. Sind Sie bereit, die von Ihnen bestimmten Methoden und Fähigkeiten *dauerhaft* einzuüben, also über Monate, manchmal Jahre hinweg, bis Sie tatsächlich vollkommen geheilt sind?

Meiner Erfahrung nach ist es schwierig, eine starke Motivation über solche Zeitspannen hinweg aufrechtzuerhalten, wenn man nicht eine tiefe *Verpflichtung* sich selbst gegenüber eingeht, nämlich die, das Heilungsprogramm beizubehalten, bis man mit den Ergebnissen zufrieden ist. Praktisch gesehen heißt das, Sport zu treiben, Konfrontation zu üben oder am eigenen Selbstwertgefühl zu arbeiten, auch wenn einem gerade nicht danach ist. Es bedeutet, dass Sie sich wieder aufrappeln, selbst wenn Sie gerade einen Rückfall erlitten haben, und sich fragen, ob es Ihnen wohl *je wieder* besser gehen wird. Ihre Motivation mag manchmal stärker oder schwächer sein, ob Sie jedoch nur teilweise oder vollständig geheilt werden, hängt davon ab, ob Sie die Verpflichtung, dieses Programm durchzuführen, nun ernst nehmen oder nicht.

4. MUT ZUM RISIKO

Wenn Sie kein Risiko eingehen, ist kein Wachstum möglich, gleichgültig, in welchem Lebensbereich. Heilung bedeutet, dass Sie sich auf neue Wege des Denkens, Fühlens und Handelns einlassen, die Ihnen zu Anfang wenig vertraut erscheinen mögen. Darüber hinaus erfordert jeder Heilungsprozess, dass Sie den sekundären Krankheitsgewinn Ihrer Krankheit aufgeben, wie dies unter Abschnitt 2 beschrieben wurde. Wenn Sie unter Phobien leiden, ist der einzige Weg zur Wiederherstellung die Konfrontation damit – stufenweise und beginnend mit der indirekten Konfrontation. Wenn Sie mit Panikattacken zu kämpfen haben, müssen Sie vielleicht lernen, die Kontrolle zumindest zeitweilig abzugeben und Ihre unangenehmen Körpergefühle zuzulassen, statt dagegen anzukämpfen. Leiden Sie unter Zwangsstörungen, dann müssen Sie wohl das Risiko eingehen, die Angst auszuhalten, die entsteht, wenn Sie dem Zwang nicht nachgeben. Oder Sie müssen das Risiko eingehen, ein verschriebenes Medikament einzunehmen.

Jeder Heilungsprozess gründet auf Ihrer Bereitschaft, etwas zu wagen, da Sie neue Verhaltensweisen ausprobieren müssen, die Ihnen zwar auf Dauer helfen, zu Beginn jedoch Ihre Angst erst einmal verstärken können. Doch wie bei der Entwicklung von mehr Selbstverantwortung wird die Unterstützung jener Menschen, die an Sie glauben, Ihre Risikobereitschaft vergrößern.

5. FORMULIEREN UND VISUALISIEREN SIE DIE ZIELE FÜR IHRE HEILUNG

Es ist schwierig, ein Problem zu lösen, wenn Sie keine klare, genaue Vorstellung haben, was Sie damit eigentlich bezwecken. Daher sollten Sie, bevor Sie sich auf den Weg zur Heilung machen, folgende Fragen beantworten:

- »Was sind die wichtigsten positiven Veränderungen, die ich in meinem Leben vornehmen möchte?«
- »Wie würde eine vollständige Heilung von meiner gegenwärtigen Störung aussehen?«
- »Wie werde ich im Hinblick auf meine Arbeit, meine Beziehungen zu anderen Menschen und meine Beziehung zu mir selbst denken, fühlen und handeln, wenn ich erst vollkommen geheilt bin?«
- »Welche neuen Möglichkeiten werde ich nutzen können, wenn ich vollständig geheilt bin?«

WAS ZU TUN IST

1. Lesen Sie die Fallstudien in diesem Kapitel vielleicht noch einmal durch. Finden Sie dann mithilfe der Tabelle »Welche Methode bei welchem Problem?« die Abschnitte dieses Buches, die für Ihre Störung relevant sind.

SZENARIO FÜR MEIN IDEALES LEBEN NACH DER HEILUNG

Sobald Sie die Eckpunkte Ihres Heilungserfolgs festgelegt haben (siehe Abschnitt 5), sollten Sie beginnen, ihn zu *visualisieren*. Nehmen Sie sich während der Tiefenentspannung einige Minuten Zeit, um sich vorzustellen, wie Ihr Leben aussähe, wenn Sie diese Probleme nicht mehr hätten. Stellen Sie sich jede Veränderung in Ihrem Arbeits-, Liebes- und Sozialleben, in Ihrem Körper- und Erscheinungsbild, die Sie erreichen möchten, in allen Einzelheiten vor. Schreiben Sie ein »Drehbuch« für Ihr neues Dasein. Wie würde das *ideale* Leben aussehen, wenn Sie geheilt wären? Achten Sie darauf, so viele Bereiche wie möglich in Ihre Vorstellung aufzunehmen.

Wenn Sie Ihre angestrebten Heilerfolge Tag für Tag visualisieren (in möglichst entspanntem Zustand), wächst Ihre Gewissheit, dass Sie diese Ziele auch erreichen können. Dadurch rückt die Heilung in greifbare Nähe. Die Denker aller Zeiten und Kulturen bestätigen, dass all das, was wir uns mit ganzem Herzen lebhaft vorstellen können, auch tatsächlich einzutreten vermag.

2. Legen Sie fest, in welcher Reihenfolge Sie die entscheidenden Kapitel durchgehen möchten. Ich empfehle Ihnen jedoch, sie in der im Buch vorgegebenen Abfolge zu bearbeiten.
3. Machen Sie zweiundfünfzig Kopien des »Wöchentlichen Trainingsprotokolls«, mit dessen Hilfe Sie Ihr persönliches Heilungsprogramm ein Jahr lang überprüfen können. (Natürlich muss Ihr Heilungsprozess nicht notwendigerweise so viel Zeit in Anspruch nehmen.)
4. Lesen Sie den Abschnitt »Was zur vollständigen Heilung unbedingt nötig ist« noch einmal, um sich die fünf wesentlichen Voraussetzungen einer Genesung einzuprägen: *Selbstverantwortung, Motivation* (Verzicht auf sekundären Krankheitsgewinn), *innere Verpflichtung, Risikobereitschaft und Ziele für den Heilerfolg visualisieren.*

4

ENTSPANNUNG

GERADE BEI ÄNGSTEN, PHOBIEN UND PANIKANFÄLLEN ist die Kunst der Entspannung die Grundlage des Heilungsprozesses. Viele der Techniken, die in diesem Buch beschrieben werden, wie Konfrontation, Visualisierung oder die Transformation negativer Gedankenmuster, setzen die Fähigkeit zur Tiefenentspannung voraus. Entspannung ist mehr, als sich abends vor den Fernseher zu setzen oder in die Badewanne zu legen, obwohl auch dies sehr entspannend wirken kann. Bei Angststörungen allerdings ist die *regelmäßige tägliche* Übung einer Methode zur *Tiefenentspannung* erforderlich. Damit ist ein ganz bestimmter körperlicher Zustand gemeint, der das exakte Gegenteil dessen ist, was in unserem Körper abläuft, wenn wir unter Stress stehen oder eine Panikattacke erleben. Dieser Zustand wurde 1975 von Herbert Benson als *relaxation response* (»Entspannungsimpuls«) beschrieben. Er ist durch mehrere physiologische Vorgänge charakterisiert, zum Beispiel:

- sinkende Herzfrequenz,
- sinkende Atemfrequenz,
- sinkenden Blutdruck,
- sinkende Muskelspannung,
- sinkenden Grundumsatz und Sauerstoffverbrauch,
- Abnahme analytischer Denkprozesse,
- Erhöhung des Hautwiderstands und
- verstärkte Erzeugung von Alphawellen im Gehirn.

Wenn Sie täglich zwanzig bis dreißig Minuten Tiefenentspannung üben, überträgt sich der Entspannungseffekt allmählich auf Ihr gesamtes Leben. Nach einigen Wochen Übung werden Sie sich ganz allgemein entspannter fühlen.

In den letzten zwanzig Jahren konnten darüber hinaus noch weitere positive Wirkungen regelmäßiger Entspannung festgestellt werden:

- *Nachlassen der generalisierten Angst:* Viele Patienten machten zudem die Beobachtung, dass auch die Häufigkeit und Intensität von Panikanfällen zurückging.
- *Stress wird nicht zu Dauerstress:* Wenn Stress nicht regelmäßig abgebaut wird, schaukelt er sich allmählich auf. Einmal täglich einen Zustand absoluter Ruhe einzunehmen, gibt Ihrem Körper die Möglichkeit, sich von den Nachwirkungen belastender Situationen zu erholen. Dauerstress wird teilweise nicht einmal durch Schlaf durchbrochen, solange Sie nicht gelernt haben, sich selbst einmal täglich in einen Zustand tiefer Entspannung zu versetzen.
- *Mehr Energie und Produktivität:* Wenn man unter Stress steht, blockiert man sich gewöhnlich selbst und ist daher weniger effizient.
- *Besseres Gedächtnis, verbesserte Konzentration:* Regelmäßige Entspannungsübungen fördern unsere Konzentrationsfähigkeit und schützen uns gegen »jagende Gedanken«, die Stresssituationen so häufig begleiten.
- *Weniger Müdigkeit, besserer Schlaf:* Wenn Sie lernen, sich zu entspannen, schlafen Sie besser und tiefer.
- *Vorbeugung oder Linderung psychosomatischer Beschwerden* wie Bluthochdruck, Migräne, Kopfschmerzen, Asthma, Magengeschwüre.
- *Mehr Selbstbewusstsein, weniger Selbstkritik:* Bei vielen Menschen wird der Stress durch übermäßige Selbstkritik und Gefühle der Unzulänglichkeit ausgelöst. Wenn Sie entspannt sind, fühlen Sie sich nicht nur besser, sondern es steigt auch Ihre Leistung.
- *Zugang zu den eigenen Gefühlen:* Häufig werden Gefühle durch erhöhte Muskelspannung im Körper gleichsam »unter Verschluss« gehalten und nicht wahrgenommen.

Wie aber versetzt man sich nun in den Zustand der Tiefenentspannung? Hierfür stehen uns verschiedene Methoden zur Verfügung:

1. Tiefenatmung,
2. progressive Muskelentspannung,
3. passive Muskelentspannung,
4. einen Ort des Friedens visualisieren,
5. gelenktes Bild-Erleben,
6. Meditation,
7. Biofeedback,
8. Ausschalten von Sinneseindrücken,
9. Yoga oder
10. Musik zur Beruhigung.

Für unseren Zweck werden wir uns hier auf die ersten fünf und die letzten beiden Techniken konzentrieren.

TIEFENATMUNG

Wie Sie atmen, zeigt ganz genau, ob und wie sehr Ihr Körper unter Spannung steht. Sind Sie angespannt, wird die Atmung gewöhnlich flach und schnell. Sie atmen fast nur noch mit dem Brustkorb. In der Entspannung hingegen atmen Sie tiefer. Sie füllen Ihre Lunge besser und atmen mehr mit dem Bauch. Bauchatmung ist nahezu unmöglich, wenn Sie angespannt sind.

Die Bauchatmung hat viele positive Effekte auf den gesamten Organismus, zum Beispiel:

- Sie bewirkt eine *bessere Sauerstoffversorgung* des Gehirns und der Muskulatur.
- *Sie regt das parasympathische System an:* Dieser Teil des unwillkürlichen Nervensystems sorgt für innere Ruhe. Er ist der Gegenspieler des Sympathikus, der für innere Erregung und die körperlichen Reaktionen der Panik verantwortlich ist.
- *Geist und Körper werden als Einheit erlebt:* Angst und Sorge halten uns »im Kopf« fest. Einige Minuten Tiefenatmung aber bringen uns schnell in den Körper zurück.
- *Es tritt eine verbesserte Ausscheidung von Giftstoffen ein:* Viele toxische Substanzen verlassen den Körper über die Lunge.
- *Sie erhalten eine bessere Konzentrationsfähigkeit:* Wenn sich die Gedanken in Ihrem Kopf überschlagen, ist es schwierig, sich zu konzentrieren. Tiefenatmung aber beruhigt den Geist.
- Tiefenatmung löst den sogenannten *Entspannungsimpuls* aus.

Falls Sie unter Angststörungen leiden, haben Sie vermutlich Probleme mit der Atmung:

1. Entweder atmen Sie *zu flach*, dann gelangt der Atemstrom erst gar nicht in den Bauchraum.
2. Oder Sie *hyperventilieren*, atmen also zu intensiv. Dabei wird im Vergleich zum Sauerstoffgehalt des Blutes zu viel Kohlendioxid ausgeschieden.

Gerade die flache Brustatmung kann, wenn sie zudem noch sehr schnell ist, leicht zur Hyperventilation führen. Dies wiederum ruft die Symptome eines Panikanfalls hervor. Welche Auswirkungen diese beiden Formen der Atmung haben, erfahren Sie im folgenden Abschnitt.

FLACHE BRUSTATMUNG

Wissenschaftliche Untersuchungen belegen, dass Menschen, die eher schüchtern sind, ein anderes Atemmuster haben als solche, die sich locker und kontaktfreudig zeigen. Ängstliche Menschen atmen mehr mit der Brust, während offene, extravertierte Typen langsamer und tiefer in den Bauch hineinatmen.

Bevor Sie nun weiterlesen, nehmen Sie sich bitte eine Minute Zeit, um festzustellen, wie Sie jetzt im Moment atmen. Langsam oder schnell? Tief oder flach? Endet der Atemstrom in der Brust oder gelangt er tief in den Bauchraum? Achten Sie einmal darauf, wie Sie atmen, wenn Sie entspannt sind bzw. unter Stress stehen. Falls Sie nun feststellen, dass Sie nur bis in den Brustraum atmen: kein Grund zur Verzweiflung! Es ist gar nicht so schwer, sich selbst eine tiefere Atmung anzugewöhnen. Während Sie regelmäßig die Tiefenatmung üben wie im Folgenden beschrieben, werden Sie bemerken, dass Ihr Atemzentrum sich allmählich weiter nach unten verlagert. Außerdem können Sie so Ihre Lungenkapazität und damit das Atemvolumen steigern. In dieser Hinsicht ist auch regelmäßiger Sport von großem Nutzen.

HYPERVENTILATION

Gerade wenn Sie ein »Brustatmer« sind, ist es gut möglich, dass Sie »zu viel« atmen. Sie geben dann übermäßig Kohlendioxid ab, sodass es im Blut zu einer Erhöhung des Sauerstoffgehalts kommt, was als »Hyperventilation« bezeichnet wird. Dasselbe geschieht, wenn Sie vorzugsweise durch den Mund atmen. Dies kann am Ende zu einem Symptomenkomplex führen, der sich von einer Panikattacke kaum mehr unterscheiden lässt: beschleunigter Herzschlag, Schwindelgefühl und ein Kribbeln im ganzen Körper.

Im Organismus kommt es bei der Hyperventilation zu ganz bestimmten Veränderungen:

- Die *Alkalinität der Nervenzellen* steigt an, was sie erregbarer macht. Sie fühlen sich nervös und ängstlich.
- Der *Kohlendioxidgehalt im Blut* sinkt, was das Herz dazu veranlasst, mehr und schneller zu schlagen. Lichter erscheinen heller, Geräusche lauter.
- Die *Blutgefäße im Gehirn* verkrampfen sich. Dies führt zu *Schwindelgefühlen*, *Desorientierung*, *einem Gefühl von Unwirklichkeit* und der *Loslösung vom eigenen Körper*.

Wie gesagt können all diese Symptome als herannahende Panikattacke interpretiert werden. Wenn Sie darauf mit Gedanken wie »Jetzt verliere ich gleich die Kontrolle« oder »Was geschieht nur mit mir?« reagieren, *dann ist die Panik tatsächlich da*. Symptome, die einer Panik nur äußerlich gleichen, lösen nun eine wirkliche Attacke aus. Hyperventilation kann also dazu führen, dass sich infolge der Fehlinterpretation körperlicher Symptome das Gefühl der Panik entwickelt oder die unangenehmen Körperempfindungen der Panikattacke verstärkt werden.

Wenn Sie feststellen wollen, ob Sie hyperventilieren, sollten Sie darauf achten, ob Sie eher flach und durch den Mund atmen. Versuchen Sie weiterhin herauszufinden, ob Sie im Zustand der Angst den Atem anhalten oder flacher und schneller atmen als sonst. Sofern Sie ein Kribbeln im Körper, vor allem in Armen, Beinen und im Nacken, empfinden, ist dies ebenfalls ein klares Anzeichen für Hyperventilation. Trifft eines dieser Merkmale auf Sie zu, kann die Hyperventilation Ihre Angstzustände entweder auslösen oder verschlimmern.

Die traditionelle Erste-Hilfe-Maßnahme gegen Hyperventilation ist das Atmen in ein Papiersäckchen. Dadurch nehmen Sie das von Ihnen ausgeatmete Kohlendioxid wieder auf, sodass sich das Gleichgewicht zwischen Sauerstoff und Kohlendioxid im Blut wieder einstellt. Diese Methode funktioniert sehr gut, doch auch die Tiefenatmung und eine zweite Übung zur Beruhigung der Atmung, die ich Ihnen weiter unten vorstelle, sind sinnvoll. Beide lassen die Atmung langsamer werden, sodass das Verhältnis beider Blutgase wieder ins Lot kommt.

Wenn Sie die Hyperventilation in den Griff bekommen, indem Sie Ihre Atmung verlangsamen, und auf die körperlichen Symptome nicht mehr mit Angst reagieren, haben Sie der Panikattacke die Grundlage entzogen.

Mithilfe der beiden Übungen, die ich Ihnen in diesem Kapitel vorstelle, können Sie Ihr Atemmuster verändern. Regelmäßiges »Training« vorausgesetzt, werden Sie in kurzer Zeit lernen, sich vollständig zu entspannen. Drei Minuten Tiefenatmung oder »Atemberuhigung« führen zu einem Zustand tiefer Relaxation. Viele Menschen nutzen diese beiden Techniken erfolgreich, um Panikanfälle abzufangen, sobald sie die ersten Symptome wahrnehmen. Auch die Erwartungsangst des Phobikers lässt sich damit erfolgreich reduzieren. Progressive Muskelentspannung und die hier vorgestellte Meditationstechnik verlangen täglich zwanzig Minuten Übung, damit sich ein spürbarer Effekt einstellt. Die beiden hier dargestellten Methoden jedoch versetzen Sie innerhalb von drei bis fünf Minuten in den Zustand der Tiefenentspannung.

AUFGABE FÜR DIE PRAXIS

Praktizieren Sie die Tiefenatmung oder Atemberuhigung täglich fünf Minuten für mindestens zwei Wochen. Üben Sie möglichst immer zur selben Tageszeit, sodass Ihnen die Atemübung zur Gewohnheit wird. So lernen Sie vergleichsweise schnell, die körperlichen Symptome von Angst- und Panikzuständen zu vermindern.

Sobald Sie die Technik gemeistert haben, können Sie sie anwenden, wann immer Sie sich gestresst, nervös oder ängstlich fühlen bzw. wenn Sie Paniksymptome verspüren. Führen Sie die Übungen länger als einen Monat durch, werden Sie merken, dass Ihr normaler Atemrhythmus sich verändert. Das Zentrum Ihrer Atmung wird sich von der Brust in den Bauchraum verlagern und Sie werden sich dauerhaft entspannter fühlen.

ÜBUNG ZUR TIEFENATMUNG

1. Prüfen Sie, wie angespannt Sie sind. Legen Sie eine Hand auf Ihren Bauch zwischen Nabel und Rippen.

2. Atmen Sie langsam und tief durch die Nase ein. Atmen Sie bis in die Lungenspitzen hinab. Mit anderen Worten: Lassen Sie den Atem so weit nach unten strömen wie nur möglich. Wenn Sie jetzt in den Bauch atmen, sollte sich automatisch *Ihre Hand heben.* Ihr Brustkorb bewegt sich kaum, während der Bauchraum sich ausdehnt. (Bei der Bauchatmung senkt sich das Zwerchfell, also der Muskel, der die Bauchhöhle vom Brustkorb trennt, nach unten. Dabei dehnen die Muskeln der Bauchhöhle sich aus.)

3. Wenn Sie eingeatmet haben, halten Sie für einen Moment inne und lassen den Atem langsam durch Mund oder Nase ausströmen, wie es Ihnen angenehmer ist. Achten Sie darauf, vollständig auszuatmen. *Lassen Sie beim Ausatmen den Körper ganz los.* (Sie können sich beispielsweise vorstellen, dass Ihre Arme und Beine locker herabhängen wie bei einer Stoffpuppe.)

4. Wiederholen Sie den ganzen Vorgang insgesamt zehnmal. Er sollte langsam und gleichmäßig ablaufen. Vermeiden Sie es, ruckartig oder forciert zu atmen. Der Atemvorgang verlangsamt sich, wenn Sie beim Ein- und Ausatmen jeweils langsam bis vier zählen. Vergessen Sie die kleine Pause nach dem Einatmen nicht. Um einen harmonischen Atemfluss zu gewährleisten, können Sie dabei rückwärts von zehn bis eins zählen. Das sieht dann so aus:

   - Langsam einatmen (»eins, zwei, drei, vier«). Pause ... Langsam ausatmen (»eins, zwei, drei, vier«). *»Zehn.«*
   - Langsam einatmen (»eins, zwei, drei, vier«). Pause ... Langsam ausatmen (»eins, zwei, drei, vier«). *»Neun.«*
   - Langsam einatmen (»eins, zwei, drei, vier«). Pause ... Langsam ausatmen (»eins, zwei, drei, vier«). *»Acht.«*

   Und so weiter, bis Sie bei der Eins angelangt sind. Wenn Sie während der Bauchatmung leichten Schwindel empfinden sollten, halten Sie für fünfzehn bis zwanzig Sekunden inne, und setzen Sie die Übung dann fort.

5. Sie können die Übung ausdehnen, indem Sie diese Zehnerstaffel zwei- bis dreimal wiederholen. Jedes Ausatmen zählt als eine Einheit. Fünf Minuten Bauchatmung wirken spürbar jeder Form von Angst oder beginnenden Panik entgegen. Einige Menschen zählen lieber von eins bis zehn. Auch das ist in Ordnung, wenn Sie damit besser zurechtkommen.

ÜBUNG ZUR ATEMBERUHIGUNG

Diese Übung stammt aus der jahrtausendealten Tradition des Yoga. Sie führt ebenfalls schnell einen Zustand tiefer Entspannung herbei.

1. Atmen Sie durch die Nase in den Bauch. Zählen Sie während des Einatmens langsam bis fünf.

2. Halten Sie inne. Während Sie den Atem anhalten, zählen Sie erneut bis fünf.

3. Atmen Sie langsam durch Mund oder Nase aus, und zählen Sie bis fünf. (Sie können auch höher zählen, wenn Sie zum Ausatmen länger brauchen.) Achten Sie darauf, vollständig auszuatmen.

4. Wenn Sie vollständig ausgeatmet haben, machen Sie zwei Atemzüge in Ihrem normalen Rhythmus. Dann wiederholen Sie Schritt 1 bis 3.

5. Üben Sie wenigstens drei bis fünf Minuten lang, was bedeutet, dass Sie den Zyklus *mindestens* zehnmal ausführen. Möglicherweise stellen Sie fest, dass Sie mit fortschreitender Übung zum Ausatmen mehr Zeit benötigen als zum Einatmen. Lassen Sie solche Veränderungen zu, wenn sie auf natürliche Weise geschehen. Achten Sie einfach darauf, wenigstens fünf Minuten lang zu üben. Vergessen Sie nicht, zwischen den Zyklen jeweils zwei normale Atemzüge einzulegen. Sollten Sie einen leichten Schwindel verspüren, halten Sie dreißig Sekunden lang inne, und setzen Sie dann die Übung fort.

6. Atmen Sie während der Übung langsam und gleichmäßig, ohne den Atemfluss zu forcieren.

7. **Unterstützende Maßnahmen:** Sie können das Ausatmen auch mit einzelnen Wörtern begleiten, zum Beispiel »Entspannung«, »Ruhe« oder »Loslassen«. Wiederholen Sie dieses oder ein anderes entspannendes Wort lautlos beim Ausatmen und erlauben Sie Ihrem Körper, vollkommen loszulassen. Wenn Sie das Wort auf diese Weise in Ihre Übung integrieren, werden Sie sich künftig zumindest ansatzweise entspannen, wenn Sie dieses Wort aussprechen.

Die Übung zur Atemberuhigung ist ein wirksames Mittel, um schon bei den ersten Anzeichen einer Panikreaktion durch Entspannung entgegenzuwirken. Die Übung vermindert auch die Auswirkungen der Hyperventilation.

PROGRESSIVE MUSKELENTSPANNUNG

Die progressive Muskelentspannung ist eine systematische Übung zur Herstellung eines tiefen Entspannungszustandes. Sie wurde vor mehr als fünfzig Jahren von Dr. Edmund Jacobson entwickelt. Jacobson entdeckte, dass ein Muskel sich entspannt, wenn er vorher einige Sekunden angespannt und dann locker gelassen wird.

Die An- und Entspannung verschiedener Muskelgruppen im Körper führt zu einem Zustand tiefer Relaxation, der sich – wie Jacobson herausfand – auf zahlreiche Krankheiten wie zum Beispiel Colitis ulcerosa oder Bluthochdruck positiv auswirkt. In seinem ersten Buch *Entspannung als Therapie* stellte er eine Serie von etwa zweihundert verschiedenen Übungen zur Muskelentspannung vor. Sein Trainingsprogramm umfasste Monate. Dieses Programm wurde mittlerweile auf fünfzehn bis zwanzig Grundübungen reduziert, die, wenn sie regelmäßig durchgeführt werden, genauso wirksam sind wie das ursprüngliche, aufwendigere System.

Die Übung ist vor allem für Menschen interessant, deren Ängste mit starker Muskelanspannung einhergehen. Dieser Zustand spiegelt sich auch in der Sprache wider, wenn wir von uns sagen: »Ich fühle mich angespannt.« Chronische Muskelverspannungen sitzen häufig im Schulter- oder Nackenbereich. Sie werden durch die Methode der progressiven Muskelentspannung definitiv gelockert. Andere Symptome, die auf diese Entspannungsmethode ansprechen, sind: Spannungskopfschmerz, Rückenschmerzen, verspannter Unterkiefer, Spannungen rund um die Augen, Muskelkrämpfe, Bluthochdruck und Schlaflosigkeit. Auch wenn die Gedanken im Kopf zu rasen scheinen, wirkt sich die Muskelentspannung positiv aus.

Der unmittelbare Effekt der progressiven Muskelentspannung umfasst sämtliche Vorteile des Entspannungsimpulses, die bereits zu Beginn dieses Kapitels beschrieben wurden. Wenn Sie die Relaxation regelmäßig üben, kann dies darüber hinaus noch folgende Langzeiteffekte bewirken:

- Verminderung generalisierter Ängste,
- Verminderung der Erwartungsangst bei Phobien,
- Verminderung der Häufigkeit und Dauer von Panikattacken,
- wachsende Fähigkeit, sich durch allmählich zunehmende Konfrontation phobischen Situationen zu stellen,
- verstärkte Kontrolle über Stimmungsschwankungen,
- gestärktes Selbstwertgefühl sowie
- mehr Spontaneität und Kreativität.

Diese nachhaltigen Wirkungen nennt man auch den »Generalisierungseffekt«. Die Erfahrung der Entspannung, die Sie während einer Übung machen, dehnt sich nach einem oder zwei Monaten regelmäßiger Durchführung auf den Rest des

Tages aus. Daher ist die stete Übung einer der genannten Entspannungstechniken ein so wichtiger Baustein in Ihrem Programm zum Umgang mit der Angst und zur Überwindung der Panik. Sie sichert Ihnen ein grundsätzliches allgemeines Wohlbefinden.

Progressive Muskelentspannung kann grundsätzlich jeder üben, es sei denn, die Muskeln, die angespannt werden sollen, sind in irgendeiner Weise verletzt oder in ihrer normalen Funktion beeinträchtigt. Wenn Sie Beruhigungsmittel einnehmen, werden Sie bald feststellen, dass die regelmäßige Übung der Muskelentspannung Ihnen hilft, die Dosis herabzusetzen.

WAS BEI DER PROGRESSIVEN MUSKELENTSPANNUNG (UND JEDER ANDEREN TIEFENENTSPANNUNGSTECHNIK) WICHTIG IST

Wenn Sie sich an die folgenden Regeln halten, können Sie aus der Technik der progressiven Muskelentspannung den größtmöglichen Nutzen ziehen. Diese Tipps gelten aber auch für alle anderen Formen der Tiefenentspannung, sei es nun Selbsthypnose, geführte Visualisierung oder Meditation:

1. *Üben Sie mindestens zwanzig Minuten pro Tag:* Noch besser sind zwei Sitzungen von je zwanzig Minuten. Der Generalisierungseffekt stellt sich nur ein, wenn Sie mindestens einmal pro Tag üben. (Anfangs werden Sie vermutlich etwa dreißig Minuten brauchen, bis Sie sich entspannen können, doch mit vermehrter Übung stellt sich der Entspannungsimpuls schon früher ein.)
2. *Suchen Sie sich zum Üben einen ruhigen Ort*, an dem Sie nicht abgelenkt oder gestört werden. Schalten Sie Telefon und Handy aus.
3. *Üben Sie immer zur selben Zeit:* nach dem Aufwachen, vor dem Schlafengehen oder vor den Mahlzeiten. Je regelmäßiger der Ablauf Ihrer täglichen Entspannungssitzung ist, desto eher stellt sich der Generalisierungseffekt ein.
4. *Üben Sie mit leerem Magen*, da der Verdauungsvorgang eine wirklich tiefe Entspannung gewöhnlich verhindert.
5. *Setzen Sie sich bequem hin:* Ihr ganzer Körper, auch Ihr Kopf, sollte gut gestützt sein. Zu diesem Zweck können Sie sich beispielsweise aufs Sofa legen oder in einen Lehnsessel setzen. (Wenn Sie im Liegen üben, empfiehlt sich ein Kissen unter den Kniekehlen.) Falls Sie sehr müde und schläfrig sind, üben Sie besser im Sitzen, da es bei der Tiefenentspannung darauf ankommt, sich bewusst zu entspannen, ohne dabei einzuschlafen.
6. *Lockern Sie festsitzende Kleidungsstücke:* Ziehen Sie die Schuhe aus. Nehmen Sie Brille, Uhr, Kontaktlinsen und Schmuck ab.
7. *Fassen Sie den festen Entschluss, sich bis zum Ende der Übung keine Sorgen zu machen.* Erlauben Sie sich, die täglichen Nöte für diesen kurzen Zeitraum beiseitezulassen. Tun Sie sich selbst etwas Gutes: Lassen Sie zu, dass der

Friede, den Sie in der Entspannungsübung erfahren werden, sich ungehindert entfalten kann. (Wirkliche Entspannung stellt sich erst ein, wenn die innere Gelassenheit auf Ihrer Prioritätenliste ganz oben steht.)
8. *Nehmen Sie eine passive Haltung ein:* Dies ist vielleicht der wichtigste Punkt. Lassen Sie »es« geschehen. Denken Sie nicht darüber nach, ob Sie die Übung richtig machen. Versuchen Sie nicht, *absichtlich* zu entspannen. Versuchen Sie nicht, *bewusst* Ihren Körper zu kontrollieren. Denken Sie nicht darüber nach, ob Ihnen die Übung jetzt gut oder weniger gut gelungen ist. Hier geht es ums *Loslassen.*

ANLEITUNG ZUR PROGRESSIVEN MUSKELENTSPANNUNG

Bei der progressiven Muskelentspannung werden nacheinander sechzehn verschiedene Muskelgruppen angespannt und losgelassen. Sie spannen die Muskeln etwa zehn Sekunden lang fest an (allerdings nicht so, dass es schmerzt) und lassen Sie dann schlagartig los. Dann entspannen Sie sich fünfzehn bis zwanzig Sekunden. Sie spüren in die Muskeln hinein, stellen fest, wie sich der Entspannungszustand im Gegensatz zur Muskelspannung anfühlt und gehen zur nächsten Muskelgruppe weiter. Zwischen den Anspannungs-Entspannungs-Phasen können Sie Worte wiederholen wie »Ich entspanne mich«, »Loslassen« oder »Lass die Spannung los«. Während Sie mit den Muskeln arbeiten, konzentrieren Sie sich ganz darauf, wie die Muskeln sich anfühlen. Sobald Sie abzuschweifen beginnen, bringen Sie die Aufmerksamkeit zurück zu der Muskelgruppe, mit der Sie gerade arbeiten. Folgendes sollten Sie im Vorfeld berücksichtigen:

- Achten Sie darauf, dass Sie in einer ruhigen Umgebung üben und dass Sie es bequem haben.
- Spannen Sie die Muskeln etwa sieben bis zehn Sekunden lang stark an, ohne dass Sie dabei Schmerzen spüren. Wenn Sie den Zeitraum genauer festlegen wollen, können Sie ja zu Anfang mitzählen: »Einundzwanzig, zweiundzwanzig …« Und so weiter. Eine Zahl entspricht etwa einer Sekunde.
- Konzentrieren Sie sich auf das, was in diesem Augenblick geschieht. Spüren Sie, wie sich die Spannung im Muskel aufbaut. Viele Menschen empfinden es als hilfreich, sich die entsprechende Muskelgruppe bildlich vorzustellen.
- Beim Entspannungsvorgang lassen Sie die Muskeln schlagartig los und entspannen sich. Genießen Sie das Gefühl der Lockerheit und Weichheit, das sich dabei einstellt. Lassen Sie zu, dass sich die Entspannung etwa fünfzehn bis zwanzig Sekunden lang entwickelt, bevor Sie zur nächsten Muskelgruppe weitergehen.
- Achten Sie darauf, dass Sie keine anderen Muskeln anspannen, soweit dies möglich ist.

- Jede Muskelgruppe wird im Regelfall nur einmal angespannt und losgelassen. Haben Sie jedoch das Gefühl, eine bestimmte Muskelgruppe ist stärker verspannt als gewöhnlich, dann können Sie den Vorgang auch ein- oder zweimal wiederholen. Warten Sie etwa zwanzig Sekunden, bevor Sie erneut anspannen.

Wenn Sie bequem sitzen und für Ruhe gesorgt haben, kann es losgehen:

1. Atmen Sie zu Beginn dreimal tief ein und aus. Achten Sie besonders darauf, langsam und vollständig auszuatmen. Stellen Sie sich vor, wie dabei die Spannung aus dem Körper abfließt.
2. Ballen Sie die Hände zur Faust. Halten Sie die Spannung sieben bis zehn Sekunden lang. Lassen Sie los und spüren Sie die Entspannung für fünfzehn bis zwanzig Sekunden. *Behalten Sie diesen zeitlichen Rhythmus auch für die anderen Muskelgruppen bei.*
3. Spannen Sie den Bizeps an beiden Armen an, indem Sie den Unterarm an den Oberarm pressen, als wollten Sie Ihre Muskeln hervortreten lassen. Halten ... und loslassen.
4. Spannen Sie auf beiden Seiten den Trizeps (die Muskeln an der Innenseite des Oberarms) an, indem Sie die Oberarme (mit der Innenseite nach oben) aus- und den Ellbogen durchstrecken. Halten ... und loslassen.
5. Spannen Sie die Stirnmuskulatur an, indem Sie die Augenbrauen so weit als möglich nach oben ziehen. Halten ... und loslassen. Stellen Sie sich vor, wie Ihre Stirn sich beim Entspannen glättet.
6. Spannen Sie die Muskelgruppe rund um die Augen an, indem Sie die Augen fest zusammenkneifen. Halten ... und loslassen. Spüren Sie, wie sich um die Augen tiefe Entspannung einstellt.
7. Spannen Sie den Unterkiefer an, indem Sie Ihren Mund so weit öffnen, wie die Kiefergelenke es zulassen. Halten ... und loslassen. Lassen Sie den Unterkiefer locker hängen.
8. Spannen Sie die Nackenmuskeln an, indem Sie Ihren Kopf weit zurück in den Nacken legen, als wollten Sie mit dem Scheitel den Rücken berühren. (Seien Sie jedoch vorsichtig, diese Muskelgruppe ist meist recht angespannt, was sie für Überdehnungen anfällig macht.) Konzentrieren Sie sich auf die Spannung im Nacken. Halten ... und loslassen. (Wenn die Muskeln stark angespannt sind, wiederholen Sie den Vorgang.) Atmen Sie ein paarmal tief ein und aus. Lassen Sie den Kopf gegen die Rückenlehne, die Wand oder das Kissen sinken.
9. Spannen Sie die Schultern an, indem Sie sie zu den Ohren hochziehen. Halten ... und loslassen.
10. Spannen Sie die Muskeln zwischen den Schulterblättern an, indem Sie die Schulterblätter gegeneinanderdrücken, als sollten sie sich berühren. Halten

Sie die Spannung, bevor Sie wieder loslassen. Da auch diese Region meist sehr verspannt ist, kann es sinnvoll sein, den Vorgang zu wiederholen.

11. Spannen Sie die Brustmuskulatur an, indem Sie einen tiefen Atemzug nehmen. Halten Sie die Spannung etwa zehn Sekunden ... und atmen Sie dann langsam aus. Stellen Sie sich vor, wie mit der Luft auch die Spannung aus Ihrer Brust entweicht.
12. Spannen Sie die Muskeln des Oberbauchs an, indem Sie die Bauchdecke so weit als möglich einziehen. Halten ... und loslassen. Stellen Sie sich vor, wie eine Welle der Entspannung durch Ihren Körper rollt.
13. Spannen Sie die Muskeln im unteren Rücken an, indem Sie den Rücken durchbiegen. (Wenn Sie dort Schmerzen oder Probleme haben, überspringen Sie diesen Teil.) Halten ... und loslassen.
14. Spannen Sie die Pobacken an, indem Sie sie fest zusammenkneifen. Halten ... und loslassen. Stellen Sie sich vor, wie die Muskeln in den Hüften locker werden.
15. Nun spannen Sie beide Oberschenkel bis zu den Knien an. Möglicherweise spannt sich dabei auch noch einmal die Muskulatur in den Hüften, da die Oberschenkelmuskeln im Beckenbereich verankert sind. Halten ... und loslassen. Spüren Sie, wie die Oberschenkel locker werden und sich entspannen.
16. Jetzt kommen die Muskeln im Unterschenkel an die Reihe. Sie spannen sie an, indem Sie den Fuß anziehen, sodass die Zehen sich aufs Schienbein zuzubewegen scheinen (nicht zu stark anspannen, damit es nicht zu Krämpfen kommt). Halten ... und entspannen.
17. Spannen Sie die Muskeln in den Füßen an, indem Sie die Zehen nach unten einrollen. Halten ... und loslassen.
18. Nun gehen Sie Ihren Körper im Geist nochmals durch und stellen fest, ob es irgendwo noch Reste von Spannung gibt. Wenn ja, wiederholen Sie an dieser Stelle den Anspannungs-Entspannungs-Vorgang.
19. Stellen Sie sich vor, wie eine Welle der Entspannung durch Ihren Körper geht, die sich vom Kopf über jede einzelne der angespannten Muskelgruppen bis zu den Zehen fortsetzt.
20. Wenn Sie die Übung zum ersten Mal machen, sollte sie etwa zwanzig bis dreißig Minuten in Anspruch nehmen. Mit der Zeit werden Sie aber nur noch fünfzehn bis zwanzig Minuten dafür brauchen. Natürlich können Sie die Anleitung auch aufnehmen und bei der Übung abspielen, damit Sie es bei den ersten Sitzungen leichter haben. Manche Menschen finden es einfacher, mit einer Stimme »von außen« zu üben, während andere schon nach kurzer Zeit die Anleitung so verinnerlicht haben, dass alles andere sie bei der Übung nur stören würde.

Die regelmäßige, tägliche Übung der progressiven Muskelentspannung wird Ihr Angstniveau spürbar senken. Damit aber sinkt auch die Häufigkeit und die Intensität möglicher Panikattacken. Je länger Sie die Übung durchführen, desto geringer wird die Erwartungsangst, die entsteht, wenn Sie sich an die systematische Konfrontation Ihrer phobischen Ängste machen (siehe Kapitel 7).

PASSIVE MUSKELENTSPANNUNG

Die progressive Muskelentspannung ist eine ausgezeichnete Übung, um verhärtete, angespannte Muskeln zu lockern. Die passive Muskelentspannung bietet eine Alternative zur progressiven Muskelentspannung, indem man Körper und Geist ganz allgemein in einen entspannten Zustand versetzt. Viele Menschen bevorzugen diese Methode, weil sie kaum Anstrengung erfordert. Man muss die verschiedenen Muskelgruppen nicht aktiv an- und wieder entspannen, sondern fokussiert der Reihe nach auf die einzelnen Muskelgruppen – vom Kopf bis zu den Füßen – und visualisiert innerlich, wie die Muskelgruppen sich entspannen. Die Übung wird am besten im Liegen durchgeführt. Das folgende Skript dient als Anleitung zur passiven Muskelentspannung. Sie können die Anleitung auch aufnehmen und beispielweise mit einem MP3-Player, dem Tablet oder als CD anhören. Wenn Sie die Anleitung selbst aufnehmen, achten Sie bitte darauf, langsam und deutlich zu sprechen und zwischen den Sätzen deutliche Pausen zu machen.

- *Beginnen Sie mit zwei oder drei tiefen Atemzügen. Atmen Sie in den Bauch hinein und machen Sie es sich im Sessel, auf dem Bett oder dort, wo Sie gerade sind, bequem. Achten Sie darauf, dass Sie sich rundum wohlfühlen. In diesem Moment gibt es nur Sie, lassen Sie Sorgen und Nöte beiseite und nehmen Sie sich die Zeit, ganz bei sich zu sein. (Pause)*
- *Nun können Sie jeden Teil Ihres Körpers entspannen, Sie beginnen mit den Füßen. Lassen Sie alle unnötige Anspannung in den Füßen los. Stellen Sie sich bildlich vor, wie die Anspannung aus Ihren Füßen abfließt. (Pause)*
- *Während sich Ihre Füße entspannen, gehen Sie im Geist einen Schritt nach oben zu den Waden. Ihre Waden entspannen sich, werden locker und lassen los. Lassen Sie alle Anspannung aus Ihren Waden weichen. Sie spüren, wie die Anspannung sanft und zügig ihre Waden verlässt. (Pause)*
- *Während sich Ihre Waden entspannen, gehen Sie einen Schritt höher zu Ihren Oberschenkeln. Lassen Sie ihre Oberschenkel weich und glatt und ganz entspannt werden. Vielleicht spüren Sie, wie ihre Beine sich von der Hüfte bis zu den Füßen immer mehr entspannen. Sie spüren vielleicht, wie Ihre Beine mit der Entspannung immer schwerer werden. (Pause)*
- *Spüren Sie weiter und lassen Sie Ihre Hüfte entspannen. Spüren Sie, wie sich alle Anspannung in Ihrer Hüfte löst. (Pause)*

- *Nun erlauben Sie Ihrem Bauch, sich zu entspannen – lassen Sie die Anspannung abfließen und stellen Sie sich bildlich vor, wie sich tiefe Entspannung in Ihrem ganzen Bauchraum ausbreitet. (Pause)*
- *Während sich Ihr Bauch entspannt, lassen Sie die Entspannung in den Brustkorb fließen. Alle Muskeln in Ihrer Brust werden locker, entspannen sich und lassen los. Stellen Sie sich bildlich vor, wie die Anspannung mit jedem Ausatmen aus Ihrem Brustraum herausfließt, bis er völlig entspannt ist. Lassen Sie die Entspannung tiefer gehen, bis sie sich über den Brustkorb, den Bauch und die Beine ausbreitet. (Pause)*
- *Nun können Sie die Entspannung in Ihre Schultern lenken. Lassen Sie Ihre Schultern locker nach unten fallen, damit sie sich ganz entspannt anfühlen. Von dort kann die Entspannung nach unten in die Arme fließen, sie breitet sich über Oberarme, Ellbogen, Unterarme bis hin zu den Handgelenken und Händen aus. Entspannen Sie Ihre Arme und spüren Sie in diese wunderbare Entspannung hinein. (Pause)*
- *Lassen Sie alle Sorgen und unbequemen Gedanken los. Spüren Sie voll und ganz in diesen Moment hinein, in dem Sie sich immer weiter entspannen. (Pause)*
- *Sie spüren, wie sich jetzt auch Ihr Nacken entspannt. Alle Muskeln in Ihrem Nacken werden locker, weich und entspannt. Stellen Sie sich bildlich vor, wie sich die Anspannung in Ihrem Nacken wie eine verknotete Schnur langsam löst. (Pause)*
- *Wenn Sie so weit sind, lassen Sie die Entspannung in den Kiefer und das Kinn fließen. Ihr Kiefer entspannt sich und wird ganz locker. (Pause)*
- *Nun lenken Sie Ihre Aufmerksamkeit auf Ihre Augen. Die Anspannung rund um die Augen lässt nach und fließt aus dem Körper. Alles wird locker, die Anspannung hier löst sich und die Augen können völlig entspannen. Jetzt kann sich auch Ihre Stirn entspannen – lassen Sie Ihre Stirnmuskeln weich und glatt werden, entspannen Sie sich voll und ganz und spüren Sie, wie das Gewicht Ihres Kopfes auf der Unterlage oder an der Stuhllehne ruht. Ihr Kopf fühlt sich frei und entspannt an. (Pause)*
- *Tauchen Sie ein in das Gefühl der Entspannung und genießen Sie die innere Ruhe und äußere Stille – so können Sie hineinspüren an den inneren Ort der Ruhe und des Friedens.*

DER ORT DER RUHE

Nachdem Sie die progressive oder passive Muskelentspannung abgeschlossen haben, können Sie mit der Visualisierung beginnen: Stellen Sie sich vor, wie Sie sich an einem Ort aufhalten, der Ruhe und Frieden ausstrahlt. Die progressive Muskelentspannung richtet sich konkret auf bestimmte Muskelgruppen, die Visualisierung aber verstärkt den Eindruck allgemeiner Entspannung, was Sie wiederum von angstbesetzten Gedanken befreit. Welche Szenerie Sie für sich auswählen, ist nicht von Bedeutung: Ihr Ort kann an einem Strand liegen, einem Wildbach in den Bergen oder an einem ruhig daliegenden See. Vielleicht ist es auch Ihr Zimmer oder der Platz vor dem Kamin, wenn draußen tiefer Winter herrscht. Lassen Sie sich nicht von den Regeln der Wirklichkeit einschränken. Stellen Sie sich ruhig vor, wie Sie auf einer Wolke schweben oder auf einem Zauberteppich dahinsegeln. Wichtig ist, diese Szene so genau zu visualisieren, dass sie Ihre Aufmerksamkeit vollkommen in Anspruch nimmt. Wenn Sie sich vollständig darauf einlassen, vertieft sich Ihr Entspannungszustand so, dass sich dies unmittelbar auf der körperlichen Ebene niederschlägt. Ihre Muskelspannung lässt nach, der Herzschlag verlangsamt sich, die Atemzüge werden tiefer, die Blutgefäße weiten sich, wodurch Hände und Füße warm werden – und so weiter. Ein entspannendes Visualisierungsbild ist wie eine leichte Form von Selbsthypnose.

Hier drei Beispiele, die Ihnen zeigen sollen, wie Sie diese Technik nutzen können.

Am Strand

Sie wandern einen wunderschönen menschenleeren Strand entlang. Sie gehen barfuß und fühlen den weißen Sand unter Ihren Fußsohlen, während Sie am Wellensaum des Meeres dahinschlendern. Meer rollt auf den Strand und fließt wieder zurück, ein zartes Rauschen erfüllt die Luft. Das Geräusch hat etwas Hypnotisierendes. Es entspannt Sie immer stärker. Der türkisblaue Meeresspiegel dehnt sich bis an den Horizont. Dort, wo die Wellen emporschlagen, haben sie weiße Schaumkrönchen auf. Ein kleines Segelboot scheint über den Horizont zu gleiten. Der Klang der Wellen geleitet Sie immer tiefer in die Entspannung hinein. Mit jedem Atemzug füllen Sie Ihre Lungen mit der frischen, salzigen Luft. Eine leichte Brise erhebt sich und streicht Ihnen übers Haar. Sie fühlen sich sehr ruhig und wohl, während Sie das Bild auf sich wirken lassen.

Im Wald

Sie haben sich tief in Ihren Schlafsack gekuschelt. Im Wald bricht der Tag an. Die Sonnenstrahlen wärmen allmählich Ihr Gesicht. Über Ihnen dehnt sich der Morgenhimmel in vielen Pastelltönen. Sie nehmen den frischen Duft der Pinien wahr, der von den Bäumen zu Ihnen dringt. In der Nähe rauscht ein Wildbach über die Steine. Die kühle Morgenluft erfrischt und stärkt Sie. Sie fühlen sich wunderbar: sicher, bequem und warm.

Zu Hause
Stellen Sie sich vor, wie Sie es sich zu Hause auf dem Sofa oder auf dem Bett gemütlich machen. Sie legen sich hin und atmen tief in den Bauch ein und aus. Lassen Sie alle Sorgen und Nöte beiseite. Der Raum ist still und ohne Ablenkungen. Das Telefon ist abgeschaltet, Sie müssen keinen Verpflichtungen mehr nachgehen. Geben Sie den anderen Menschen im Haus oder in der Wohnung zu verstehen, dass Sie allein sein möchten. Es fühlt sich gut an, Zeit zu haben, sich auszuruhen und körperlich und geistig abzuschalten. Sie spüren, wie sich Ihr ganzer Körper entspannt. Je mehr Sie sich entspannen, desto wohler fühlen Sie sich. Sie sind völlig entspannt. An diesem stillen Ort fühlen Sie sich sicher und geborgen. Es ist ein Ort des Friedens.

Bitte beachten Sie, dass diese Übungen in einer Sprache beschrieben werden, die vor allem unsere Sinne anspricht. Je mehr Wörter, die die Sinne ansprechen, in Ihrer Übung vorkommen, desto realer wird die Szenerie für Sie werden, umso besser werden Sie sich vorstellen können, wirklich dort zu sein. Bei der Visualisierung Ihres friedvollen Ortes geht es vor allem darum, Sie aus Ihren endlosen Gedankenschleifen zu herauszuholen und tiefe Entspannung zu ermöglichen.

ANGELEITETE VISUALISIERUNG

Vielen fällte es leichter, sich mithilfe einer angeleiteten Visualisierung zu entspannen. Wie bei der passiven Muskelentspannung braucht es auch hierzu keinerlei Anstrengung. Legen Sie sich einfach hin, schließen Sie die Augen und hören Sie eine CD oder eine MP3-Datei auf einem mobilen Tonträger. Am meisten bewährt haben sich zwanzig bis dreißig Minuten täglich und am besten immer zur gleichen Zeit. Anleitungen zur Tiefenentspannung finden Sie am Anfang des Kapitels. Siehe auch »Anleitung zur progressiven Muskelentspannung«.

Im Internet findet man ebenfalls zahlreiche Anleitungen für Visualisierungsübungen zur Entspannung. Mit den Suchbegriffen »Visualisierung«, »Entspannung« und »Anleitung« kommen Sie auf viele Webseiten, aus denen Sie sich die für Sie geeigneten aussuchen können. Sie können auch bei Amazon unter dem Suchbegriff »Entspannungs-CD« stöbern. Es lohnt sich dabei durchaus, zwei oder drei verschiedene Anleitungen auszuprobieren, weil Sie erst herausfinden müssen, was Ihnen am meisten liegt.

ÜBUNG

Nehmen Sie nun ein Blatt Papier zur Hand und beschreiben Sie Ihren »Ort der Ruhe«. Malen Sie sich viele Einzelheiten aus. Sprechen Sie dabei möglichst alle Sinne an. Folgende Fragen können Ihnen hier helfen:

- Wie sieht es dort aus?
- Welche Farben herrschen vor?
- Welche Laute und Geräusche hören Sie? Welche Tageszeit ist es?
- Zu welchen Dingen haben Sie körperlichen Kontakt?
- Was berühren Sie?
- Wonach riecht es an Ihrem friedvollen Ort?
- Sind Sie allein, oder ist jemand bei Ihnen?

Wie bei der progressiven Muskelentspannung können Sie natürlich auch die Visualisierungsübung aufnehmen, sodass sie Ihnen jederzeit zur Verfügung steht. Vielleicht sprechen Sie sie auf denselben Tonträger, sodass Sie nach der progressiven Muskelentspannung Ihren Ort der Ruhe aufsuchen können.

Folgende Texte können Ihnen bei der Aufnahme eines Visualisierungstextes helfen:

»Jeder Muskel in deinem Körper, vom Scheitel bis zu den Zehenspitzen, ist jetzt entspannt. (Pause)
... Beim Ausatmen weicht alle Anspannung aus deinem Körper, deinem Geist und deinen Gedanken ... Lass einfach los ... (Pause)
... Beim Einatmen sinkt dein Körper immer tiefer in die Entspannung ... immer tiefer in die vollkommene Entspannung ... (Pause)
... Stell dir nun vor, wie du deinen Ort der Ruhe aufsuchst ... Ruf ihn dir so lebhaft wie nur möglich ins Gedächtnis ... Nun bist du wirklich da ... [Hier nehmen Sie auf, was Sie auf Ihr Blatt Papier geschrieben haben.]
... Es geht dir gut an diesem Ort. Niemand stört dich ... Für dich ist dies wirklich der friedlichste Platz auf Erden ... Stell dir vor, wie du den Aufenthalt dort genießt ... Du empfindest tiefen inneren Frieden, ein starkes Wohlgefühl erfüllt dich ... Genieße diese Gefühle ... Lass sie stärker und stärker werden ... (Pause)
... Vergiss nicht: Du kannst jederzeit an diesen Ort zurückkehren, sobald du dir Zeit zur Entspannung nimmst ... (Pause)
... Dabei werden die Gefühle des Wohlbefindens und der Entspannung immer stärker, je öfter du dich entspannst ...«

Wenn Sie sich Ihren Ort der Ruhe erst einmal ausgemalt haben, sollten Sie jedes Mal zu ihm zurückkehren, wenn Sie progressive Muskelentspannung, Tiefenatmung oder eine andere Entspannungstechnik üben. Auf diese Weise verankert sich die Szene immer tiefer in Ihrem Gedächtnis. Nach einer Weile wird das Bild so stark sein, dass Sie es jederzeit vor Ihrem geistigen Auge erstehen lassen können. Mit anderen Worten: wann immer Sie sich beruhigen und Ihr angstbesetztes Denken abstellen möchten. Dies ist eine der am schnellsten wirksamen und effektivsten Techniken, um tagsüber Angst und Stress abzubauen. Gleichzeitig ist der Ort der Ruhe ein wichtiger Teil der indirekten Desensibilisierung von phobischen Störungen, die ich Ihnen in Kapitel 7 vorstelle.

MEDITATION

Von dem Moment, an dem wir morgens aufstehen, bis wir abends wieder zu Bett gehen, sind wir meistens mit Aktivitäten beschäftigt, die uns von unseren Gefühlen und einer bewussten Wahrnehmung unseres Selbst ablenken. Noch beim Einschlafen geht uns ein Strom von Gedanken, Bildern und emotionalen Eindrücken durch den Kopf, die entweder den vergangenen Tag reflektieren oder sich bereits auf den nächsten Tag beziehen. Nur selten können wir dieses Nachdenken über gestern und morgen abstellen und einfach im gegenwärtigen Augenblick sein. Für viele Menschen, besonders in westlichen Industrienationen, ist die Vorstellung, nichts zu tun und nur da zu sein, kaum nachvollziehbar.

Meditation soll uns dagegen ins Hier und Jetzt zurückbringen. Dabei lernen wir vollkommen innezuhalten, unsere Gedanken über Vergangenheit und Zukunft fallen zu lassen und uns einfach auf unser unmittelbares Dasein zu konzentrieren. Daher kann Meditation ein sinnvolles Hilfsmittel sein, wenn Sie zu den Menschen gehören, denn ständig hundert Dinge gleichzeitig durch den Kopf gehen. Genaueres zum Thema Meditation als Entspannungsmethode und Technik zum Umgang mit der Angst finden Sie in Kapitel 18.

YOGA

Der Begriff »Yoga« bedeutet wörtlich »Joch« oder »zusammenspannen«. Tatsächlich ist Yoga eine Technik, die Geist und Körper wieder in Einklang bringt. Obwohl man im Westen Yoga häufig als ein System von Dehnungsübungen betrachtet, handelt es sich in Wirklichkeit um eine Lebensphilosophie, die ein breit gefächertes Spektrum an Übungen zur persönlichen Wandlung bereithält. Zu dieser Philosophie gehören ethische Regeln ebenso wie eine vegetarische Ernährung, die Körperstellungen genauso wie Atemübungen und Konzentrationstechniken. Am Ende steht eine tiefe Form der Versenkung oder Meditation.

Das uns bekannte Yogasystem wurde ursprünglich von dem Gelehrten Patanjali im 2. Jahrhundert v. Chr. geschaffen. Es wird heute noch in aller Welt geübt. Die körperlichen Übungen sind eine wirksame Methode, Fitness, Beweglichkeit und Entspannung zu sichern. Man kann die Yogahaltungen allein oder in der Gruppe üben. Viele Menschen, auch ich, finden, dass Yoga nicht nur den Geist beruhigt, sondern auch mehr Energie und Vitalität verleiht. Yoga ist der progressiven Muskelentspannung insofern ähnlich, als es auch hier darum geht, für einen bestimmten Zeitraum Muskeln in Spannung zu halten und sie dann wieder zu entspannen. Beide Techniken bringen einen tiefen Entspannungszustand mit sich. Wenn allerdings Blockaden gelöst und Energie freigesetzt werden sollen, empfinde ich persönlich Yoga als effektiver.

Meiner Erfahrung nach kann die Energie durch Yoga freier im Körper fließen als durch progressive Muskelentspannung. Wie Sport generell bringt auch Yoga Körper und Geist wieder in Einklang.

Jede Yogaübung ist mit einer bestimmten inneren Haltung verbunden: Hingabe und Vertrauen bei den Stellungen, in denen Sie sich nach vorn beugen, Willensstärke bei den Übungen, bei denen wir uns nach hinten beugen. Wenn Sie also bestimmte Yogastellungen oder -bewegungen einnehmen, üben Sie gleichzeitig positive seelische Eigenschaften oder bauen negative Einstellungen ab. Daraus hat sich eine Therapieschule entwickelt, die auf Yoga als Methode setzt, um an persönlichen Denk- und Verhaltensmustern zu arbeiten.

Falls Sie sich für Yoga interessieren, sollten Sie in Ihrer Region nach einer Yogaschule suchen. Auch die Volkshochschulen bieten meist gute und günstige Yogakurse an. Gibt es an Ihrem Wohnort keine entsprechenden Möglichkeiten, dann besorgen Sie sich am besten eine Übungs-DVD für das Training zu Hause.

ENTSPANNENDE MUSIK

Es ist kein Zufall, dass Musik häufig als »Sprache der Seele« bezeichnet wird, da sie uns tief im Innersten zu berühren scheint. Sie bringt uns an Orte, an denen wir Angst und Sorge hinter uns lassen können. Entspannende Musik vermittelt uns Heiterkeit und Gelassenheit, durch die wir weniger empfänglich für Stress und die Sorgen des Alltags werden.

Auch bei depressiven Verstimmungen hat Musik eine positive Wirkung. Wenn Sie beim Arbeiten oder Autofahren Musik hören, wenn Sie sich Zeit nehmen, mit Musik zu entspannen, setzen Sie eine der ältesten und bewährtesten Methoden ein, sich von Angst und Sorgen zu befreien. Um sich durch Musik wohler zu fühlen, sollten Sie darauf achten, dass Sie wirklich entspannende Stücke hören, die Sie emotional nicht aufwühlen.

MP3-Player oder Tablets mit Kopfhörern sind besonders praktisch, wenn Sie nachts Musik hören wollen, ohne andere zu stören. Auch für die hier vorgestellten Entspannungsübungen ist Musik ein perfekter Hintergrund.

WARUM WIR NICHT TÄGLICH ENTSPANNUNGSÜBUNGEN MACHEN

Leider gibt es vielerlei Hindernisse, die einer täglichen Entspannungspraxis entgegenstehen. Manchmal fängt man ganz begeistert an, nimmt sich regelmäßig Zeit für die Übung, aber nach etwa einer Woche beginnt man plötzlich, die Übung immer öfter zu »vergessen«. In unserer hektischen Gesellschaft werden wir für Schnelligkeit, Effizienz und Produktivität belohnt. Daher empfinden wir es als schwierig, zwanzig bis dreißig Minuten pro Tag innezuhalten und uns »nur« zu entspannen. Wir haben uns so sehr zu »Machern« entwickelt, dass wir kaum noch »sein« können.

Wenn Sie also feststellen, dass Sie Ihr Versprechen an sich selbst, sich täglich einmal vollkommen zu entspannen, nicht einhalten, dann nehmen Sie sich die Zeit festzustellen, was Sie diesbezüglich zu sich selbst »sagen«. Welche Ausreden benutzen Sie an den Tagen, an denen Sie die Übung nicht machen? Wenn Ihnen »einfach nicht danach ist«, gibt es dafür gewöhnlich einen tieferen Grund, den man bei genauerem Hinsehen durchaus herausfinden kann. Hier einige der klassischen Ausreden:

- *»Ich habe keine Zeit zum Entspannen«:* Das bedeutet im Normalfall, dass Sie die Entspannung einfach nicht wichtig genug nehmen, um sie in Ihren überfüllten Terminkalender aufzunehmen.
- *»Ich habe keinen Ort, an dem ich mich entspannen könnte«:* Dann schaffen Sie sich einen. Lassen Sie die Kinder einfach ihre Lieblingsfernsehsendung ansehen oder sich mit ihrem Lieblingsspiel beschäftigen, während Sie in ein anderes Zimmer gehen. Erklären Sie ihnen unmissverständlich, dass Sie nicht gestört werden möchten. Sind sie dafür noch zu jung, dann sollten Sie die Übung machen, wenn die Kleinen aus dem Haus sind oder schlafen. Dasselbe gilt übrigens für einen Ehepartner, der nicht auf Sie verzichten zu können meint.
- *»Entspannungsübungen sind so langweilig (oder dauern so lange)«:* Wenn Sie sich bei solchen Aussagen ertappen, ist dies ein klares Anzeichen dafür, dass Sie einen zu hektischen Lebensstil pflegen. Sie peitschen sich geradezu durch den Alltag. Machen Sie langsamer – es wird Ihnen guttun.
- *»Ich habe mehr Angst, wenn ich mich entspanne«:* Bei einigen Menschen bringt die Entspannung auch verborgene und verdrängte Gefühle ans Tageslicht, die ihrerseits von Ängsten begleitet sind. Sollte dies bei Ihnen der Fall sein, dann beginnen Sie mit kurzen Entspannungsphasen, die Sie allmählich verlängern können. Wenn Sie Angst verspüren, dann unterbrechen Sie die Übung kurz, bis Sie sich wieder besser fühlen. Dann machen Sie weiter. Mit der Zeit (und etwas Geduld) wird dieses Problem sich auflösen. Wenn nicht, wäre es gut,

sich professionelle Hilfe zu suchen, beispielsweise einen auf Angststörungen spezialisierten Therapeuten, der Ihnen hilft, sich hinsichtlich dieser Ängste zu desensibilisieren.

- *»Ich habe einfach nicht genug Disziplin«:* Dies bedeutet in den meisten Fällen, dass Sie nicht genügend Geduld hatten, um aus der Entspannung eine Gewohnheit zu machen. Möglicherweise machen Sie das immer so, wenn Sie neue Verhaltensweisen einüben wollen oder sollen. Auch Zähneputzen war für Sie als Kind keine Selbstverständlichkeit. Es brauchte Zeit und ein wenig Mühe, bis daraus eine Gewohnheit wurde. Wenn Sie sich einen Monat lang fünf bis sieben Tage in der Woche regelmäßig einmal täglich entspannen, dann wird Ihnen die Übung so sehr in Fleisch und Blut übergehen, dass Sie darüber gar nicht mehr länger nachdenken müssen. Sie tun es einfach ganz automatisch.

Tiefenentspannung ist mehr als nur eine Technik: Sie hilft Ihnen, Ihren Lebensstil grundlegend zu ändern. Dazu ist nur eines nötig: die Bereitschaft, der Gesundheit und dem Seelenfrieden in Ihrem Leben einen Platz in der ersten Reihe einzuräumen, statt sich selbst ständig noch mehr Leistung abzufordern, mehr Geld, mehr Status …

AUSZEITEN UND ZEITMANAGEMENT

Das Kapitel über Entspannung wäre nicht vollständig, wenn wir nicht auch die Themen »Auszeit« und »Zeitmanagement« ansprächen. *Wenn Sie einen entspannteren Lebensstil anstreben*, dann sind dies zwei Punkte, die unbedingt berücksichtigt werden müssen.

Sie üben sich Tag für Tag in progressiver Muskelentspannung oder Meditation und fühlen sich so täglich zwanzig bis dreißig Minuten lang gut. Wenn Sie die Übung regelmäßig ausführen, dann überträgt sich das Gefühl der Entspannung langsam auf Ihr gesamtes Dasein. Verbringen Sie aber den Rest der Zeit weiterhin in der Tretmühle des Alltags, indem Sie sich ständig zu viel Arbeit aufladen und keinerlei Pausen einplanen, dann bleibt Ihnen der Stress erhalten und damit auch die Anfälligkeit für Angst oder Panik. Am Ende eines solchen Lebensstils steht der Burn-out, das mittlerweile allseits bekannte Erschöpfungssyndrom.

AUSZEIT

Eine Auszeit ist Zeit, die Sie nicht mit Arbeit verbringen, sondern mit irgendwelchen Aktivitäten (oder »Nichtaktivitäten«), die Ihnen helfen, Ihre »Akkus« wieder aufzuladen. Ohne regelmäßige Auszeiten addiert sich der Stress, dem wir alle täglich ausgesetzt sind, zu *Dauerstress*, weil er nicht mehr abgebaut werden kann. Möglicherweise gehören Sie zu jenen Menschen, die sich antreiben, bis sie umfallen, und dann Angstzustände bekommen. Schlaf gilt übrigens nicht unbedingt als Auszeit. Wenn Sie gestresst zu Bett gehen, dann können Sie durchaus acht Stunden lang schlafen, doch am Ende erwachen Sie trotzdem angespannt und müde. Deshalb sollten Sie Ihre Auszeiten täglich planen – *zusätzlich zum Schlaf*. Diese Zeit ist deshalb so wichtig, weil sie Ihnen erlaubt, den Stresszyklus zu durchbrechen. Sie fangen die negativen Folgen von Stress quasi ab, bevor sie sich zum Dauerstress entwickeln können.

Ich empfehle Ihnen *mindestens* folgende Auszeiten:

- eine Stunde am Tag,
- einen Tag pro Woche,
- eine Woche alle drei bis vier Monate.

Sollten Sie (zum Beispiel als Selbstständiger) keine vier Wochen bezahlten Urlaub im Jahr haben, dann müssen Sie in den sauren Apfel beißen und unbezahlten Urlaub einplanen. Während dieser Zeit lassen Sie alles liegen, was Sie in irgendeiner Form an Arbeit erinnert. Gehen Sie nur ans Telefon, wenn Sie mit dem Anrufer wirklich gern sprechen möchten.

Es gibt drei Arten der Auszeit, die für einen entspannteren Lebensstil wichtig sind: erstens Zeit zum Ausruhen, zweitens Zeit zur Erholung und drittens Zeit für Beziehungen. Sie müssen sich genügend Muße gönnen, damit Sie für alle drei Raum finden. Erholung und Beziehungen lassen sich ohnehin häufig kombinieren. Nur die Zeit zum Ausruhen sollten Sie nicht mit anderen Themen füllen, sondern ausschließlich mit – Nichtstun.

Zeit zum Ausruhen bedeutet, dass Sie alles stehen und liegen lassen, um einfach nur zu sein. Sie tun überhaupt nichts und ruhen im wahrsten Sinne des Wortes. Legen Sie sich aufs Sofa und tun Sie gar nichts. Meditieren Sie still. Setzen Sie sich in Ihren Lehnsessel, und hören Sie entspannende Musik. Lassen Sie sich im Whirlpool durchweichen, oder machen Sie am Schreibtisch ein klitzekleines Nickerchen. Ausruhen tun Sie sich dann, wenn Sie wirklich völlig passiv sind. Sie geben sich selbst die Erlaubnis, nichts zu tun, sondern lediglich da zu sein. In unserer modernen Gesellschaft erhalten wir Anerkennung nur, wenn wir produktiv sind und immer mehr und mehr leisten, wenn wir jeden Moment des Tages mit Aktivitäten füllen. Ausruhen ist das genaue Gegenteil davon. Wenn Sie unter Stress stehen, sollten Sie eine Stunde täglich zum Ausruhen einplanen – ohne die Schlafenszeit darauf anzurechnen.

Zeit zur Erholung ist Zeit, in der Sie etwas für sich tun, etwas, was Ihnen Freude und neue Energie schenkt. Erholung weckt unsere Lebensgeister. Hierher gehört alles, was Sie als Spaß und Spiel empfinden, ob Sie nun im Garten arbeiten, einen Roman lesen, einen Film ansehen, wandern, Fußball spielen, einen Ausflug machen, Angeln gehen oder Brot backen. Sie können sich auch unter der Woche erholen, auf jeden Fall aber an Ihren arbeitsfreien Tagen. Da Sie dies alles sowohl allein als auch zusammen mit anderen Menschen machen können, überschneiden sich hier zwei Formen der Auszeit.

Zeit für Beziehungen heißt, dass Sie Ihre ureigensten Sorgen und Nöte vergessen, um mit einem oder mehreren anderen Menschen zusammen zu sein. Sie nehmen sich Zeit für Ihren Partner, Ihre Kinder, für andere Familienmitglieder, Freunde, Haustiere und so weiter und vergessen für diese kurze Zeit Ihre persönlichen Probleme. Wenn Sie Familie haben, sollten Sie darauf achten, dass Sie Ihre Aufmerksamkeit gerecht verteilen: Verbringen Sie Zeit allein mit Ihrem Partner, allein mit Ihren Kindern, planen Sie aber auch genügend Zeit für Aktivitäten mit der gesamten Familie ein. Falls Sie keine Kinder, aber einen Partner haben, müssen Sie Ihre Zeit zwischen Ihrem Partner und Ihren Freunden aufteilen.

Wenn Sie sich genügend Zeit für Ihre Beziehung zu anderen Menschen nehmen, ist die Wahrscheinlichkeit geringer, dass Sie einige Ihrer Grundbedürfnisse vernachlässigen: Nähe, Berührung, Zuwendung, Unterstützung und Gespräch. Es ist für unser Wohlbefinden unerlässlich, dass diese Bedürfnisse erfüllt werden. Wenn Sie also Ihren Beziehungen nicht genügend Zeit widmen, werden Sie mit Sicherheit darunter leiden – und mit Ihnen die Menschen, die Ihnen am nächsten stehen.

Wie aber schaffen wir es, genügend Auszeiten (aller drei Arten) ins Leben einzubauen? Dazu müssen wir zunächst einmal unsere innere Einstellung überprüfen und unseren Workaholism loswerden. Ein Workaholic ist letztlich ein Süchtiger. Er kann Selbstwert und Befriedigung nur aus seiner Arbeit ziehen. Daher widmet er ihr auch all seine Zeit und Energie, wobei er seine körperlichen und emotionalen Bedürfnisse unbefriedigt lässt. Der Workaholic führt ein unausgeglichenes Leben, das häufig zu chronischem Dauerstress ausartet. Dieser mündet letztlich in Burn-out oder andere schwerwiegende Erkrankungen.

Doch auch ein Workaholic kann lernen, das Leben ohne Arbeit wieder zu genießen und somit zu einem ausgeglicheneren Dasein zu finden. Zu Anfang mag es schwierig bis unmöglich erscheinen, sich genügend Zeit fürs Ausruhen, Erholen und die Menschen in unserem Umfeld zu nehmen. Doch je öfter es geschieht, desto einfacher wird es, und umso mehr lässt es sich genießen.

Ein weiterer wichtiger Schritt ist die Bereitschaft, *weniger zu tun*. Das heißt, dass Sie die Anzahl der Aufgaben, die Sie Tag für Tag übernehmen, deutlich vermindern. In einigen Fällen ist dazu ein Jobwechsel nötig, in anderen genügt es schon, seinen Tag anders zu organisieren, um Zeit für Arbeit und Erholung gleichermaßen zu

ÜBUNG

Denken Sie in Ruhe darüber nach, wie Sie vermehrt die erwähnten drei Arten der Auszeit nehmen können. Schreiben Sie Ihre Antworten in die unten vorgesehenen Rubriken:

Zeit zum Ausruhen: ______________________________

____

____

Zeit zur Erholung: ______________________________

____

____

Zeit für Beziehungen: ______________________________

____

____

haben. Manche Menschen müssen sich bewusst dafür entscheiden, Geld weniger wichtig zu nehmen und im Gegenzug einem ausgewogenen Lebensstil mehr Bedeutung zuzumessen. Bevor Sie allerdings darüber nachdenken, ob Sie vielleicht Ihren gegenwärtigen Job aufgeben, sollten Sie sich fragen, wie Sie Ihren eigenen Wertekanon verändern können: hin zur Teilnahme am Prozess des Lebens (die Frage, »wie« Sie leben wollen) und weg von Leistung und Produktivität (die Frage, »was« Sie tun möchten). Vielleicht ist dann ein Arbeitsplatzwechsel gar nicht nötig.

ZEITMANAGEMENT

Wenn Sie also mehr Zeit ohne Arbeit verbringen wollen, ist ein gutes Zeitmanagement unerlässlich. Das heißt, dass Sie Ihre täglichen Aktivitäten terminlich organisieren und strukturieren. Tun Sie dies nicht, kommt es zu Stress, Ängsten, Erschöpfung und schließlich zu Erkrankungen. Wissen Sie jedoch mit Ihrer Zeit sinnvoll umzugehen, haben Sie mehr Muße fürs Ausruhen, Erholen und für andere Menschen.

ÜBUNG

Gutes Zeitmanagement bedeutet auch, dass wir einige liebgewonnene Eigenheiten aufgeben müssen. Machen Sie ein Kreuz bei jeder der folgenden Aussagen, die auf Sie zutrifft:

- ☐ »Ich unterschätze häufig den Aufwand, der nötig ist, um eine bestimmte Aufgabe zu erledigen. Oft musste ich dafür dann Zeit erübrigen, die eigentlich für etwas anderes vorgesehen war.«
- ☐ »Ich nehme mir immer zu viel vor. Am Ende fehlt mir dann dafür die Zeit und ich muss fast immer hetzen.«
- ☐ »Es fällt mir schwer, mit etwas abzuschließen. Dadurch bleibt mir dann für die nächste Aufgabe, die ich erledigen muss, zu wenig Zeit.«
- ☐ »Ich habe Probleme, bei den anstehenden Aufgaben Prioritäten zu setzen und das Wichtigste zuerst zu erledigen.«
- ☐ »Es fällt mir schwer, Aufgaben zu delegieren, selbst wenn dies von der Sache her problemlos möglich wäre.«

Wenn Sie bei mindestens einer dieser Aussagen ein Kreuzchen gemacht haben, dann sollten Sie sich näher mit dem Thema »Zeitmanagement« beschäftigen.

Prioritäten setzen

Prioritäten setzen bedeutet, dass wir zwischen notwendigen und weniger wichtigen Aufgaben unterscheiden lernen. Sie kümmern sich nur um das, was wirklich von Bedeutung ist, und verschieben alles Übrige auf später (oder delegieren es an andere).

Teilen Sie Ihre täglichen Aufgaben zunächst in drei verschiedene Kategorien ein: *äußerst wichtig*, *wichtig* und *weniger wichtig*. Zu den äußerst wichtigen, unabdingbaren Aufgaben gehört alles, was Ihre sofortige Aufmerksamkeit fordert, alles, was ohne Wenn und Aber getan werden muss, zum Beispiel die Kinder zur Schule bringen. Andererseits umfasst diese Kategorie auch alles, was nur für Sie Bedeutung hat.

Die Fähigkeiten, die jetzt beschrieben werden, helfen Ihnen, die Zeit für statt gegen sich arbeiten zu lassen. Wenn Sie etwa daran arbeiten, Ihre Ängste abzubauen, gehört regelmäßiger Sport zu den *äußerst wichtigen* Aufgaben. *Wichtige* Aufgaben sind solche, deren Erledigung für einen begrenzten Zeitraum aufgeschoben werden kann. Dies gilt auch für den privaten Bereich, also beispielsweise einen Restaurantbesuch mit dem Partner. Wichtige Aufgaben können nicht auf Dauer verschoben werden, was sie von den weniger wichtigen unterscheidet. Letztere können ohne Risiko langfristig aufgeschoben werden, mitunter lassen sie sich auch an andere delegieren (zum Beispiel den Stapel Zeitungen in der Garage in den Wertstoffhof zu fahren oder die Fotos in das neue Album zu kleben).

Es ist hilfreich, die Reihenfolge der Aufgaben, die Sie den Tag über erledigen müssen, schon morgens nach dem Aufstehen zu planen. Nehmen Sie ein Blatt Papier, und teilen Sie es in drei Spalten auf, die Sie mit »Äußerst wichtig«, »Wichtig«, »Weniger wichtig« überschreiben. Fangen Sie mit den ersten beiden Spalten an. Gehen Sie erst dann zu den weniger wichtigen Aufgaben weiter, wenn Sie alle unabdingbaren und wichtigen aufgeführt haben. Ich rate Ihnen ohnehin, dass Sie alles, was in der Spalte »weniger wichtig« steht, ganz oder zeitweilig zurückzustellen, damit Sie mehr Auszeiten nehmen können.

Falls es Ihnen mit einem entspannteren Lebensstil ernst ist, dann sollten die drei Arten der Auszeit – fürs Ausruhen, Erholen und für andere Menschen – in der Spalte »äußerst wichtig« aufgeführt werden. Wenn Auszeiten in Ihrem Terminkalender einen hohen Stellenwert haben, Sie sich also weigern, sie zu verschieben, dann wird Ihr Leben allmählich jenen langsameren Rhythmus annehmen, den Sie sich wünschen. Sie werden weniger Stress empfinden, besser schlafen können und mehr Freude am Leben haben. Ihre Auszeiten wichtig zu nehmen bedeutet, dass Sie sich von Ihrem Suchtverhältnis zu Arbeit, Leistung und Erfolg lösen und Ihren Perfektionismus aufgeben.

Auch all jene Aktivitäten, die Ihren langfristigen Idealen und Lebenszielen dienen, sollten in der ersten Spalte Ihrer Prioritätenliste stehen. Die meisten Menschen verschieben ihre Ideale leider auf den Sankt-Nimmerleins-Tag. Umsetzen können Sie diese aber nur, wenn Sie sich Zeit nehmen, um Schritt für Schritt auch jetzt schon etwas dafür zu tun.

Delegieren

Delegieren können heißt, andere Menschen Aufgaben übernehmen zu lassen, die entweder eine niedrige Priorität für Sie besitzen oder die zwar wichtig sind, aber nicht von Ihnen *persönlich* erledigt werden müssen. Indem Sie lernen zu delegieren, bleibt Ihnen mehr Zeit für die unabdingbaren und wichtigen Aufgaben, die Ihre persönliche Aufmerksamkeit erfordern. Delegieren bringt mit sich, dass Sie bestimmte Arbeiten, die Sie eigentlich auch selbst erledigen könnten, wenn Sie mehr Zeit hätten, gegen Bezahlung von anderen Menschen machen lassen: Putzen, Autowaschen, Kochen, die zeitweilige Aufsicht über die Kinder, Reparaturarbeiten und so weiter. Auch an Familienmitglieder kann delegiert werden. So stellen Sie sicher, dass jedes Mitglied Ihres Haushalts seinen Anteil an der Hausarbeit erledigt.

Ein entscheidender Punkt bei der Delegation ist die Bereitschaft, sich auf das Können und die Einsatzbereitschaft anderer zu verlassen. Sie müssen sich also von der Vorstellung lösen, dass nur Sie eine Aufgabe richtig erledigen können, damit Sie die Verantwortung dafür anderen übertragen können.

Zeitmargen einplanen

Das am häufigsten auftretende Problem beim Zeitmanagement ist die Tatsache, dass die Zeit, die für die Erledigung einer Aufgabe nötig ist, unterschätzt wird – mit dem Ergebnis, dass Sie unter Druck geraten, hetzen müssen oder Zeit, die eigentlich für Ihre nächste Aufgabe eingeplant war, für die Erledigung der ersten aufwenden müssen. Im Allgemeinen empfiehlt es sich, stets ein wenig mehr Zeit einzuplanen, als Sie für eine bestimmte Aufgabe zu brauchen glauben. Es ist besser, längere Fristen zu planen als zu kurze, sodass Sie sich Ihren Aktivitäten in aller Ruhe widmen können.

Auch hier gibt es eine unabdingbare Grundvoraussetzung: Sie müssen bereit sein, *weniger zu tun*. Achten Sie darauf, dass Sie nicht so viel wie möglich in Ihren Terminplan hineinpacken. Für Menschen, die adrenalinsüchtig sind, denen Hektik und Geschäftigkeit einen gewissen »Kick« verschaffen, ist dies sicherlich ein Problem. Doch ebendiese Zeitmargen geben Ihnen etwas, wovon solche Menschen nur träumen werden: Sie können den Tag in Ruhe angehen und ihn ganz entspannt genießen. Das aber bewahrt Sie vor einer Menge Stress.

Schluss mit dem Perfektionismus

Perfektionisten sind Menschen, die an sich selbst stets zu hohe Anforderungen stellen. In ihrem Leben gibt es keinen Raum für Fehler, Verzögerungen, Grenzen oder andere frustrierende Erfahrungen, die im Arbeitsprozess unvermeidlich sind. Dieser Perfektionismus hält sie in der Tretmühle der Überarbeitung und des übermäßigen Eifers gefangen, da keine Zeit für die Erfüllung eigener Bedürfnisse bleibt. Den eigenen Perfektionismus aufzugeben, erfordert eine grundsätzliche Änderung der inneren Einstellung. Danach aber wird es immer einfacher, sein Bestes zu geben, auf dem Weg dorthin den einen oder anderen Fehler zu machen und das Ergebnis zu akzeptieren, obwohl es vielleicht nicht hundertprozentig den Erwartungen entspricht.

Gelegentlich gehört dazu auch mal ein herzliches Lachen über die Begrenzungen der menschlichen Kompetenz, statt sich lustvoll in der eigenen Verzweiflung zu suhlen (mehr zu diesem Thema erfahren Sie in Kapitel 10).

Schluss mit der Aufschieberitis

Mit dem Aufschieben von Aufgaben, auch Prokrastination genannt, setzen Sie sich selbst unter Druck, weil Ihnen am Schluss immer viel zu wenig Zeit bleibt. Ob Sie sich nun für ein Examen vorbereiten oder auf eine neue Aufgabe an Ihrem Arbeitsplatz, wenn Sie das, was unbedingt getan werden muss, aufschieben, stehen Sie am Ende nur unter umso größerem Druck.

Ein Grund für Aufschieberitis mag sein, dass Sie das, was Sie erledigen müssen, nicht wirklich tun wollen. Sollte dies der Fall sein, dann müssen Sie entweder delegieren oder Prioritäten setzen. Können Sie eine ungeliebte Aufgabe an jemand anderen abgeben, dann sollten Sie dies unter allen Umständen tun. Ist das nicht möglich, dann widmen Sie sich dieser Aufgabe *zuallererst*. Anders ausgedrückt: Räumen Sie ihr auf Ihrer Liste höchste Priorität ein. Das funktioniert ganz gut, wenn man sich selbst mit der Aussicht auf etwas Schönes und Interessantes belohnt. Falls Sie die Prokrastination hinter sich lassen wollen, ist die Karotte meist wirksamer als die Peitsche.

Viele Menschen verschleppen ihre Aufgaben aber auch, weil sie zu perfektionistisch sind. Wenn Sie den Eindruck haben, etwas müsse »perfekt« erledigt werden, dann schieben Sie diese Aufgabe vermutlich nur deshalb vor sich her, weil Sie befürchten, Ihre eigenen Anforderungen nicht erfüllen zu können. Hier hilft allein eines: Fangen Sie einfach an, ob Sie nun das Gefühl haben, es zu können, oder nicht. Ein wichtiger Grundsatz der Psychologie lautet, dass *die Motivation häufig dem Verhalten auf dem Fuß folgt*. Das bedeutet, der Wille, eine bestimmte Aufgabe zu erledigen, stellt sich häufig erst ein, wenn man angefangen hat. Meist bleibt dann auch noch genügend Zeit, um das, was man am Anfang gemacht hat, zu korrigieren oder zu verbessern. Wenn Sie aber weiterhin alles vor sich herschieben, dann fehlt Ihnen am Ende die Zeit, um Ihre Aufgaben so zu erledigen, wie Sie sich das idealerweise vorstellen. Am schlimmsten aber ist es, wenn Sie sich gar nicht erst an die Arbeit machen, weil Sie glauben, Ihren eigenen Ansprüchen sowieso nicht gerecht werden zu können.

Nein sagen

Die Menschen haben die verschiedensten Gründe dafür, warum sie nicht nein sagen können. Vielleicht wollen Sie es immer allen recht machen oder fühlen sich verantwortlich für Freunde und die Familie, egal, was von Ihnen verlangt wird, sodass Sie es versäumen, Grenzen zu ziehen, selbst wenn Ihnen schon längst alles zu viel wird. Oder Sie sind so mit Ihrer Arbeit verwachsen, dass diese für Sie zur alleinigen sinn- und identitätsstiftenden Instanz geworden ist. Und deshalb nehmen Sie immer weiter alle Aufgaben an, die man Ihnen überträgt, wie anstrengend und zeitraubend sie auch sein mögen. Wenn Sie das nicht täten, würden Sie sich irgendwie leer fühlen.

Die Schwierigkeit, nein zu sagen, hat viel mit unserem Selbstbild zu tun. Wenn es zu Ihrem Selbstverständnis gehört, immer nett und gefällig sein zu wollen, dann sind Sie möglicherweise nicht dazu in der Lage, anderen Grenzen zu setzen. Wenn Ihre Arbeit Ihr Leben ist, dann wird es schwer für Sie, berufliche Aufgaben abzulehnen, um sich mehr Zeit für sich selbst zu nehmen.

Daher erfordert ein Umdenken hier vor allem die Bereitschaft, lang gehegte Idealvorstellungen von uns selbst loszulassen – was aus psychologischer Sicht zu den schwierigsten Aufgaben gehört. Möglicherweise müssen Sie einsehen, dass Sie mehr sind als nur der Mensch, der sich stets um andere kümmert. Oder um die Arbeit. Sie müssen lernen, wie Sie sich Zeit für sich selbst nehmen können, damit auch Ihre eigenen Bedürfnisse erfüllt werden. Akzeptieren Sie, dass es nicht selbstsüchtig ist, wenn Sie sich – auch auf Kosten Ihres Engagements für andere – zwischendurch um sich selbst kümmern. Stellen Sie sich die Frage, ob Sie in der Sorge um andere oder im Beruf wirklich Ihr Bestes geben können, wenn Sie müde, gestresst oder ausgebrannt sind?

Ich riskierte einst eine schwere Erkrankung, bevor ich einsah, wie wichtig es ist, nein zu sagen. In vielen Fällen zwingen uns erst Krankheiten, seien es nun Panikattacken, Depressionen oder andere gravierende Gesundheitsprobleme, dazu, unsere Lebensweise einer gründlichen Überprüfung zu unterziehen. Krankheit kann der Katalysator sein, der uns langsamer und achtsamer werden lässt, damit wir unser Leben einfacher und ausgewogener gestalten.

WAS ZU TUN IST

1. Lesen Sie den Abschnitt über die Tiefenatmung nochmals und entscheiden Sie, welche Übung Sie regelmäßig machen wollen. Üben Sie mindestens zwei Wochen lang täglich fünf Minuten. Wenn Sie Ihren Atemrhythmus von der flachen Brust- hin zur tiefen Bauchatmung dauerhaft ändern wollen, üben Sie mindestens einen Monat oder noch länger. Wann immer Sie spüren, dass die Angst sich bemerkbar macht, praktizieren Sie die Tiefenatmung oder die Übung zur Atemberuhigung.
2. Üben Sie täglich zwanzig bis dreißig Minuten lang progressive Muskelentspannung (noch besser sind zwei Sitzungen pro Tag). Lassen Sie sich zu Anfang die Übungsanleitung vorlesen oder nehmen Sie sie auf. So können Sie sich ganz auf die Entspannung konzentrieren. Am Ende werden Sie die Anleitung ohnehin auswendig können, sodass Sie die Aufnahme nicht mehr brauchen.
3. Nach der progressiven Muskelentspannung begeben Sie sich an Ihren Ort der Ruhe. Nehmen Sie eine detaillierte Beschreibung dieses Ortes auf. Wenn Sie tagsüber Angst verspüren, gehen Sie im Geiste an Ihren Ort der Ruhe (während Sie gleichzeitig Tiefenatmung üben).
4. Möglicherweise ist die progressive Muskelentspannung nach zwei Wochen täglichen Übens Ihre bevorzugte Entspannungstechnik, die Sie dann beibehalten. Wenn nicht, sollten Sie lernen zu meditieren oder die Visualisierungsübungen aus Kapitel 11 zu machen. *Für welche Entspannungstechnik Sie sich entscheiden, ist nicht annähernd so wichtig wie Ihre Bereitschaft, wirklich täglich zu üben.*
5. Wenn Sie Probleme mit der täglichen Entspannungsübung haben, lesen Sie den Abschnitt »Warum wir nicht täglich Entspannungsübungen machen« nochmals durch.

6. Nehmen Sie sich Zeit, um über das nachzudenken, was Sie im Abschnitt über Auszeiten gelesen haben. Lassen Sie in Ihrem Leben genügend Raum fürs Ausruhen, Erholen und für andere Menschen? Welche Veränderungen wären in Ihrem Terminkalender vonnöten, um dies möglich zu machen? Setzen Sie wenigstens einen der Punkte, die Ihnen dazu einfallen, noch diese Woche um. Sind Sie bereit, sich darauf einzulassen?

LITERATUR

Benson, Herbert: Gesund im Stress, Berlin 1978.

Benson, Herbert: Beyond the Relaxation Response, New York 1985.

Davis, Martha; Robbins Eshelman, Elizabeth; McKay, Matthew: The Relaxation and Stress Reduction Workbook, Oakland (CA) 2000.

Harp, David; Feldman, Nina: Meditieren in drei Minuten, Reinbek 2003.

Jacobson, Edmund: Entspannung als Therapie – progressive Relaxation in Theorie und Praxis, Stuttgart 2006.

Kabat-Zinn, Jon: Stark aus eigener Kraft – im Alltag Ruhe finden, Bern/München/Wien 1995.

Lakein, Alan: Lakeins Zeitsystem – dein Leben ist kurz, mach was draus!, Hamburg 1974.

Mason, John: Guide to Stress Reduction, Berkeley (CA) 1985.

5

SPORT

REGELMÄẞIG SPORT ZU TREIBEN ist eine der wirksamsten Methoden, um generalisierte Ängste und die Tendenz zu Panikattacken besser zu bewältigen. Bei einer Panikattacke führt der natürliche Kampf-oder-Flucht-Impuls des Körpers, der normalerweise bei einer realen Gefahr durch einen plötzlichen Adrenalinausstoß ausgelöst wird, zu einer überschießenden Reaktion, die mit einer wirklichen Bedrohung nichts zu tun hat. Sport ist ein Weg, wie der Körper diese Übererregung wieder abbauen kann.

Ein Großteil meiner Patienten, die eine wie auch immer geartete Form sportlicher Aktivitäten aufgenommen haben, leidet seitdem nicht mehr unter Panikattacken. Durch regelmäßige sportliche Betätigung nimmt sowohl die Intensität der einzelnen Anfälle ab als auch die Erwartungsangst, die sich im Vorfeld einer Konfrontation mit phobischen Situationen aufbauen kann. Die Heilung von Phobien, sei es nun die Angst vor dem Sprechen in der Öffentlichkeit oder vor dem Alleinsein, lässt sich durch Sport erheblich beschleunigen.

Regelmäßige sportliche Betätigung beeinflusst unmittelbar einige körperliche Faktoren, die bei Angststörungen eine wichtige Rolle spielen. Die unmittelbaren Auswirkungen sind unter anderem:

- *Die Spannung der Skelettmuskulatur wird reduziert:* Man fühlt sich weniger »angespannt«.
- *Adrenalin und Thyroxin im Blut werden schneller abgebaut:* Geistige Anspannung und Übererregung nehmen ab.

- *Frustrationen werden »entladen«*, sodass sie sich gar nicht erst zu phobischen oder panischen Reaktionen aufschaukeln können.

Positive Auswirkungen regelmäßiger sportlicher Aktivitäten sind beispielsweise:

- bessere Sauerstoffversorgung von Blut und Gehirn, was die Konzentration optimiert,
- erhöhte Ausschüttung von Endorphinen, körpereigenen Substanzen, die von Aufbau und Wirkung her dem Morphium ähneln (die Folge: gesteigertes Wohlbefinden),
- geringerer pH-Wert (Säuregehalt) des Blutes, was den Energiepegel ansteigen lässt,
- Stärkung des Blutkreislaufs,
- Verbesserung der Verdauung und der Nahrungsverwertung,
- verbesserte Ausscheidungsfunktionen (Haut, Lunge, Blase und Darm),
- niedrigerer Cholesterinspiegel,
- Blutdrucksenkung,
- Gewichtsverlust und – in vielen Fällen – verminderter Appetit sowie
- bessere Blutzuckerregulierung (wichtig bei Unterzucker).

Den positiven körperlichen Wirkungen entsprechen solche auf psychischer Ebene:

- gesteigertes seelisches Wohlbefinden,
- geringere Abhängigkeit von Alkohol oder Drogen,
- weniger Schlafstörungen,
- verbessertes Gedächtnis, erhöhte Konzentrationsfähigkeit,
- geringere Anfälligkeit für depressive Verstimmungen,
- höheres Selbstwertgefühl und
- das Gefühl, die Angst unter Kontrolle zu haben.

SIND SIE NOCH IN FORM?

Wie aber stellt man nun fest, ob man körperlich sozusagen aus dem Lot geraten ist? Sie können davon ausgehen, dass Sie nicht in Form sind, wenn Sie eines oder mehrere der folgenden Anzeichen bei sich bemerken:

- Sie steigen ein paar Treppen hinauf und geraten außer Atem.
- Sie brauchen nach dem Treppensteigen lange, um wieder zu Atem zu kommen.

- Sie fühlen sich schon nach kurzer Anstrengung ziemlich erschöpft.
- Sie leiden unter chronischer Muskelanspannung.
- Sie haben einen geringen Muskeltonus, das heißt, Ihre Muskulatur ist schwach.
- Sie haben Übergewicht.
- Wenn Sie Sport getrieben haben, tun Ihnen tagelang die Muskeln weh.
- Sie sind allgemein müde, lethargisch und langweilen sich schnell.

IHR AKTUELLER TRAININGSSTAND

Das »Arbeitsblatt Fitness« kann Ihnen helfen, herauszufinden, wie es um Ihre Fitness bestellt ist. Was ist die anstrengendste körperliche Aktivität, der Sie sich im Laufe einer *normalen* Woche unterziehen? Wenn Sie die unten stehenden Fragen beantwortet haben, zählen Sie Ihre Punktzahl zusammen. So finden Sie heraus, wie Ihr Trainingsstand ist.

Ob Sie nun fit sind oder nicht, können Sie auch an Ihrem Ruhepuls feststellen. Der Ruhepuls ist die Anzahl der Schläge, die Ihr Herz ausführt, wenn Sie in Ruhe sind. Als Faustregel gilt: Haben Sie einen Ruhepuls von achtzig oder mehr, sollten Sie definitiv etwas für Ihre Fitness tun. Ein Ruhepuls zwischen siebzig und achtzig bedeutet, dass Sie durchaus ein wenig mehr tun *könnten*. Trainieren Sie regelmäßig und haben Sie einen Ruhepuls unter siebzig, sind Sie gut in Form. Um den Puls zu messen, sollten Sie sich entspannen, dann zwanzig Sekunden lang den Puls messen (am Hals oder am Handgelenk) und diesen Wert mit drei multiplizieren.

SIND SIE BEREIT FÜR IHR FITNESSPROGRAMM?

Wenn Sie jetzt drauf und dran sind, ins nächste Fitnessstudio zu stürzen, sollten Sie sich fragen, ob Sie wirklich dazu bereit sind. Außerdem gibt es einige körperliche Einschränkungen, die eine gewisse Vorsicht beim Sport nahelegen. Wenn Sie also eine der folgenden Fragen mit Ja beantworten, sprechen Sie bitte zuerst mit Ihrem Arzt, bevor Sie ein Fitnessprogramm aufnehmen. Möglicherweise kann er das Programm an Ihre spezifischen Bedürfnisse anpassen.

Wenn Sie auf all diese Fragen mit Nein geantwortet haben, können Sie davon ausgehen, dass sportliche Betätigung Ihnen nicht schaden wird. Fangen Sie langsam an, und steigern Sie die Belastung allmählich über einen Zeitraum

ARBEITSBLATT FITNESS

Intensität: *Wie sehr werden Sie durch diese Aktivität gefordert?*	**Häufigkeit:** *Wie oft führen Sie diese pro Woche aus?*	**Dauer:** *Wie viel Zeit verwenden Sie jeweils darauf?*
Intensiv: 5 Punkte (schnelles Radeln, Laufen, Aerobic)	Dreimal oder öfter: 5 Punkte	Zwischen 21 und 60 Minuten: 5 Punkte
Mäßig: 3 Punkte (Jogging, Radfahren, schnelles Gehen oder Walking)	Ein- bis zweimal: 2 Punkte	11 bis 20 Minuten: 3 Punkte
Leicht: 1 Punkt (Golf, Spazierengehen, Hausarbeit)	Überhaupt nicht: 0 Punkte	10 Minuten oder weniger: 1 Punkt
Zählen Sie Ihre Werte zusammen:	______________________	______________________

Auswertung:

13–15 Punkte	Sehr gut. Gratuliere! Behalten Sie dieses Niveau bei.
8–12 Punkte	Durchschnittlich. Sie bewegen sich mäßig und sollten in sportlicher Hinsicht mehr für sich tun.
7 Punkte oder weniger	Zu wenig. Planen Sie jetzt ein Fitnessprogramm für sich!

FRAGEBOGEN

Hat Ihr Arzt Ihnen gegenüber je erwähnt, dass Sie Herzprobleme haben?

☐ Ja ☐ Nein

Verspüren Sie häufig Schmerzen in der Herzgegend?

☐ Ja ☐ Nein

Fühlen Sie sich häufig schwach oder haben Sie Schwindelanfälle?

☐ Ja ☐ Nein

Hat Ihr Arzt Ihnen gegenüber jemals erwähnt, dass Sie ein Problem mit Knochen oder Gelenken haben (wie zum Beispiel Arthrose), das durch Sport verschlimmert werden könnte?

☐ Ja ☐ Nein

Hat je ein Arzt zu Ihnen gesagt, dass Sie zu hohen Blutdruck haben?

☐ Ja ☐ Nein

Leiden Sie unter Diabetes?

☐ Ja ☐ Nein

Sind Sie über vierzig und an Sport nicht gewöhnt?

☐ Ja ☐ Nein

Gibt es einen anderen medizinischen Grund, weshalb Sie auf sportliche Betätigung verzichten sollten?

☐ Ja ☐ Nein

von mehreren Wochen. Wenn Sie über vierzig und an Sport nicht gewöhnt sind, sprechen Sie mit Ihrem Arzt, bevor Sie damit anfangen.

Manche Menschen zögern, eine sportliche Betätigung aufzunehmen, weil die Symptome körperlicher Anstrengung mitunter denen der Panikattacke ähneln. Sollte dies auf Sie zutreffen, dann fangen Sie zunächst damit an, täglich 45 Minuten zügig spazieren zu gehen.

Oder Sie gehen Ihr Programm ganz langsam an. Beginnen Sie mit zwei bis drei Minuten Jogging oder Radfahren. Steigern Sie dann die Dauer jedes Mal um eine weitere Minute. Sobald Sie auch nur einen Anflug von Panik spüren, machen Sie kurz Pause (siehe dazu die Beschreibung der schrittweisen Konfrontation in Kapitel 3 und 7). Möglicherweise fühlen Sie sich wohler, wenn Sie zu Anfang nicht allein sind. Falls Sport in Ihnen phobische Ängste erweckt, dann hilft Ihnen die kontrollierte Konfrontation auf dieselbe Weise wie bei jeder anderen Phobie auch.

WIE SIE IHR SPORTPROGRAMM ZUSAMMENSTELLEN

Es gibt viele verschiedene Sportarten, die für Ihr Sportprogramm infrage kommen, wobei die Wahl letztlich von Ihren Zielen abhängt. Wenn Sie generalisierte Ängste und/oder die Neigung zu Panikattacken vermindern wollen, ist jedes aerobe Ausdauertraining wie Laufen, schnelles Gehen, Radfahren im Freien oder auf dem Heimtrainer, Schwimmen oder Aerobic sinnvoll. *Aerobes Training* bedeutet, dass die größeren Muskelgruppen über einen längeren Zeitraum hinweg trainiert werden, wobei der Sportler nur auf etwa 60 bis 75 Prozent der maximal möglichen Pulsfrequenz geht. (Wo Ihre ideale Pulsfrequenz liegt, erfahren Sie weiter unten.) Beim aeroben Training löst sich die allgemeine Anspannung der Muskulatur, die Leistungsfähigkeit des *kardiovaskulären Systems* steigt. Damit werden Ihr Gewebe und Ihre Zellen besser mit Sauerstoff versorgt. Regelmäßiger aerober Sport reduziert Stress und steigert Ihr Energieniveau.

Doch möglicherweise geht es Ihnen nicht nur um Fitness. Wenn Sie zum Beispiel etwas für den *Muskelaufbau* tun wollen, können Sie isometrische Übungen oder eine andere Form des Krafttrainings in Ihr Programm aufnehmen. (Leiden Sie allerdings an einem Herzfehler oder an Angina pectoris, sollten Sie auf Gewichtheben und Bodybuilding möglichst *verzichten*.) Wenn für Sie der Kontakt mit anderen Menschen wichtig ist, dann wählen Sie eine andere Sportart: Alle Mannschaftssportarten wie Fuß-, Hand- und Volleyball kommen infrage, aber auch Tennis oder Golf. Wollen Sie etwas für die *Elastizität* Ihrer Muskeln tun, dann ist vielleicht Yoga mit seinen Dehnübungen das Richtige. Zum *Gewichtsverlust* sind Jogging oder Radfahren ideal. Der Abbau von Aggressionen hingegen gelingt eher mit allen Wettkampfsportarten. Ist es Ihnen hingegen wichtig, an der *frischen Luft* zu sein, dann sind Wandern oder Gartenarbeit vielleicht besser geeignet. Gerade durch Wandern können Sie leicht mehrere Fliegen mit einer Klappe schlagen. Außerdem gibt es Wandervereine, zum Beispiel für alpines Wandern, wo Sie Geselligkeit finden, aber auch Kraft und Ausdauer stärken können. Weitere Informationen zu diesen Themen finden Sie in Covert Baileys Buch *Fett verlieren – Form gewinnen* (siehe die Literaturempfehlungen am Ende des Kapitels).

Viele Menschen betreiben mehrere Sportarten. So ist es beispielsweise möglich, drei- bis viermal die Woche ein aerobes Training wie Laufen oder Radfahren zu absolvieren und dieses ein- bis zweimal pro Woche mit einem Gemeinschaftssport wie Tennis zu kombinieren. Auf diese Weise verhindern Sie, dass Langeweile aufkommt. In der Folge finden Sie die bekanntesten aeroben Sportarten mit ihren Vor- und Nachteilen kurz beschrieben.

LAUFEN

Laufen (oder Joggen) war jahrelang die beliebteste Form aeroben Trainings. Alles, was Sie dazu brauchen, sind Laufschuhe. Jetzt müssen Sie nur noch vor die Tür, und los geht's. Wenn Sie Gewicht verlieren wollen, gehört Laufen zu den besten Sportarten schlechthin, weil man dabei in kurzer Zeit viele Kalorien verbraucht. Zahlreiche Studien haben gezeigt, dass es auch bei Depressionen enorm wirksam ist, da es sowohl den Endorphin- als auch den Serotoninspiegel positiv beeinflusst. Wie bereits erwähnt wurde, beruhigt Laufen Ängste, weil Adrenalin und Muskelspannung abgebaut werden. Wenn Sie sich angewöhnen, vier- bis fünfmal pro Woche zirka fünf Kilometer (etwa eine halbe Stunde) zu laufen, reduzieren Sie damit Ihre Anfälligkeit für Ängste enorm. Trainieren Sie so lange, bis Sie etwa eineinhalb Kilometer in zehn Minuten schaffen.

Der Nachteil des Joggens ist, dass es auf Dauer schaden kann. Dies gilt vor allem, wenn Sie auf harten Oberflächen laufen. Die ständigen Erschütterungen führen möglicherweise zu Fuß-, Knie- oder Rückenproblemen. Sie können das Risiko für solche Schäden mindern, wenn Sie Folgendes beachten:

- *Tragen Sie gute Schuhe*, welche die Erschütterungen abfedern.
- *Laufen Sie auf weichen Oberflächen*, vorzugsweise auf Gras, Erde, Feldwegen oder Ähnlichem. Vermeiden Sie nach Möglichkeit betonierte Straßen. Asphalt hingegen ist in Ordnung, wenn Sie gute Schuhe tragen und nicht täglich laufen.
- *Wärmen Sie sich auf*, bevor Sie anfangen. Sie können ja eine oder zwei Minuten lang ganz langsam laufen.
- *Joggen Sie nicht jeden Tag*, sondern bauen Sie auch andere Formen des Trainings ein.

Wenn Sie zum Laufen nicht ins Freie können (wegen des Wetters, mangels weicher Oberflächen, aufgrund von Smog oder zu starkem Verkehr), leistet ein automatisches Laufband gute Dienste. Stellen Sie es gegebenenfalls vor den Fernseher oder benutzen Sie ein Tablet, damit Ihnen nicht langweilig wird.

SCHWIMMEN

Schwimmen gehört zu meinen bevorzugten Sportarten, da es viele verschiedene Muskelgruppen im Körper anspricht. Ärzte raten zum Schwimmen, wenn ihre Patienten Probleme mit Muskulatur oder Knochen wie Arthrose haben. Schwimmen belastet die Gelenke nur wenig. Sie verlieren hier zwar nicht so viel Gewicht wie beim Laufen, doch hält es den Körper allgemein in Form.

Wenn Sie Schwimmen als aerobes Training betreiben wollen, ist es am besten, Sie schwimmen etwa vier- bis fünfmal pro Woche zwanzig bis dreißig Minuten lang Freistil. Zur allgemeinen Entspannung ist auch das Brustschwimmen geeignet. Am besten trainiert man in einem beheizten Schwimmbecken bei einer Wassertemperatur von 22 bis 23 Grad Celsius.

Der größte Nachteil des Schwimmens ist das gechlorte Wasser in den Schwimmbädern, das Augen, Haut oder Haar reizen kann, manchmal auch die Schleimhäute der oberen Luftwege. Sie können dem abhelfen, indem Sie eine Schutzbrille und einen Nasenclip tragen. Wenn Sie Glück haben, finden Sie ein Schwimmbad, in dem mit Wasserstoffperoxid oder Ozon desinfiziert wird. Beides ist besser als Chlor.

RADFAHREN

Radfahren als Sport wurde in den letzten Jahren immer beliebter. Es hat ähnlich viele Vorteile wie Jogging, ist aber weniger belastend für die Gelenke. Wenn Sie die Vorteile aeroben Trainings über das Radfahren erreichen wollen, müssen Sie recht flott fahren, etwa 24 Kilometer oder mehr pro Stunde auf ebener Strecke. Bei gutem Wetter kann Radfahren sehr interessant sein, vor allem, wenn Sie in einer schönen Landschaft fahren, wenig Verkehr haben und auf einem Radweg unterwegs sind. Verbannt das Wetter Sie nach drinnen, bleibt Ihnen immer noch der Heimtrainer.

Wenn Sie mit dem Radfahren erst anfangen, sollten Sie zunächst einmal in ein gutes Fahrrad investieren. Vielleicht können Sie sich ja auch zunächst eins ausleihen, wenn Sie momentan nicht in der Lage sind, mehrere Hundert Euro für ein gutes Sportgerät zu bezahlen. Ich würde Ihnen empfehlen, sich kein Rennrad zuzulegen, wenn es Ihnen nicht auf die Geschwindigkeit ankommt. Die meisten Menschen empfinden es als angenehmer, nicht gebeugt, sondern aufrecht auf dem Rad zu sitzen. Achten Sie darauf, dass die Maße des Rads Ihrer Körpergröße entsprechen, sonst könnte Ihnen das Radfahren bald verleidet sein. Auch ein gut gepolsterter Sattel ist eine lohnende Investition. Wenn Sie mit dem Radfahren anfangen, sollten Sie sich mindestens einen Monat Zeit lassen, bevor Sie sich auf die oben genannte Geschwindigkeit von zirka sechs Kilometer pro Viertelstunde steigern. Wenn Sie drei- bis viermal pro Woche eine Stunde Rad fahren, haben Sie Ihr Sportpensum zur Genüge erfüllt. Tragen Sie auf jeden Fall einen Helm und fahren Sie möglichst nicht nachts.

AEROBIC

Bei den meisten Aerobic-Kursen gibt ein Trainer nach den Aufwärmübungen Anweisungen, die zur Musik ausgeführt werden. Solche Kurse werden in den meisten Sport- und Fitnesszentren angeboten, und zwar für Anfänger wie für Fortgeschrittene. Da auch Aerobic sich schädlich auf die Gelenke auswirken kann, sollten Sie darauf achten, eher gelenkeschonende Kurseinheiten zu besuchen. Der abwechslungsreiche Ablauf von Aerobic-Kursen machte es Teilnehmern oft leichter, dabeizubleiben. Wenn Sie nicht so gern ins Fitness-Studio gehen und Ihre Motivation hoch genug ist, können Sie auch mit einer DVD zu Hause üben.

Wenn Sie sich für Aerobic entscheiden, sollten Sie auf gutes Schuhwerk achten. Das stabilisiert den Fuß, federt Erschütterungen ab und verhindert, dass sich die Gelenke verdrehen. Diese Übungen werden am besten auf einem Holzboden gemacht. Meiden Sie, wenn möglich, Teppichboden. Drei- bis fünfmal pro Woche zwischen 45 und 60 Minuten Training genügen (Warming-up eingeschlossen).

WALKING

Walking bietet einige Vorteile, die sonst keine Trainingsform aufzuweisen hat. Zunächst einmal muss man es nicht lernen. Jeder weiß, wie man geht. Darüber hinaus ist außer einem Paar bequemer Schuhe keinerlei Ausrüstung erforderlich. Und Sie können wirklich überall trainieren, notfalls sogar im Einkaufszentrum. Die Gefahr einer bleibenden Schädigung ist wesentlich geringer als bei allen anderen Sportarten, und außerdem ist Gehen die natürlichste Art der Fortbewegung überhaupt. Jeder Mensch genießt die Bewegung des Gehens. Bis sich unsere Gesellschaft zu einer Zivilisation der Couchpotatoes entwickelt hatte, war das Zufußgehen ein natürlicher Bestandteil des Lebens.

Doch es ist eine Sache, zur Entspannung und zum Vergnügen spazieren zu gehen, eine andere, dies als Sport zu betreiben. Damit aus Ihrem Spaziergang die Sportart »Walking« wird, sollten Sie etwa eine Stunde lang flott gehen, sodass Sie dabei mindestens fünf Kilometer zurücklegen. Ein zwanzig- oder dreißigminütiger Spaziergang bringt nicht die Wirkungen eines aeroben Trainings. Sollten Sie Walking zu Ihrer bevorzugten Sportart erwählen, dann betreiben Sie es vier- bis fünfmal pro Woche, nach Möglichkeit an der frischen Luft. Wenn Sie das Gefühl haben, dass Ihnen das nicht genügt, um sich ordentlich auszupowern, dann walken Sie doch in einer hügeligen Umgebung oder treiben Sie zusätzlich noch ein wenig Krafttraining.

Um die Vorteile des Walkings wirklich nutzen zu können, ist eine korrekte Haltung wichtig. Wenn Sie beim Gehen die Arme so neben dem Körper baumeln lassen können, dass sie immer in der Gegenrichtung zum Bein schwingen (Bein vor, Arm zurück), und sich das für Sie natürlich anfühlt, dann haben Sie ein perfektes Cross-Lateral-Training, das Ihnen den zusätzlichen Vorteil bringt, die rechte und linke Gehirnhälfte besser miteinander zu vernetzen. Natürlich sind auch hier gute Schuhe wichtig. Achten Sie auf ein gepolstertes Fußbett, gute Unterstützung der Mittelfußwölbung und der Ferse. Sobald Sie problemlos fünf bis sechs Kilometer ohne Pause gehen können, sollten Sie sich überlegen, ob Sie nicht Lust auf eine ausgedehntere Wandertour haben, zum Beispiel in einem Natur- oder Nationalpark. Das Wandern in der freien Natur wirkt nicht nur auf den Körper, sondern auch auf die Psyche belebend.

UND LOS GEHT'S

Wenn Sie bislang noch keinen Sport getrieben haben, dann starten Sie Ihre Sportlerkarriere nicht zu hastig und zu ehrgeizig, sonst verlieren Sie schnell die Lust daran. Folgende Tipps haben sich bei meinen Patienten als hilfreich erwiesen:

- *Gehen Sie es langsam an:* Setzen Sie sich zu Beginn nur kleine Ziele, zum Beispiel in der ersten Woche jeden zweiten Tag zehn Minuten Training. Hören Sie auf jeden Fall auf, sobald Sie anfangen nach Luft zu schnappen. Schlagen Sie dann Woche für Woche jeweils fünf Minuten auf, bis Sie bei dreißig Minuten angekommen sind.
- *Probieren Sie die von Ihnen gewählte Sportart einen Monat lang aus:* Bleiben Sie trotz aller Unannehmlichkeiten einen Monat lang dabei, auch wenn Sie zwischendurch keine Lust haben. Am Ende des ersten Monats sollten Sie so weit in den Genuss der positiven Auswirkungen kommen, dass Sie genügend Motivation zum Weitermachen haben. Nach einem vollkommen »sportfreien« Leben brauchen Sie etwa drei bis vier Monate, um wieder fit zu werden.
- *Zeichnen Sie Ihre täglichen Fortschritte auf:* Sie finden in diesem Kapitel das »Tägliche Trainingsprotokoll«, in dem Sie Datum, Uhrzeit und Dauer Ihrer sportlichen Betätigung festhalten können. (Machen Sie sich Kopien, so können Sie den Trainingsbericht auch nach dem ersten Monat weiterführen.) Wenn Sie

aerobes Training machen, dann messen Sie unmittelbar nach dem Ende der Übung Ihre Pulsfrequenz und tragen Sie diese in die entsprechende Rubrik ein. Vergessen Sie nicht, auf der Skala von 1 bis 10 den »Spaßfaktor« einzuschätzen. 1 steht für »gar keinen Spaß«, 10 für »durch und durch zufrieden mit meiner sportlichen Erfahrung«. Je besser Sie in Form kommen, desto mehr Spaß wird Ihnen das Ganze machen.

Wenn Sie das Training ausfallen ließen, obwohl Sie es sich eigentlich vorgenommen hatten, halten Sie die Gründe dafür fest. Prüfen Sie später, ob diese Gründe wirklich so »triftig« waren, wie Sie dachten, oder ob sie nicht doch eher in die Kategorie »Ausflüchte« gehören. (Wenn Sie häufig auf solche zurückgreifen, lesen Sie den letzten Abschnitt dieses Kapitels.)

- *Stellen Sie sich darauf ein, dass Sie zu Anfang die einen oder anderen Beschwerden haben werden:* Wenn Sie jahrelang keinen Sport getrieben haben, sind Muskelkater und Schmerzen ganz normal. Je mehr Sie an Kraft und Ausdauer zulegen, desto weniger Probleme werden Sie haben.
- *Versuchen Sie sich auf Ihr Tun zu konzentrieren, statt nur auf mögliche Resultate zu schielen:* Seien Sie offen für die vergnügliche Seite des Sports. Wenn Sie gern radeln oder laufen, genießen Sie die Landschaft. Richten Sie Ihr Augenmerk beim Wettkampfsport nicht allzu sehr auf Ihre Leistung. Dies treibt Ängste und Stresspegel eher noch in die Höhe, statt sie zu vermindern.
- *Belohnen Sie sich, wenn Sie bei Ihrem Programm geblieben sind:* Ein schönes Abendessen im Restaurant, ein netter Wochenendtrip oder eine neue Sportausrüstung sollte Sie sich als Belohnung für Ihre Ausdauer schon gönnen, wenn Sie während der ersten Wochen und Monate durchgehalten haben.
- *Vergessen Sie das Aufwärmen nicht:* Sie müssen dem Körper eine Aufwärmphase gönnen, bevor Sie zu trainieren beginnen. Dies gilt vor allem, wenn Sie über vierzig sind. Fünf Minuten Stretching reichen gewöhnlich aus.
- *Genauso brauchen Sie am Ende des Trainings eine Abkühlphase, um den Körper wieder auf Normalniveau zu bringen:* Hierfür eignen sich drei bis fünf Minuten Gehen sehr gut. Auf diese Weise wird das Blut von den äußeren Muskelgruppen wieder zurück in den gesamten Körper transportiert.
- *Nach dem Essen sollten Sie mindestens neunzig Minuten warten, bis Sie Sport treiben:* Ebenso sollten Sie bis zu einer Stunde nach dem Training nichts essen.
- *Treiben Sie keinen Sport, wenn Sie sich gestresst oder krank fühlen:* Legen Sie stattdessen eine Entspannungssitzung ein.
- *Sollten Sie unerklärliche Körperreaktionen feststellen,* hören Sie mit dem Sport auf und sprechen Sie mit Ihrem Arzt.
- *Falls Ihnen Sport allein zu langweilig ist, suchen Sie sich jemanden, der mitmacht,* oder wechseln Sie zu einer Sportart, bei der man einen Partner braucht.

TÄGLICHER TRAININGSBERICHT* FÜR DEN MONAT

Datum	Uhrzeit	Art des Trainings	Dauer	Puls-frequenz	Spaß-faktor	Grund, weshalb das Training ausfiehl

* Maximale Anzahl von Trainingssitzungen: sechsmal pro Woche

DIE ANGSTMINDERNDEN EFFEKTE DES TRAININGS STEIGERN

Damit er seine angstmindernden Wirkungen entfalten kann, sollten Sie Sport möglichst regelmäßig, in geplantem Umfang und mit entsprechender Intensität betreiben.

Folgende Ziele sind realistisch:

- Idealerweise ermöglicht die gewählte Sportart ein aerobes Ausdauertraining.
- Optimal ist, wenn Sie vier- bis fünfmal pro Woche trainieren.
- Die einzelnen Trainingseinheiten sollten eine Dauer von zwanzig bis dreißig Minuten (oder mehr) haben.
- Die Trainingsintensität können Sie an der Pulsfrequenz messen. Sie errechnet sich nach der Formel (220 – Ihr Alter) mal 0,75. Dieser Wert sollte mindestens zehn Minuten lang aufrechterhalten werden.
  Die optimale Pulsfrequenz beim aeroben Training hängt vom Alter ab:

Alter	Pulsfrequenz
20–29	145–164
30–39	138–156
40–49	130–148
50–59	122–140
60–69	116–132

Auf jeden Fall sollten Sie vermeiden, nur einmal pro Woche zu trainieren. Wenn Sie nicht regelmäßig und mit einer bestimmten Ausdauer Sport treiben, sind die wenigen sportlichen Aktivitäten für den Körper mit erhöhtem Stress verbunden. (Die einzige Ausnahme hier ist Gehen oder Walking.)

WARUM ES UNS SO SCHWERFÄLLT, REGELMÄßIG SPORT ZU TREIBEN

Wenn es Ihnen schwerfällt, regelmäßig Sport zu treiben, sollten Sie darauf achten, mit welchen Gründen Sie es rechtfertigen, wenn Sie das Training letztlich doch ausfallen lassen. Führen Sie Buch über all Ihre Ausflüchte. Im »Logbuch einer Couchpotato« finden Sie eine exemplarische Anleitung.

DIE KLASSISCHEN AUSREDEN

Was Sie jetzt gleich lesen können, sind die Klassiker, die von Nichtsportlern immer wieder bemüht werden, damit sie sich nicht bewegen müssen:

LOGBUCH EINER COUCHPOTATO

Janine hat 25 Kilo Übergewicht. Sie will ein paar Pfunde loswerden, benutzt ihr Gewicht aber auch gern als Ausrede, um sich nicht bewegen zu müssen.
Hier das Logbuch von Janines Kampf mit ihrem bewegungsarmen Lebensstil.

Welche Gelegenheiten zur Bewegung ich nicht genutzt habe	*Welche Begründung ich mir selbst gegeben habe*	*Was ich beim nächsten Mal tun kann*
Eine Freundin lud mich in ihren Aerobic-Kurs ein.	Ich musste dauernd daran denken, dass ich in Leggins albern aussehe. Und was, wenn mein ewiges Wettbewerbsdenken mich zu hart trainieren lässt und ich dann einen Herzanfall bekomme?	Ich sehe mich nach lockerer Kleidung um, in der sich nicht jedes Pfund abzeichnet. Ich konzentriere mich darauf, nicht zu hart zu trainieren. Wenn das Training mich zu sehr belastet, werde ich ohne schlechtes Gewissen eine Pause machen und mich einfach an den Rand stellen.
Ich wollte zu Fuß zum Einkaufen gehen.	Dann hätte ich aber viel zu viel zu tragen. Außerdem sah es nach Regen aus.	Ich werde meine Einkäufe auf mehrere Tage verteilen, sodass ich nur eine Tüte tragen muss. Ich kann mir einen Rucksack kaufen, damit ich die Hände frei habe. Außerdem passt mein kleiner Regenschirm gut in den Rucksack hinein. Und schwer ist er auch nicht.
Der Wanderverein vor Ort bot eine Wanderung mit Vogelbeobachtung an.	Ich kenne keinen einzigen Vogel mit Namen. Ich habe kein Fernglas. Vielleicht bekomme ich ja Angstzustände, wenn ich auf einen Berggipfel klettern muss.	Vermutlich nehmen die meisten Menschen an so einer Wanderung teil, weil sie die Namen der Vögel nicht kennen. Ich bin also sicher in guter Gesellschaft. Selbst wenn ich kein Fernglas habe, wird mir das Wandern an der frischen Luft guttun. Und vielleicht kann man einige Vögel ja auch ohne Fernglas sehen. Oder ich kann mir eins ausleihen. Ich könnte meinen Freund Georg fragen, ob er mitkommt. Er weiß, dass ich leicht Panik bekomme, und wird mir helfen, wenn ich mich überfordert fühle.

- *»Ich habe einfach nicht genug Zeit«:* Damit sagen Sie schlicht, dass Sie keine Lust haben, sich ausreichend Zeit zu nehmen. Sie räumen Ihrer Fitness, Ihrem Wohlbefinden und Ihrer Angstkontrolle keinen allzu hohen Stellenwert ein. Hier geht es nicht um Zeit, sondern um Ihre Werteskala.
- *»Ich bin zu müde zum Trainieren«:* Gehen Sie doch einfach vor der Arbeit zum Sport. Oder in der Mittagspause statt erst am Abend. Wenn dies nicht möglich ist, sollten Sie trotzdem nicht aufgeben. Zahlreiche Nichtsportler machen sich kaum klar, dass Sport die Lebensgeister weckt und erfrischt. Viele Menschen trainieren, obwohl sie müde sind, und stellen fest, dass sie sich nach dem Training besser fühlen. Sobald Sie die anfängliche Trägheit überwunden haben, werden Sie immer munterer.
- *»Sport ist langweilig und macht absolut keinen Spaß«:* Kann es wirklich stimmen, dass alles, was wir vorher aufgelistet haben, Ihnen keinen Spaß macht? Haben Sie wirklich alles versucht? Vielleicht brauchen Sie einfach nur einen Partner zum Sport, damit das Training Ihnen Spaß macht? Oder Sie müssen zwei Sportarten betreiben statt einer. So ist der Langeweile vorgebeugt. Welche Vorteile es bringt, regelmäßig Sport zu treiben, merken Sie ohnehin erst nach einigen Monaten, und das selbst dann, wenn Sie sich zu Anfang gelangweilt haben. Falls Sie joggen wollten, das Ganze jedoch zu eintönig fanden, sollten Sie das Buch *Laufen – die innere Dimension* von Mike Spino lesen.
- *»Es erfordert zu viel Aufwand, irgendwohin zu fahren, um dort zu trainieren«:* Auch dies ist kein echtes Problem, denn Sie können aerobes Ausdauertraining auch zu Hause machen, nämlich auf dem Heimtrainer. Wenn Sie zwanzig Minuten pro Tag auf dem Gerät verbringen, sind Sie durchtrainiert genug. Falls Ihnen das zu langweilig erscheint, dann setzen Sie sich Kopfhörer auf und sehen Sie nebenbei fern oder hören Musik. Auch Aerobic lässt sich gut zu Hause üben. Jane Fondas erstes Aerobic-Video ist eine gute Anleitung für den Einstieg. Darüber hinaus können Sie Trampolin springen, Calisthenics üben, ein Gerät zum Ruder- oder Krafttraining benutzen. Für das Krafttraining sollten passende Gewichte vorhanden sein. Im Frühstücksfernsehen gibt es ebenfalls Sportsendungen zum Mitmachen. Wenn all das nicht infrage kommt, dann legen Sie heiße Musik auf und tanzen Sie zwanzig Minuten lang. Wie Sie sehen, ist es gar nicht so schwer, aerobes Ausdauertraining zu Hause zu machen.
- *»Ich habe Angst, dass ich beim Sport eine Panikattacke bekomme«:* Wenn Sie Tag für Tag 45 Minuten lang einen ordentlichen Fußmarsch hinlegen, haben Sie sicher keine Symptome, die Sie mit einem Panikanfall verwechseln könnten. Sofern Sie danach eine Übung suchen, die Sie intensiver fordert, beginnen Sie mit kurzen Einheiten von zwei bis drei Minuten. Erhöhen Sie jedes Mal um eine Minute. Wenn Probleme auftauchen, halten Sie einfach kurz inne. Warten Sie, bis Sie sich wieder wohlfühlen, und machen Sie dann weiter, bis Sie die für

diesen Tag vorgesehene Trainingseinheit erreicht haben. Diese Trainingsphobie kann mit den Mitteln der Desensibilisierung (Kapitel 7) überwunden werden.

- *»Beim Training baut sich Milchsäure im Körper auf; ruft diese nicht Panikanfälle hervor?«:* Es stimmt, dass aerobes Training Milchsäure im Körper produziert, die wiederum bei besonders empfindlichen Menschen Panikanfälle hervorrufen kann. Andererseits steigert das Ausdauertraining ebenso die Fähigkeit des Körpers, Stoffe, die er nicht braucht, also auch Milchsäure, schneller zu verstoffwechseln. Was also an Milchsäure mehr produziert wird, wird vom Körper gleich wieder beseitigt. Alles in allem speichert der Körper eines trainierten Menschen sogar deutlich weniger Milchsäure als der eines untrainierten.
- *»Ich bin über vierzig; in dem Alter fange ich doch nicht mehr mit Sport an«:* Wenn ein Patient mir sagt, dass er mit über vierzig doch nicht mehr zum Sportler werden würde, halte ich immer dagegen, dass die meisten Astronauten ebenfalls in den Vierzigern sind. Außerdem erzähle ich ihm oder ihr von verschiedenen Marathonläufern, die erst mit fünfzig oder sechzig Jahren zu laufen begonnen haben, ohne dass sie vorher auch nur die geringste sportliche Neigung gezeigt hätten. Wenn Ihr Arzt Ihnen nicht klipp und klar sagt, dass es medizinische Gründe gibt, weshalb Sie keinen Sport treiben sollten, ist die Anzahl der Lenze, die Sie zählen, keine Entschuldigung für Trägheit. Mit Geduld und Ausdauer schafft man es in jedem Alter, wieder fit zu werden.
- *»Ich bin zu dick und außerdem völlig außer Form; ich habe Angst, einen Herzanfall zu bekommen, wenn ich meinen Körper zu sehr belaste«:* Sofern es tatsächlich medizinische Gründe gibt, weshalb Sie keinen Sport treiben sollten, entwerfen Sie Ihr Trainingsprogramm einfach in Zusammenarbeit mit Ihrem Arzt. Flottes Gehen ist eine recht sichere Übung, die fast jeder Mensch machen kann. Einige Ärzte halten dies ohnehin für das beste Training, da es nur selten Schäden an Muskeln oder Knochen mit sich bringt. Auch Schwimmen ist für alle Menschen, die übergewichtig oder nicht in Form sind, eine sichere Sache. Achten Sie darauf, Ihr Trainingsprogramm realistisch zu gestalten, das bedeutet, dass es exakt auf Ihre momentane Leistungsfähigkeit abgestimmt ist. Am wichtigsten ist, dass Sie Ausdauer beweisen und regelmäßig üben, ob Sie nun eine Stunde täglich walken oder für einen Marathonlauf trainieren.
- *»Ich habe es schon einmal mit Sport versucht; es hat nicht geholfen«:* Da stellt sich doch die Frage, weshalb! Haben Sie sich zu schnell zu viel zugemutet? Haben Sie sich gelangweilt? Scheuten Sie etwa vor den anfänglichen Beschwerden zurück? Haben Sie sich einsam gefühlt, wenn Sie so allein Sport getrieben haben? Vielleicht sollten Sie sich eine zweite Chance geben, um die zahlreichen Vorteile zu entdecken, die ein regelmäßiges aerobes Training mit sich bringt.

Ein konstantes aerobes Training ist ein wichtiges Element in Ihrem Anti-Angst-Programm. Wenn Sie Sport mit regelmäßiger Entspannung kombinieren, werden

Sie bald allgemein weniger Angst empfinden. Auch Ihre Widerstandsfähigkeit gegenüber Panikanfällen steigt enorm. Sport und Tiefenentspannung sind die Methoden der Wahl, um einer grundsätzlichen Angstdisposition zu begegnen. Der Erfolg der Techniken, die in der Folge beschrieben werden, hängt nicht zuletzt davon ab, ob Sie regelmäßig Sport und Tiefenentspannung betreiben.

WAS ZU TUN IST

1. Schätzen Sie anhand der Tabelle in diesem Kapitel Ihren aktuellen Trainingsstand ein.
2. Überprüfen Sie mithilfe der entsprechenden Fragen, ob Sie tatsächlich bereit sind, ein regelmäßiges Fitnessprogramm zu beginnen.
3. Wählen Sie eine oder mehrere Trainingsarten aus, die Ihnen liegen. Wenn Sie völlig untrainiert sind, fangen Sie mit dreißigminütigen flotten Spaziergängen an. Wahlweise können Sie zehn bis fünfzehn Minuten lang eine Sportart betreiben, die Sie stärker fordert. Steigern Sie schrittweise Dauer und Intensität Ihres Trainings. Üben Sie mindestens viermal pro Woche.
4. Überprüfen Sie mindestens einen Monat lang Ihre Fortschritte mithilfe des Trainingsberichts.
5. Beachten Sie die Hinweise zum aeroben Training im Abschnitt »Und los geht's!«. Achten Sie besonders darauf, sich gründlich aufzuwärmen bzw. für die nötige »Abkühlung« nach dem Training zu sorgen.
6. Wenn Sie mit Ihrem Fitnessprogramm nicht so recht in die Gänge kommen – oder nach der ersten Woche mangels Motivation aufgeben –, lesen Sie den Abschnitt »Warum es uns so schwerfällt, regelmäßig Sport zu treiben«. Versuchen Sie herauszufinden, wie Sie Ihr Trainingsvorhaben innerlich kommentieren und wie diese Einstellung Ihre Motivation lahmlegt. Arbeiten Sie daran, dem negativen Monolog in Ihrem Kopf positiv zu begegnen und sich gute Argumente zu suchen, warum Sie beim nächsten Mal eben doch trainieren werden.

LITERATUR

Bailey, Covert: Fett verlieren – Form gewinnen, Aachen 1996.
Cooper, Robert K.: Fettarm leben, München 2002.
Sharkey, Brian; Steven Gaskill: Fitness & Health. Champaign, IL – Human Kinetics 2006.
Simon, Harvey: The No Sweat Exercise Plan, New York, McGraw-Hill 2006.

6

WIE SIE MIT PANIKATTACKEN UMGEHEN

EIN PANIKANFALL ist von einer plötzlichen Zunahme körperlicher Erregungssymptome gekennzeichnet. Er kann scheinbar »aus heiterem Himmel« oder als Reaktion auf eine Situation (oder das Denken daran) erfolgen, die von phobischen Ängsten besetzt ist. Die *körperlichen Symptome* können sein: Herzklopfen, Engegefühl in der Brust, Atemnot, der sogenannte »Kloß im Hals«, Schwindel- oder Schwächegefühl, Schwitzen, Zittern, innere Unruhe, Kribbeln an Händen und Füßen. Zu den *psychischen Symptomen*, die die körperliche Symptomatik häufig begleiten, zählen unter anderem: Gefühl der Unwirklichkeit, der Drang wegzulaufen, die Angst, verrückt zu werden, zu sterben oder die Kontrolle zu verlieren.

Jeder, der schon einmal eine ausgewachsene Panikattacke erlebt hat, weiß, dass sie zu den unangenehmsten Erfahrungen gehört, die man haben kann. Die erste Panikattacke ist für die Betroffenen meist ein traumatisches Erlebnis, das sie völlig verängstigt und hilflos zurücklässt. Dazu gesellt sich in der Regel eine starke Erwartungsangst im Hinblick auf neue Paniksymptome. Unglücklicherweise können sich solche Anfälle wiederholen. Es gibt Menschen, die nur einmal im Leben einen Panikanfall bekommen, andere im Abstand von einigen Jahren. Wieder andere hingegen entwickeln eine längerfristige Erkrankung mit des Öfteren auftretenden Attacken. Die Forschung hat bis heute für diese unterschiedlichen Häufigkeiten keine Erklärung gefunden.

Sie können lernen, mit Panikattacken umzugehen, und zwar so erfolgreich, dass Sie sich davor nicht mehr fürchten müssen. Tatsächlich haben Sie es selbst in der Hand, Häufigkeit und Intensität Ihrer Panikanfälle zu steuern, vorausgesetzt, Sie sind willens, Ihren Lebensstil zu verändern. Welche Veränderungen Ihnen helfen, Panik zu reduzieren, wird in diesem Buch beschrieben. Zu den Angst lösenden Maßnahmen gehören unter anderem:

- regelmäßige Tiefenentspannungsübungen (siehe Kapitel 4),
- kontinuierliche sportliche Betätigung (siehe Kapitel 5),
- Verzicht auf stimulierende Substanzen, vor allem Koffein, Zucker und Nikotin (siehe Kapitel 15),
- lernen, die eigenen Gefühle zu erkennen und auszudrücken, vor allem im Hinblick auf Trauer und Wut (siehe Kapitel 12), sowie
- den inneren Monolog und Glaubenssätze so verändern, dass Sie gelassener und zuversichtlicher werden (siehe Kapitel 8 und 9).

Wo man bei diesen fünf Punkten den Schwerpunkt setzen sollte, ist individuell verschieden. Wenn Sie jedoch Ihren Lebensstil insgesamt so umstellen, dass Sie diese Maßnahmen stets im Auge behalten, werden Sie bald feststellen, wie sich Ihr Problem deutlich entschärft.

In diesem Buch setzen wir uns nur am Rande mit Medikamenten auseinander. Trotzdem kann man Panikstörungen in bestimmten Fällen auch medikamentös gut entgegenwirken. Wenn die Erkrankung Ihre Arbeitsfähigkeit einschränkt, Ihre persönlichen Beziehungen beeinträchtigt und Sie am Schlafen hindert oder Sie das Gefühl haben, sich dauerhaft nicht mehr unter Kontrolle zu haben, sind Medikamente mit Sicherheit eine gute Lösung.

Die beiden häufigsten Medikamentengruppen, die bei Panikattacken verschrieben werden, sind Antidepressiva (zum Beispiel Sertralin, Duloxetin und Escitalopram) und leichte Beruhigungsmittel (zum Beispiel Alprazolam oder Lorazepam). Mehr zur medikamentösen Behandlung von Panikstörungen finden Sie in Kapitel 17.

In diesem Kapitel hingegen lernen Sie, wie Sie mit akuten Panikanfällen umgehen können. Die hier beschriebenen Soforthilfemaßnahmen greifen in dem Moment, in dem »es« geschieht.

ES IST NICHT GEFÄHRLICH!

Eine Panikattacke kann den Betroffenen ziemlich aus der Bahn werfen. Sie ist zweifelsohne eine sehr unangenehme Erfahrung. Doch eines sollten Sie verstehen: *Panikattacken sind nicht gefährlich.* Vermutlich sind Sie jetzt überrascht, wenn ich Ihnen sage, dass die Panik sogar eine *völlig normale körperliche Reaktion ist, die nur zur falschen Zeit abläuft.* Sie ist Teil unseres Kampf-oder-Flucht-Verhaltens und löst bei Säugetieren (also nicht nur beim Menschen) eben einen Kampf- oder einen Fluchtimpuls aus, wenn ihr Leben in Gefahr ist. Dieser Impuls trägt dazu bei, das Überleben der Art zu sichern. Er schützt das Leben der Wildtiere, wenn diese auf ihren natürlichen Fressfeind treffen. Und er schützt auch Ihr Leben, indem er Sie dazu veranlasst, aus der Gefahrenzone zu flüchten.

Stellen Sie sich vor, Ihr Auto ist auf einem Bahngleis liegen geblieben, auf dem sich gerade mit zweihundert Sachen ein Schnellzug nähert. In dieser Situation schnellt der Adrenalinspiegel hoch, Panik kommt auf, und Sie verspüren den plötzlichen und heftigen Impuls, sich aus dieser Situation zu befreien. Körperlich geschieht dabei Folgendes:

- Der Herzschlag beschleunigt sich,
- die Atemfrequenz ebenfalls.
- Die Muskeln spannen sich an.
- Die Arterien ziehen sich zusammen, sodass weniger Blut in Hände und Füße gelangt.
- Der Blutzufluss zu den Muskeln hingegen nimmt zu.
- Die Leber schüttet Zucker in den Blutstrom aus.
- Sie schwitzen vermehrt.

Gerade die Intensität dieser Reaktion und die Heftigkeit des Fluchtimpulses lassen Sie überleben. Der erhöhte Adrenalinspiegel und der verstärkte Blutzufluss steigern Ihre Wachsamkeit und Ihre Kraft. Sie setzen die Energie frei, die Sie für die Flucht brauchen. Wären diese Reaktionen weniger stark oder weniger plötzlich, würden Sie wohl kaum rechtzeitig aus dem Wagen kommen. Vielleicht erinnern Sie sich ja an Momente in Ihrem Leben, da dieser Impuls »Ihre Haut gerettet« hat.

Bei einer spontanen Panikattacke reagiert der Körper exakt so, als müssten Sie einer lebensbedrohlichen Situation entfliehen. Der nächtliche Panikanfall, der scheinbar so völlig »aus heiterem Himmel« kommt, ist auf der körperlichen Ebene von jener Reaktion nicht zu unterscheiden, die Sie sinnvollerweise zeigen sollten, wenn ein Zug auf Ihr Auto zudonnert oder ein Einbrecher durch Ihr Haus schleicht.

Der Unterschied zwischen Panikattacke und normalem Fluchtimpuls ist, dass Erstere *ohne offenkundige, unmittelbare Bedrohung* auftritt. Oder – wie bei der

Agoraphobie – in Situationen, die eigentlich nichts Lebensbedrohliches an sich haben (wenn Sie beispielsweise im Supermarkt in der Schlange stehen oder allein zu Hause sind). Wie auch immer: Der Betroffene weiß nicht, weshalb es in diesem Augenblick zu dieser Reaktion kommt. Eben diese Tatsache, dass der eigene Körper scheinbar ohne jeden Grund so intensive Reaktionen zeigt, macht das Ganze noch beängstigender. Denn normalerweise reagiert man auf solch intensive Erlebnisse, die man sich nicht erklären kann, mit noch mehr Angst und einem Gefühl der Bedrohung.

Bis heute weiß niemand genau, wodurch es zu solchen spontanen Panikattacken kommt, weshalb der Körper ohne direkte äußere Bedrohung eine Reaktion zeigt, als müsse er sofort fliehen. Einige Experten glauben, dass es immer einen seelischen Auslöser für Panikattacken gibt, auch wenn dieser nicht unbedingt offensichtlich ist. Andere wiederum gehen davon aus, dass solche Anfälle auftreten, wenn die Körperchemie kurzfristig aus dem Gleichgewicht gerät. Sicher wissen wir nur, dass es immer dann zu Panikattacken kommt, wenn der Betreffende über längere Zeit Dauerstress ausgesetzt war oder kurz zuvor einen schweren Verlust erlitten hat. Doch auch dies scheint kein hinreichender Grund zu sein, denn es gibt durchaus Menschen, die solche Situationen ohne Panikattacken überstehen und eher mit Kopfschmerzen, Magengeschwüren oder Depressionen reagieren. Wir wissen auch, dass es bei Panikattacken zu Störungen im Locus caeruleus, einer Gehirnregion, kommt, doch auch dies scheint nur ein Glied in einer langen Kette möglicher Ursachen zu sein. Die wahren Ursachen von Panikattacken sind also weiterhin Aufgabe der Forschung (mehr dazu finden Sie in Kapitel 2).

Gerade weil es keine unmittelbare Bedrohung gibt, neigt der Betroffene dazu, den Körpersymptomen eine Gefährlichkeit zuzuschreiben, die sie nicht besitzen. Mitunter interpretiert der Verstand die körperlichen Abläufe als Bedrohung. Dann spult sich eine Gedankenkette nach folgendem Muster ab: »Wenn es mir so schlecht geht, kann doch etwas nicht stimmen. Da keine äußere Gefahr zu erkennen ist, muss das Problem ein körperliches sein.« Und so erfindet der oder die Betroffene gewöhnlich folgende »Gefahren«:

- *Herzklopfen:* »Bestimmt habe ich einen Herzanfall!« Oder: »Ich muss sterben.«
- *Kloß im Hals:* »Ich werde ersticken.«
- *Schwindelgefühl:* »Ich werde gleich umkippen.«
- *Gefühl der Unwirklichkeit, des »Nicht-da-Seins«:* »Ich werde verrückt.«
- *Schwächegefühl in den Beinen:* »Ich kann nicht mehr gehen.« Und: »Ich werde hinfallen.«
- *Angesichts der Intensität dieser Gefühle:* »Ich verliere die Kontrolle über mich.«

Sobald Sie sich selbst dergleichen einreden, steigert sich die Angst. Damit heizt man die Körperreaktionen nur weiter an. Was wiederum die Angst verstärkt. Und so schaukeln Reaktion und Gefühl sich gegenseitig hoch.

Dieses Aufschaukeln lässt sich allerdings leicht in den Griff bekommen, wenn Sie sich klarmachen, dass das, was im Augenblick passiert, nicht gefährlich ist. All die vermeintlichen Bedrohungen, die ich soeben aufgeführt habe, sind nicht real, sondern nur ein Produkt Ihrer lebhaften Einbildungskraft. Keiner dieser Gedanken ist in der Wirklichkeit begründet. Lassen Sie uns all diese Ängste doch einmal der Reihe nach untersuchen:

EINE PANIKATTACKE KANN NICHT ZUM HERZSTILLSTAND ODER ZU EINEM HERZANFALL FÜHREN

Schneller oder unregelmäßiger Herzschlag, wie er während einer Panikattacke auftritt, kann zwar durchaus ein beängstigendes Gefühl sein, doch gefährlich ist er nicht. Ihr Herz besteht aus starken, dichten Muskelfasern und hält sehr viel mehr aus, als wir vielleicht glauben. Claire Weekes, Psychologin und Spezialistin für Angsterkrankungen, schrieb 1991, dass ein gesundes Herz bis zu zweihundert Schläge pro Minute aushält – tage-, ja, wochenlang. Wenn Ihr Herz also losrast, dann lassen Sie es einfach. Es passiert nichts, und am Ende beruhigt es sich wieder.

Die Symptomatik der Herzbeschwerden während eines Panikanfalls ist etwas grundlegend anderes als die beim Herzanfall. Während der Panikattacke schlägt das Herz schneller, zuweilen auch unregelmäßiger. Manche Menschen berichten von Schmerzen im linken oberen Brustkorb, die jedoch schnell wieder vergehen. Keines dieser Symptome wird durch Bewegung oder körperliche Aktivitäten verschlimmert. Das klassische Leitsymptom eines Herzanfalls ist aber ein Dauerschmerz bzw. ein Druck in der Brustmitte, ein Gefühl, als würde das Herz buchstäblich »brechen«. Auch hier kommt es mitunter zu Herzjagen oder unregelmäßigem Herzschlag, doch dies wird von den Schmerzen überlagert. Bei körperlicher Bewegung verschlimmert sich der Schmerz, in Ruhe hingegen lässt er nach. Bei der Panikattacke aber werden die Herzsymptome schlimmer, wenn Sie stillstehen, und lassen nach, wenn Sie etwas tun. Sollten Sie wirklich herzkrank sein, so zeigen sich Herzrhythmusstörungen im EKG (Elektrokardiogramm). Bei einer Panikattacke hingegen zeigen sich im EKG keine Auffälligkeiten, der schnellere Herzschlag bleibt das einzige Herzsymptom. (Wenn Sie ganz sicher sein wollen, lassen Sie sich bei Ihrem Hausarzt ein EKG machen.) Es gibt also schlichtweg keinerlei Verbindung zwischen Herzanfällen und Panik. Panikattacken können Ihrem Herzen nicht gefährlich werden.

EINE PANIKATTACKE KANN NICHT ZUM ATEMSTILLSTAND FÜHREN

Häufig stellt sich während eines Panikanfalls ein Engegefühl in der Brust ein, der Betroffene wird kurzatmig. Dies führt meist zur Angst, plötzlich zu ersticken. Unter Stress ziehen sich die Muskeln in Nacken und Brust zusammen, sodass Ihre Atemkapazität abnimmt. Doch mit Ihren Atemwegen und Ihren Lungen ist alles in Ordnung. Auch das Engegefühl geht letztlich vorüber. Wenn Sie tatsächlich nicht genug Sauerstoff bekommen sollten, schaltet das Gehirn sich ein. Es verfügt sozusagen über einen eingebauten Mechanismus, der Sie zum Atmen *zwingt*. Versuchen Sie mal, den Atem länger als eine Minute anzuhalten, und achten Sie genau darauf, was passiert. An einem bestimmten Punkt werden Sie den heftigen Impuls verspüren, einzuatmen. Genau dasselbe geschieht bei einer Panikattacke, wenn Sie wirklich nicht genug Sauerstoff bekommen. Sie schnappen nach Luft und ziehen den Sauerstoff in die Lungen, lange bevor Sie wegen Sauerstoffmangels in Ohnmacht fallen können. (Sogar wenn Sie tatsächlich in Ohnmacht fielen, würde Ihr Körper sofort eine ausreichende Atmung sicherstellen!) Falls Sie also ein Engegefühl in der Brust verspüren und das Gefühl haben, nicht genug Luft zu bekommen, dann mag das zwar unangenehm sein, aber gefährlich ist es ganz bestimmt nicht.

BEI EINER PANIKATTACKE KÖNNEN SIE NICHT IN OHNMACHT FALLEN

Die Benommenheit, die sich bei einer Panikattacke mitunter einstellt, löst meist die Angst aus, das Bewusstsein zu verlieren. Dabei ist aber nur die Blutzufuhr zum Gehirn leicht gedrosselt, vermutlich, weil Sie zu schnell atmen. Dieser Zustand ist *nicht* gefährlich. Sie können hier Abhilfe schaffen, indem Sie bewusst langsam und gleichmäßig tief in den Bauch hineinatmen, möglichst durch die Nase. Ein weiteres gutes Mittel ist, einfach ein wenig herumzugehen. Lassen Sie das Schwindelgefühl zu. Es vergeht auch wieder. Kämpfen Sie nicht dagegen an. Da Ihr Herz ja jetzt schneller schlägt und Ihren Kreislauf somit ankurbelt, ist eine Ohnmacht sehr unwahrscheinlich (außer in dem seltenen Fall, dass Sie eine Blutphobie haben und über eine Blutlache stolpern …).

EINE PANIKATTACKE LÄSST SIE NICHT DAS GLEICHGEWICHT VERLIEREN

Manchmal fühlt man sich recht benommen, wenn die Panik einsetzt. Das mag daran liegen, dass die Anspannung sich auf die Bereiche des Innenohrs ausdehnt, die für das Gleichgewicht des Körpers zuständig sind. Vielleicht fühlen Sie sich schwindlig, oder Sie haben das Gefühl, dass sich um Sie herum alles dreht. Auch diese Empfindung löst sich irgendwann auf. Sie ist nicht gefährlich und selten wirklich so stark, dass Sie dabei das Gleichgewicht verlieren. Sollten Schwindelgefühle wirklich länger als ein paar Sekunden anhalten, dann suchen Sie bitte den Arzt auf (möglichst einen HNO-Spezialisten). Er klärt ab, ob Ihr Innenohr durch Infektionen, Allergien oder andere Störungen beeinträchtigt ist.

SIE FALLEN NICHT HIN, SELBST WENN SIE WÄHREND EINES PANIKANFALLS »ZITTRIGE KNIE« BEKOMMEN

Das Adrenalin, das während des Panikanfalls ausgeschüttet wird, sorgt dafür, dass sich die Blutgefäße in den Beinen weiten. So sackt das Blut nach unten und kann nicht mehr normal zirkulieren. Das Ergebnis sind die sogenannten »zittrigen Knie«. Man fühlt sich »schwach auf den Beinen« und fürchtet, nicht mehr richtig gehen zu können. Doch dieses Gefühl – denn um nichts anderes handelt es sich – ist rein subjektiv. Ihre Beine sind so kräftig wie eh und je. Sie tragen Sie sicher und fest! Lassen Sie das Zittern und das Schwächegefühl einfach vorübergehen. Geben Sie Ihren Beinen die Chance, Sie dorthin zu bringen, wo Sie hinwollen.

SIE VERLIEREN WÄHREND EINER PANIKATTACKE NICHT DEN VERSTAND

Wenn wenig Blut in Ihr Gehirn gelangt, dann liegt das daran, dass sich die Blutgefäße verengen. Dies ist eine durch und durch *normale* Folge der beschleunigten Atmung, die zu einem Gefühl der Desorientierung und Unwirklichkeit führt. Wenn Sie diese Empfindung verspüren, dann denken Sie daran, dass sie auf eine leichte und vorübergehende Verminderung der Blutzirkulation in Ihrem Gehirn zurückgeht. Mit »Verrücktsein« hat das nichts zu tun, wie seltsam sich das auch anfühlen mag. Von einer Panikattacke ist noch niemand verrückt geworden, auch wenn die Furcht davor vergleichsweise verbreitet ist. So unangenehm diese Gefühle sind, diese Empfindungen vergehen und stellen sich bald als vollkommen harmlos heraus. Vielleicht hilft es Ihnen ja, wenn ich Ihnen sage, dass Menschen, die tatsächlich »den Verstand verlieren«, dies im Normalfall keineswegs spontan tun. Es handelt sich gewöhnlich um einen langwierigen Prozess. Psychische Störungen, die man landläufig als »Verrücktsein« bezeichnet (wie die Schizophrenie oder die bipolare Störung), entwickeln sich langsam über mehrere Jahre hinweg und entstehen nicht aus Panikattacken. Niemand hat je während einer Panikattacke Stimmen gehört oder Halluzinationen gehabt (wenn man von den Fällen absieht, in denen die Panikattacke durch Drogen wie LSD oder Kokain ausgelöst wurde). Kurz gesagt: Von einer Panikattacke werden Sie nicht verrückt, wie unangenehm sie sich auch anfühlen mag.

BEI EINER PANIKATTACKE VERLIEREN SIE NICHT DIE KONTROLLE ÜBER SICH

Da der Körper bei Panikanfällen so stark reagiert, stellen die Betroffenen sich meist vor, sie könnten die Kontrolle vollständig verlieren. Aber was heißt das denn nun konkret? Dass Sie gelähmt sind? Dass Sie Amok laufen oder verrückte Dinge tun? Ich persönlich kenne keinen einzigen Fall, in dem dies geschehen wäre. Wenn überhaupt, dann sind in der Paniksituation all Ihre Sinne auf ein einziges Ziel ausgerichtet: Flucht. Das Weglaufen ist also die einzig wahrscheinliche Reaktion während der Panik. Dass Sie während einer Panikattacke vollkommen die Kontrolle über sich verlieren, ist ein Mythos. Sonst nichts.

Der erste Schritt im Umgang mit Panikattacken ist die Erkenntnis, dass sie nicht gefährlich sind. Da die körperlichen Reaktionen, die das Panikgefühl begleiten, so stark sind, stellt man sich meist vor, dass der Anfall bedrohlich sein müsste. In Wirklichkeit aber ist Panik nicht gefährlich. Die Reaktionen, die der Panik zugrunde liegen, sind *natürlich* und haben eine *Schutzfunktion*. Tatsächlich ist der

Panikmechanismus *von der Natur so gewollt*, damit Sie in einer Gefahrensituation sämtliche Reserven mobilisieren können. Das Problem entsteht erst, wenn der Mechanismus außerhalb von unmittelbaren Gefahrensituationen abläuft. Selbst wenn dies geschehen sollte, können Sie die Panik meistern, indem Sie lernen, nicht dort Gefahren zu vermuten, wo es keine gibt.

DIE VERBINDUNG ZWISCHEN KÖRPERLICHEN SYMPTOMEN UND KATASTROPHENDENKEN LÖSEN

Zwischen Menschen, die mit Panikanfällen zu kämpfen haben, und solchen, bei denen dies nicht der Fall ist, gibt es einen entscheidenden Unterschied. *Erstere haben die Angewohnheit, ungewohnte oder unangenehme Körperempfindungen als Drama zu betrachten.* So wird ein unregelmäßiger Herzschlag als Signal eines bevorstehenden Herzanfalls gesehen, Atemnot wird zum Anzeichen eines Erstickungsanfalls, ein Schwindelgefühl als Vorbote einer Ohnmacht interpretiert. Dies nennt man »Katastrophendenken«. Menschen, die keine Neigung zur Panik haben, bemerken diese körperlichen Symptome vielleicht (und mögen sie ebenso wenig), *doch sie interpretieren sie nicht als gefährlich.*

Wenn Sie aber dazu neigen, solchen Symptomen eine wie auch immer geartete negative Bedeutung beizumessen, dann fangen Sie an, Ihren Körper ständig auf solche Anzeichen hin zu überprüfen. Sie sind vollkommen auf Ihre Körperempfindungen konzentriert und überreagieren schnell, wenn etwas *anders* ist als gewöhnlich. Diese *Internalisierung der Aufmerksamkeit* (oder Innenschau) verschärft das Problem, weil Sie von nun an jede Körperempfindung, die auch nur ansatzweise ungewöhnlich oder unangenehm ist, sofort registrieren und dramatisieren.

Die Umstände, die in Ihrem Körper plötzliche Veränderungen hervorrufen können, sind so zahlreich, dass es unmöglich wäre, sie alle aufzuzählen. Manchmal liegen die Gründe außerhalb des eigenen Körpers. Ein Streit mit dem Partner, ein schreckliches Bild im Fernsehen, der Wecker oder eine gewisse Eile – all das mag beschleunigten Herzschlag, ein Engegefühl in der Brust, Übelkeit oder andere körperliche Symptome auslösen, die man mit Angst assoziieren kann. Manchmal kommt es auch zu minimalen physiologischen Abweichungen, beispielsweise wenn Sie zu wenig Sauerstoff aufnehmen, weil Sie zu flach atmen, oder wenn sich der Hirnstoffwechsel, der Blutzuckergehalt oder die Muskelspannung in Nacken und Schultern verändern. Ob die grundlegende Ursache nun inner- oder außerhalb des Körpers zu suchen ist, bevor wir die entsprechenden Symptome spüren, merken wir normalerweise gar nicht, dass sich etwas verändert hat. Die oben

WIE SICH EINE PANIKATTACKE ENTWICKELT

Phase 1 *Anfangsumstände*
(inner- oder außerhalb des Körpers).

↓

Phase 2 *Geringer Anstieg ungewöhnlicher oder unangenehmer Körpersymptome*
(das heißt Herzschlag, Atemnot, Benommenheit, Schwindelgefühl, Schwitzen und so weiter).

↓

Phase 3 *Internalisierung der Aufmerksamkeit*
(Konzentration auf die Symptome lässt sie deutlicher hervortreten und schlimmer erscheinen).

↓

Phase 4 *Katastrophische Interpretation*
(Sie sagen sich selbst, dass die wahrgenommenen Empfindungen gefährlich sind: »Bestimmt habe ich einen Herzanfall«, »Ich bekomme keine Luft mehr«, »Ich verliere die Kontrolle« oder »Ich muss hier weg«).

↓

Phase 5 Panikgefühl

genannten Beispiele sind nur einige Faktoren, die als Auslöser für ein Ansteigen der Angst fungieren können. Ob sich daraus nun eine Panikattacke entwickelt oder nicht, hängt ganz davon ab, *wie Sie diese Körpersymptome wahrnehmen und wie Sie darauf reagieren.* Zusammengefasst könnte man also sagen: Menschen mit einer Panikstörung neigen dazu, sich erstens stärker zu beobachten und zweitens minimale Veränderungen oder Abweichungen in den Körpersymptomen als dramatisch oder gefährlich einzuschätzen.

Das Diagramm »Wie sich eine Panikattacke entwickelt« zeigt den Ablauf noch einmal genau. Die gute Nachricht ist, dass sich dieser Ablauf an jeder beliebigen Stelle unterbrechen lässt. In Phase 1 ist es vielleicht Ihr allgemeiner Stresspegel, der zu den als unangenehm erlebten körperlichen Symptomen führt. Wenn Sie Techniken zum Stressmanagement wie regelmäßige Entspannungsübungen, Sport, stressreduzierende Ernährungsgewohnheiten und andere Techniken in Ihren Lebensstil integrieren (siehe Kapitel 4, 5 und 15), reduziert sich die Neigung zu vom Sympathikus hervorgerufenen körperlichen Symptomen wie beschleunigter Herzschlag, Benommenheit und Ähnlichem ganz erheblich. Vom allgemeinen Stresspegel einmal abgesehen, können Sie die konkreten Auslöser für Ihre Panikreaktionen herausfinden, indem Sie sorgfältig notieren, was unmittelbar vor dem Anfall und in den Stunden davor geschehen ist.

Am besten eignet sich dazu das »Panik-Tagebuch«, das Sie weiter unten in diesem Kapitel finden. So können Sie Ihre unmittelbaren Auslöser identifizieren und diese vermeiden oder beseitigen, sodass sie Ihnen keinen Ärger mehr bereiten. Allerdings sollten Sie sich klarmachen, dass alles, was Ihnen hilft, Ihre Neigung zu unangenehmen Körperempfindungen (Phase 1 und 2) zu reduzieren, eine Veränderung Ihres Lebensstils erfordert.

Phase 3 des Zyklus ist die Internalisierung. Sie konzentrieren sich zu sehr auf Ihre körperlichen Empfindungen. Dies lässt sich vermeiden, indem Sie eine der Techniken nutzen, die weiter unten im Abschnitt »Strategien zum Abfangen der Panik« beschrieben werden. Durch diese Maßnahmen lernen Sie, Ihre Aufmerksamkeit nicht mehr auf die körperlichen Symptome zu richten. Außerdem steigern Sie den Entspannungseffekt.

Der wichtigste Punkt, an dem der Zyklus durchbrochen werden kann, ist aber zweifellos Phase 4. Sie können lernen, dass Körpersymptome nicht notwendigerweise als gefährlich oder dramatisch interpretiert werden müssen. Tatsächlich zeigen jüngere wissenschaftliche Untersuchungen, dass es *völlig ausreicht*, das »Katastrophendenken« zu unterlassen, um Panikattacken zu vermeiden. Wenn Sie lernen, so unschuldige Symptome wie Benommenheit, Schwindelgefühl, Anspannung in der Brust und kurzfristig beschleunigten Herzschlag als das zu sehen, was sie sind, und nicht als Vorboten eines drohenden Desasters, dann haben Sie die Panik im Griff. Das bedeutet nicht, dass Techniken zum Stressmanagement und zur Ablenkung bei Panikattacken überflüssig sind. Doch wenn Sie es schaffen, alles Katastrophendenken zu unterlassen, dann sind Sie schon einen gewaltigen Schritt vorangekommen.

Die Verbindung zwischen Körpersymptomen und ihrer Interpretation als Katastrophen lässt sich mithilfe der Arbeitsblätter, die Sie auf den nächsten Seiten finden, unterbrechen. Auf dem ersten Arbeitsblatt sind Körpersymptome aufgeführt, die Panikattacken vorangehen können. Ordnen Sie jedem Symptom einen Wert zwischen 0 und 5 zu, je nachdem, wie sehr Sie bei Panikanfällen davon betroffen sind. Auf Arbeitsblatt 2 finden Sie »Katastropheninterpretationen«, die recht häufig vorkommen. Auch hier vergeben Sie »Punkte«, aber von 1 bis 4, je nachdem, wie stark sie zu Ihren Panikzuständen beitragen.

Mithilfe des dritten Arbeitsblatts *Die Verbindung zwischen körperlichen Symptomen und Katastrophendenken* stellen Sie nun eine Verbindung zwischen den beiden Listen (*Arbeitsblätter 1 und 2 zum Umgang mit Panikanfällen*) her, das heißt, versuchen Sie bestimmten Katastrophengedanken, die während einer Panikattacke auftreten, spezifische körperliche Symptome zuzuordnen. Suchen Sie zu jedem Körpersymptom, dem Sie eine 4 oder 5 zugeordnet haben, den Dramatisierungsgedanken heraus, der davon hauptsächlich ausgelöst wird. Beschleunigter Herzschlag könnte verbunden sein mit Annahmen wie »Ich habe einen Herzanfall« oder »Ich muss sterben«. Schwindelgefühle lösen häufig Gedanken aus wie »Ich falle gleich um« oder »Ich verliere die Kontrolle über mich«.

ARBEITSBLATT 1

zum Umgang mit Panikanfällen: Körperliche Symptome Während einer Panikattacke können folgende körperliche Empfindungen auftreten. Bitte schätzen Sie anhand einer Skala von 0 bis 5 ein, wie stark das jeweilige Symptom bei Ihnen ist. Machen Sie Ihr Kreuz in der rechten Spalte.	0 = keine Auswirkung 1 = geringe Auswirkung 2 = mittlere Auswirkung 3 = verstärkte Auswirkung 4 = starke Auswirkung 5 = sehr starke Auswirkung					
1. Mulmiges Gefühl im Magen.	0	1	2	3	4	5
2. Schweißnasse Hände.	0	1	2	3	4	5
3. Am ganzen Körper warm.	0	1	2	3	4	5
4. Herzklopfen, beschleunigter Herzschlag.	0	1	2	3	4	5
5. Zittern der Hände.	0	1	2	3	4	5
6. Weiche Knie, schwach auf den Beinen.	0	1	2	3	4	5
7. Innerlich zittrig.	0	1	2	3	4	5
8. Trockener Mund.	0	1	2	3	4	5
9. Kloß im Hals.	0	1	2	3	4	5
10. Engegefühl in der Brust.	0	1	2	3	4	5
11. Hyperventilation.	0	1	2	3	4	5
12. Übelkeit, Durchfall.	0	1	2	3	4	5
13. Schwindelgefühl, Benommenheit.	0	1	2	3	4	5
14. Gefühl der Unwirklichkeit, »wie im Traum«.	0	1	2	3	4	5
15. Unfähigkeit, klar zu denken.	0	1	2	3	4	5
16. Sehstörungen.	0	1	2	3	4	5
17. Gefühl, teilweise gelähmt zu sein.	0	1	2	3	4	5
18. Gefühl von Losgelöstheit, Abgedriftetsein.	0	1	2	3	4	5
19. Unregelmäßiger Herzschlag.	0	1	2	3	4	5
20. Schmerz in der Brust.	0	1	2	3	4	5
21. Kribbeln in Händen, Füßen oder im Gesicht.	0	1	2	3	4	5
22. Schwächegefühl.	0	1	2	3	4	5
23. Flattern im Bauch.	0	1	2	3	4	5
24. Kalte, steife Hände.	0	1	2	3	4	5

ARBEITSBLATT 2

zum Umgang mit Panikanfällen: Katastrophendenken Katastrophendenken spielt bei der Entwicklung von Panik eine wesentliche Rolle. Hier finden Sie einige der häufigsten Befürchtungen. Schätzen Sie auf einer Skala von 1 bis 4 ein, wie stark die jeweilige Vorstellung zu Ihren Angstzuständen beiträgt.	1 = gar nicht 2 = ein bisschen 3 = eher stärker 4 = sehr stark			
1. Ich sterbe.	1	2	3	4
2. Ich werde verrückt.	1	2	3	4
3. Ich verliere die Kontrolle.	1	2	3	4
4. Das hört nie auf.	1	2	3	4
5. Ich habe wirklich Angst.	1	2	3	4
6. Ich habe einen Herzanfall.	1	2	3	4
7. Ich werde ohnmächtig.	1	2	3	4
8. Was werden die Leute von mir denken?	1	2	3	4
9. Ich komme nicht heraus.	1	2	3	4
10. Ich verstehe nicht, was mit mir passiert.	1	2	3	4
11. Die Leute werden denken, ich sei verrückt.	1	2	3	4
12. Das wird jetzt immer so bleiben.	1	2	3	4
13. Ich muss mich gleich übergeben.	1	2	3	4
14. Bestimmt habe ich einen Gehirntumor.	1	2	3	4
15. Ich werde ersticken.	1	2	3	4
16. Ich tue gleich etwas ganz Unsinniges.	1	2	3	4
17. Ich werde blind.	1	2	3	4
18. Ich werde gleich jemanden verletzen.	1	2	3	4
19. Ich bekomme einen Schlaganfall.	1	2	3	4
20. Ich werde gleich schreien.	1	2	3	4
21. Ich werde absoluten Blödsinn reden.	1	2	3	4
22. Ich werde gelähmt vor Angst.	1	2	3	4
23. Mit meinem Körper stimmt etwas nicht.	1	2	3	4
24. Ich kann nicht mehr atmen.	1	2	3	4
25. Etwas Schreckliches wird passieren.	1	2	3	4
26. Ich werde gleich eine Szene machen.	1	2	3	4

* Überarbeitete Fassung des »Panic Attack Cognitions Questionnaire«, in: Clum, G. A., Coping With Panic: A Drugfree Approach to Dealing with Anxiety Attacks, Pacific Grove 1990. Abdruck mit Genehmigung des Verlags Brooks/Cole Publishing Company.

ARBEITSBLATT 3
ZUM UMGANG MIT PANIKANFÄLLEN

Die Verbindung zwischen körperlichen Symptomen und Katastrophendenken

In der linken Spalte tragen Sie nun alle körperlichen Symptome ein, die Sie in Arbeitsblatt 1 mit 4 oder 5 bewertet haben. Beschreiben Sie die Empfindungen, die Sie am stärksten in Angst versetzen. Dann schreiben Sie daneben in die rechte Spalte die Katastrophenvorstellungen, die Sie auf dem zweiten Arbeitsblatt mit 3 oder 4 eingestuft haben. *Ordnen Sie jedem Körpersymptom jene Vorstellung zu, die in Verbindung mit diesem Symptom gewöhnlich auftritt.* So führt zum Beispiel beschleunigter oder unregelmäßiger Herzschlag meist zu Schlussfolgerungen wie »Ich habe einen Herzanfall« oder »Ich werde gleich sterben«.

Körperliches Symptom: ______	Katastrophenvorstellung: ______
Körperliches Symptom: ______	Katastrophenvorstellung: ______
Körperliches Symptom: ______	Katastrophenvorstellung: ______
Körperliches Symptom: ______	Katastrophenvorstellung: ______
Körperliches Symptom: ______	Katastrophenvorstellung: ______
Körperliches Symptom: ______	Katastrophenvorstellung: ______
Körperliches Symptom: ______	Katastrophenvorstellung: ______
Körperliches Symptom: ______	Katastrophenvorstellung: ______
Körperliches Symptom: ______	Katastrophenvorstellung: ______
Körperliches Symptom: ______	Katastrophenvorstellung: ______

Nachdem Sie die Arbeitsblätter ausgefüllt haben, sollten Sie recht gut Bescheid wissen, welche Körpersymptome Sie mit welchen Vorstellungen von Katastrophen verbinden. Dieses Wissen wird Ihnen helfen, Ihre Fehlinterpretationen der Symptome aufzugeben. Während Sie das Arbeitsblatt ausfüllen, behalten Sie bitte immer eines im Kopf: *Keines* der aufgelisteten Symptome ist gefährlich. Wie unangenehm es sich auch anfühlen mag, es ist *vollkommen harmlos*. Ebenso wichtig ist, dass Sie Folgendes verstehen: *Keiner* der aufgeführten Katastrophengedanken *entspricht der Wirklichkeit*, selbst wenn Sie davon im Moment fest überzeugt sind. Jeder dieser Katastrophengedanken ist einfach eine *Fehlinterpretation*, eine *falsche Vorstellung*, derer Sie sich wieder entledigen können.

Wie aber durchbricht man die Verbindung zwischen Katastrophengedanken und Körpersymptomen? Hier gibt es drei Techniken, die Sie unterstützen können:

- Erkenntnis,
- Niederschrift der alternativen Erklärung körperlicher Symptome und
- interozeptive Exposition.

ERKENNTNIS

Das Wissen um die Tatsache, dass Sie Ihre Körpersymptome fälschlicherweise als Zeichen einer unmittelbaren Gefahr deuten, ist bereits der erste Schritt zur Heilung. Die Übung mit dem Arbeitsblatt *Die Verbindung zwischen körperlichen Symptomen und Katastrophendenken* macht Ihnen vermutlich bewusst, welche Vorstellungen Sie jeweils mit Ihren Symptomen verbinden. Damit stellt sich auch automatisch die Erkenntnis ein, dass keine reale Bedrohung vorliegt. Selbst wenn diese Symptome wieder einmal auftreten sollten, werden Sie sie nicht mehr als bedrohlich empfinden.

NIEDERSCHRIFT DER ALTERNATIVEN ERKLÄRUNGEN KÖRPERLICHER SYMPTOME

Die Diagnosen, die Sie sich während eines Panikanfalls selbst stellen, um Ihre körperlichen Symptome zu erklären, sind schlicht und ergreifend falsch: Es stimmt nicht, dass Ihr Herz schneller schlägt, weil Sie einen Herzanfall haben. Ein eventuelles Engegefühl in der Brust signalisiert keineswegs, dass Sie gleich ersticken werden. Schwindelgefühle und Benommenheit heißen nicht, dass Sie ohnmächtig oder »verrückt« werden. Für jedes einzelne dieser Symptome gibt es eine ganz normale, völlig undramatische Erklärung, die den Tatsachen entspricht. Dasselbe gilt für andere Symptome:

- Beschleunigter Herzschlag und/oder Herzrasen gehen auf die Ausschüttung von Adrenalin und die Anregung des Sympathikus zurück – typische Erschei-

nungen im Frühstadium einer Panikattacke. Diese Reaktionen gehören zum normalen Instrumentarium, mit dem der Körper auf jede *wahrgenommene* Gefahr reagiert, zum Kampf-oder-Flucht-Impuls. Sie sind nicht gefährlich, auch wenn ihre Nachwirkungen einige Zeit andauern. Ein gesundes Herz kann stundenlang schnell schlagen, ohne dabei geschädigt zu werden.
- Atemnot und Engegefühle in der Brust entstehen, wenn die Muskulatur des Brustkorbs sich zusammenzieht, wofür ebenfalls eine Stimulierung des Sympathikus verantwortlich ist. Der Prozess des Erstickens läuft völlig anders ab. Ihre Muskulatur kann sich gar nicht so zusammenziehen, dass Sie ersticken, ganz gleich, wie unangenehm Ihnen dieses Gefühl auch sein mag.
- Schwindelgefühle und Benommenheit sind ganz normale Erscheinungen, wenn man Angst hat. Sie werden deshalb nicht ohnmächtig. Beides wird verursacht durch minimale Engstellungen in den Blutgefäßen des Gehirns, wodurch die Blutzufuhr leicht behindert wird. Selbst wenn die Schwindelgefühle sehr stark werden, ist es höchst unwahrscheinlich, dass Sie in Ohnmacht fallen. Eine Ohnmacht tritt gewöhnlich dann auf, wenn der Blutdruck schnell und stark abfällt. Doch bei Angstzuständen steigt der Blutdruck tendenziell eher an, da der Sympathikus aktiviert und mehr Adrenalin ausgestoßen wird.

Noch weniger logisch ist die Vorstellung, dass Schwindelgefühle und Benommenheit den »Verlust des Verstands« ankünden. Panikanfälle haben nichts mit schweren Geisteskrankheiten zu tun, die sich gewöhnlich über einen sehr viel längeren Zeitraum entwickeln, als eine Panikattacke dauert.

Die Erläuterung dieser Zusammenhänge soll Ihnen als Anregung dienen, um Ihre eigenen, auf der Realität basierenden Erklärungen für Ihre Körpersymptome zu finden. Vielleicht lesen Sie noch einmal den ersten Teil des Abschnitts »Es ist nicht gefährlich!«. Wenn Sie diese Aussagen auf ein Stück Papier schreiben, stärken Sie Ihre eigene Überzeugung, dass Ihre unangenehmen körperlichen Symptome harmlos und keineswegs als Anzeichen kommenden Unheils zu deuten sind.

Am besten notieren Sie Ihre Erklärungen auf Karteikarten – pro Karte ein Symptom. Tragen Sie die Karten in Ihrer Brieftasche mit sich. Wenn eines dieser Symptome auftritt, holen Sie Ihre Kärtchen heraus, und lesen Sie sie durch.

INTEROZEPTIVE EXPOSITION

Eine der effektivsten Behandlungsmethoden von Panikattacken ist das willentliche Herbeiführen von Symptomen, die eine Panik begleiten. Man bezeichnet diese Technik auch als »Interozeptive Exposition«. (Unter der Interozeption versteht man die Wahrnehmung von Vorgängen im Körperinneren.) Dabei trainieren Sie, auf unangenehme Körpersymptome (wie jene, die im ersten Arbeitsblatt genannt sind) nicht mit Panik zu reagieren.

Normalerweise wird die interozeptive Desensibilisierung im Rahmen einer Therapie durchgeführt. Wenn Sie zum Beispiel Angst vor Schwindelgefühlen haben, dann wird Ihr Therapeut Sie ein bis zwei Minuten lang hyperventilieren und dann plötzlich aufstehen lassen, um ebendiese Symptome herbeizuführen. Das hört sich ungewöhnlich, ja, herzlos an, doch in Wirklichkeit ist diese Methode völlig ungefährlich. Absichtlich zu hyperventilieren gibt Ihnen die Gelegenheit, alle möglichen unangenehmen Körpersymptome *ohne jede Gefährdung* zu erleben. Sie erfahren quasi am eigenen Leib, dass absolut nichts passiert, wenn Sie nun absichtlich genau die Erscheinungen herbeiführen, die Sie vorher als gefährlich eingestuft haben. Indem Sie diese Prozedur mehrmals wiederholen, gewinnen Sie bald die unerschütterliche Gewissheit, dass Schwindelgefühle absolut nichts Gefährliches sind.

Möglicherweise möchten Sie Techniken zur Symptominduktion lieber in Begleitung eines erfahrenen Therapeuten üben. Viele Menschen haben sie aber auch schon allein praktiziert und als sehr hilfreich empfunden. Sofern Sie ebenfalls ohne Anleitung üben möchten, halten Sie sich besser an folgende Regeln:

- Wenn Sie *über vierzig Jahre alt* sind oder *medizinische Gründe* vorliegen, die derartige Übungen verbieten, sprechen Sie bitte vorher mit Ihrem Arzt. So sollten Sie keine mehrminütigen Hyperventilationsübungen machen, falls Sie ein chronisches Atemwegsproblem wie Asthma oder ein Lungenemphysem haben. Bestehen Herzprobleme, dürfen Sie nicht treppauf, treppab laufen. Auch wenn Sie schwanger sind oder bei Ihnen Epilepsie festgestellt wurde, sollten Sie die Symptominduktion unterlassen.
- Die hier vorgestellten Techniken sind zwar völlig harmlos, trotzdem üben Sie zunächst am besten *in Gegenwart eines Freundes oder Familienmitglieds*, die Ihnen helfend zur Seite stehen und Mut zusprechen. Ideal wäre es, wenn die unterstützende Person zusammen mit Ihnen übte.
- Sie müssen die Induktionstechniken so lange praktizieren, *bis die Symptome eintreten*, die für Sie unangenehm sind und/oder auf die Sie in der Regel mit Angst reagieren. Das dauert gewöhnlich zwischen dreißig Sekunden und zwei Minuten. Schließlich *wollen* Sie ja ebenjene körperlichen Merkmale provozieren, die Sie gewöhnlich während einer Panikattacke empfinden. Sie wollen lernen, sich diesen unangenehmen Empfindungen so lange auszusetzen, bis Sie gelernt haben, dass diese nicht gefährlich sind. Als allgemeine Regel gilt: Üben Sie nach dem Auftreten der Symptome bzw. der Angst noch etwa dreißig Sekunden weiter. Wenn Sie bei den ersten Anzeichen aufhören, verstärken Sie die Angst eher noch.
- Werfen Sie nochmals einen Blick auf Arbeitsblatt 1: Welche Symptome treten bei Ihnen am häufigsten auf? Wählen Sie eine der Techniken aus, die ebendieses Symptom hervorruft. Wiederholen Sie die Übung drei- bis viermal hinter-

einander. Üben Sie täglich so lange, bis bei Ihnen keine Angst mehr auftritt. Symptome, die Sie im Rahmen der Induktion trainieren, verlieren mit der Zeit die Macht, Ihnen Angst zu machen. Und das ist es doch, was Sie wollen!

Induktionstechniken

Wenn Sie von Ihrem Hausarzt grünes Licht bekommen haben, können Sie Ihr Desensibilisierungsprogramm mit einer der folgenden sechs Techniken anpacken:

1. Hyperventilieren Sie zwei Minuten lang am Stück. Atmen Sie tief und schnell mit offenem Mund. Nach zwei Minuten stehen Sie auf (*Symptome: Schwindelgefühl, Desorientierung, Benommenheit*).
2. Atmen Sie durch einen Strohhalm, während Sie sich gleichzeitig eine Minute lang die Nase zuhalten. Es darf keine Luft durch die Nase kommen (*Symptome: Atemnot, Erstickungsgefühl*).
3. Laufen Sie etwa neunzig Sekunden lang eine Treppe hinauf und hinunter, bis Ihr Herzschlag spürbar ansteigt. Halten Sie inne, wenn das Schwindelgefühl zu stark wird oder die Pulsfrequenz über 140 Schläge pro Minute steigt. Sie können diese Übung auch auf dem Heimtrainer oder einem Stepper machen (*Symptom: beschleunigter Herzschlag*).
4. Drehen Sie sich dreißig Sekunden bis eine Minute lang um sich selbst – entweder in einem Sessel oder im Stehen. Wenn Ihnen stark schwindlig wird, müssen Sie die Übung nicht auf eine volle Minute ausdehnen (*Symptome: Schwindelgefühl, Desorientierung*).
5. Spannen Sie jeden Teil Ihres Körpers eine Minute lang an, und lassen Sie dann los (*Symptom: Muskelspannung*).
6. Ziehen Sie sich warm an und drehen Sie die Heizung voll auf, oder setzen Sie sich angezogen in die Sauna (*Symptom: Schwitzen*).

Jede dieser Übungen müssen Sie so lange durchführen, bis die unangenehmen Empfindungen eintreten. Idealerweise lassen Sie diese etwa dreißig Sekunden lang zu, doch Sie können auch mit einem kürzeren Zeitraum beginnen, wenn Sie zum ersten Mal mit Symptominduktion arbeiten. Am meisten profitieren Sie von der Methode, wenn Sie Unbehagen oder gar Angst herstellen können. Sie wollen schließlich lernen, dass Sie durchaus unangenehme Körperreaktionen haben können, ohne dass dabei etwas Schlimmes passiert. Je näher Sie mit Ihren Übungen den Empfindungen bei einer echten Panikattacke kommen, desto wahrscheinlicher wird es, dass die Anfälle vollkommen aufhören. Was wiederum bedeutet, dass Sie lernen, eventuelle Anzeichen eines Panikanfalls einfach geschehen zu lassen und nicht als Vorboten einer Katastrophe zu werten. Setzen Sie sich aber nicht unter Leistungsdruck. Es bedarf einer gewissen Geduld, bis Sie an den Punkt kommen, dass Ihnen die entsprechenden Symptome keine Angst mehr einjagen. Wenn Sie Ihren unangenehmen Empfindungen dreißig Sekunden lang Paroli geboten haben, können Sie einige der Strategien zum »Herunterfahren« der Panik anwenden. Dazu gehören beispielsweise Tiefenatmung, positive Affirmationen, körperliche Bewegung oder ein Gespräch mit einem anderen Menschen. Freilich sollen Sie die unangenehmen Symptome bis zu einem gewissen Grad einfach aushalten, damit Sie sich daran gewöhnen, doch spricht ebenfalls nichts dagegen, Ihre Angst mithilfe gegenläufiger Strategien wieder in den Griff zu bekommen. Die Symptominduktion bietet Ihnen eine ideale Trainingsmöglichkeit, damit Sie Vertrauen in Ihre Fähigkeit bekommen, mit der Angst umzugehen.

Was aber, wenn die Induktionstechniken bei Ihnen überhaupt keine Angst auslösen? Das kann vorkommen und hat meist zwei Gründe. Möglicherweise machen Sie die Übung ja in der Obhut Ihres Zuhauses oder in Anwesenheit Ihres »Sicherheitsgaranten«. Oder die Gewissheit, dass Sie diese Symptome selbst herbeiführen können, verleiht Ihnen ein Gefühl der Kontrolle, das Ihnen im Ernstfall fehlt. Daher brauchen Ihre Induktionstechniken einfach ein bisschen mehr »emotionale Ladung«.

Versuchen Sie es einmal hiermit:

- Üben Sie allein.
- Üben Sie außerhalb Ihrer Wohnung.
- Üben Sie, und stellen Sie sich vor, einer angstbesetzten Situation ausgeliefert zu sein.
- Üben Sie (zum Beispiel Hyperventilieren oder Drehen), während Sie tatsächlich mit einer angstbesetzten Situation konfrontiert sind.

Patienten, die ihre Phobien voll und ganz in den Griff bekommen wollen, können die Induktionstechniken auch direkt in der phobischen Situation üben (natürlich nicht, wenn mögliche reale Gefahren drohen, zum Beispiel auf der Autobahn).

Die Induktionstechniken werden ausführlich in den Büchern von David Barlow und Michelle Craske bzw. Denise Beckfield erläutert. Weitere Information finden Sie am Ende dieses Kapitels.

KÄMPFEN SIE NICHT DAGEGEN AN!

Wenn Sie gegen erste Anzeichen einer Panik ankämpfen, wird sie vermutlich umso stärker ausfallen. Es ist sehr wichtig, dass Sie sich in diesem Moment nicht verkrampfen oder versuchen, sie zu unterdrücken oder mit Ihrem Willen zu bekämpfen. Natürlich ist eine aktive Reaktion besser, als schicksalsergeben alles über sich ergehen zu lassen, doch die Symptome bekämpfen zu wollen, ist keine gute Idee. Claire Weekes beschreibt in ihren Büchern *Hope and Help for Your Nerves* (auf Deutsch ist die überarbeitete Ausgabe *Selbsthilfe für Ihre Nerven* erschienen) und *Peace from Nervous Suffering* vier Schritte, die Ihnen helfen, mit der Angst umzugehen:

1. *Stellen Sie sich den Symptomen, laufen Sie nicht vor ihnen fort:* Wenn Sie versuchen, einer sich andeutenden Panik zu entkommen, dann sagen Sie sich damit selbst, dass Sie nicht in der Lage sind, mit dieser bestimmten Situation fertig zu werden. In den meisten Fällen verstärkt dies das Angstgefühl zusätzlich. Sinnvoller wäre eine Haltung wie die folgende: »Ah, das kenne ich doch. Das sind die üblichen körperlichen Reaktionen. Damit kann ich umgehen. Schließlich mache ich das nicht zum ersten Mal.«
2. *Akzeptieren Sie, was Ihr Körper tut, kämpfen Sie nicht dagegen an:* Wenn Sie versuchen, der Panik zu entgehen, versetzen Sie sich in einen Zustand der Anspannung, was Ihre Angstgefühle verstärkt. Versuchen Sie es mal genau andersherum: Lassen Sie los. Lassen Sie zu, dass Ihr Körper diese Reaktionen (wie Herzklopfen, Engegefühle in der Brust, schweißnasse Hände, Schwindelgefühl und so weiter) zeigt. So verschwinden sie viel schneller wieder. Der entscheidende Punkt ist, dass Sie *zusehen*, wie sich die Erregung im Körper aufschaukelt, diesen Prozess *beobachten*, wie ungewöhnlich und unangenehm Ihnen diese Erfahrung auch vorkommen mag, ohne dabei mit noch mehr Angst zu reagieren.
3. *Gehen Sie mit der Angst mit, statt sich buchstäblich »durchzubeißen«:* Claire Weekes unterscheidet zwischen der primären und der sekundären Angst. Die primäre Angst besteht aus den Symptomen des Kampf-oder-Flucht-Impulses, die sekundäre Angst wird von uns selbst erzeugt, wenn wir uns irgendwelche schlimmen Vorstellungen einreden: »Ich schaffe das nicht!«, »Ich muss mich aus dieser Situation befreien!« oder »Und wenn mich jetzt jemand sieht!« ... Gegen die primäre Angst lässt sich nicht viel tun, die sekundäre Angst aber lässt sich abstellen, wenn Sie mit den körperlichen Symptomen mitgehen, sie nicht angstvoll interpretieren oder willentlich dagegen ankämpfen. Statt sich selbst mit Horrorvorstellungen lahmzulegen, können Sie die körperlichen Reaktionen akzeptieren und Ihr Denken mit positiven Aussagen beruhigen: »Das geht schon vorbei«, »Ich lasse meinen Körper machen, was er will« oder »Ich habe das alles schon erfolgreich gemeistert, ich werde es wieder tun« und so weiter. Vorschläge für positive Affirmationen finden Sie im nächsten Abschnitt.
4. *Lassen Sie einfach ein wenig Zeit vergehen:* Panik wird durch einen plötzlichen Anstieg des Adrenalinspiegels ausgelöst. Wenn Sie die Körpersymptome, die dadurch entstehen, zu akzeptieren lernen, wird das Adrenalin durch den Stoffwechsel wieder abgebaut und innerhalb von drei bis fünf Minuten absorbiert. Schon fühlen Sie sich deutlich besser. Panikattacken dauern nie lange. Die

Panik steigert sich bis zum Gipfelpunkt und lässt dann von selbst nach. Der gesamte Prozess dauert nur einige wenige Minuten. Wenn Sie nicht dagegen ankämpfen oder sekundäre Ängste entwickeln, sogar noch weniger.

POSITIVE AFFIRMATIONEN

Folgende Affirmationen helfen Ihnen, Ihre Reaktionen zu akzeptieren, mit ihnen »mitzugehen« und die unangenehmen Momente zu überstehen. Wählen Sie eine für sich passende Affirmation und wiederholen Sie diese während der ersten beiden Minuten, sobald sich die Symptome zeigen. Affirmationen lassen sich gut mit Tiefenatmung kombinieren. Wenn Ihre Affirmation nicht mehr wirkt, suchen Sie sich eine andere.

- »Dieses Gefühl ist nicht angenehm, aber ich akzeptiere es.«
- »Ich kann Angst haben und trotzdem mit der Situation umgehen.«
- »Ich kann mit diesen Empfindungen und Reaktionen umgehen.«
- »Dies ist kein Notfall. Ich kann durchatmen und darüber nachdenken, was ich jetzt tun werde.«
- »Dies ist keineswegs das Schlimmste, was mir passieren kann.«
- »Ich gehe mit der Situation und warte, bis meine Angst nachlässt.«
- »Dies ist eine weitere Gelegenheit für mich, in der ich lernen kann, mit meinen Ängsten umzugehen.«
- »Ich lasse meinen Körper machen, was er will. Es wird vorübergehen.«
- »Ich gehe hindurch. Es berührt mich nicht.«
- »Ich verdiene es, mich hier und jetzt gut zu fühlen.«
- »Ich nehme mir alle Zeit der Welt, um mich zu entspannen und loszulassen.«
- »Ich muss mich nicht hetzen. Ich bestimme mein persönliches Tempo.«
- »Ich habe diese Situation schon einmal überstanden. Ich werde sie wieder überstehen.«
- »Ich wende meine Hilfsmittel an und warte, bis der Zustand vergeht.«
- »Die Angst tut mir nicht weh, selbst wenn sie unangenehm ist.«
- »Das ist nur Angst. Ich werde sie nicht hereinlassen.«
- »Mir geschieht nichts Schlimmes.«
- »Kampf und Widerstand nutzen mir nichts. Ich lasse es einfach vorübergehen.«
- »Das sind nur Gedanken – nicht die Wirklichkeit.«
- »Ich brauche diese Gedanken nicht. – Ich kann etwas anderes denken.«
- »Das ist nicht gefährlich.«
- »Na und?«
- »Don't worry. Be happy.« (Wie wäre es mit einem Schuss Humor ...?)

WIE SIE MIT POSITIVEN AFFIRMATIONEN ARBEITEN KÖNNEN

Wählen Sie eine oder mehrere Affirmationen aus, die Sie besonders ansprechen. Es gibt mehrere Möglichkeiten, wie Sie mit diesen Affirmationen arbeiten können. Die folgenden Vorschläge werden Ihnen dabei helfen, sich die Affirmationen einzuprägen.

1. *Schreiben Sie* bis zu fünf Affirmationen in großer, gut lesbarer Schrift auf eine kleine Karteikarte (DIN A7) oder ein Blatt Papier (DIN A5). Am besten eignet sich ein Filzschreiber, damit jede Affirmation deutlich und klar zu sehen ist. Fertigen Sie mehrere Kopien an und verteilen Sie diese gut sichtbar überall im Haus oder in der Wohnung. Wenn sich Ihre Ängste auf das Autofahren beziehen, können Sie die Liste auf das Armaturenbrett Ihres Fahrzeugs legen. Tragen Sie Ihre Liste in der Handtasche oder im Portemonnaie immer bei sich. So haben Sie sie griffbereit, falls Sie einer phobischen Situation begegnen. Überarbeiten Sie Ihre Liste nach Bedarf.
2. *Lesen Sie* die Affirmationen auf Ihrer Liste laut vor. Sprechen Sie langsam und deutlich, betonen Sie jede einzelne Affirmation. Machen Sie zwischen den Affirmationen eine Pause.
3. *Hören Sie* sich Ihre Lieblingsaffirmation auf Band an. (Sie können die Aufnahme selbst machen oder einen Freund oder eine Freundin darum bitten.) Ausführliche Anleitungen für eine selbst gesprochene Audioaufnahme mit einem Laptop oder einem Smartphone finden Sie im Internet unter dem Suchbegriff »Selbst Sprachaufnahmen erstellen«. Die Anleitungen sind meist leicht verständlich und für Computer und mobile Datenträger erhältlich. Nehmen Sie Ihre Stimme langsam auf, mit kurzen Pausen zwischen den einzelnen Affirmationen. Spielen Sie Ihre Aufnahme mehrmals täglich ab, entweder wenn Sie sich entspannen oder in einer angstbesetzten Situation.

WAS GEHT IHRER PANIK VORAUS?

Noch besser können Sie Ihre Panikattacken meistern, indem Sie herausfinden, unter welchen Gegebenheiten sie auftreten. Wenn Sie Agoraphobiker sind, kennen Sie diese Umstände ja recht gut. Sie wissen, dass Sie eher Angstgefühle bekommen, sobald Sie weit weg von zu Hause sind, auf der Autobahn fahren, eine Brücke überqueren, in einem Restaurant sitzen und so weiter. Aus diesem Grund vermeiden Sie systematisch all diese Situationen. Leiden Sie unter spontanen

Panikanfällen, dann sollten Sie sich etwa zwei Wochen lang die Mühe machen, zu notieren, was im Zusammenhang mit den Attacken vor sich gegangen ist, und zwar nicht nur unmittelbar davor, sondern schon einige Stunden früher. Achten Sie darauf, ob Ihre Panikattacken vielleicht in irgendeiner Weise mit folgenden Situationen verknüpft sind:

- Standen Sie unter Stress?
- Waren Sie allein oder mit jemandem zusammen?
- Wenn Sie mit jemandem zusammen waren, wer war es? Ein Familienmitglied? Freunde? Fremde?
- In welcher Stimmung waren Sie, bevor die Panik aufkam? Ängstlich? Deprimiert? Erregt? Traurig? Zornig? Andere Gefühle?
- Hatten Sie angstbesetzte Gedanken, bevor sich die Panik meldete?
- Waren Sie müde oder ausgeruht?
- Haben Sie einen Verlust erfahren?
- War Ihnen kalt oder heiß?
- Waren Sie ruhig oder ruhelos?
- Haben Sie unmittelbar vor der Panikattacke Kaffee oder Zucker zu sich genommen?
- Gibt es sonstige Faktoren, die mit Ihren Panikreaktionen in Verbindung stehen?

Nutzen Sie das »Panik-Tagebuch«, um etwa zwei Wochen lang jedes Panikgefühl genau festzuhalten. Machen Sie Kopien, sodass Sie pro Attacke ein Blatt zur Verfügung haben. Berücksichtigen Sie bei Ihren Antworten den ganzen Tag vom Moment des Aufstehens an bis zum Augenblick der Panikattacke. Falls sie nachts kommt, denken Sie über den vorausgegangenen Tag nach.

Wenn Sie sich die Mühe machen, die Attacken auf diese Weise aufzuzeichnen und die Umstände, die ihnen vorausgingen, genauestens zu analysieren, haben Sie bereits einen wichtigen Schritt vorwärts getan. Sie werden erkennen, dass Sie nicht das Opfer eines Ereignisses sind, das sich Ihrer Kontrolle entzieht. Stattdessen können Sie nun Ihre Lebensumstände so verändern, dass erst gar keine Attacken mehr auftreten.

LERNEN SIE, DIE ERSTEN ANZEICHEN ZU ERKENNEN

Mit der Zeit lernen Sie zu erkennen, wie die Panik sich ankündigt. Bei manchen Menschen ist dies ein leicht beschleunigter Herzschlag, bei anderen sind es Schwierigkeiten beim Durchatmen. Wieder andere fühlen sich ein wenig mulmig oder bekommen feuchte Hände. Auch Schwindelgefühl oder Desorientierung sind häufig. Die meisten Menschen verspüren diese ersten Anzeichen, lange bevor die Panik auftritt.

Es gibt zehn verschiedene Stufen der Angst, die in der Angstskala (siehe unten) zusammengefasst sind. Die grundsätzlichen Symptome auf den verschiedenen Stufen zeigen sich bei den meisten Menschen, selbst wenn das Erscheinungsbild im Einzelfall anders ausfallen mag. Entscheidend ist, dass Sie herausfinden, was konkret für Sie »Stufe 4« heißt. *Auf Stufe 4 geht langsam die Kontrolle über das Geschehen verloren*, gleich, welche Symptome sich bei Ihnen zeigen. Bis zu Stufe 3 haben Sie, auch wenn Sie sich in Ihrer Haut nicht wohl fühlen, immer noch alles im Griff. Auf Stufe 4 beginnen Sie sich gewöhnlich zu fragen, ob dies so bleiben wird, was die Angst steigert. Doch mit der Zeit lernen Sie, »sich zu fangen«. Dann sind Sie in der Lage, eine Panikattacke abzuwenden, bevor sie diese Stufe überhaupt erreicht. Je geschickter Sie darin sind, die Symptome rechtzeitig zu erkennen, desto mehr Kontrolle werden Sie über Ihre Angstreaktionen erlangen. Kennzeichnen Sie diese Seite mit einer Haftnotiz, sodass Sie sie sofort wiederfinden, denn in diesem und in den folgenden Kapiteln werden wir noch öfter auf die Angstskala Bezug nehmen.

STRATEGIEN ZUM ABFANGEN DER PANIK

Zunächst einmal müssen Sie lernen, Ihr persönliches Frühwarnsystem zu entdecken. Welche Symptome erleben *Sie* auf Stufe 4? Sobald Sie diese Zeichen zu erkennen gelernt haben, müssen Sie mit ihnen auf die richtige Weise umgehen. Dagegen anzukämpfen, ist wenig hilfreich, aber nichts zu tun und alles über sich ergehen zu lassen, ist vielleicht auch nicht die beste Idee. Was wirklich hilft, ist, sich einige erprobte Strategien zurechtzulegen.

Wenn Sie also wissen, wie sich Panikattacken bei Ihnen ankündigen, können Sie mit folgenden Strategien verhindern, dass sich Ihre Warnsymptome zur Panik ausweiten (und Stufe 5 der Angstskala überschreiten):

TIEFENATMUNG ÜBEN

Tief in den Bauch hineinzuatmen hilft Ihnen, eine sich ankündigende Panik abzuwehren, und dies gleich zweifach:

- Zum einen wird Ihre Atmung verlangsamt: Die Bauchatmung wirkt zwei der mit dem Kampf-oder-Flucht-Impuls verbundenen Körperreaktionen entgegen:

DAS PANIK-TAGEBUCH

Füllen Sie folgendes Blatt für jede einzelne Panikattacke aus, die Sie in den nächsten zwei Wochen erleben.

Datum: ___________________ Tageszeit: ___________________

Dauer (in Minuten): _________ Intensität (von 5 bis 10 auf unserer »Angstskala«): ___________

WAS GING VORAUS?

1. Stressniveau während des vorangegangenen Tages (auf einer Skala von 1 bis 10, wobei 1 den niedrigsten Stresspegel, 10 den höchsten darstellt): ___________________

2. Waren Sie allein oder mit anderen Menschen zusammen? ___________________

3. Mit wem waren Sie zusammen? Familie, Freunde, Fremde? ___________________

4. Wie war Ihre Stimmung drei Stunden vor der Attacke?
   - ☐ Ängstlich.
   - ☐ Depressiv.
   - ☐ Aufgeregt.
   - ☐ Wütend.
   - ☐ Traurig.
   - ☐ Andere Gefühle:

5. Gab es Schwierigkeiten zu meistern?

6. Oder ließen Sie es locker angehen?

7. Hegten Sie negative Gedanken, bevor Sie Panik entwickelten?
   ☐ Ja ☐ Nein
   ☐ Wenn ja, welche? ___________________

8. Waren Sie
   ☐ müde ☐ ausgeruht

9. Gab es emotionale Probleme oder einen Verlust zu verkraften?
   ☐ Ja ☐ Nein

10. War Ihnen
    - ☐ heiß,
    - ☐ kalt oder
    - ☐ keins von beiden?

11. Fühlten Sie sich ungeduldig und ruhelos?
    ☐ Ja ☐ Nein

12. Haben Sie geschlafen, bevor der Anfall auftrat?
    ☐ Ja ☐ Nein

13. Haben Sie in den letzten acht Stunden vor dem Panikanfall Kaffee oder Zucker zu sich genommen?
    ☐ Ja ☐ Nein
    ☐ Wenn ja, wie viel?

14. Gab es andere Umstände, die mit dem Panikgefühl in Verbindung standen? (Beschreiben Sie diese so genau wie möglich.)

ANGSTSKALA

Stufe	Symptome
7–10 Volle Panikattacke	Alle Symptome von Stufe 6 in übertriebenem Maße: Schrecken, Angst vor dem Sterben oder Verrücktwerden, Fluchtzwang.
6 Gemäßigte Panikattacke	Herzklopfen, Atemprobleme, Gefühl der Desorientierung oder des Losgelöstseins (Gefühl der Unwirklichkeit), Panik als Reaktion auf den Eindruck, die Kontrolle zu verlieren.
5 Frühe Symptome	Beschleunigter oder unregelmäßiger Herzschlag, kein freies Durchatmen mehr, Schwindelgefühl, Angst, die Kontrolle zu verlieren, dringender Wunsch, sich aus der Situation zu befreien.
4 Klare Angstsymptomatik	Unangenehmes, »abgedrehtes« Gefühl, beschleunigter Herzschlag, Muskelanspannung, Vorstellung, man könnte die Kontrolle verlieren.
3 Gemäßigte Angst	Unangenehmes Gefühl, bei dem jedoch nicht die Kontrolle verloren geht; Herzschlag leicht beschleunigt, schnelleres Atmen, feuchte Hände.
2 Geringe Angst	Schmetterlinge im Bauch, Muskelanspannung, eindeutige Nervosität.
1 Leichte Angst	Vorübergehender Anflug von Angst, leichtes Gefühl der Nervosität.
0 Entspannung	Ruhe, ein Gefühl des Locker- und Gelöstseins, im Einklang mit sich selbst stehen.

Sie senkt die Atemfrequenz und lockert die angespannte Brustmuskulatur. Drei bis vier Minuten normale Bauchatmung und Sie haben den Fluchtimpuls neutralisiert, der Sie die Kontrolle verlieren ließ.

- Zum anderen werden durch langsame Bauchatmung die Symptome der Hyperventilation beseitigt, die eine Panikattacke verstärken können: Schwindelgefühl, Desorientierung und ein Kribbeln in den Gliedmaßen entstehen durch schnelle, flache Brustatmung. Drei bis vier Minuten Bauchatmung kehren diesen Prozess um und sorgen dafür, dass die Symptome der Hyperventilation verschwinden.

Lesen Sie den Abschnitt über die Bauchatmung sowie die Übungsanleitung in Kapitel 4 nochmals. Wählen Sie die Methode, die Ihnen am meisten liegt. Üben

Sie täglich fünf Minuten, bis Sie die Technik beherrschen. (Durch die tägliche Übung lernen Sie außerdem, Ihr Lungenvolumen besser zu nutzen.) Sobald Sie eine der Techniken wirklich gut trainiert haben, können Sie damit arbeiten, wenn sich eine Panikattacke ankündigt. Vergessen Sie nicht, drei bis fünf Minuten so weiterzuatmen, auch wenn die Symptome schon wieder abklingen. Falls die Atemübung Ihnen Schwindelgefühle verursacht, pausieren Sie dreißig Sekunden und machen Sie dann weiter.

Die Alternative wäre, einfach einen tiefen Atemzug zu nehmen und den Atem anzuhalten, solange Sie können, sobald Sie die ersten Symptome spüren. Wenn Sie danach immer noch Angst haben sollten, wiederholen Sie das Ganze.

WIEDERHOLEN SIE POSITIVE AFFIRMATIONEN

Wie Sie in diesem Kapitel sehen konnten, verschlimmert der negative innere Monolog häufig bestehende Angstzustände. Die körperlichen Symptome des Kampf-oder-Flucht-Impulses (primäre Angst) treten vielleicht tatsächlich unerwartet auf, doch unsere emotionale Reaktion darauf (sekundäre Angst) tut dies keineswegs. Sie ist Folge der Art und Weise, *wie Sie Ihre Angst bewerten*. Wenn Sie sich ständig vorsagen, dass das, was Sie erleben, schrecklich und bedrohlich ist, dann peitschen Sie Ihre Angst auf. Wenn Sie andererseits akzeptieren, was geschieht, und sich selbst mit positiven Affirmationen beruhigen, dann verhindern Sie eine Eskalation der Ängste. Solche Affirmationen sind beispielsweise »Es ist nur Angst, ich werde sie nicht hereinlassen«, »Ich habe das schon erlebt, es ist nicht gefährlich« oder »Ich kann mit der Situation umgehen, bis sie wieder vorbeigeht«.

Wählen Sie eine positive Affirmation aus der Liste im Abschnitt »Wie Sie mit positiven Affirmationen arbeiten können« und üben Sie zwei- bis dreimal täglich damit. Machen Sie diese Übungen immer dann, wenn Sie keine Panikanfälle oder Angstzustände haben. Üben Sie so lange, bis diese Affirmationen fast zum Automatismus werden. Auf diese Weise können Sie Ihre Affirmationen dann auch während eines Panikanfalls (oder wenn Sie sich in einer phobischen Situation befinden) einsetzen. Arbeiten Sie in einer akuten Situation ein bis zwei Minuten lang mit diesen Affirmationen, bis Sie spüren, wie die Angst verschwindet.

Mit positiven Affirmationen die Angst zu überwinden, erfordert Übung und Ausdauer. Wenn Sie sich jedoch dieser Mühe unterziehen, werden Sie bald bemerken, wie gut Sie damit Ihre Angst unterhalb von Stufe 4 halten. Aber auch Ängste, die sich schon darüber hinaus entwickelt haben, lassen sich mit positiven Affirmationen in den Griff bekommen. Ihre Reaktion auf die Frühsymptome hängt also im Wesentlichen von Ihrem Bewertungsschema ab, wie das folgende Diagramm verdeutlicht.

SIE HABEN ES IN DER HAND

Primäre Angst		Sekundäre Angst		
Negativer innerer Monolog: »O nein, es geht los.« »Ich verliere die Kontrolle.« »Ich kann das nicht ertragen.« »Was werden nur die Leute von mir denken, wenn ich so die Kontrolle verliere?«	→	Emotionale Reaktion auf körperliche Symptome	→	Panik
Körperliche Symptome: Herzklopfen. Feuchte Hände. Flache Atmung. Schwindelgefühl.				
Positiver innerer Monolog: »Ich kann mit diesen Symptomen umgehen.« »Es ist nur Angst, ich lasse sie vorübergehen.« »Ich kann durch die Angst hindurchgehen.«	→	Distanz: Sie gehen mit den Symptomen mit.	→	Sie haben Ihre Angst im Griff

TIEFENATMUNG MIT POSITIVEN AFFIRMATIONEN KOMBINIEREN

Vermutlich werden auch Sie die Erfahrung machen, dass Sie Ihre Angst am besten in den Griff bekommen, wenn Sie mit der Kombination »Tiefenatmung und positive Affirmationen« arbeiten. Im Allgemeinen hat es sich bewährt, zuerst mithilfe der Tiefenatmung die Körpersymptome zu beruhigen und kurz darauf die Wiederholung der gewählten Affirmation folgen zu lassen. Vielleicht möchten Sie beide Techniken aber auch direkt verbinden. Oder Sie üben zuerst ein bis zwei Minuten lang Tiefenatmung, um dann unmittelbar mit der Affirmation fortzufahren.

Probieren Sie aus, was für Sie am besten passt. Generell würde ich vorschlagen, dass Sie sich zuerst mit jeder Technik für sich ein wenig vertraut machen, bevor Sie sie kombinieren.

REDEN ODER TELEFONIEREN SIE MIT EINEM MENSCHEN, DER SIE UNTERSTÜTZT

Wenn Sie mit jemandem sprechen, haben Sie keine Zeit, lange über Ihre Symptome nachzudenken und sich in negative Gedanken zu verrennen. Ob Sie nun Auto fahren mit Freisprechanlage, in der Schlange stehen, im Aufzug fahren oder sich im Flugzeug befinden, Gespräche helfen Ihnen sicher recht gut. Wenn Sie vor Publikum sprechen müssen und erste Anzeichen von Panik spüren, vertrauen Sie sich Ihren Zuhörern an. Das hilft Ihnen, die Anfangsangst zu überwinden.

GEHEN SIE AUF UND AB, ODER BEWEGEN SIE SICH

Durch Bewegung bauen Sie den Energieüberschuss ab, den das Adrenalin verursacht. Statt der Erregung auszuweichen, die die Angst gewöhnlich mit sich bringt, »tanzen« Sie mit ihr. Am Arbeitsplatz können Sie die Toilette aufsuchen oder ein paar Minuten lang hinausgehen. Zu Hause können Sie körperlich fordernde Hausarbeit erledigen. Oder Sie setzen sich auf Ihren Heimtrainer und treten ordentlich in die Pedale. Auch Gartenarbeit ist eine ausgezeichnete Methode, um Angstreaktionen abzubauen.

VERWEILEN SIE IM AUGENBLICK

Richten Sie Ihren Blick auf die Außenwelt, auf Dinge in Ihrer unmittelbaren Umgebung. Wenn Sie im Supermarkt in der Schlange stehen, schauen Sie sich die Gesichter der Menschen vor Ihnen genau an. Blättern Sie in den Magazinen, die gewöhnlich an der Kasse ausliegen. Beim Autofahren können Sie sich auf die Autos vor Ihnen konzentrieren oder auf die Umgebung (natürlich ohne den Verkehr aus den Augen zu lassen). Wenn Sie im »Hier und Jetzt« verweilen und Ihre Konzentration auf äußere Objekte richten, bleibt für Ihre körperlichen Symptome und die damit assoziierten Katastrophengedanken kein Raum mehr. Noch wirksamer ist es, wenn Sie die Gegenstände in Ihrem Umfeld anfassen. Oder Sie erden sich, indem Sie die Aufmerksamkeit auf Ihre Fußsohlen richten. Achten Sie beim Stehen oder Gehen genau auf Ihre Beine und Füße. Stellen Sie sich vor, Sie seien im Boden verwurzelt.

NUTZEN SIE EINFACHE ABLENKUNGSMANÖVER

Es gibt viele Ablenkungsmanöver, die Ihre Aufmerksamkeit von der Angst abziehen, zum Beispiel die folgenden:

- Wickeln Sie ein Stück Kaugummi aus und kauen Sie es.
- Zählen Sie in Dreierschritten von 100 rückwärts: 100, 97, 94, 91 usw.
- Zählen Sie die Menschen vor sich in der Schlange (oder in allen Schlangen), wenn Sie im Supermarkt warten müssen.
- Zählen Sie das Geld in Ihrem Portemonnaie.
- Zählen Sie beim Autofahren die Vertiefungen auf Ihrem Lenkrad (freilich ohne den Verkehr aus den Augen zu lassen).

- Streifen Sie ein Gummiband über Ihr Handgelenk. Es hält Ihren Geist von ängstlichen Gedanken ab.
- Nehmen Sie eine kalte Dusche.
- Singen Sie.

Ablenkungsmanöver sind wunderbar, um sich kurzfristig von der Angst abzulenken. Machen Sie jedoch daraus keinen Trick, mit dem Sie vor Ihrer Angst weglaufen. Letzten Endes müssen Sie sie bewusst wahrnehmen und fühlen, wie sie wieder vergeht, damit Sie lernen, dass Sie keinen Schaden nehmen werden. Jedes Mal, wenn Sie die Angst bewusst kommen und gehen lassen, ohne davor wegzulaufen, lernen Sie, dass Sie dem, was Ihr Nervensystem Ihnen da zu schlucken gibt, gewachsen sind. Auf diese Weise wächst Ihr Selbstbewusstsein im Umgang mit der Angst, sodass Sie die Angstzustände bald in jeder Situation meistern können.

LASSEN SIE IHRE WUT AN DER ANGST AUS

Angst und Wut sind zwei emotionale Reaktionen, die nicht gleichzeitig auftreten können. Sie können nicht zur selben Zeit ängstlich und wütend sein. In manchen Fällen stellt sich schließlich heraus, dass die Angstsymptome auf verdrängte Gefühle der Wut und des Zorns zurückgehen. Wenn es Ihnen gelingt, in dem Moment, in dem Sie Angst befällt, eine ordentliche Wut zu entwickeln, dann haben Sie der Angst den Hahn zugedreht. Lassen Sie Ihren Zorn heraus. Machen Sie Ihre Symptome so richtig zur Schnecke: »Geh mir aus dem Weg, ich habe zu tun!«, »Zur Hölle damit; es ist mir egal, was andere denken!« oder »Das ist doch lächerlich; ich werde das schon überstehen, egal, wie!«. Für bestimmte Menschen funktioniert dieser Ansatz besser als jeder andere.

Es gibt aber auch noch andere erprobte harmlose Techniken für den Ausdruck von Wut, die Sie einmal ausprobieren könnten:

- Schlagen Sie mit beiden Fäusten auf Ihr Kopfkissen ein.
- Schreien Sie ins Kissen hinein. Oder brüllen Sie in Ihrem Auto so richtig los (natürlich bei geschlossenen Fenstern!).
- Schlagen Sie mit einem Plastikschläger auf Ihr Bett oder Sofa ein.
- Hacken Sie Holz.

Bitte denken Sie daran: Wenn Sie Wut ausdrücken, achten Sie darauf, das Gefühl in den leeren Raum zu schicken oder es gegen ein Objekt zu richten – *niemals gegen einen anderen Menschen*. Wenn Sie wirklich zornig auf eine bestimmte Person sind, bauen Sie zuerst einmal Ihren Ärger auf eine der oben beschriebenen Weisen ab, bevor Sie mit dem Betreffenden sprechen. Körperliche und verbale Aggressionen Mensch oder Tier gegenüber sollten unter Ihrer Würde sein.

GÖNNEN SIE SICH ETWAS GUTES

Auch lustvolle Gefühle und Angst werden nie zur selben Zeit erlebt. Verscheuchen Sie Angst, Sorgen und selbst Panik mit folgenden Mitteln:

- Lassen Sie sich von Ihrem/Ihrer Liebsten in den Arm nehmen (oder den Rücken massieren).
- Nehmen Sie eine heiße Dusche oder ein heißes Bad.
- Essen Sie etwas Leckeres.
- Wie wär's mit Sex?
- Lesen Sie ein lustiges Buch oder sehen Sie sich einen komischen Film an.

LERNEN SIE, IHRE EMPFINDUNGEN ZU BEOBACHTEN, STATT AUF SIE ZU REAGIEREN

Sie haben einen Riesenschritt vorwärts gemacht, wenn Sie lernen, sich emotional von den ersten körperlichen Anzeichen der Panik abzukoppeln: *Beobachten* Sie sie einfach nur. Je besser Sie mit den intensiven Reaktionen Ihres Körpers mitgehen können, ohne sie als Bedrohung zu interpretieren, desto weniger geraten Sie unter Druck. Die Strategien, die in den vorangegangenen Kapiteln vorgestellt wurden, sind Ihnen dabei höchst nützlich. Durch Tiefenatmung verlangsamen Sie die physiologischen Mechanismen, die sich zur Panik aufschaukeln können. Dadurch gewinnen Sie wiederum *Zeit* für weitere emotionale Distanzierung.

Dann ersetzen Sie Ihre Angstaffirmationen durch positive Aussagen. Mit ihrer Hilfe entwickeln Sie eine Haltung der inneren Distanz, sodass Sie mit dem Fluss der Ereignisse mitgehen können.

Sie werden feststellen, dass es einige Übung braucht, bis Tiefenatmung und positive Affirmationen richtig »sitzen«. Doch wenn Sie wirklich regelmäßig damit arbeiten, *werden* Sie bald in der Lage sein, die mit Ihrer Angst verbundenen Körperreaktionen einfach nur zu beobachten, statt auf sie zu reagieren. Diese Art innerer Distanz ist das Mittel, mit dem Sie völlig frei von Panik werden.

WAS TUN, WENN DIE ANGST EINMAL STUFE 4 ÜBERSCHREITET?

Falls Sie die Panik einmal nicht rechtzeitig abfangen konnten, haben sich folgende Tipps als hilfreich erwiesen:

- Entziehen Sie sich, wenn möglich, der Situation, die die Panik in Ihnen auslöst.
- Versuchen Sie nicht, Ihre Symptome unter Kontrolle zu bringen oder gegen sie anzukämpfen. Akzeptieren Sie, was passiert, und lassen Sie den Dingen ihren Lauf. Denken Sie daran, dass Panik nicht gefährlich ist und irgendwann von selbst aufhört.
- Rufen Sie jemanden an und erzählen Sie dieser Person, was gerade in Ihnen vorgeht.
- Gehen Sie auf und ab oder bewegen Sie sich sonst irgendwie.
- Konzentrieren Sie sich auf einfache Gegenstände in Ihrer Umgebung.
- Fassen Sie den Boden oder die Gegenstände in Ihrem Umfeld an. Oder »erden« Sie sich auf andere Weise.
- Schlagen Sie mit den Fäusten auf ein Kissen, weinen oder schreien Sie, falls Sie sich an einem Ort befinden, an dem Sie sich das erlauben können.
- Atmen Sie langsam und regelmäßig durch die Nase, um die Symptome der Hyperventilation in den Griff zu bekommen.
- Setzen Sie Ihre positiven Affirmationen ein, und stimmen Sie diese auf Ihre langsamen Atemzüge ab.
- Als letztes Hilfsmittel können Sie zu einem schwachen, sofort wirksamen Tranquilizer greifen (sofern Ihr Arzt das verordnet hat).

Bei starker Panik ist das Gefühl der Verwirrung und Desorientierung meist groß. Versuchen Sie, folgende Fragen möglichst objektiv zu beantworten, um Ihre Wirklichkeitswahrnehmung zu stärken (vielleicht möchten Sie auch diese Fragen auf kleine Karteikarten notieren und ständig bei sich tragen):

- »Sind die Empfindungen, die ich gerade erlebe, wirklich gefährlich?« (Antwort: »Nein.«)
- »Was ist das Schlimmste, was mir jetzt passieren könnte?« (Die Antwort hierauf lautet gewöhnlich: »Ich muss aus der Situation herausgehen.« Oder: »Ich muss um Hilfe bitten.«)
- »Sage ich etwas zu mir selbst, was die Situation für mich verschlimmert?«
- »Was kann ich für mich Gutes tun? Was würde mir jetzt wirklich helfen?«

ALLES IN ALLEM

Wenn sich Angstsymptome einstellen, können Sie diese mit folgender Dreistufentechnik meistern:

1. *Akzeptieren Sie Ihre Symptome:* Kämpfen Sie nicht dagegen an. Setzen Sie ihnen keinen Widerstand entgegen. Beides lässt sie nur schlimmer werden. Je besser Sie diese Empfindungen annehmen und als Ihre begreifen können, wie unangenehm sie Ihnen auch vorkommen mögen, desto leichter werden Sie damit umgehen können. Diese Haltung der Akzeptanz hilft Ihnen, Ihrer Angst aktiv zu begegnen, statt sich in den Reaktionen darauf zu verfangen.
2. *Üben Sie Tiefenatmung:* Wenn Angst in Ihnen aufkommt, praktizieren Sie sofort Tiefenatmung. Wenn Sie diese Übung regelmäßig machen, brauchen Sie nur ein paar Atemzüge, und Ihr Körper entspannt sich, ohne weiter dem Kampf-oder-Flucht-Muster zu folgen.
3. *Benutzen Sie Ihre Anti-Panik-Strategien:* Wenn Sie durch die Tiefenatmung fest in Ihrem Körper verankert sind, nutzen Sie Ihre Ablenkungstechniken. (Sprechen Sie zum Beispiel mit einem anderen Menschen, oder wiederholen Sie eine positive Affirmation.) So lernen Sie, mit Ihren Gefühlen umzugehen. Jede dieser Strategien zieht Ihre Aufmerksamkeit und Energie von Ihren negativen Gedanken bzw. unangenehmen Körpergefühlen ab. So üben Sie eine Haltung ein, durch die Sie Herr über die Panik werden, statt sich zum Opfer degradieren zu lassen. Merken Sie sich, dass die Tiefenatmung als Gegenstrategie manchmal schon ausreicht.

MIT ANDEREN ÜBER DIE EIGENEN PROBLEME SPRECHEN

Eine gute Möglichkeit, die Wahrscheinlichkeit einer Panikattacke zu verringern, ist es, einen Menschen in verantwortlicher Stellung darüber zu informieren, dass Sie ein Problem mit Panikattacken oder Agoraphobie haben.

Dies ist vor allem dann von Bedeutung, wenn Sie Angst haben, die Panik könnte Ihre Arbeitsfähigkeit beeinträchtigen. Falls Sie versuchen, Ihr »Problem« am Arbeitsplatz zu verheimlichen, kann dies dazu führen, dass Sie sich immer mehr »in der Falle« fühlen. Die Angst, was die Menschen in Ihrem Umfeld von Ihnen denken könnten, wenn Sie »aus der Rolle fallen«, wird so immer größer. Das aber kann die Auftretenswahrscheinlichkeit von Panikattacken erhöhen. Sobald Sie mit Ihrem Chef oder einem Kollegen offen über Ihr Problem sprechen, wird auch

Ihr Arbeitsplatz zum »sicheren Ort«. Sie müssen sich weniger Sorgen darüber machen, was andere über Sie denken, wenn Sie Panik bekommen, weil zumindest eine Person in verantwortlicher Position unterrichtet ist. Außerdem können Sie in diesem Fall Ihren Arbeitsplatz auch einmal verlassen, sofern das Gefühl wirklich zu stark werden sollte. Das verringert wiederum den Eindruck, in der Falle zu sitzen. Den Ängsten, die Sie mit Ihrem Arbeitsplatz verbinden, wird dadurch die Grundlage entzogen.

Ähnliches gilt für alle Situationen, in denen Sie fürchten, Panik zu entwickeln, zum Beispiel im Klassenzimmer, beim Arzt, beim Zahnarzt, auf Partys (sprechen Sie mit dem Gastgeber oder der Gastgeberin) oder bei Meetings (hier können Sie dem Gesprächsleiter Bescheid geben). Wenn es Ihnen schwerfällt, mit anderen über Ihre Angststörung zu sprechen, können Sie den Briefentwurf benutzen. Er stammt aus dem TERRAP-Programmhandbuch des Arztes Dr. Art Hardy. (TERRAP bietet in den USA Gruppentherapien für Agoraphobiker an. Ähnliche Angebote bietet die »Deutsche Angst-Hilfe e. V.«[6] und das Zentrum Selbsthilfe Basel[7].) Nehmen Sie den Brief ruhig als Anregung und halten Sie schriftlich fest, was Sie anderen über Ihre Situation sagen möchten. Der Text des Briefs ist auf einen Agoraphobiker ausgerichtet. Passen Sie ihn den Symptomen Ihrer eigenen Angststörung entsprechend an. Sie können das Schreiben einem Adressaten zukommen lassen. Eine andere Methode wäre, ihn einfach vorzulesen.

WAS ZU TUN IST

1. Lesen Sie den Abschnitt »Es ist nicht gefährlich!« mehrmals, um sich mit der Idee vertraut zu machen, dass die Empfindungen während einer Panikattacke nicht bedrohlich sind.
2. Füllen Sie die ersten beiden Arbeitsblätter in diesem Kapitel aus. Dann verwenden Sie das dritte Arbeitsblatt, um herauszufinden, mit welchen Gedanken Sie Ihre körperlichen Symptome dramatisieren. Denken Sie daran, dass es Ihr Katastrophendenken ist, das die Panikattacken auslöst.
3. Lesen Sie den Abschnitt »Kämpfen Sie nicht dagegen an!« nochmals. Das Programm von Claire Weekes hilft Ihnen, die Symptome zu akzeptieren. Gehen Sie mit der Panik mit, statt sie zu bekämpfen.
4. Halten Sie Ihre Panikanfälle im »Panik-Tagebuch« zwei Wochen lang schriftlich fest. Achten Sie auf die Auslöser und die Umstände im Zusammenhang mit Ihren Panikattacken.

---

[6] Siehe dazu: https://www.angstselbsthilfe.de/angststoerungen/hilfe-zur-selbsthilfe/ [Zugriffsdatum: 30.1.2019].

[7] Siehe dazu auch: www.zentrumselbsthilfe.ch [Zugriffsdatum: 30.1.2019].

BRIEF AN EINEN HILFREICHEN MENSCHEN

Liebe(r) ____________________,

ich möchte Ihnen etwas über mich erzählen. Ich habe ein Angstproblem, das man »Agoraphobie« nennt. Das ist keine Geisteskrankheit, sondern eine Angststörung, die zu Panikattacken führen kann.

Obwohl fünf Prozent der Bevölkerung an Agoraphobie leiden, gibt es immer noch Menschen, die von dieser Krankheit nie etwas gehört haben. Für mich ist es daher schwierig, darüber zu sprechen, und doch lege ich Wert darauf, Ihnen diese Information zukommen zu lassen.

Die Agoraphobie ähnelt der Klaustrophobie, nur dass die Panikattacken von vielen unterschiedlichen Auslösern verursacht werden können: eine große Menschenansammlung, eine bestimmte Entfernung vom eigenen Zuhause, Autobahnen, Brücken und so weiter. Ich kann diese Anfälle weder vorhersehen noch kontrollieren. Da sie ausgesprochen unangenehm, manchmal furchterregend, immer aber peinlich sind, vermeide ich gewöhnlich Situationen, in denen sie auftreten.

Um dieses Problem zu bewältigen, habe ich mir Hilfe gesucht und mache dabei Fortschritte. Nun stehe ich an einem Punkt, an dem ich vieles schon wieder tun kann und noch viel mehr wieder tun möchte, doch ich brauche immer noch das Bewusstsein, mich einer Situation, die mir Angst einjagt, jederzeit entziehen zu können. Meiner Erfahrung nach komme ich besser zurecht, wenn mein Umfeld weiß, dass ich mich in einer bestimmten Situation gegebenenfalls zurückziehen muss. Das hilft mir auf dem Weg zur Heilung.

Es ist enorm wichtig für mich, mich jederzeit zurückziehen zu können, wie harmlos und ungefährlich die Situation auch scheinen mag. Ich bitte Sie nicht, dies zu verstehen, doch über Ihre Hilfe würde ich mich freuen.

Mit dieser Mitteilung versuche ich nicht, Ihr Mitleid zu erregen, doch ich möchte Sie um Ihre moralische Unterstützung auf meinem Weg zur Heilung bitten. Mir ist klar, dass die Art und Weise, in der ich mit diesem Problem umgehe, Ihnen merkwürdig, ja sogar unpassend erscheinen mag. Seien Sie versichert, dass ich andere Wege ebenso ausprobiert habe. Ich habe festgestellt, dass die Methode, die ich jetzt benutze, mir am besten hilft, das Problem zu besiegen. Durch Ihr Verständnis helfen Sie mir, weiterhin daran zu arbeiten.

5. Finden Sie heraus, welches die frühen Anzeichen für eine Panikattacke bei Ihnen sind. Klären Sie, welche Symptome für Sie eine Attacke auf Stufe 4 der Angstskala darstellen (der Punkt, an dem Sie das Gefühl haben, die Kontrolle zu verlieren).
6. Probieren Sie verschiedene Strategien aus, um die Panik vor Stufe 4 abzufangen. Welche wirken bei Ihnen am besten?
7. Arbeiten Sie mit folgendem Stufenprogramm:
   - Üben Sie täglich fünf Minuten lang Tiefenatmung (nutzen Sie eine der beiden Techniken aus Kapitel 4), bis Sie die Methode verinnerlicht haben. Sobald sich die ersten Anzeichen einer Angstreaktion zeigen, wirken Sie Ihnen mit der Tiefenatmung entgegen.
   - Wählen Sie eine oder mehrere positive Affirmationen aus, und wenden Sie sie an, sobald Sie sich selbst mit negativen Aussagen über Ihren Zustand erschrecken. Wiederholen Sie Ihre Affirmationen, bis Sie mit dem negativen Monolog in Ihrem Kopf aufgeräumt haben.
   - Wenn Sie beide Techniken beherrschen, kombinieren Sie sie. Beginnen Sie mit der Tiefenatmung, gefolgt von positiven Affirmationen. Eine Kombination aus beiden Techniken erweist sich manchmal als noch wirksamer.
8. Probieren Sie aus, welche Affirmationen auch noch bei Angstzuständen wirken, die stärker sind als Stufe 4.
9. Wenn Sie möchten, können Sie es auch mit Symptominduktion versuchen. Die entsprechenden Techniken konfrontieren Sie mit den körperlichen Symptomen, die Sie mit Panik in Verbindung bringen, und bewirken, dass Sie nicht mehr darauf reagieren. Wenn Sie mit einem Therapeuten arbeiten, sollten Sie ihn bitten, diese Techniken mit Ihnen zu üben.
10. Sprechen Sie mit einem Freund, Verwandten oder Vorgesetzten am Arbeitsplatz über Ihre Situation. Nutzen Sie den hier vorgestellten Briefentwurf als Anregung.

LITERATUR

Barlow, David; Craske, Michelle: Mastery of Your Anxiety and Panic, Albany (NY) 1989.
Beckfield, Denise: Master Your Panic and Take Back Your Life, San Luis Obispo (CA) 1998.
Weekes, Claire: Selbsthilfe für Ihre Nerven. Ein ärztlicher Ratgeber zur Überwindung der Angst und Wiedererlangung seelischer Kräfte, Bergisch Gladbach 1986.
Weekes, Claire: Hilfe auch für Ihre Nerven. Rezepte zur Selbstheilung, Bergisch Gladbach 1965.
Weekes, Claire: Peace from Nervous Sufferings, New York 1990.
Wilson, Reid: Don't Panic – Taking Control of Anxiety Attacks, New York 1996.
Zuercher-White, Elke: An End to Panic, Oakland (CA) 1998.

7

WIRKSAME HILFE BEI PHOBIEN: KONFRONTATION

KONFRONTATION ist immer noch die beste Methode, um eine Phobie zu behandeln. Umgekehrt heißt das: Je öfter Sie Situationen vermeiden, die Ihnen Angst einjagen, desto länger halten Sie die Phobie am Leben.

Sich plötzlich Umständen auszusetzen, denen Sie seit Jahren aus dem Weg gegangen sind, mag Ihnen zunächst gänzlich unmöglich erscheinen. Und doch können Sie selbst solche Herausforderungen meistern, wenn Sie sie in mehrere kleine Schritte aufteilen. So schaffen Sie »Etappenziele« und gehen immer nur so weit in die Konfrontation hinein, wie Sie es ertragen können. Das nimmt dem ganzen Vorgehen seinen Schrecken.

Phobien entstehen infolge eines Prozesses, den man »Sensibilisierung« nennt. Das bedeutet, Sie haben sich angewöhnt, eine bestimmte Situation mit dem Gefühl Angst in Verbindung zu bringen, sind also für einen speziellen Reiz besonders empfänglich (= sensibel). Vielleicht haben Sie ja einmal einen Panikanfall erlebt, als Sie im Restaurant saßen oder allein zu Hause waren. Wenn Sie dabei große Angst empfanden, dann ist vermutlich für Sie dieses Gefühl sehr stark mit der Situation assoziiert. Was dann geschieht, ist Folgendes: Werden Sie wieder mit dieser Situation konfrontiert, sei es real oder in Gedanken, wird automatisch die Angstreaktion ausgelöst. Und schon ist die gefühlsmäßige Verbindung zwischen der Angst und der Situation geschaffen. Da sie quasi automatisch geknüpft wurde, scheint sie sich Ihrer Kontrolle zu entziehen. Aus diesem Grund vermeiden Sie mit aller Macht, erneut diese Situation zu durchleben. Das Vermeidungsverhalten wird auch unmittelbar belohnt, denn dadurch konnten Sie der belastenden Situation ausweichen und waren der Angstreaktion nicht erneut ausgesetzt. Sobald Sie nun anfangen, die Situation dauerhaft zu vermeiden, leiden Sie unter einer voll entwickelten Phobie.

Konfrontation (oder Exposition) ist der Prozess, in dem Sie lernen, die Assoziation zwischen der Angst und der phobischen Situation wieder aufzulösen. Damit dies gelingt, müssen Sie sich Schritt für Schritt mit der angstbesetzten Situation auseinandersetzen. Bei einer realen Konfrontation begeben Sie sich direkt in die phobische Lage. Sie lassen die Angst kommen und halten diese eine Zeit lang aus, bis Sie gelernt haben, mit der Angst *umzugehen*, und bis Sie sich auch in Situationen wohlfühlen, die Sie für gewöhnlich meiden. Ziel ist erstens, die Assoziation zwischen der phobischen Situation (etwa einer Fahrt auf der Autobahn) und der Angstreaktion wieder aufzulösen, und zweitens, der vorher phobisch besetzten Situation mit einem Gefühl der Sicherheit zu begegnen, auch wenn diese bei Ihnen Ängste auslöst. Durch wiederholte Exposition können Sie Ihre eigene Vermeidungshaltung erfolgreich überwinden.

Diese Art der direkten Konfrontation ist die effektivste Behandlungsmethode bei Phobien. Zahlreiche wissenschaftliche Untersuchungen haben gezeigt, dass sie weit wirksamer ist als andere Methoden, die nicht aus der Verhaltenstherapie stammen, wie Einsichtstherapie, kognitive Therapie oder medikamentöse Behandlung. Nichts wirkt besser gegen die Angst, als sich ihr zu stellen – vor allem, wenn dies systematisch und in kleinen Schritten geschieht.

Fortschritte, die auf diesem Weg erzielt werden, lösen sich nicht ein paar Wochen oder Monate später wieder in nichts auf. Sobald Sie die Konfrontation mit der phobischen Situation erfolgreich gemeistert haben, sind Sie für immer angstfrei. In manchen Fällen können jedoch auch regelmäßige »Auffrischübungen« hilfreich sein, um die erzielten Erfolge zu festigen. Diese Vorgehensweise ist besonders sinnvoll, wenn die phobische Situation nicht zum Alltagsgeschehen gehört (wie zum Beispiel der Besuch des Schlangenhauses im Zoo). Direkte Konfrontation ist die Therapie der Wahl bei Agora-, sozialen und vielen weiteren spezifischen Phobien. Bei den *territorialen Phobien*, die im Umfeld der Agoraphobie so häufig beobachtet werden (dazu rechnet man die Angst vor Supermärkten, Brücken oder Autobahnen, die Angst vor dem Bus- oder U-Bahn-Fahren, die

Angst vor Flugzeugen, hohen Gebäuden sowie die Angst vor dem Alleinsein), hat die Konfrontation sich als ausgesprochen nützlich erwiesen. Als *soziale Phobien*, die gut auf die direkte Konfrontation ansprechen, sind zu nennen: die Angst, vor Publikum zu sprechen, die Angst vor Gruppen, vor Präsentationen und Meetings, aber auch die Angst vor anderen sozialen Ereignissen wie Verabredungen und Prüfungen sowie die Angst vor dem Benutzen öffentlicher Toiletten. *Spezifische Phobien*, sei es nun die Angst vor Wasser oder Spinnen bzw. die Furcht vor dem Zahnarzt, lassen sich mit direkter Konfrontation gut heilen.

Wenn also die direkte Konfrontation so ein wunderbares Instrument zur Heilung von Phobien ist, weshalb gibt es dann immer noch so viele Phobiker? Warum unterzieht sich nicht einfach jeder dieser so wirksamen Behandlung? Ganz einfach: Konfrontation ist zwar höchst wirksam, aber nicht unbedingt angenehm in der Durchführung. Wer setzt sich schon gern den unangenehmen Empfindungen aus, die die Konfrontation mit sich bringt und das vielleicht auch noch regelmäßig? *Die direkte Konfrontation verlangt einen enormen Einsatz von Ihnen.* Wenn Sie aber wirklich geheilt werden wollen, dann werden Sie auch

- *den Mut aufbringen*, sich Situationen auszusetzen, die Sie schon jahrelang vermeiden,
- *das anfängliche Unbehagen akzeptieren*, wenn Sie sich der phobischen Situation aussetzen, und
- *die Konfrontation regelmäßig üben*, selbst wenn es zu Rückschlägen kommen sollte, und zwar so lange, bis Sie wirklich geheilt sind (gewöhnlich nimmt dieser Prozess einen Zeitraum zwischen sechs Monaten und einem Jahr oder länger in Anspruch).

Wenn Sie bereit sind, sich immer wieder mit Ihrer Phobie auseinanderzusetzen und sich so viel Zeit zu nehmen, wie Sie brauchen, dann werden Sie schließlich geheilt.

DIE ZWEI PHASEN DER EXPOSITIONSTHERAPIE

Die Expositions- oder Konfrontationstherapie wird generell in zwei Phasen unterteilt: die Vorbereitungsphase und die direkte Konfrontation. In der Vorbereitungsphase werden die ersten Schritte des Prozesses eingeleitet, indem unterstützende und vorbereitende Maßnahmen für die eigentliche Konfrontation vermittelt werden. Diese Maßnahmen können sehr vielfältig sein: eine Begleitung (auch »unterstützende Person« genannt) organisieren, niedrig dosierte Beruhigungsmittel einnehmen, Tiefenatmung üben oder mit positiven Affirmationen arbeiten (siehe auch in Kapitel 6, Abschnitt »Wie Sie mit positiven Affirmationen arbeiten können«). Sobald Sie die ersten Schritte auf Ihrer persönlichen Angsthierarchie (einer schrittweisen Abfolge von Lösungsansätzen zu Ihrer individuellen phobischen Situation) hinter sich gelassen haben, werden Sie sich nach und nach von diesen Affirmationen lösen können.

Die zweite Phase ist die der direkten Konfrontation. Direkte Konfrontation bedeutet, dass man darauf hinarbeitet, sich der phobischen Situation allein und ohne Unterstützung zu stellen. Die direkte und vollständige Konfrontation ist notwendig, *weil man nur so richtig lernen kann, mit einer Situation umzugehen, die man zuvor unter allen Umständen gemieden hat.* Man sagt sich nicht: »Ich kann mit meinem Wagen nur auf der Autobahn fahren, wenn ich Beruhigungsmittel eingenommen habe«, sondern man lernt, dass »ich in der Lage bin, auf jeder Autobahn zu fahren, trotz meiner Ängste und ohne Hilfsmittel, die meine Angst dämpfen sollen.« Mit der vollständigen und direkten Konfrontation lernt man eine Situation zu meistern, die zuvor phobisch besetzt war.

Vollständige Konfrontation, also eine direkte Konfrontation ohne Hilfsmittel, fremde Unterstützung oder Affirmationen, ist die schnellste und effektivste Methode zur Überwindung einer Phobie. Manche Menschen sind mutig und stellen sich ihrer Phobie ohne unterstützende oder vorbereitende Maßnahmen: Sie konfrontieren sich direkt mit der phobischen Situation – bleiben zum Beispiel allein zu Hause, suchen einen hoch gelegenen Ort auf oder gehen in den Supermarkt in ihrer Nähe. Wieder andere Menschen brauchen etwas mehr Unterstützung auf ihrem Weg zur direkten Konfrontation und nehmen vorbereitende Bewältigungsstrategien gerne an. Diese Menschen nähern sich ihren Ängsten Schritt für Schritt und verzichten erst allmählich auf die bewährten Bewältigungsstrategien. Auch dieser Weg führt dazu, angstauslösende Situationen *bewältigen* zu können.

BEWÄLTIGUNG VS. BEHERRSCHUNG EINER PHOBIE

Schon allein die Unterteilung der Expositionstherapie in zwei Phasen macht deutlich, dass es hier unterschiedliche Ansatzpunkte gibt: die Bewältigungsstrategien, die eine gewisse Handlungskompetenz vermitteln sollen, und die vollständige Beherrschung einer Phobie. Das wünschenswerte Resultat ist und bleibt selbstverständlich die vollständige Beherrschung der jeweiligen Phobie, ganz gleich, ob es sich um die Angst vor dem Fliegen, eine Klaustrophobie oder die Angst vor Autobahnfahrten handelt. In der Praxis geben sich manche Menschen aber mit ausgewählten *Bewältigungsstrategien* zufrieden, mit deren Hilfe sie lernen, mit einer phobischen Situation umzugehen. Ihr Ziel ist es, diese Situationen irgendwie zu bewältigen und nicht, sie zu beherrschen oder zu meistern.

Für viele Phobiker ist die größte Herausforderung, sich einer für sie schwierigen Situation ohne Begleitperson oder ohne medikamentöse Behandlung zu stellen. Die Betroffenen sind in der Praxis jedoch sehr unterschiedlich und auch die Bereitschaft, auf das eine oder andere Hilfsmittel zu verzichten, variiert stark. Es überrascht nicht, dass die *Häufigkeit*, mit der die phobische Situation im Alltag auftritt, dabei eine große Rolle spielt. Wenn man der phobischen Situation immer wieder ausgesetzt ist, nehmen wir zum Beispiel das Fahren auf einer Autobahn auf dem Weg zur Arbeit, ist man meist bemüht, die Phobie und damit die Situation wirklich zu beherrschen. Die Tatsache, dass man sich monatelang Tag für Tag dieser Situation stellen muss und mit ihr konfrontiert wird, führt oft dazu, dass man zielstrebig darauf hinarbeitet, diese Situation auch ohne Hilfsmittel und unterstützende Maßnahmen zu meistern. Phobische Situationen, denen man im Alltag nur ab und zu begegnet, sind anders. Wenn Sie nur selten in einem Flugzeug sitzen oder eine Präsentation halten müssen, ist es vielleicht ausreichend, die entsprechenden Ressourcen zu entwickeln, um mit dieser Situation einigermaßen adäquat umgehen zu können. Dann wiederum gibt es Menschen, die über längere Zeit daran arbeiten, auch selten auftretende Situationen vollständig zu meistern.

WIE DIE DIREKTE KONFRONTATION FUNKTIONIERT

Bei einer Konfrontationstherapie sollten die folgenden Punkte berücksichtigt werden.

SETZEN SIE SICH KONKRETE ZIELE

Zunächst einmal sollten Sie klar definieren, welche Ziele Sie verfolgen. Welche Situationen vermeiden Sie am häufigsten? Möchten Sie wieder fähig sein, auf der Autobahn zu fahren? Oder den wöchentlichen Einkauf allein zu erledigen? Am Arbeitsplatz einen Vortrag zu halten? Mit dem Flugzeug zu verreisen?

Formulieren Sie Ihre Ziele so konkret wie möglich. Statt des unpräzisen Wunsches, sich beim Einkaufen wieder wohl zu fühlen, sagen Sie ganz konkret: »Ich möchte den wöchentlichen Einkauf im Supermarkt wieder allein erledigen.« Oder: »Ich möchte einen einstündigen Flug unternehmen können.«

Sicher werden Sie letztlich alle Einschränkungen ablegen wollen. Anders ausgedrückt: Sie möchten sich beim Einkaufen und beim Fliegen gut fühlen, ganz egal, wie lange es dauert bzw. wohin es geht; doch das ist Ihr Fernziel. Sobald Sie

ZIELE

In drei Monaten: ____

____

____

In sechs Monaten: ____

____

____

In einem Jahr: ____

____

____

sich also ein konkretes Etappenziel gesteckt haben, bestimmen Sie den Zeitraum, innerhalb dessen Sie dieses erreichen wollen. Bis wann wollen Sie in der Lage sein, eine Präsentation zu halten, auf der Autobahn zu fahren oder zu fliegen? In zwei Monaten? In einem Jahr? Geben Sie sich einen Zeitrahmen vor und halten Sie sich daran. Es hat sich dabei bewährt, zwischen lang- und kurzfristigen Zielen zu unterscheiden.

Weiter unten können Sie Ihre gewünschten Fristen schriftlich fixieren. Kopieren Sie sich den ausgefüllten Plan und hängen Sie die Kopie so auf, dass Sie sie stets sehen können. So werden Sie ständig an Ihren Plan erinnert, die Phobie zu überwinden.

ENTWERFEN SIE IHRE EIGENE KONFRONTATIONSPYRAMIDE

Jedes Ziel, das Sie für sich definiert haben, muss in mehrere Phasen aufgeteilt werden. So wagen Sie sich Schritt für Schritt näher an die Konfrontation mit der angstbesetzten Situation heran. Sie beginnen mit einer ganz unproblematischen Begegnung mit dem phobischen Stimulus, die Sie dann allmählich steigern. Wenn Sie zum Beispiel Angst vor Aufzügen haben, stellen Sie sich vor den Aufzug, ohne ihn zu betreten. Der nächste Schritt könnte sein, den Lift zu betreten und wieder zu verlassen. Dann könnten Sie ein Stockwerk mit dem Aufzug fahren. Vielleicht auch wieder zurück. Danach steigern Sie Ihre »Aufzugsdosis« auf zwei Stockwerke und so weiter. Diese Tipps sollen Ihnen helfen, einen eigenen Stufenplan für Ihre Konfrontationstherapie, gewissermaßen eine Konfrontationspyramide, zu gestalten (Beispiele finden Sie auf den folgenden Seiten):

1. Bestimmen Sie zunächst die angstbesetzte Situation, an der Sie arbeiten möchten, zum Beispiel Einkaufen im Supermarkt, Fahren auf der Autobahn, eine Gruppenpräsentation.
2. Fragen Sie sich nun, in welchem Ausmaß Sie sich dieser Situation aussetzen können, ohne dass dabei Angstgefühle auftreten. Beim Einkaufen im Supermarkt könnte dies zum Beispiel so sein, dass Sie mit dem Auto hinfahren, auf dem Parkplatz stehen bleiben und dann wieder nach Hause fahren. Wenn es um Präsentationen geht, könnten Sie damit anfangen, eine Minute lang bei sich zu Hause vor einem Freund zu sprechen. Diese Konfrontationsstufe erhält auf unserer Skala von 1 bis 10 den Wert 1 und bildet somit die unterste Stufe.
3. Nun stellen Sie sich vor, was für Sie die maximale Konfrontation mit Ihrer Phobie bedeuten würde. Diese bildet das Fernziel auf Ihrem Weg. Wenn Sie zum Beispiel an einer Supermarktphobie leiden, dann könnte diese Situation so aussehen: Sie stehen ganz allein in einer langen Schlange vor der Kasse. Für Flugphobiker wäre es ein Transkontinentalflug mit heftigen Turbulenzen. Für Menschen, die Angst vor einem öffentlichen Auftritt haben, wäre es zweifellos eine Rede vor einer größeren Menschenmenge oder ein extrem langer bzw. schwieriger Vortrag. Diese Situation erhält auf unserer Skala den Wert 10 und steht folglich an der Spitze der Pyramide.
4. Nun nehmen Sie sich ein wenig Zeit und stellen sich vor, mit welchen Zwischenschritten Sie den Weg von 1 nach 10 zurücklegen könnten. An welchen Punkten der Stufenleiter ordnen Sie diese Schritte ein? Richten Sie sich bei der Zuordnung danach, wie viel Angst sie bei Ihnen auslösen. Sie können ruhig einen Blick auf die Beispiele auf den folgenden Seiten werfen. Dann gestalten Sie anhand dieser Szenarien Ihren *eigenen Stufenplan der Konfrontation* (siehe auch am Ende des Kapitels).

WÄHLEN SIE SZENEN VON UNTERSCHIEDLICHER INTENSITÄT

Versuchen Sie herauszufinden, was Ihre Phobie kennzeichnet und was Ihre Angst verschärft oder lindert. Anhand dieser Informationen denken Sie sich Situationen von unterschiedlicher Intensität aus. Nehmen wir das Beispiel Autofahren. Die Angst beim Autofahren kann abhängen von der Entfernung zu Ihrer Wohnung, dem Verkehr, der Anzahl der Ampeln, der Möglichkeit, die Autobahn wieder zu verlassen, oder von der Tatsache, ob man allein fährt oder in Begleitung. Beim Sprechen vor Publikum könnten die Faktoren eine Rolle spielen, wie lange die Präsentation dauern soll, wie viele Zuhörer anwesend sind und wie gut der Redner seine Zuhörer kennt.

Wie stark eine phobische Reaktion bzw. die Konfrontation damit ausfällt, hängt von verschiedenen Faktoren ab:

- der zeitlichen oder räumlichen Distanz zur angstbesetzten Situation,
- der Dauer der Konfrontation,
- der Tatsache, ob es einen Ausweg (oder eine Möglichkeit zur Beendigung) gibt,
- der allgemeinen Komplexität der Situation (Anzahl der Autos, der Menschen und dergleichen),
- der Tageszeit.

Je besser Sie sich dieser Faktoren bewusst sind, desto mehr Kontrolle haben Sie über die phobische Situation. Dieses Wissen beschleunigt auch den Lernprozess für ein neues und anpassungsfähiges Reaktionsmuster in der jeweiligen Situation.

Bitte beachten Sie dabei Folgendes: Wenn Sie Probleme haben, von einer Hierarchiestufe zur nächsten überzugehen, schalten Sie besser noch eine zusätzliche dazwischen. Falls Sie sich beispielsweise der Situation in einem Supermarkt aussetzen und mittlerweile so weit sind, dass Sie sich zwar im Laden aufhalten, doch noch nicht einkaufen und an die Kasse gehen können, wäre Folgendes ein Zwischenschritt: Sie legen einen Artikel in Ihren Wagen, reihen sich in die Schlange vor der Kasse ein und bringen dann, wenn Ihr Angstniveau zu stark ansteigt, den Artikel wieder zurück, um den Laden zu verlassen. Wiederholen Sie diesen Schritt so lange, bis er Ihnen nachgerade langweilig wird. Ein weiterer Zwischenschritt wäre es, zwar den Einkaufswagen zu füllen, sich vor der Kasse jedoch mit einem Freund oder dem Partner anzustellen, der auch das Bezahlen übernehmen kann, wenn Ihnen die Situation über den Kopf wächst. Nachdem Sie dies mehrmals wiederholt haben, sind Sie vielleicht selbst in der Lage, einen Artikel zu kaufen und zu bezahlen.

Wenn Sie über einen bestimmten Schritt nicht hinauskommen, gehen Sie bei der nächsten »Trainingseinheit« in Ihrer Konfrontationspyramide einen Schritt zurück und arbeiten Sie ihn erneut durch. Haben Sie beispielsweise keine Angst mehr, eine kleine Brücke zu überqueren, schaffen aber den nächsten Schritt nicht, dann üben Sie sich zunächst erst einmal weiter im Überqueren kleiner Brücken. Das Ziel hierbei ist, Sie mit den niedrigeren Stufen so sehr zu langweilen, dass Sie den nächsten Schritt herbeisehnen.

Wenn Sie in sich einen Widerstand fühlen, diese ganze Konfrontationsgeschichte überhaupt anzupacken, sollten Sie bereits den ersten Schritt nochmals überprüfen und ihn entschärfen. Leiden Sie zum Beispiel unter einer Flugphobie und sind noch nicht einmal bereit, zum Flughafen zu fahren, schalten Sie andere Maßnahmen vor: Sehen Sie sich einen Videofilm an, in dem Flugzeuge starten und fliegen. Betrachten Sie Fotos von Flugzeugen in Zeitschriften. Wenn Sie sich dann immer noch nicht auf den Flughafen wagen, dann fahren Sie so oft daran vorbei, bis Sie sich in der Lage fühlen, dort auf den Parkplatz zu fahren, umzudrehen und wieder nach Hause zurückzukehren.

UND WENN ES NICHT AUF ANHIEB KLAPPT: DIE INDIREKTE EXPOSITION

Manche Menschen ziehen es vor, zuerst die indirekte oder imaginierte Konfrontation zu üben, bevor sie den direkten Weg angehen. Dabei werden die Stufen Ihrer Konfrontationspyramide zunächst einmal in der Vorstellung geübt. Wenn Sie den Umgang mit phobischen Situationen auch lieber erst mental trainieren wollen, lesen Sie den Abschnitt über die indirekte Konfrontation am Ende dieses Kapitels.

BEISPIELE FÜR KONFRONTATIONSPYRAMIDEN

Auf den nächsten Seiten folgen drei Beispiele, wie man spezifische Angstsituationen Schritt für Schritt an die direkte Konfrontation heranführen kann. Bitte beachten Sie, dass es sich hier nur um Vorschläge handelt. Ihr eigener Stufenplan kann ganz anders aussehen. An welcher Stelle eine phobische Situation steht, hängt einzig davon ab, wie viel Angst sie bei Ihnen auslöst. Bitte beachten Sie auch, dass in den beiden ersten Beispielen, Fahren im Aufzug und Einkaufen im Supermarkt, beide Phasen der Konfrontation – *die vorbereitende Phase mit Bewältigungsstrategie und die direkte Konfrontation* – beschrieben werden. Bei einigen Stufen der Pyramide ist auch eine Begleitperson eingeplant, die während der Vorbereitungsphase Hilfestellung gibt. Manche Menschen benötigen während der ersten Phase mehr Unterstützung als andere, und ob sie mit oder ohne Begleitperson (das kann ein Verwandter oder eine gute Freundin sein) arbeiten, bleibt völlig Ihnen überlassen.

Das dritte Beispiel einer Konfrontationspyramide beschreibt die direkte Konfrontation ohne Begleitung, aber unter Hinzuziehung von bestimmten Bewältigungsstrategien in der Anfangsphase.

Ich habe die Erfahrung gemacht, dass alle drei Konfrontationspyramiden anschaulich beschreiben, wie eine Phobie erfolgreich überwunden werden kann, indem man zuerst die vorbereitende Phase durchläuft und anschließend zur direkten Konfrontation übergeht. Viele meiner Klienten bevorzugen diesen Ansatz, weil sie in der Vergangenheit versucht haben, ihre Phobie mit direkter Konfrontation zu überwinden und dabei sehr mit akuten Panikanfällen zu kämpfen hatten. Es gibt nicht wenige Therapeuten, die ausschließlich mit der direkten Konfrontation arbeiten, unter der Prämisse, dass selbst anhaltende, in der phobischen Situation erlebte Ängste nicht kontraproduktiv sind, sondern ein wichtiger Teil des Lernprozesses sind. Die Klienten lernen, dass sie auch ohne Bewältigungsstrategien und trotz unangenehmer Angstgefühle diese Situationen aushalten können. Manche Leser unter Ihnen möchten vielleicht auf die vorbereitenden Übungen verzichten und gleich mit der direkten Konfrontation beginnen. Wenn Sie und/oder Ihr Therapeut diesen Ansatz bevorzugen, können sie sich von Anfang an auf die Hierarchieebenen mit der direkten Konfrontation konzentrieren.

Aufzug fahren

Vorbereitungsphase

1. Beobachten Sie einen oder mehrere Aufzüge, wie sie kommen und gehen.
2. Halten Sie sich mit der Begleitperson in einem stehenden Lift auf.
3. Fahren Sie mit Begleitung ein Stockwerk hinauf oder hinunter.
4. Fahren Sie allein ein Stockwerk hinauf oder hinunter, während die Begleitperson auf der Etage wartet, auf der Sie ankommen werden.
5. Fahren Sie zwei oder drei Stockwerke mit Begleiter.
6. Fahren Sie zwei oder drei Stockwerke allein, während Ihr Helfer auf der Etage wartet, auf der Sie ankommen werden.

Direkte Konfrontation

1. Fahren Sie allein ein Stockwerk mit dem Aufzug, während Ihre Begleitung in einem Auto vor dem Gebäude wartet.
2. Fahren Sie allein ein Stockwerk mit dem Aufzug, ohne Unterstützung von anderen zu benötigen (das heißt, Sie haben das Gebäude allein und ohne Begleitung betreten).
3. Fahren Sie zwei oder drei Stockwerke allein, ohne Begleitung.
4. Dehnen Sie die Anzahl der Stockwerke, die Sie ohne Begleitperson im Aufzug fahren, schrittweise aus, bis Sie in einem fünf- bis zehnstöckigen Gebäude ganz nach oben fahren können.
5. Dehnen Sie die Anzahl der Stockwerke, die Sie ohne Begleitperson im Aufzug fahren, schrittweise aus bis Sie in einem zwanzig- bis dreißigstöckigen Gebäude (oder im höchsten Gebäude Ihrer Stadt) ganz nach oben fahren können. Sie machen schnellere Fortschritte, wenn Sie täglich üben.
6. Fahren Sie allein in zwei verschiedenen Aufzügen in unterschiedlich hohen Gebäuden.
7. Suchen Sie verschiedene Gebäude in Ihrer Stadt (oder in einer nahe gelegenen Stadt) auf und fahren Sie dort allein in verschiedenen Aufzügen.

Im Supermarkt einkaufen

Vorbereitungsphase

1. Fahren Sie mit der Begleitperson zum Supermarkt und bleiben Sie eine Minute auf dem Parkplatz stehen.
2. Fahren Sie mit der Begleitperson zum Supermarkt und bleiben Sie fünf bis zehn Minuten auf dem Parkplatz stehen.
3. Gehen Sie mit der Begleitperson zum Eingang des Supermarkts und gehen Sie davor zwei Minuten lang auf und ab.
4. Jetzt sollten Sie den Supermarkt mit der Begleitperson betreten und sich fünfzehn Sekunden lang darin aufhalten, um ihn dann wieder zu verlassen.
5. Betreten Sie den Supermarkt mit der Begleitperson, halten Sie sich eine Minute lang darin auf, um ihn dann wieder zu verlassen.
6. Gehen Sie mit der Begleitung ans andere Ende des Markts und halten Sie sich dort bis zu fünf Minuten lang auf.
7. Betreten Sie mit der Begleitperson den Supermarkt und gehen Sie darin herum, während der andere einen oder zwei Artikel kauft.
8. Betreten Sie mit der Begleitperson den Supermarkt und folgen Sie ihrer Begleitung, während diese ein bis zwei Artikel kauft.
9. Betreten Sie den Supermarkt in Begleitung und kaufen Sie einen oder zwei Artikel.

Direkte Konfrontation

1. Fahren Sie ohne Begleitperson zum Supermarkt und parken Sie fünf Minuten in der Nähe des Haupteingangs.
2. Betreten Sie den Supermarkt ohne Begleitperson und halten sich zwischen zehn und dreißig Sekunden lang darin auf, um ihn dann wieder zu verlassen.
3. Betreten Sie den Supermarkt ohne Begleitperson, halten Sie sich eine Minute lang darin auf und gehen durch einen der Gänge, um ihn dann wieder zu verlassen.
4. Gehen Sie ohne Begleitung ans andere Ende des Markts und halten Sie sich dort zwei bis drei Minuten lang auf (diesen Schritt können Sie bei Bedarf in mehrere kleine Schritte unterteilen).
5. Betreten Sie den Supermarkt, halten Sie sich drei bis fünf Minuten dort auf und gehen dabei durch die Gänge (diesen Schritt können Sie bei Bedarf in mehrere kleine Schritte unterteilen).
6. Bei einem Besuch im Supermarkt kaufen Sie einen Artikel, den Sie an der Expresskasse bezahlen. Dies dauert nicht länger als fünf Minuten.
7. Bei einem Besuch im Supermarkt kaufen Sie zwei bis drei Artikel, die Sie an der Expresskasse bezahlen.
8. Beim nächsten Besuch im Supermarkt verbringen Sie acht bis zehn Minuten dort, kaufen mehrere Artikel und bezahlen an einer regulären Kasse.

9. Beim nächsten Besuch im Supermarkt halten Sie sich mindestens fünfzehn Minuten dort auf und kaufen mindestens zwölf Artikel, die Sie an der regulären Kasse bezahlen.
10. Gehen Sie in verschiedenen Geschäften einkaufen und kaufen Sie in jedem Geschäft mindestens zwölf Artikel, die Sie an der regulären Kasse bezahlen.

Fliegen

Vorbereitungsphase

1. Fahren Sie zum Flughafen und umrunden Sie ihn.
2. Bleiben Sie fünf bis zehn Minuten auf dem Flughafenparkplatz stehen.
3. Betreten Sie in Begleitung die Abfertigungshalle und gehen Sie dort fünf Minuten lang auf und ab.
4. Gehen Sie zur Sicherheitskontrolle und bleiben Sie fünf Minuten lang in der Schlange stehen.
5. Gehen Sie durch die Sicherheitskontrolle und laufen Sie bis zu einem Gate am Ende des Flughafens.
6. Nehmen Sie einen kurzen Flug (nicht länger als eine halbe Stunde). Wenden Sie Bewältigungsstrategien an, wie zum Beispiel Tiefenatmung, positive Affirmationen und/oder ein niedrig dosiertes Beruhigungsmittel für den ersten Flug.
7. Dann versuchen Sie es mit einem längeren Flug (eine Stunde oder länger). Wenden Sie auch hier Ihre Bewältigungsstrategien an. Versuchen Sie aber, diese auf dem längeren Flug zu reduzieren.

Direkte Konfrontation

1. Wenn Sie das Bedürfnis haben, anfangs etwas mehr Zeit in einer Flughafenatmosphäre zu verbringen, dann können Sie zu Ihrem nächstgelegenen Flughafen fahren und sich dort in die Warteschlange für eine der Sicherheitskontrollen stellen (siehe auch unter »Bewältigungsphase«, Schritte 1 bis 5).
2. Nehmen Sie einen kurzen Flug, möglichst nicht länger als eine halbe Stunde, ohne auf Bewältigungsstrategien (zum Beispiel Begleitperson oder Medikamente) zurückzugreifen.
3. Jetzt können Sie es mit einem längeren Flug probieren (ein bis zwei Stunden lang), ohne auf Bewältigungsstrategien zurückzugreifen. Zur Ablenkung können Sie eine Zeitschrift lesen oder aus dem Fenster schauen, aber es ist wichtig, dass Sie diese Aktivitäten nicht als Ausweg nutzen, um das eigene Erleben der Situation zu schwächen oder zu meiden. So werden Sie Ihre Phobie schneller überwinden können.
4. Nehmen Sie einen Langstreckenflug (mehr als fünf Stunden oder interkontinental). Wenden Sie keine Bewältigungsstrategien an.

5. Nehmen Sie als Nächstes einen Langstreckenflug mit Zwischenlandungen und mindestens zwei getrennten Etappen auf dem gesamten Flug. Wenden Sie keine Bewältigungsstrategien an.
6. Nehmen Sie einen Flug zu einem Ziel, an dem Sie noch nie vorher gewesen sind. Verzichten Sie auch hier auf jegliche Bewältigungsstrategien.

IHRE PERSÖNLICHE KONFRONTATIONSPYRAMIDE

Mit dem folgenden Arbeitsblatt können Sie Ihre eigene Konfrontationspyramide ausarbeiten. Machen Sie sich von dieser Seite mehrere Kopien, sodass Sie für jede spezielle Phobie, an der Sie arbeiten möchten, ein Blatt zur Verfügung haben. Für jede Phobie können Sie eine Pyramide in der Vorbereitungsphase entwerfen und eine zweite für die direkte Konfrontation. Möglicherweise brauchen Sie keine zwanzig Schritte pro Pyramide, doch achten Sie darauf, den Abstand zwischen der schwächsten und stärksten Angstsituation in sieben bis acht Stufen zu unterteilen. Die Anzahl der Schritte sollte in der Vorbereitungsphase und in der direkten Konfrontation ungefähr gleich sein.

DIE DIREKTE KONFRONTATION

Die folgenden zwei Schritte sind Vorschläge dafür, wie eine direkte Konfrontation ablaufen kann.

1. *Gehen Sie in die Situation hinein und halten Sie diese aus:* Fangen Sie mit dem ersten Schritt auf Ihrer Konfrontationspyramide an und begeben Sie sich in die Situation, die eine Phobie bei Ihnen auslöst. (Dies gilt für alle Stufen.) Bleiben Sie so lange in der Situation, bis es Ihnen unangenehm wird. Sofern Ihre Angst nicht unerträglich oder nicht mehr kontrollierbar wird, *sollten Sie so lange in der angstbesetzten Situation bleiben, bis diese abflaut. Lassen Sie Ihrer Angst Zeit, vorüberzugehen.* Während der Vorbereitungsphase können die Techniken zur Tiefenatmung aus Kapitel 4 sehr nützlich sein. Wenn Sie tief in den Bauch hineinatmen, behalten Sie die Angst sicher im Griff. Sie können Ihr Selbstvertrauen auch mithilfe der positiven Affirmationen aus Kapitel 6 stärken. In der (zweiten) Phase der direkten Konfrontation sollten Sie auf die Bewältigungsstrategien verzichten, damit Sie sich nicht zu sehr daran gewöhnen. In der direkten Konfrontation lernen Sie, Ihre Phobie wirklich zu meistern, und deswegen sollten Sie alle Bemühungen daransetzen, in der Situation zu verweilen und sich nicht zurückziehen. Eine von Michelle Craske

ARBEITSBLATT KONFRONTATIONSPYRAMIDE

Konfrontationspyramide für ____

(Hier bitte die spezifische Phobie eintragen.)

Anleitung: Trainieren Sie zunächst mit einer phobischen Situation, die Sie nur ganz wenig stresst. Legen Sie dann mindestens sieben bis acht Stufen fest, auf denen Sie sich zunehmenden Anforderungen aussetzen. Der letzte Schritt ist Ihr tatsächliches Wunschziel oder geht sogar noch einen Schritt darüber hinaus. Rechts halten Sie das Datum fest, an dem Sie diesen Schritt abgeschlossen haben. Arbeiten Sie für jede Phobie getrennte Konfrontationspyramiden für die Vorbereitungsphase und die direkte Konfrontation aus.

Schritt ____ **Abschlussdatum**

1. ____
2. ____
3. ____
4. ____
5. ____
6. ____
7. ____
8. ____
9. ____
10. ____
11. ____
12. ____
13. ____
14. ____
15. ____
16. ____
17. ____
18. ____
19. ____
20. ____

Empfehlung: Fertigen Sie für jede Ihrer Phobien, an der Sie arbeiten möchten, mindestens zwei Kopien von diesem Blatt an (eine für die Bewältigungsphase und eine für die direkte Konfrontation).

und Kollegen 2008 veröffentlichte Studie zeigte, dass die Bereitschaft, sich während der direkten Konfrontation den eigenen Ängsten zu stellen und selbst große Angst auszuhalten, zu besseren Ergebnissen führte. Der Lernerfolg besteht darin, dass man durch das Aushalten einer angstbesetzten Situation genug Selbstvertrauen entwickelt, um auf der Konfrontationspyramide auch die nächste Stufe zu meistern.

2. *Machen Sie weiter:* Arbeiten Sie sich Schritt für Schritt auf der Pyramide nach oben. Es ist in Ordnung, eine Auszeit zu nehmen oder einen Schritt mehrmals zu wiederholen; nehmen Sie jeden Tag, wie er kommt, und gehen Sie jeden Tag einen Schritt weiter. Akzeptieren Sie die Angstsymptome, wenn sie sich zeigen, versuchen Sie, diese auszuhalten. Arbeiten Sie mit diesen Symptomen und schauen Sie, wie diese kommen und gehen. Seien Sie nicht ungeduldig mit sich selbst, wenn Sie zwischendurch einmal keine so guten Fortschritte machen wie am Anfang. Das ist eine ganz normale Erfahrung. Nach ein oder zwei Tagen sind Sie wieder besser in Form und arbeiten sich auf der Stufenleiter weiter aufwärts.

Sie dürfen so viele Stufen auf einmal in Angriff nehmen, wie Sie sich zutrauen. Eine Übungssitzung nimmt gewöhnlich einen Zeitraum zwischen dreißig Minuten und zwei vollen Stunden in Anspruch. Im Allgemeinen kommt man mit längeren Sitzungen weiter, doch Sie sollten auf jeden Fall Ihrem eigenen Rhythmus folgen. Den meisten Menschen genügt eine Trainingseinheit pro Tag, drei bis fünf Mal in der Woche. Ihre Fortschritte werden keineswegs immer gleich ausfallen. An manchen Tagen werden Sie gute Fortschritte machen und vielleicht mehrere Stufen auf einmal bearbeiten können, an anderen müssen Sie einen Schritt vielleicht ewig wiederholen. Dann wiederum scheinen Sie überhaupt nicht vorwärtszukommen oder sogar hinter bereits Erreichtes zurückzufallen. Möglicherweise schaffen Sie es am Montag zum ersten Mal seit Jahren, fünf Minuten allein im Einkaufszentrum zu bleiben. Am Dienstag bleibt es bei den fünf Minuten, aber mehr geht nicht. Am Mittwoch können Sie vielleicht gar nicht ins Einkaufszentrum, dafür schaffen Sie am Donnerstag und Freitag schon zehn Minuten. Dieses Auf und Ab, bei dem auf zwei Schritte vorwärts immer ein Schritt zurück zu folgen scheint, ist ganz typisch für die Konfrontationstherapie. Lassen Sie sich davon nicht entmutigen!

WAS SIE TUN KÖNNEN, WENN SICH WÄHREND DER BEWÄLTIGUNGSPHASE EINE PANIKREAKTION ANKÜNDIGT

Manche Experten vertreten den Standpunkt, dass man während der direkten Konfrontation in der angstbesetzten Situation bleiben sollte, selbst wenn man dabei extreme Panik empfindet. Bei diesem Ansatz besteht jedoch das Risiko, dass der Betroffene sich für die jeweilige Situation resensibilisiert und die Angst vor der

Phobie noch verstärkt wird. Dies passiert besonders häufig in der vorbereitenden Phase, in der noch mit Bewältigungsstrategien gearbeitet wird. Während Sinn und Zweck der Übungen darin besteht, die jeweilige Situation so lange wie möglich auszuhalten, ist es sinnvoll, einen »Notfallplan« zu haben, den Sie im Falle einer akuten Panikattacke anwenden können. Wenn Sie plötzlich eine akute Panik überfällt, können Sie sich kurzzeitig aus der Situation zurückziehen und zur Ruhe kommen. Sobald Sie wieder handlungsfähig sind, sollten Sie sich aber wieder in die Situation begeben.

Der Rückzug aus der Situation sollte in jedem Fall nur als Notbremse dienen, um akute Panikanfälle zu vermeiden. Es ist in der Regel besser in der Situation zu bleiben, sie zu akzeptieren und die damit verbundenen unangenehmen Gefühle auszuhalten, bis die Angst nachlässt. (Denken Sie an Claire Weekes Vier-Stufen-Programm zum Umgang mit Panikanfällen aus Kapitel 6: Stellen Sie sich den Symptomen; akzeptieren Sie das, was in Ihrem Körper geschieht; lassen Sie Ihre Ängste fließen; lassen Sie sich Zeit). Wenn Sie jedoch merken, dass Sie Ihre Angst nicht mehr aushalten können und auf einen akuten Panikanfall zusteuern, sollten Sie sich zuerst aus der Situation zurückziehen und dann sobald wie möglich wieder zu dieser zurückkehren. In den meisten Situationen ist das gut möglich. Wenn Sie auf der Autobahn fahren, können Sie rechts ranfahren oder die nächste Ausfahrt nehmen. In einem Restaurant können Sie kurz die Toilette aufsuchen und sich anschließend wieder an den Tisch setzen. Ein Flugzeug können Sie nicht verlassen, aber Sie können sich mental zurückziehen (Visualisierungsübung mit Audioaufnahme – siehe Kapitel 4), im Gang auf und ab gehen oder die Toilette aufsuchen. Merken Sie sich, dass Rückzug nicht mit Fluch gleichzusetzen ist. Hier geht es darum, die Situation nur vorübergehend zu verlassen, um anschließend wieder zurückzukehren.

Bei der direkten Konfrontation haben Sie in der Regel schon so große Fortschritte gemacht, dass ein Panikanfall höchstwahrscheinlich nicht mehr auftreten wird. Sollte es doch einmal so weit kommen, können Sie die Exposition kurzfristig unterbrechen. Nehmen Sie sich ein paar Minuten Zeit, um zur Ruhe zu kommen, gehen Sie aber nicht nach Hause. Bringen Sie Ihre Konfrontationsübung zu Ende. Am besten stellen Sie sich dieser Situation innerhalb der nächsten ein oder zwei Tage noch einmal.

WEITERE IM BUCH EMPFOHLENE PRODUKTE

L-Tryptophan 500 mg

Zur nutritiven Versorgung mit der essentiellen Aminosäure Tryptophan.

Hergestellt mit organischen Rohstoffen, Sorgfalt und Liebe.

150 Kapseln,
Best.-Nr. 23071 • **€ 26,-**

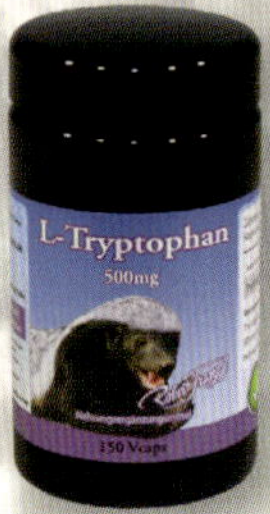

Löwenzahnwurzel-Extrakt

100 ml, Best.-Nr. 24562 • **€ 19,-**

Ginkgo-Extrakt 100 mg

90 Kapseln, Best.-Nr. 23691
€ 21,95

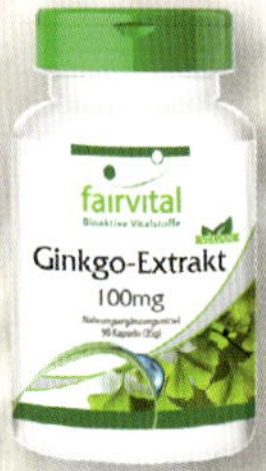

Dong Quai Pulver *

Stärkt das Blut und die Widerstandskraft.

Ein starkes Antioxidans, das Zellen vor oxidativen Schäden schützt und die Aufnahme von Nährstoffen erhöht.

125 g, Best.-Nr. 22665 • **€ 11,75**

ALPHA FOODS – POWERDRINKS

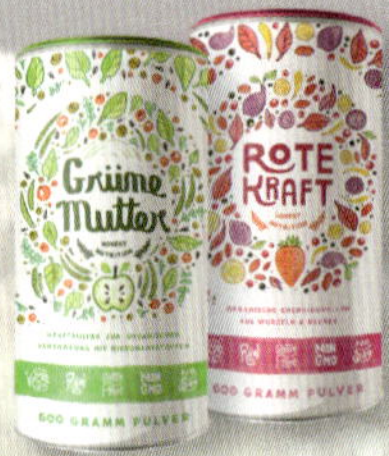

Grüne Mutter

Die Original Superfood-Formel mit den besten organischen Kraftstoffen und Heilpflanzen.

600 g, Best.-Nr. 24012
€ 34,90

Rote Kraft

Die organische Energiequelle mit kraftvollen Wachmachern aus Wurzeln und Beeren.

600 g, Best.-Nr. 24013 • **€ 34,90**

Neues Leben

Das schwarze Detox-Pulver aus Aktivkohle, Aloe Vera, Matcha und tonischen Vitalpilzen.

600 g, Best.-Nr. 24011
€ 34,90

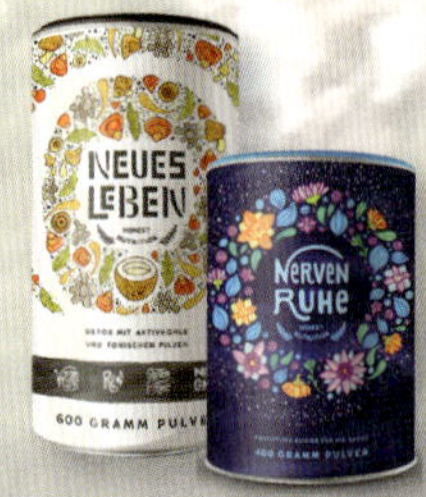

Nervenruhe

Der fruchtige Schlummertrunk mit Blütenextrakten und Aminosäuren.

400 g, Best.-Nr. 24004 • **€ 29,90**

VEGA – ULTIMATIVE VEGANE SPORTLER-NAHRUNG

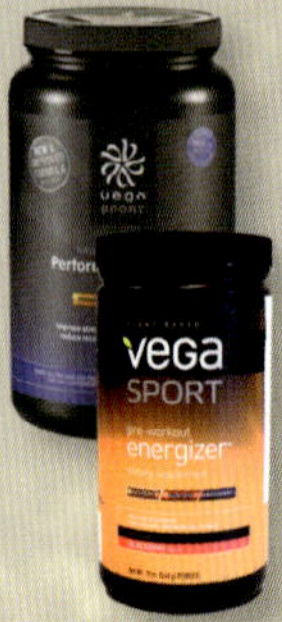

Vega Sport®

- Pre-Workout Energizer, Açaí Berry, 540 g, Best.-Nr. 16012 • **€ 47,90**
- Performance Protein, Vanilla, 828 g, Best.-Nr. 16016 **€ 54,90**
- Recovery Accelerator, Apple Berry, 540 g, Best.-Nr. 16058 • **€ 39,90**

Weitere Vega-Produkte in verschiedenen Größen und Sorten unter www.unimedica.de erhältlich.

Vega Sport® Protein Bar

70 g • **€ 4,69**

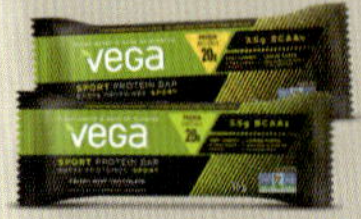

- Crunchy Peanut Butter, Best.-Nr. 24426
- Crispy Mint Chocolate, Best.-Nr. 24427

Vega® Protein Snack Bar

45 g • **€ 3,89**

- Chocolate Caramel, Best.-Nr. 24428
- Chocolate Peanut Butter, Best.-Nr. 24429
- Blueberry Oat, Best.-Nr. 24430
- Coconut Almond, Best.-Nr. 24431

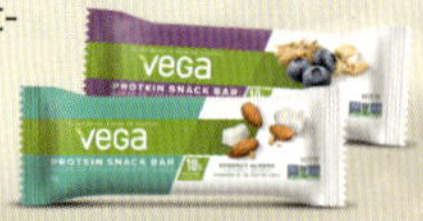

PIURA – SUPERFOODS

* IN BIO-QUALITÄT

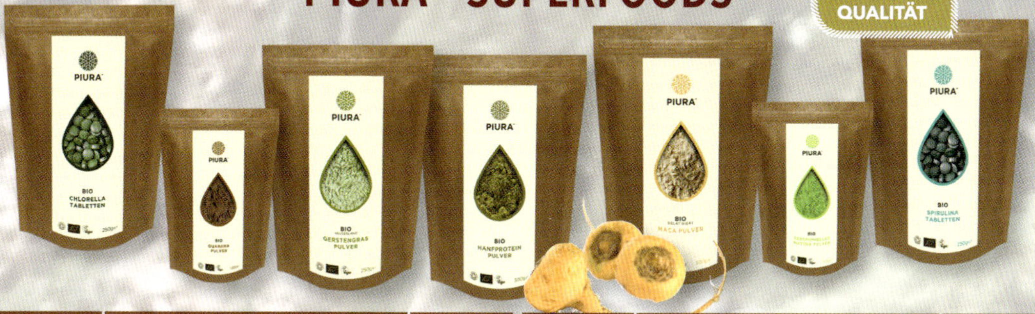

Best.-Nr.		Preis €	Best.-Nr.		Preis €
16589	Chlorella-Tabletten, 250 g *	12,60	21982	Hanfprotein-Pulver, 300 g *	9,69
21983	Flohsamenschalen-Pulver, 250 g *	5,50	15458	Maca-Pulver, gelatiniert, 300 g *	10,40
16592	Gerstengras-Pulver, 250 g *	13,69	21917	Matcha-Pulver, 100 g *	16,40
16039	Guarana-Pulver, 100 g *	10,60	16590	Spirulina-Tabletten, 250 g *	9,60

ROBERT FRANZ

OPC 133 Traubenkernextrakt
60 Kapseln, Best.-Nr. 20042
€ 26,-

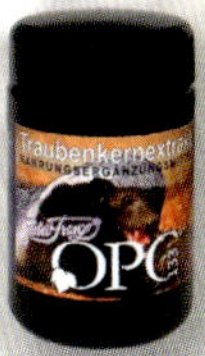

Vitamin-D3-Tropfen
50 ml, Best.-Nr. 20596 • **€ 26,-**

Vitamin-K2-Tropfen
50 ml, Best.-Nr. 21001 • **€ 28,-**

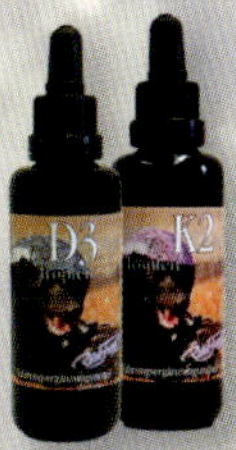

MSM-Kapseln
360 Kapseln, Best.-Nr. 20882
€ 25,-

Darm Aktiv Pulver
200 g, Best.-Nr. 21374
€ 12,-

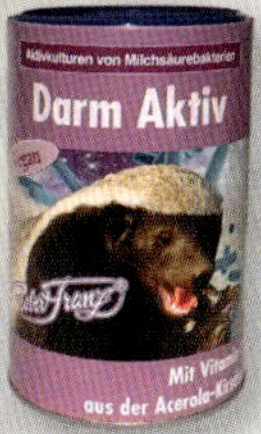

Darm Intensiv Pulver
200 g, Best.-Nr. 21377
€ 19,90

Lebenswichtiges Element Jodavit
250 ml, Best.-Nr. 21376
€ 16,-

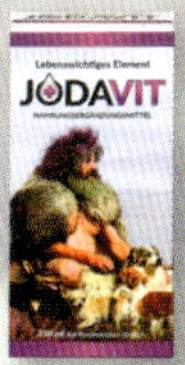

Multi Mineral
180 Tabletten, Best.-Nr. 22768
€ 22,50

Cordyceps-Kapseln
120 Kapseln, Best.-Nr. 21294
€ 21,50

Coenzym Q10
60 Kapseln, Best.-Nr. 21000
€ 16,-

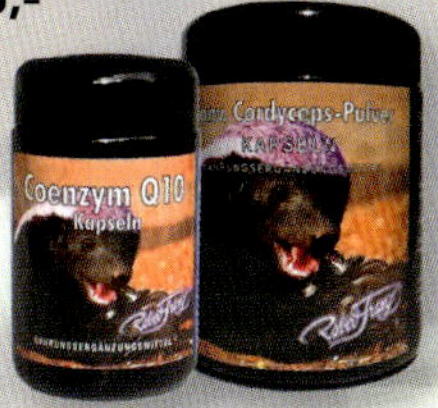

Robert Franz
OPC – Das Fundament menschlicher Gesundheit
130 Seiten, kart., Best.-Nr. 18922 • **€ 19,90**
Das Pro-Gesundheit Anti-Pharma Buch!

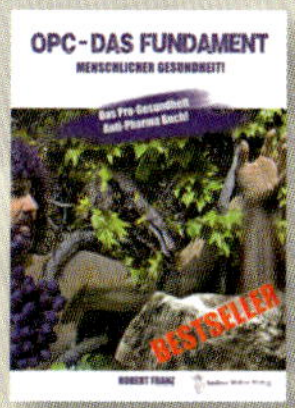

Robert Franz
Mein Jodbuch
88 Seiten, geb., Best.-Nr. 21449
€ 11,-
Wie Jod die Probleme der Menschheit lösen kann!

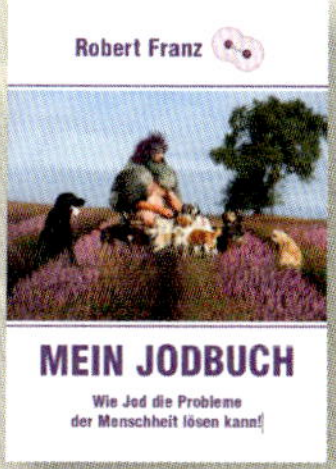

Codex Humanus
ca. 2000 Seiten, geb., Best.-Nr. 22038
€ 79,90
Das Buch der Menschlichkeit.

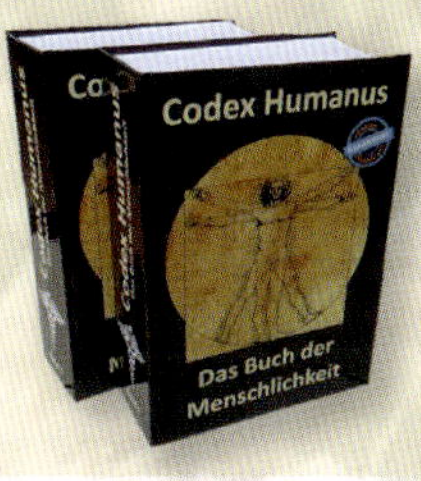

Preisänderung vorbehalten. Stand März 2019

WIE SIE DIE DIREKTE KONFRONTATION AM GEWINNBRINGENDSTEN ANWENDEN

Folgende Tipps sollen Ihnen helfen, den höchsten Nutzen aus der direkten Konfrontation zu ziehen:

1. ***Seien Sie risikobereit***

Sich in eine phobische Situation zu begeben, die Sie seit Jahren vermeiden, heißt, dass Sie ein kleines Risiko eingehen müssen. Es gibt keinen völlig risikolosen Weg, Ihre Ängste wieder loszuwerden. Doch es ist einfacher, sich darauf einzulassen, indem Sie mit niedrig gesteckten Zielen beginnen und Ihren Radius dann in kleinen Schritten vergrößern. Wenn Sie Ihre phobische Situation in einen Stufenplan aufteilen, wie es oben beschrieben wurde, können Sie schrittweise lernen, mit Ihrer Phobie umzugehen.

2. ***Arbeiten Sie mit Ihren Widerständen***

Natürlich werden Sie gewisse Widerstände empfinden, wenn Sie sich einer Situation aussetzen, der Sie gewöhnlich ausweichen. Achten Sie darauf, ob Sie Ihre Übungseinheit gern ein wenig hinauszögern oder andere Gründe finden, sie aufzuschieben. Vielleicht löst ja schon der Gedanke an die phobische Situation in Ihnen starke Ängste aus, ein Gefühl, in der Falle zu sitzen oder negative Gedanken wie »Ich kann das nicht!« oder »Das ist doch sowieso sinnlos«. Statt sich in Ihre Widerstände zu verbeißen, sollten Sie versuchen, die Konfrontation als therapeutische Möglichkeit zu sehen, Ihre Phobie zu überwinden. Wenn Sie sich darauf einlassen, lernen Sie viel über sich selbst. Sie können langfristige Vermeidungsmuster aufarbeiten, die bisher Ihr Dasein geprägt haben. Sagen Sie sich selbst mit aufbauenden Worten, wie sich Ihr Leben verbessern wird, wenn Sie nicht mehr länger von Ihren Phobien beherrscht werden.

Lesen Sie noch einmal den Abschnitt »Motivation – Wie Sie den sekundären Krankheitsgewinn überlisten« in Kapitel 3. Überlegen Sie, inwiefern der »sekundäre Krankheitsgewinn« dazu beiträgt, Ihre Widerstände aufrechtzuerhalten?

Sobald Sie Ihre anfängliche Abneigung gegen die direkte Konfrontation überwunden haben, geht es normalerweise deutlich besser. Wenn Sie trotzdem nicht weiterkommen, sollten Sie einen Therapeuten aufsuchen, der mit der Konfrontationsmethode vertraut ist.

3. ***Entwickeln Sie die Bereitschaft, Unbehagen auszuhalten***

Sich in eine Lage zu begeben, die Sie lange Zeit vermieden haben, ist weder besonders reizvoll noch angenehm. Im Konfrontationsprozess treten normalerweise Ängste auf. Gerade zu Beginn der Therapie scheint alles noch schlimmer zu werden, bevor sich dann allmählich eine Besserung zeigt. Aber es ist nicht unbedingt ein Beleg dafür, dass es Ihnen schlechter *geht*, wenn Sie sich schlechter *fühlen*. Das heißt lediglich, dass die Konfrontation wirkt. Falls Sie sich jetzt schlechter fühlen, dann nur, weil Sie im Augenblick die Grundlagen dafür schaffen, dass es Ihnen bald besser geht. Je mehr Sie lernen, mit den Angstsymptomen umzugehen, die während einer Konfrontationssitzung auftauchen, desto einfacher werden Ihre Übungseinheiten ausfallen. Das gibt Selbstvertrauen und die Motivation, den Prozess bis zum Ende durchzuhalten.

4. *Vermeiden Sie Reizüberflutung – ziehen Sie sich zurück, wenn es nötig ist*

Besonders zu Beginn der Vorbereitungsphase kann es sinnvoll sein, sich vorübergehend aus der angstbesetzten Situation zurückzuziehen, wenn Sie die Angst plötzlich überflutet (sogenanntes Flooding) und sich ein akuter Panikanfall ankündigt. Während das Aushalten der eigenen unangenehmen und angstbesetzten Gefühle den Lernprozess beschleunigen kann, kann eine akute Panikreaktion unter Umständen genau das Gegenteil bewirken. In Notfällen sollten Sie aus der Situation herausgehen, sobald Sie Anzeichen eines Panikanfalls spüren. Dies ist vor allem auf den ersten Stufen Ihrer Konfrontationspyramide wichtig, nämlich während der Vorbereitungsphase. Später – während der direkten Konfrontation – sollten Sie versuchen, so lange wie möglich in der Situation zu bleiben. Natürlich bleibt der vorübergehende Rückzug in Notfällen auch weiterhin eine Option (wenn Sie zum Beispiel in dichtem Verkehr fahren und Sie wegen Schwindelgefühlen und beginnender Depersonalisation nicht mehr sicher fahren können). Vorzugsweise sollten Sie die Option des Rückzugs nur in der vorbereitenden Phase in Erwägung ziehen und dies während der direkten Konfrontation so weit wie möglich vermeiden. Wenn Sie bereit sind, sich Ihren Ängsten in der direkten Konfrontationsphase in vollem Umfang zu stellen, werden Sie ihre Phobie vollständig meistern können.

5. *Holen Sie sich Unterstützung*

Am Anfang der vorbereitenden Phase kann es hilfreich sein, sich die Unterstützung einer Vertrauensperson zu holen (das kann der Partner, eine Freundin oder ein professioneller Therapeut sein), die Sie auf Ihrem Weg in die phobische Situation begleitet. Eine Begleitperson gibt Ihnen Sicherheit, Trost (indem sie mit Ihnen spricht), Ermutigung und Lob für die ersten Erfolge.

Es ist aber enorm wichtig, dass Ihre Begleitperson keinerlei Druck auf Sie ausübt. Er oder sie sollte Sie lediglich dazu ermutigen, sich einer angstbesetzten Situation zu stellen, ohne wegzulaufen. Nur Sie entscheiden, wie intensiv die Konfrontation sein soll, denn Sie müssen die jeweilige Situation auch aushalten. Ihre Begleitperson darf Sie weder kritisieren noch überfordern. Es ist jedoch hilfreich, wenn Ihre Begleitperson Widerstände erkennt und benennen kann. Das hilft auch Ihnen zu überprüfen, ob Sie diese Widerstände spüren. Die Hauptaufgabe Ihrer

Begleitperson besteht darin, Sie zu ermutigen und zu unterstützen, ohne Ihre Handlungen zu werten. Am Ende dieses Kapitel finden Sie zusätzliche Hilfestellungen für Begleitpersonen.

Eine Begleitperson ist vor allem zu Beginn des Konfrontationsprogramms eine große Hilfe. Um eine Phobie aber wirklich meistern zu können, *müssen Sie lernen, sich Ihrer Phobie allein und ohne Begleitung zu stellen*. Nur so gewinnen Sie das Selbstvertrauen, um die angstbesetzte Situation jederzeit und überall meistern zu können.

6. ***Wie Sie zu Beginn der Vorbereitungsphase Bewältigungsstrategien sinnvoll einsetzen können***

Wenn Sie zu den Menschen gehören, die ohne vorbereitende Bewältigungsstrategien (dazu gehört auch die Begleitperson) in die direkte Konfrontation gehen können, werden Sie wahrscheinlich von Anfang an gute Fortschritte machen können. Wenn nicht, gibt es zahlreiche Bewältigungsstrategien, die während der Anfangsphase Ihrer Konfrontationspyramide eine große Hilfe sein können. Diese Strategien geben Ihnen genug Selbstvertrauen, um sich der jeweiligen Situation zu stellen und die ersten Schritte zu wagen:

- Üben Sie Tiefenatmung.
- Positive Affirmationen helfen bei der Vorbereitung auf die direkte Konfrontation (Beispiele für positive Affirmationen finden Sie in Kapitel 6).
- Holen Sie sich eine Begleitperson (siehe oben).
- Werden Sie wütend auf Ihre Ängste.
- Nehmen Sie ein niedrig dosiertes Beruhigungsmittel ein (zum Beispiel 0,25 Milligramm Alprazolam oder Lorazepam).

Wenn Sie Ihre Phobie richtig meistern wollen, müssen Sie diese Strategien wieder ablegen, je weiter Sie sich auf Ihrer Konfrontationspyramide nach oben arbeiten. Wie bereits erwähnt, können diese Hilfsmittel die Angst vor der phobischen Situation auf subtile Art und Weise verstärken. Die bewusste oder unbewusste Botschaft lautet dann: »Ich brauch eine Krücke, um mit dieser Situation umgehen zu können. Ohne sie schaffe ich es nicht.« Erst wenn Sie einer angstbesetzten Situation auch ohne Begleitperson, Medikamente, Mobiltelefon oder andere Sicherheitsmaßnahmen begegnen können, haben Sie diese Situation vollständig gemeistert.

7. ***Planen Sie den Zufall ein, wenn Sie sich auf den Weg machen***

Stellen Sie sich vor, Sie machen Ihre Übungen in einem Aufzug und es geschieht das Schlimmste, was überhaupt passieren kann – er bleibt zwischen zwei Stockwerken stecken. Oder Sie sind auf der Autobahn unterwegs, und die Panik überfällt Sie, ohne dass eine Ausfahrt in Sicht wäre. Vor allem in der Vorbereitungsphase sollten Sie auf diese Worst-Case-Möglichkeiten vorbereitet sein. Im ersten Fall sollten Sie sich beim Üben rückversichern, indem Sie zunächst einmal nur in Aufzügen üben, die ein Notfalltelefon haben. Auf der Autobahn sollten Sie nicht zögern, auf dem Seitenstreifen anzuhalten oder ganz langsam zur nächsten Ausfahrt zu fahren. Schalten Sie beim Fahren die Warnblinkanlage ein. Im Flugzeug sollten Sie anfangs einen »strategischen Notfallkoffer« zur Hand haben (zum Beispiel das Gespräch mit einem Flugbegleiter suchen, zur Toilette gehen, Medikamente einnehmen oder auf einem mobilen Endgerät mit Kopfhörern etwas zur Beruhigung abspielen). In der zweiten Phase der direkten Konfrontation sollten Sie darauf verzichten. Das Ziel ist, die jeweilige Situation auch ganz ohne Krücken oder besänftigende Strategien meistern zu können.

8. *Planen Sie Ihre Konfrontation im Voraus*
Wenn Sie mit dem Training beginnen, ist die Versuchung vermutlich groß, spontan loszulegen, sobald Ihnen gerade danach ist. Zu üben, wenn es Ihnen gutgeht, erleichtert den Einstieg, vor allem, wenn Sie bestimmte Situationen lange vermieden haben. Doch wenn Sie einmal angefangen haben, sollten Sie Ihre Konfrontationssitzungen regelrecht planen. Machen Sie sich die Mühe, sie an sogenannten »guten« und »schlechten« Tagen gleichermaßen durchzuführen. Wenn Sie nur an »guten« Tagen trainieren, schieben Sie Ihr Training möglicherweise ständig auf, bis es Ihnen besser geht, was lediglich Ihren Fortschritt behindert. Planen Sie jedoch Ihre Übungsperioden im Voraus, dann haben Sie vielleicht eine stärkere Erwartungsangst, doch die Angst löst sich schneller auf, wenn Sie den Erfolg der Übung am eigenen Leib verspüren.

9. *Vertrauen Sie Ihrem eigenen Rhythmus*
Konfrontationsübungen sind keine Wettkampfdisziplin. Es geht nicht darum, das Problem in Rekordzeit zu überwinden. Im Allgemeinen bringt es nichts, wenn Sie sich unter Druck setzen, um möglichst schnell große Fortschritte zu erzielen. Tatsächlich riskieren Sie eher, Ihre Phobie zu verstärken, wenn Sie die nächsthöhere Stufe in Angriff nehmen, obwohl Sie sich auf der jetzigen noch nicht wirklich souverän fühlen. Entscheiden Sie selbst, welcher Zeitrahmen für Sie der richtige ist, und behalten Sie dabei im Kopf, dass bei der Arbeit an sich selbst die kleinen Schritte die entscheidenden sind.

10. *Geben Sie den Wunsch nach vollkommener Kontrolle auf*
Lernen Sie zu akzeptieren, dass Sie einiges unter Kontrolle haben, anderes nicht. Wenn Sie einen Wagen steuern, dann haben Sie die Kontrolle darüber, wohin er fährt. Besteigen Sie jedoch einen Bus oder ein Flugzeug, müssen Sie einen Teil der Kontrolle nun einmal abgeben. Es mag an Ihnen liegen, wie weit Sie fahren, doch der Verkehr lässt sich nicht kontrollieren. Genauso wenig wie die Men-

schenschlange im Supermarkt oder der Aufzug. Üben Sie während der Bewältigungsphase Tiefenatmung und kombinieren Sie diese mit Affirmationen wie »Loslassen und vertrauen«, »Ich tue mein Bestes« oder auch »Gott ist mit mir«. Auf diese Weise lernen Sie zu akzeptieren, dass es Situationen und/oder körperliche Symptome gibt, auf die Sie keinen entscheidenden Einfluss haben. Wie schon mehrfach erwähnt, werden Sie Ihre Phobie erst dann meistern können, wenn Sie diese Hilfsmittel ablegen.

11. *Belohnen Sie sich auch für kleine Erfolge*

Viele Betroffene, die sich dem Konfrontationsprozess stellen, sind unzufrieden mit sich, wenn sich aus ihrer Sicht Fortschritte nicht schnell genug einstellen. Stattdessen sollten Sie selbst kleine Fortschritte anerkennen. Wenn Sie es beispielsweise geschafft haben, sich einer Angstsituation auszusetzen und darin etwas länger ausharren zu können als in der letzten Übungseinheit, sollten Sie sich mit einem Besuch der italienischen Eisdiele an der Ecke, einer schönen Pflanze für den Garten oder einem Restaurantbesuch belohnen. Dasselbe gilt, wenn Sie in der Situation etwas besser mit Ihrer Angst umgehen können als vorher. Indem Sie sich auch für kleine Fortschritte belohnen, bleibt Ihre Motivation weiterzumachen erhalten.

12. *Üben Sie regelmäßig*

Üben Sie systematisch, ohne sich unter Druck zu setzen. Auf diese Weise erfolgt die Heilung am sichersten und am schnellsten. Idealerweise führt man die direkte Konfrontation etwa *drei- bis fünfmal pro Woche* aus. Längere Sitzungen (mindestens eine Stunde), bei denen Sie sich mehrfach der phobischen Situation aussetzen, wirken normalerweise schneller als kurze. Solange Sie Ihre eigene Angst in der Situation aushalten können (und sich nur bei Bedarf und zu Beginn der Bewältigungsphase zeitweise zurückziehen), gibt es im Rahmen einer Übungsstunde kein »Zuviel« an Übung. Das Schlimmste, was passieren kann, ist, dass Sie sich müde und ein wenig ausgelaugt fühlen. Letztlich entscheidet die Regelmäßigkeit der Übung darüber, wie schnell Sie sich erholen. Wenn Sie es nicht schaffen, die Konfrontation regelmäßig durchzuführen, sollten Sie sich genauer anschauen, welche Ausreden Sie sich selbst gegenüber benutzen. Sprechen Sie darüber mit einem Menschen Ihres Vertrauens. Finden Sie Argumente gegen Ihre Ausreden und benutzen Sie diese, wenn Sie das nächste Mal Entschuldigungen vorbringen, um nicht zu üben. Vollständige und dauerhafte Heilung ist nur dann möglich, wenn Sie *regelmäßig üben*.

13. *Stellen Sie sich auf Rückschläge ein*

Zum Weg der Heilung gehören auch Rückschritte. Es ist völlig normal, dass Sie an bestimmten Tagen Konfrontation nicht so lange aushalten wie an anderen. Der Heilungsprozess verläuft nun einmal nicht geradlinig. Es gibt Tage, an denen Sie keine Fortschritte oder gar Rückschritte in Ihrer Konfrontationspyramide zu machen scheinen, und wiederum andere, an denen alles nur so zu »flutschen« scheint. Rückschritte sind ein unvermeidlicher Teil des Weges. Versuchen Sie, es gelassen zu nehmen und üben Sie am nächsten Tag einfach weiter.

Ein Beispiel: An einem Tag schaffen Sie es, drei Kilometer in den nächsten Supermarkt zu fahren, aber am Tag darauf funktioniert es nicht mehr. Ihnen bleibt nichts anderes übrig, als im Laden um die Ecke einkaufen zu gehen.

Oder vielleicht können Sie einen Tag lang ohne Begleitung sechs Stunden lang allein zu Hause bleiben. Am nächsten Tag werden Sie aber schon nach drei Stunden panisch und bitten Ihre Begleitperson, bei Ihnen zu bleiben.

14. *Stellen Sie sich auf starke Gefühle ein*

Wenn Sie sich angstbesetzten Situationen stellen, die Sie lange Zeit vermieden haben, werden dabei häufig Gefühle aufgerührt, die verdrängt waren. Dabei handelt es sich nicht nur um Angst, sondern auch um Wut oder Niedergeschlagenheit. Lassen Sie diese Gefühle an die Oberfläche kommen, um sie zum Ausdruck zu bringen. Es ist in Ordnung, sie zu haben, selbst wenn sie Ihnen unangenehm sind. Diese Gefühle zu akzeptieren, auszudrücken und anderen mitzuteilen, ist ein ganz wesentlicher Teil des Heilungsprozesses bei Phobien (siehe Kapitel 12).

15. *Gehen Sie den Weg bis zum Ende*

Die Konfrontationstherapie findet dann ein natürliches Ende, wenn Sie in der Lage sind, allen Alltagssituationen, die früher ein Problem für Sie waren, ohne Angst vor Panikattacken zu begegnen (ausgenommen natürlich Situationen, in denen jeder Mensch Panik bekommen würde). Dieser Heilungsprozess kann in vier Wochen abgeschlossen sein oder zwei Jahre und mehr in Anspruch nehmen. Falls Sie mit den meisten Situationen gut zurechtkommen, aber eine oder zwei nicht meistern, dann reicht dies nicht aus. Wenn Sie sich dauerhaft von Ihren Phobien befreien wollen, sollten Sie weiterarbeiten, bis Sie sich erstens in jede Situation begeben können, die ein Nichtphobiker als sicher betrachten würde, und zweitens Ihre Panikreaktionen als bewältigbar und nicht gefährlich erleben.

DIE RICHTIGE EINSTELLUNG

Sich der angstbesetzten Situation mit der richtigen inneren Einstellung zu nähern, ist mindestens genauso wichtig wie das Erlernen der Strategien für die Konfrontationstherapie. Wenn die Einstellung stimmt, dann fallen Ihnen die einzelnen Übungen leichter. Besonders wichtig sind folgende fünf Punkte. Sie werden Ihnen helfen, Ihre Ängste zu konfrontieren und zu überwinden.

NEHMEN SIE DIE ANFANGSSYMPTOME DER ANGST GELASSEN HIN

Denken Sie an Claire Weekes Vier-Punkte-Plan, der in Kapitel 6 beschrieben wurde: 1) Stellen Sie sich den Symptomen. 2) Akzeptieren Sie, was Ihr Körper tut. 3) Gehen Sie mit der Angst mit. 4) Lassen Sie sich Zeit.

Wenn Sie gegen Ihre körperlichen Symptome ankämpfen, verschärfen Sie sie nur. Auch davor wegzulaufen verschlimmert sie gewöhnlich. Die körperliche Seite der Angst zu akzeptieren, ist der erste Schritt zur Bewältigung Ihrer angstauslösenden Gefühle und Panikattacken. Diese Haltung lässt sich lernen und einüben.

BLEIBEN SIE IN DER GEGENWART VERANKERT

Angst beginnt als körperliche Reaktion und wird von Katastrophendenken verschlimmert. Je besser Sie in Ihrem Körper und im gegenwärtigen Augenblick verweilen können, desto weniger werden Sie von solchen Gedanken mitgerissen. In der Vorbereitungsphase der Konfrontation ist die Tiefenatmung ein guter Weg, um im Körper verankert zu bleiben. Der Prozess des Atmens bringt uns in den Körper zurück und beruhigt das Denken. Sehr hilfreich ist es auch, sich während des Atmens auf Arme und Beine zu konzentrieren. Je mehr Sie Ihre Aufmerksamkeit auf Arme und Beine lenken, desto weniger bleibt für die negativen Gedankenschleifen übrig.

Denken Sie daran: Zu Beginn der Bewältigungsphase ist es völlig in Ordnung, auf die Tiefenatmung als Hilfsmittel zurückzugreifen. Spätestens während der direkten Konfrontation sollten Sie auf diese und andere Bewältigungsmechanismen aber verzichten.

MERKEN SIE SICH: ANGST VERGEHT!

Kein Angstzustand dauert ewig. Der Körper verarbeitet das überschüssige Adrenalin in fünf bis zehn Minuten. Länger kann also auch der schlimmste Panikzustand nicht anhalten. Schwächere Angstzustände können etwas länger dauern, am Ende aber vergehen auch sie.

Früher oder später verschwindet alles, was Sie in Gedanken als bedrohlich erleben, weil Ihre Aufmerksamkeit sich nicht mehr darauf konzentriert und sich anderen Themen zuwendet.

ANGST ZU HABEN, IST EINE GUTE GELEGENHEIT ZUR KONFRONTATION

Wenn Sie etwas tun, vor dem Sie sich fürchten, empfinden Sie natürlich Angst. Statt diese nun noch mit weiteren angstbesetzten Gedanken zu verstärken, sollten Sie sie durch Affirmationen wie die folgenden relativieren: »Die Angst gehört dazu, ich stecke ja mitten in der Konfrontation.« Oder: »Ich brauche die Angst, weil ich sonst nicht in Konfrontation gehen kann.« Schließlich stimmt das auch: Sie können Ihre Phobie nicht überwinden, ohne die Angst bis zu einem bestimmten Punkt zu spüren.

Der Weg aus der Angst beginnt im Herzen der Angst. Wenn Sie sich dies stets bewusst machen, wird es einfacher, sich der Angst zu stellen. Immer wenn die Angst wiederkommt, sollten Sie sich vertrauensvoll daran erinnern, dass Sie der Überwindung dieser Angst nun wieder einen Schritt nähergekommen sind.

KONFRONTATION FUNKTIONIERT IMMER – WENN SIE ÜBEN

Es gibt keine Angst, die nicht durch Konfrontation überwunden werden kann. Die Gewohnheit besiegt schließlich die Angst, sofern Sie sich dem, was Sie fürchten, immer und immer wieder aussetzen. Angst entsteht, wenn Sie etwas, was Sie nicht genau kennen, mit bedrohlichen Vorstellungen »ausschmücken«. Sobald Sie dieses »Etwas« genau kennen, es Ihnen also vertraut ist, verliert es die Fähigkeit, Ihnen Angst einzujagen.

Konfrontation oder Exposition funktioniert immer, wenn Sie sich darin üben. Wenn Sie sich diese Tatsache immer wieder klarmachen, finden Sie den Mut, sich Ihrer Angst zu stellen, egal, wie schrecklich die Vorstellung am Anfang auch erscheinen mag.

FAKTOREN, DIE IHREN ERFOLG FÖRDERN ODER HEMMEN

Zum Thema »Konfrontationstherapie« gibt es zahllose wissenschaftliche Untersuchungen, deren Ergebnisse in diesem Abschnitt kurz zusammengefasst vorgestellt werden sollen. Wir orientieren uns dabei an David Barlows Buch *Anxiety and Its Disorders: The Nature and Treatment of Anxiety and Panic* (siehe auch Kapitel 11).

FAKTOREN, DIE IHREN ERFOLG FÖRDERN

1. ***Unterstützung durch den Partner:*** Wenn Ihr Partner Sie in Ihrem Heilungsprozess unterstützt und die Konfrontationstherapie mitträgt, fallen die Ergebnisse meist beeindruckend aus. Zeigt sich der Partner hingegen gleichgültig und unkooperativ oder sabotiert er gar bewusst oder unbewusst Ihre Bemühungen, dann verläuft die Konfrontationstherapie meist weniger erfolgreich. Wenn Sie das Gefühl haben, Ihr Partner unterstütze Sie nicht ausreichend, sollten Sie gemeinsam einen kompetenten Paartherapeuten aufsuchen, der auch mit der Behandlung von Phobien vertraut ist.

2. ***Die Bereitschaft, unangenehme Empfindungen auszuhalten:*** Wie bereits beschrieben, ist es unvermeidlich, dass Sie zunächst mehr Angst empfinden, wenn Sie damit beginnen, sich den von Ihnen gefürchteten Situationen auszusetzen. Die Konfrontationstherapie ist harte Arbeit und setzt die Bereitschaft voraus, auch einmal unangenehme Gefühle zu akzeptieren. Natürlich ist es verlockend, damit gar nicht erst anzufangen und so diese Gefühle zu vermeiden. Aus diesem Grund ist es so wichtig, dass Sie sich für Ihre Erfolge belohnen. In einigen Fällen kann ein niedrig dosiertes Beruhigungsmittel zu Beginn der Bewältigungsphase gute Dienste leisten, da es Ihre Angst so weit reduziert, dass Sie den Konfrontationsprozess angehen können. (Auf das Für und Wider einer medikamentösen Behandlung wird in diesem Kapitel noch ausführlich eingegangen.)
3. ***Die Fähigkeit, die Anfangssymptome der Angst gelassen hinzunehmen:*** In den meisten Fällen ist es die Angst vor einer weiteren Panikattacke, die Menschen davon abhält, die Konfrontationstherapie aufzunehmen. Doch wenn Sie gelernt haben, mittels interozeptiver Exposition mit den Symptomen Ihrer Angst umzugehen (siehe Kapitel 6), können Sie sich getrost der Konfrontation zuwenden. Daher umfassen die therapeutischen Maßnahmen bei der Behandlung von Phobien mittlerweile auch Übungseinheiten zum Umgang mit den Anfangssymptomen der Panik, die der eigentlichen Konfrontationstherapie vorgeschaltet sind.
4. ***Die Fähigkeit, Rückschläge zu verkraften:*** Viele Menschen brechen die Konfrontationstherapie ab, wenn sie einen oder zwei Rückschläge einstecken mussten, obwohl dies ein ganz normaler, ja, sogar vorhersehbarer Bestandteil des Therapieverlaufs ist. Ob Sie Erfolg haben oder nicht, hängt nicht zuletzt davon ab, ob Sie nach Rückschlägen weitermachen.
5. ***Bereitschaft zur regelmäßigen Übung:*** Der Erfolg der Konfrontationstherapie hat aber eine weitere, vielleicht noch wichtigere Voraussetzung: den Entschluss, regelmäßig, also drei- bis fünfmal pro Woche, zu üben. Nichts kann die regelmäßige Übung ersetzen. Meiner persönlichen Erfahrung nach finden vor allem jene Patienten Heilung, die es schaffen, kontinuierlich zu üben. Es gibt keine Phobie, die nicht durch die regelmäßige Praxis der Konfrontation abgestellt werden könnte. Dies ist wirklich ein Lebensbereich, in dem sich Ausdauer auszahlt.
6. ***Frischen Sie die Konfrontation regelmäßig auf und variieren Sie diese inhaltlich:*** Nach Michelle Craske (Craske et al., 2008) wird der Therapieerfolg deutlich gesteigert, wenn zwei Voraussetzungen erfüllt sind: 1.) eine erfolgreich durchgeführte Konfrontationstherapie sollte in regelmäßigen Abständen »aufgefrischt« werden (damit die Lerninhalte sich verfestigen können) und 2.) sollten die Inhalte selbst variieren (das heißt, die Situation, in der die Exposition stattfindet, sollte nicht immer die gleiche sein). Wenn Sie zum Beispiel unter

einer Autobahn-Phobie leiden, dann ist es besser, kürzere Strecken auf verschiedenen Autobahnen zu fahren, als längere Strecken auf ein und derselben. Oder wenn Sie Angst vor Schlangen haben, sollten Sie sich mit unterschiedlichen Schlangen konfrontieren als immer nur mit einer bestimmten Spezies. Auch bei der Höhenangst lohnt sich die Abwechslung. Schauen Sie von hoch oben aus dem Fenster, erklimmen Sie eine Leiter und steigen Sie eine steile Treppe (außen wie innen) hoch. Je abwechslungsreicher die Konfrontation, desto größer der Erfolg.

FAKTOREN, DIE DEN ERFOLG HEMMEN

Umgekehrt beeinflusst das Fehlen dieser Kriterien den Erfolg der Konfrontationstherapie im negativen Sinne: fehlende Unterstützung vonseiten des Partners, die eigene Unfähigkeit, unangenehme Gefühle zu akzeptieren, die mangelnde Bereitschaft, die Anfangssymptome der Panik gelassen hinzunehmen, mit Rückschlägen umzugehen oder regelmäßig zu üben. Klinische Forschungen haben ergeben, dass sich zwei weitere Faktoren auf den Erfolg der Therapie negativ auswirken können:

1. *Depressionen*

Menschen, die unter einer fachärztlich diagnostizierten Depression leiden, die mit Agoraphobie oder sozialen Phobien einhergeht, zeigen gewöhnlich wenig Motivation, sich auf die Konfrontationstherapie einzulassen. Im Allgemeinen neigen diese Menschen auch dazu, ihre eigenen Erfolge und Fortschritte nicht zur Kenntnis zu nehmen. Die Leitsymptome einer Depression sind:

- Müdigkeit und Energiemangel,
- ständige Selbstvorwürfe, Gefühle der Wertlosigkeit,
- Verlust an Interesse oder Freude an bisherigen Aktivitäten,
- Konzentrationsprobleme,
- verminderter Appetit,
- Schlafstörungen und
- Selbstmordgedanken.

Wenn Sie drei oder mehr der oben genannten Symptome haben, sollten Sie besser einen Facharzt aufsuchen, bevor Sie mit Ihrem selbst aufgestellten Konfrontationsprogramm beginnen. Die Verhaltenstherapie ist eine der wirksamsten Methoden bei Depressionen. In schwereren Fällen helfen entsprechende Medikamente, die Ihnen der Arzt verschreibt. Diese wirken stimmungsaufhellend, sodass Sie bald in die Lage versetzt werden, die direkte Konfrontation Ihrer Phobien in Angriff zu nehmen.

2. ***Alkohol und Beruhigungsmittel***
Alkohol oder auch die normale Dosierung eines Beruhigungsmittels sind bei der Konfrontationstherapie nicht ratsam. Wenn Sie sich mit der phobischen Situation auseinandersetzen, müssen Sie ein bisschen Angst aushalten können, sofern Sie neue und sinnvollere Reaktionsmuster erlernen wollen. Menschen, welche die Konfrontation unter dem starken Einfluss von Beruhigungsmitteln unternehmen, erleiden häufig Rückfälle, wenn sie das Mittel absetzen. Optimal ist es, eine Expositions- oder Konfrontationstherapie ohne Medikamente durchzuführen. Sollten Sie sich zusammen mit Ihrem Arzt aber für eine begleitende medikamentöse Behandlung entscheiden, sind niedrig dosierte Beruhigungsmittel (zum Beispiel 0,25 Milligramm Alprazolam oder Clonazepam) sinnvoll. Beruhigungsmittel sollten ausschließlich während der Vorbereitungsphase eingenommen werden und müssen während der direkten Konfrontationsphase abgesetzt werden.

TIPPS FÜR BEGLEITPERSONEN

Wie schon erwähnt, gibt es viele Menschen, die Ihnen auf Ihrem Weg durch die Angst Unterstützung bieten können: Partner, Verwandte, Freunde, andere Menschen, die ebenfalls unter Phobien leiden oder gelitten haben, oder Therapeuten. Wichtig ist nur, dass der Betreffende Ihnen gegenüber eine liebevolle, fürsorgliche Haltung einnimmt, dass er Ihre Bemühungen unterstützt, ohne Sie zu kritisieren, Geduld hat und Sie darin ermutigt, sich immer wieder Ihren Ängsten zu stellen.

Das sollten Sie als Begleitperson beachten: In den folgenden Tipps für Begleitpersonen wird die Person, der Sie Hilfestellung geben, als »phobischer Freund« oder der Einfachheit halber nur als »Freund« bezeichnet. Das Wort »Freund« soll deutlich machen, dass Sie mit dem Menschen, den Sie während der Vorbereitungsphase zur Konfrontation seiner[8] Ängste unterstützen und begleiten, als Team zusammenarbeiten.

1. *Setzen Sie sich mit den Ideen dieses Buches auseinander:* Vor allem sollten Sie sich vertraut machen mit den Konzepten der Konfrontation, des vorübergehenden Rückzugs und der Angstskala (siehe Kapitel 6).
2. *Unterstützen Sie Ihren phobischen Freund dabei, sich für jede Sitzung spezifische Ziele zu setzen:* Wenn er beispielsweise das Fahren auf der Autobahn üben

[8] »In diesem Buch wird aus Gründen der besseren Lesbarkeit das generische Maskulinum verwendet. Weibliche und anderweitige Geschlechteridentitäten werden dabei ausdrücklich mitgemeint, soweit es für die Aussage erforderlich ist.«

möchte, legen Sie von Anfang an fest, wie weit er fahren möchte, bevor er die Autobahn wieder verlässt. Um welche Uhrzeit soll geübt werden, bei welchen Verkehrsverhältnissen? Oder wenn es um das Einkaufen im Supermarkt geht, legen Sie gemeinsam fest, wie lange Ihr Freund im Laden bleiben und wie tief er sich hineinwagen möchte.

3. *Bevor Sie eine Konfrontationssitzung angehen, sollten Sie gemeinsam klären, was der Freund von Ihnen erwartet:* Wünscht er sich, dass Sie viel mit ihm reden? Nicht weit weggehen? Ihm folgen? An der Kasse oder vor der Tür warten? Seine Hand halten?
4. *Wenn der phobische Freund schnell von seiner Angst überwältigt wird, helfen Sie ihm, den Prozess in noch kleinere Schritte aufzuteilen.*
5. *Der von der Phobie Betroffene ist es, der die Ziele für die Sitzungen festlegt, nicht Sie:* Sie sollten sich kooperativ verhalten, aber nicht die Initiative ergreifen. Lassen Sie Ihren phobischen Freund selbst entscheiden, wie weit er gehen möchte. Drängen Sie ihn nicht, etwas zu tun, was er nicht möchte.
6. *Als Begleitperson sollten Sie die Anzeichen einer drohenden Panikattacke bei Ihrem Freund kennen:* Ermutigen Sie Ihren phobischen Freund, alles zu sagen, was in ihm vorgeht, gerade wenn er die ersten Anzeichen einer Angstattacke (Stufe 4 der Angstskala; siehe auch Kapitel 6) zeigt. Fragen Sie von Zeit zu Zeit nach, wie es ihm geht.
7. *Arbeiten Sie mit Ihrem phobischen Freund an einer Liste positiver Affirmationen und Entspannungsprozeduren*, die er während der Konfrontationssitzung nutzen kann.
8. *Lassen Sie nicht zu, dass der Stress Ihres Freundes auf Sie übergreift, nehmen Sie ihn jedoch trotzdem ernst:* Denken Sie daran, dass Angst nicht immer rational ist.
9. Sollte es zu einer Panikattacke kommen, bringen Sie den Ihnen anvertrauten Freund ganz ruhig aus der Situation heraus, geben Sie ihm Zeit, zur Ruhe zu kommen, und versuchen Sie dann, ihn zu ermutigen, sich wieder in die phobische Situation zu begeben. Drängen Sie Ihren Freund nicht. Seien Sie darauf vorbereitet, für diesen Tag die Übungssitzung zu beenden, falls er Anzeichen von Flooding, Überforderung oder Stress zeigt. Bleiben Sie bei ihm, bis die Angst vollkommen verschwunden ist.
10. *Eine Umarmung wirkt manchmal besser als tausend Worte:* Wenn Sie sehen, dass Ihr Freund in einer bestimmten Situation Angst empfindet, nehmen Sie ihn in den Arm oder drücken Sie ihm die Hand. Das lindert Angst effektiver als jeder Vortrag darüber, dass er jetzt keine Angst zu haben braucht.
11. *Seien Sie zuverlässig:* Seien Sie während der Übungssitzung genau dort, wo Sie sein sollten. Gehen Sie nicht einfach weg, um Ihren Freund einem Test zu unterwerfen. Für einen Phobiker kann es sehr beängstigend sein, wenn Sie nicht zur vereinbarten Zeit am vereinbarten Ort sind.

12. *Versuchen Sie niemals, einen Menschen mit einer Phobie zu drängen:* Der Phobiker weiß genau, was in seinem Körper vorgeht. Wenn Sie ihn an einem bestimmten Punkt des Heilungsprozesses zu Schritten drängen, zu denen er nicht bereit ist, lösen Sie unter Umständen eine Panikattacke aus. Der Betroffene selbst bestimmt, an welchem Punkt die Sitzung zu Ende ist.
13. *Andererseits sollten Sie Ihren Freund dazu ermutigen, das ihm Mögliche zu wagen:* Es ist besser, sich in eine angstbesetzte Situation hineinzubegeben und sich nötigenfalls zurückzuziehen, als es erst gar nicht zu versuchen. Möglicherweise verhindern die Widerstände Ihres phobischen Freundes, dass er Fortschritte macht, ja, überhaupt übt. Ist dies der Fall, sollten Sie ihn darauf ansprechen und gemeinsam herausfinden, woher der Widerstand gegen die Übung kommt.
14. *Selbst wenn Sie noch so hilfsbereit sind, ist es doch letztlich der Phobiker selbst, der die Verantwortung für seine Heilung trägt:* Unterstützen und ermutigen Sie die Person, doch widerstehen Sie der Versuchung, ihr alles abzunehmen, da dies nur ihr Selbstbewusstsein schmälert. Der Phobiker muss, um Heilung zu finden, die Überzeugung zurückgewinnen, dass er sich selbst helfen kann. Er muss seine eigene Identität wiederfinden.
15. *Versuchen Sie, die Welt einmal aus der Warte des Phobikers zu sehen:* Für ihn sind Situationen, die anderen völlig normal erscheinen, wie zum Beispiel ein Spaziergang oder ein Restaurantbesuch, eine große Leistung, die viel Mut und Einsatz erfordert, selbst wenn es sich nur um einen kurzen Zeitraum handelt. Diese Leistung sollten Sie anerkennen.
16. *Phobiker sind normalerweise ausgesprochen sensibel:* Sie brauchen für jeden Schritt, den sie sich in ihre Angst hineinwagen, viel Lob. Achten Sie darauf, Ihren phobischen Freund auch für kleine Schritte zu loben. Zollen Sie ihm bei Fortschritten Anerkennung, zeigen Sie aber auch Verständnis, wenn es Rückschläge gibt.
17. *Signalisieren Sie Ihrem phobischen Freund, dass Sie Vertrauen in ihn haben:* Wenn Zweifel aufkommen sollten, versichern Sie ihm, dass Sie fest davon überzeugt sind: Er schafft es.
18. *Ermuntern Sie ihn durch Belohnungen zum Weitermachen:* So könnten Sie beispielsweise sagen: »Wenn du jetzt schon im Restaurant essen kannst, dann suchen wir uns für Samstagabend ein besonders schönes aus.«
19. *Akzeptieren Sie die »schlechten« Tage Ihres phobischen Freundes, und bestätigen Sie ihm, dass es nicht nur gute Tage geben kann:* Kurzfristige Rückschläge sind bei der Konfrontationstherapie völlig normal.
20. *Möglicherweise müssen Sie Ihren Terminkalender umstellen, um Ihrem Freund wirklich zur Seite stehen zu können:* Sind Sie tatsächlich bereit, mit dem Ihnen anvertrauten Menschen regelmäßig auch über einen längeren Zeitraum hinweg zu arbeiten? Wenn nicht, sollten Sie nicht anbieten, als Begleitperson zur

Verfügung zu stehen. Wenn Sie ihm nicht während des gesamten Zeitraums (der zwischen sechs Monate und zwei Jahre dauern kann) beistehen können, lassen Sie Ihren Freund im Voraus wissen, für wie lange Sie sich engagieren möchten.

21. *Machen Sie sich Ihre Grenzen bewusst:* Verzeihen Sie sich selbst, falls Sie nicht so perfekt sein können, wie Sie es gern wären. Wenn Sie das Gefühl haben, an einem Punkt zu sein, an dem Sie nicht mehr helfen können, nehmen Sie sich eine Auszeit. Viele nützliche Tipps für Begleitpersonen finden Sie in Karen Williams ausgezeichnetem Buch *How to Help Your Loved One Recover from Agoraphobia* (siehe unter »Literatur« am Ende des Kapitels).

MEDIKAMENTE

In diesem Kapitel geht es um praxisorientierte Methoden, die Ihnen helfen sollen, Ihre Phobien im Alltag zu überwinden. Wenn diese Strategien regelmäßig und bewusst angewandt werden, sind sie ausgesprochen wirksam. Die direkte Konfrontation hat sich in der Behandlung von Phobien als effektivste Methode erwiesen. Mitunter jedoch kann es schwierig sein, die Konfrontation aufzunehmen. Wenn Ihr Angstniveau noch sehr hoch ist oder Sie bestimmten Situationen über einen sehr langen Zeitraum hinweg ausgewichen sind, dann kann der anfängliche Widerstand gegen die ersten Sitzungen sehr groß sein. Vielleicht haben Sie ja Schwierigkeiten, überhaupt »in die Gänge« zu kommen, das heißt, Ihr Haus zu verlassen. An diesem Punkt sind Medikamente häufig sinnvoll. Sie sind zwar keine Dauerlösung, doch sie helfen, über die anfänglichen Probleme besonders in der Vorbereitungsphase hinwegzukommen. Sobald Sie mehr Selbstbewusstsein erlangt haben und wissen, dass Sie Situationen, die Sie bislang gemieden haben, meistern können, kann und sollte das Medikament »schleichend« abgesetzt werden.

Im Frühstadium der Konfrontation haben sich vor allem zwei Medikamente als hilfreich erwiesen. Beide vermindern die Häufigkeit und Intensität von Panikattacken, sodass es Ihnen leichter fallen wird, mit der Konfrontation anzufangen. Außerdem reduzieren sie auch die Erwartungsangst, die bei diesem Prozess auftritt:

1. *Serotonin-Wiederaufnahmehemmer* wie Sertralin, Escitalopram und Citalopram sind Antidepressiva (siehe Kapitel 17): Sie lindern sowohl Ängste als auch Depressionen, was meist die Motivation des Patienten fördert. Normalerweise müssen diese Medikamente drei bis vier Wochen lang eingenommen werden, bevor sich ein Effekt bemerkbar macht. Wenn Sie auf diese Medikamente ansprechen, sollten Sie mit einer niedrigen Dosierung anfangen, zum Beispiel

einer halben Tablette pro Tag, eventuell sogar nur mit einem Viertel. Dann kann man die Dosis langsam auf eine Tablette pro Tag steigern, die gewöhnlich am Morgen eingenommen wird.
2. Darüber hinaus kann man eine halbe Stunde vor der Sitzung eine niedrige Dosis eines *Beruhigungsmittels* nehmen wie zum Beispiel 0,25 Milligramm Alprazolam oder 0,5 Milligramm Clonazepam. Wenn Sie Benzodiazepine einnehmen, müssen Sie Folgendes beachten: Zunächst einmal ist es wichtig, dass die Dosis niedrig bleibt. Ist die Dosis so hoch, dass sie Ihre Angst überdeckt, dann kommt es nicht zur Exposition. Zu diesem Zweck nämlich müssen Sie zumindest ein wenig Angst verspüren. Der zweite Punkt ist, dass Sie das Medikament möglichst nur einnehmen sollten, wenn Sie zu Übungszwecken unterwegs sind. Falls Sie es mehrmals am Tag oder einmal täglich über mehrere Wochen hinweg nehmen (und Benzodiazepine werden meist so verschrieben), ist die Gefahr der Abhängigkeit zu groß. Nehmen Sie bislang noch gar kein Medikament ein, versuchen Sie es zuerst mit den Antidepressiva, bevor Sie sich Benzodiazepine verschreiben lassen, da Erstere nach derzeitigem Wissensstand nicht zur Abhängigkeit führen. Schließlich müssen Sie am Ende die direkte Konfrontation ohnehin ohne Medikamente schaffen, weil Sie sonst nicht lernen, dass Sie Ihre Angst vollständig aus eigener Kraft meistern können.

Wenn Sie mehr zu den Medikamenten wissen wollen, werfen Sie einen Blick in Kapitel 17.

IMAGINATIONSÜBUNGEN IN DER KONFRONTATIONSTHERAPIE

Das ursprüngliche Verfahren zur Behandlung von Phobien wurde in den fünfziger Jahren des letzten Jahrhunderts von dem südafrikanischen Psychiater Joseph Wolpe entwickelt. Wolpe setzte Imaginationsübungen zur schrittweisen Exposition ein und nannte diesen Prozess »imaginäre Desensibilisierung« (Konfrontation »in sensu«, das heißt in der Vorstellung). Mit dieser Methode konnte er gewisse Erfolge erzielen. In den siebziger Jahren fand auf dem Gebiet der Angststörungen ein Umdenken statt und die Desensibilisierung »in vivo« (Konfrontation der Phobie im realen Leben) rückte in den Vordergrund. Diese Methode wird in der Regel einfach als »Exposition« bezeichnet. Es gibt aber bestimmte Phobien, die sich der »in vivo«-Methode entziehen, weil die Gelegenheiten zur direkten Konfrontation fehlen, zum Beispiel bei Gewittern oder interkontinentalen Flügen. In solchen Fällen wird die traditionelle imaginäre Desensibilisierung durch die »virtuelle Exposition« ersetzt, ein Verfahren, in dem Filme und andere visuelle

Hightech-Aufnahmen (zum Beispiel von Blitz und Donner) eingesetzt werden, um die Situation so lebensnah wie möglich nachzustellen (siehe auch Kapitel 1 über die Behandlungsmöglichkeiten spezifischer Phobien).

Manche Phobiker finden es hilfreich, sich erst in Gedanken, also imaginär, in eine phobische Situation hineinzuversetzen, bevor sie die direkte Konfrontation in der Realität wagen. Dieser Ansatz ist etwas weicher als der Sprung in die direkte Konfrontation.

WIE DIE IMAGINÄRE EXPOSITION FUNKTIONIERT

Auch bei der imaginären Exposition wählen Sie für Ihre Konfrontationspyramide zuerst die Situation aus, an der Sie arbeiten wollen, zum Beispiel das Fliegen. Dann erstellen Sie Ihren Stufenplan. Stellen Sie sich vor, Sie müssten die Situation in sehr begrenztem Umfang aushalten, also ein Szenario, das Sie wirklich kaum belastet. So könnten Sie etwa visualisieren, wie Sie die Situation mit großem zeitlichem oder geografischem Abstand erleben. Wie wäre es zum Beispiel mit einem Halt auf dem Flughafenparkplatz, ohne den Airport zu betreten? Oder einem Aufenthalt auf dem Flughafen zirka einen Monat vor dem Abflug? Oder Sie stellen sich vor, dass Sie die belastende Situation mit einer Begleitperson erleben. Spielen Sie all diese Vorstellungen durch, um herauszufinden, welche Situation, die zu Ihrem phobischen Erleben gehört, bei Ihnen nur wenig Angst auslöst. Dies ist dann die unterste Stufe Ihrer Konfrontationspyramide. Halten Sie diese Stufe im Detail schriftlich fest.

Nun versuchen Sie, sich ein Bild vom schlimmsten Fall vorzustellen, der im Zusammenhang mit Ihrer Phobie eintreten kann. Dieses Bild steht an der Spitze der Pyramide. Beim Fliegen könnten dies ein Transkontinentalflug oder schwere Turbulenzen während des Fluges sein. Auch hier sollten Sie die Details so bildhaft wie möglich ausarbeiten und schriftlich festhalten.

Nun denken Sie sich acht oder mehr Szenen von unterschiedlicher Intensität aus, die Ihnen erlauben, Ihre Phobie auszuleben. Ordnen Sie sie nach ihrem Potenzial an, bei Ihnen Angst auszulösen. Beim Fliegen könnten dies beispielsweise die im Folgenden beschriebenen Szenen sein, wobei die am Ende der Liste aufgeführten deutlich schwieriger zu bewältigen sind als die zu Beginn, also in der Konfrontationspyramide ganz oben stehen:

- Am Tag Ihres Fluges am Flughafen ankommen,
- das Gepäck abgeben,
- durch die Sicherheitskontrollen gehen,
- am Flugsteig warten, bis der Flug aufgerufen wird,
- das Flugzeug besteigen,
- Ihren Platz suchen,

- sich anschnallen,
- hören, wie die Flugbegleiter vor dem Start die Türverriegelung betätigen (für viele Menschen die größte Herausforderung),
- das Rollen zur Startbahn,
- das Beschleunigen auf der Startbahn,
- spüren, wie das Flugzeug abhebt,
- angeschnallt auf dem Sitz des Flugzeugs verharren, bis die Flughöhe erreicht ist,

(Die folgenden Schritte sind nur nötig, wenn für Sie die Landung eine größere Herausforderung bedeutet als das Abheben des Flugzeugs:)

- hören, wie die Flugbegleiter die Vorbereitung zur Landung durchsagen,
- hören, wie das Fahrwerk in Vorbereitung auf die Landung ausgefahren wird,
- die Erschütterung spüren, wenn das Flugzeug auf der Landebahn aufsetzt.

Wenn Sie planen, diese Situation im Alltag in Angriff zu nehmen, sollten Sie sich die Szenen möglichst so lebensnah wie möglich vorstellen. Ordnen Sie sie dann von »leicht« bis »schwer« zwischen den beiden bereits definierten Polen Ihrer Angst an. Auch diese Szenen sollten Sie so detailliert wie möglich schriftlich festhalten. Das schriftliche Festhalten der Szene im Detail ist bereits eine leichte Form der Exposition. Um mit der imaginären Exposition zu arbeiten, beginnen Sie am besten mit einer zehnminütigen Entspannungsübung. Dafür eignen sich die progressive Muskelentspannung oder die angeleitete Visualisierung (siehe die Anleitungen dafür in Kapitel 4). Anschließend visualisieren Sie sukzessive jede Szene Ihrer Pyramide im Detail. Verweilen Sie bei jeder Szene ungefähr eine Minute. Falls Sie Angstgefühle haben, ist das in Ordnung. Bleiben Sie dabei und lassen Sie die Gefühle vorbeiziehen. Sollten Sie entgegen aller Erwartungen spüren, wie sich ein akuter Panikanfall ankündigt, beenden Sie vorerst die Visualisierung, machen eine kurze Pause und kehren zu der Übung zurück, sobald Sie sich besser fühlen. Anschließend arbeiten Sie sich Schritt für Schritt in Ihrer Konfrontationspyramide nach oben, indem Sie jede Szene ein oder mehrere Male visualisieren, bis Sie sich in jeder Szene wohl fühlen oder kaum noch Angst dabei spüren. Üben Sie fünfzehn bis zwanzig Minuten täglich. Dabei sollten Sie die Abfolge Ihrer phobischen Szenen visualisieren, bis Sie an der Spitze Ihrer Pyramide angelangt sind.

Weitere Informationen zur imaginären Exposition finden Sie auf meiner Webseite Helpforanxiety.com.

VISUALISIERUNG ZUR BEHANDLUNG VON PHOBIEN

Mit der folgenden Visualisierungsübung können Sie das nötige Selbstvertrauen aufbauen, um sich einer bestimmten phobischen Situation zu stellen und sie zu meistern. (Bitte beachten Sie, dass Ihnen auf der Webseite des Buches eine Audioaufnahme als Download zur Verfügung steht. Weitere Informationen finden Sie am Buchende.) Während der Visualisierungsübung versetzen Sie sich völlig in Ihre phobische Situation. Am besten arbeiten Sie mit dieser Übung im Anschluss an die imaginäre Desensibilisierung, die Ihnen hilft, die Ängste zu überwinden, die Sie anfangs beim Visualisieren der Situation spüren werden. Sollte die Visualisierungsübung bei Ihnen Ängste auslösen, gehen Sie vorübergehend aus der Situation heraus und üben Sie erst schrittweise mit der imaginären Desensibilisierung.

WAS ZU TUN IST

1. Wählen Sie jene Phobien aus, die Sie mit dem Mittel der direkten Konfrontation heilen möchten.
2. Erarbeiten Sie für jede einzelne Phobie eine Konfrontationspyramide mit mindestens acht Stufen. Wenn Sie noch keine eigene Stufenfolge geschaffen haben, halten Sie sich an die Beispiele in diesem Kapitel. Wenn Sie Bewältigungsphase und direkte Konfrontation in Ihr persönliches Konfrontationsprogramm integrieren möchten, sollten Sie mit zwei getrennten Pyramiden arbeiten.
3. Lesen Sie das »Grundgerüst einer direkten Konfrontation« noch einmal, um sich mit dem Prinzip der Konfrontation wirklich vertraut zu machen.
4. Üben Sie die direkte Konfrontation drei- bis fünfmal pro Woche. Führen Sie Buch über Ihre Fortschritte, indem Sie jeden einzelnen Schritt in Ihrem Arbeitsblatt festhalten. Vergessen Sie nicht das Datum, an dem Sie die jeweilige Stufe abgeschlossen haben. Regelmäßige Übung ist der Königsweg zum Erfolg.
5. Sollten Sie gleich mit der direkten Konfrontation beginnen wollen, überlegen Sie diesen Schritt bitte genau. Dabei spielt es keine Rolle, ob Sie auf der Autobahn fahren, allein zu Hause bleiben oder sich Ihrer Schlangenphobie stellen wollen. Auch bei der direkten Konfrontation ist es wichtig, schrittweise vorzugehen (Pyramide). Der Vorteil dieses Ansatzes liegt darin, dass man auf Bewältigungsstrategien (Begleitpersonen, positive Affirmationen oder niedrig dosierte Beruhigungsmittel) verzichtet.
6. Wenn Sie mit der vorbereitenden Phase beginnen möchten, sollten Sie entscheiden, ob Sie eine Begleitperson (Ihren Partner, einen Freund oder einen Therapeuten) um Unterstützung bitten möchten. Besonders während der

Nehmen Sie sich ein paar Minuten Zeit und stellen Sie sich vor, was Sie tun und wie Sie sich fühlen werden, wenn Sie das Ziel, das Sie sich gesetzt haben, erreicht haben. Versetzen Sie sich völlig in die Situation hinein, die zuvor angstbesetzt war ... Sie tun alles, was Sie tun möchten ... Sie fühlen sich ruhig, entspannt und voller Selbstvertrauen ... [Verbringen Sie etwa eine Minute damit zu visualisieren, wie Sie erfolgreich mit einer zuvor phobischen Situation umgehen.]

Sie wissen, dass es keinen Grund mehr gibt, diese Situation zu meiden. Sie sehen sich selbst in dieser Situation und Sie sind ruhig, gelassen und selbstsicher. Wenn Sie sich in die Situation begeben, atmen Sie regelmäßig und ruhig; Ihre Muskeln sind locker und entspannt. Es ist ganz leicht, diese Situation zu betreten, es fühlt sich gut an. Ihr Körper fühlt sich vollkommen entspannt an ...

Sie haben Ihr Ziel erreicht und Sie sind stolz darauf. Sie wissen, dass Sie jedes Mal, wenn Sie sich in diese Situation begeben, gelassen und ruhig damit umgehen können. Es fühlt sich großartig an, frei zu sein und sich in die Situation begeben zu können ... Sie sind an Ihrem Ziel angekommen ... Sie haben die Vergangenheit erfolgreich hinter sich gelassen ... Sie können tun, was Sie möchten. Der Erfolg hat Ihr Leben bereichert.

Jedes Mal, wenn Sie sich in dieser Situation wiederfinden, können Sie ruhig und gelassen sein ... es ist nicht wichtig. Für Sie wird die Situation zur Routine ... nichts Besonderes ... sie gehört zum Alltag dazu. Gelassen, ruhig, es fällt Ihnen leicht ... Sie fühlen sich einfach wohl. Sie sind glücklich, weil Sie wissen, dass Sie Erfolg haben ... Sie haben Ihr Ziel erreicht ... Sie haben es gemeistert, so wie Sie es sich vorgestellt haben. Sie können das Leben jetzt ausgiebig genießen ... Sie wissen, dass Sie sicher und selbstbewusst sind, wenn Sie dieser Situation begegnen – jedes Mal. Sie genießen Ihren Erfolg und die Freiheit, die Sie gewonnen haben.

Nehmen Sie sich jetzt wieder ein paar Minuten Zeit, sich vorzustellen, was Sie denken, fühlen und tun würden, wenn Sie Ihr Ziel für diese bestimmte Situation erreicht haben ... Stellen Sie sich vor, was Sie in dieser Situation tun ... Sie tun es so, wie Sie es möchten ...

Lenken Sie Ihre Aufmerksamkeit auf das, was Sie tun ... [mindestens fünfzehn Sekunden]

Lenken Sie Ihre Aufmerksamkeit auf sich selbst ... vielleicht entdecken sie ein selbstbewusstes Lächeln auf Ihrem Gesicht. ... Wie kommen der Erfolg und das, was Sie geleistet haben, in Ihrem Gesicht zum Ausdruck? [mindestens fünfzehn Sekunden]

Spüren Sie jetzt in sich hinein ... wie fühlt es sich an, etwas geleistet zu haben? ... Können Sie das wunderbare Gefühl wahrnehmen, können Sie diese wunderbare Befriedigung spüren? [mindestens fünfzehn Sekunden]

Vielleicht sehen Sie auch Ihre Familie und Freunde, die sich mit Ihnen über Ihren Erfolg freuen. Stellen Sie sich vor, wie gut sich das anfühlt. [mindestens fünfzehn Minuten lang]

Jetzt wissen Sie, dass Sie am Ziel angelangt sind; nehmen Sie sich noch ein wenig Zeit und stellen Sie sich vor, wie Sie Ihre neu gewonnene Freiheit genießen wollen. Eröffnen sich mit dieser Freiheit auch neue Möglichkeiten? Vielleicht sehen Sie sogar, wie Sie diese neuen Möglichkeiten aufgreifen und genießen. [Lassen Sie sich bis zu einer Minute Zeit]

Anfangsphase erleichtert die Tatsache, dass jemand für Sie da ist, meist den Zugang zur Konfrontation – außer Sie hegen den expliziten Wunsch, diesen Weg allein zu gehen. Bitten Sie denjenigen, der Sie unterstützt, die Tipps für Begleitpersonen in diesem Kapitel zu lesen. In jedem Fall ist es wichtig, dass Sie sich darauf vorbereiten, den letzten Schritt der direkten Konfrontation allein, also ohne Begleitung, zu gehen.

7. In der vorbereitenden Phase können Sie nach Bedarf auf die bereits beschriebenen Bewältigungsstrategien (zum Beispiel Tiefenatmung, positive Affirmationen oder niedrig dosierte Beruhigungsmittel) zurückgreifen. Diese Bewältigungsstrategien müssen Sie ablegen, sobald Sie in die direkte Konfrontationsphase eintreten. Nur so können Sie Ihre Phobie wirklich überwinden, indem Sie lernen auch ohne Hilfsmittel in der Situation zurechtzukommen. Ansonsten bleibt ein Gefühl von »Ich schaffe das nur, wenn …«.
8. Lesen Sie den Abschnitt „Wie Sie die direkte Konfrontation am gewinnbringendsten anwenden“ (siehe Seite 205 f.f.). Sie sollten genau wissen, welche Faktoren zum Erfolg des Konfrontationsprozesses beitragen. Wichtige Elemente sind die Bereitschaft, regelmäßig zu praktizieren, unangenehme Gefühle auszuhalten, Rückschläge einzustecken, den anfänglichen Widerstand zu überwinden und sich nötigenfalls zurückzuziehen, um sich dann wieder in die Situation zu begeben.
9. Vielleicht möchten Sie sich erst in Gedanken in Ihre phobische Situation hineinversetzen, bevor Sie diesen Schritt im echten Leben wagen. In diesem Fall können Sie mit der Anleitung zur imaginären Exposition am Ende dieses Kapitels arbeiten. Eine weitere Option ist die Visualisierungsübung. Für diese Übung können Sie selbst eine Audioaufnahme des Skripts machen oder sich eine fertige Version herunterladen (weitere Informationen finden Sie am Ende des Buches).
10. Wenn Sie sich an die Ratschläge halten, die bisher in diesem Buch gegeben wurden (dieses Kapitel eingeschlossen), aber immer noch Probleme haben, sich auf eine Konfrontation einzulassen, dann sprechen Sie mit Ihrem Arzt. Möglicherweise gibt es Medikamente, die Ihnen helfen können.

LITERATUR

Barlow, David: Anxiety and Its Disorders – The Nature and Treatment of Anxiety and Panic, New York 2004.

Beckfield, Denise F.: Master Your Panic and Take Back Your Life, San Luis Obispo 1998.

Bourne, Edmund J.: Overcoming Specific Phobia – Therapist Protocol and Client Manual, Oakland 1998.

Craske, Michelle G.; Katharina Kircanski; Moriel Zelikowsky; Jayson Mystkowski; Aaron Baker: Optimizing Inhibitory Learning During Exposure Therapy. Behaviour Research and Therapy 2008; 46(1): 5–27.

Feninger, Mani: Journey from Anxiety to Freedom, Rocklin (CA) 1998.

McNally, Richard J.: Mechanisms of Exposure Therapy – How Neuroscience Can Improve Psychological Treatments for Anxiety Disorders. Clinical Psychology Review 2007; 27: 750–59.

Ross, Jerilyn: Triumph over Fear. New York, Bantam Books 1994.

Williams, Karen: How to Help Your Loved One Recover from Agoraphobia. Far Hills, NJ, New Horizon Press 1993.

Zuercher-White, Elke: An End to Panic. Second edition. Oakland, CA, New Harbinger Publications 1998.

8

DER MONOLOG IM KOPF

STELLEN SIE SICH ZWEI MENSCHEN VOR, die abends zur schlimmsten Stoßzeit nach Hause fahren. Der eine hat das Gefühl, in der Falle zu sitzen. Sein innerer Monolog hört sich etwa so an: »Ich halte das nicht aus.« Oder: »Ich muss hier raus.« Und: »Warum habe ich mich auf diese ganze Pendlerei nur eingelassen?« Angst, Wut und Frustration bestimmen sein Denken. Der andere hingegen nimmt jeden Stau als willkommene Gelegenheit, sich zurückzulehnen und lockerzulassen und vielleicht seine Lieblingsmusik zu hören: »Ich entspanne mich einfach ein bisschen und passe mich dem Verkehrsfluss an.« Oder: »Ich kann ja Tiefenatmung üben und schon mal ein wenig abschalten.« Er ist ruhig, weil er die Situation als solche akzeptiert. Die Situation ist in beiden Fällen dieselbe. Trotzdem reagieren unsere »Antagonisten« völlig gegensätzlich. Der springende Punkt ist der Monolog im Kopf.

Dieser innere Monolog entscheidet letztlich darüber, wie wir uns in einer bestimmten Situation verhalten und wie wir emotional darauf reagieren. Normalerweise läuft er so schnell und automatisch ab, dass wir ihn gar nicht bemerken. Das lässt uns glauben, die äußere Situation löse unsere Gefühle aus. In Wirklichkeit ist es unsere Bewertung der Vorgänge, also das, was wir über die Ereignisse denken. Diese Gedanken sind der Auslöser für unsere Gefühle. In eine zeitliche Abfolge gebracht, lässt sich der Vorgang wie im Diagramm unten darstellen.

Äußeres Ereignis → Interpretation des Ereignisses Monolog im Kopf → Gefühle und Reaktionen

Kurz gesagt: Sie sind selbst dafür verantwortlich, wie Sie sich fühlen (falls nicht irgendwelche körperlichen Faktoren wie zum Beispiel Krankheiten im Spiel sind). Dies ist eine äußerst wichtige Erkenntnis, deren Konsequenzen wir nicht immer sofort überblicken. Meist ist es leichter, die Verantwortung für unsere Gefühle und Reaktionen anderen Menschen in die Schuhe zu schieben, statt sie bei uns selbst zu suchen. Doch nur wenn wir die Verantwortung für uns selbst übernehmen, haben wir die Chance, unser Leben tatsächlich zu meistern. Wenn wir erst einmal wirklich begriffen haben, dass wir selbst unser Fühlen steuern, wird offenbar, welche Macht wir über unser Leben haben. Daher ist diese Erkenntnis einer der Schlüssel zu einem glücklichen, erfüllten und angstfreien Leben.

ANGST UND DER INNERE MONOLOG

Menschen, die unter Panikanfällen, Phobien oder generalisierten Ängsten leiden, neigen ganz besonders zu negativen Selbstgesprächen. Angst ist das Resultat einer bestimmten Situation, die wir durch angstbesetzte Gedanken zeitlich verlängern und verfestigen. Solche Sätze beginnen gewöhnlich mit den Wörtern »Und wenn ...«. Angst, die sich im Vorfeld einer phobischen Situation aufbaut, entsteht ausschließlich aufgrund solcher Gedanken. Auch das Vermeidungsverhalten des Phobikers wurzelt gewöhnlich in Gedanken wie »Und wenn ich einen Panikanfall bekomme?«, »Und wenn ich damit nicht fertig werde?« oder »Was werden denn die anderen denken, wenn sie merken, dass ich Angst habe?«. Sobald Sie bei sich diese Art von Gedanken bemerken, haben Sie schon einen großen Schritt nach vorn getan, weil Sie nun darangehen können, an der Kontrolle dieser negativen Gedanken zu arbeiten. Echte Veränderungen finden statt, sobald Sie diese Gedanken durch positive ersetzen. Hier reden wir von solchen Vorstellungen, die Sie bei der Bewältigung Ihrer Gefühle unterstützen, zum Beispiel »Das sind ja nur Gedanken«, »Damit erschrecke ich mich nur selbst«, »Ich werde damit fertig« oder »Ich atme, lasse los und entspanne mich«. Eine gute Möglichkeit ist auch: »Na und?«.

Lassen Sie uns diese Dauerselbstgespräche näher betrachten und untersuchen, wie der innere Monolog uns manchmal lahmlegt.

GRUNDSÄTZLICHES ZUM INNEREN MONOLOG

Die Selbstgespräche in unserem Kopf haben sich derart verselbständigt, dass man sie meist gar nicht mehr bemerkt: Noch weniger ist uns gewöhnlich bewusst, welchen Einfluss sie auf unsere Gefühle und Stimmungen nehmen. Wir reagieren, ohne überhaupt zu merken, was dieser Reaktion in unserem Kopf unmittelbar vorausgegangen ist. Erst wenn wir uns entspannen, einen Schritt von unserer Betriebsamkeit zurücktreten und genau untersuchen, was in uns vorgeht, merken wir, welch starke Verbindung zwischen unserem inneren Monolog und unseren Gefühlen besteht. Doch Sie können lernen, Ihren Lebensrhythmus zu verlangsamen und Ihre negativen Gedanken wahrzunehmen.

Der innere Monolog verläuft häufig im Telegrammstil: Ein Wort oder Bild steht für eine ganze Anzahl von Gedanken, Erinnerungen oder Assoziationen. So spüren Sie beispielsweise, wie Ihr Herz kurzfristig ein wenig schneller schlägt, und sagen zu sich selbst: »O nein!« In diesem simplen »O nein!« spiegelt sich all Ihre Erfahrung mit Panikattacken wider: die Angst davor, Erinnerungen an frühere Attacken sowie die Frage, wie Sie dieser Situation nun am besten entkommen. Wenn Sie also den Monolog in Ihrem Kopf erforschen wollen, sollten Sie damit rechnen, dass sich hinter einem einzigen Wort häufig ein Wust von Gedanken und Gefühlen verbirgt.

Der innere Monolog bei Angststörungen ist gewöhnlich vollkommen irrational, gibt sich aber sehr vernünftig: Die Formulierung des »Und wenn aber ...?« lässt uns in einer bestimmten Situation stets das schlimmstmögliche Ergebnis erwarten, das im Normalfall jedoch höchst selten eintritt. Weil diese Assoziation in unserem Kopf aber quasi autonom und unterschwellig geschieht, nehmen wir sie einfach unhinterfragt als wahr an. Es ist schwierig, den Wahrheitsgehalt einer Annahme zu überprüfen, deren man sich gar nicht erst bewusst geworden ist. Solch eine Grundannahme wird gewöhnlich als Teil der Wirklichkeit aufgefasst.

Der negative innere Monolog verleitet uns zum Vermeidungsverhalten: Sie sagen sich, dass das Fahren auf der Autobahn gefährlich ist. Also meiden Sie die Autobahn. Dadurch aber verstärken Sie die Einschätzung, dass das Autobahnfahren gefährlich ist. Schließlich löst allein die Vorstellung, Sie müssten sich auf der Autobahn fortbewegen, in Ihnen Katastrophengedanken aus. Kurz zusammengefasst: Ein angstbesetzter innerer Monolog führt zu Vermeidungsverhalten, welches wiederum weitere ängstliche Monologe auslöst. Und so geht der Teufelskreis immer weiter.

Der innere Monolog kann Panikattacken auslösen oder verstärken: Normalerweise beginnen Panikattacken mit körperlichen Symptomen verstärkter Erregung wie

Vermeidung ⇄ angstbesetztes Selbstgespräch

schnellerem Herzschlag, Engegefühl in der Brust und schweißnassen Händen. Biologisch betrachtet, ist dies die Reaktion des Körpers auf Stress: der Kampf-oder-Flucht-Impuls, den alle Säugetiere, auch die Menschen, zeigen, wenn Gefahr droht. Daran ist nichts Gefährliches. Doch diese Symptome können Sie an frühere Panikattacken erinnern. Statt die Reaktion Ihres Körpers einfach vorbeigehen zu lassen, fangen Sie an, Selbstgespräche zu führen wie: »O nein, es kommt wieder«, »Und wenn ich die Kontrolle verliere?«, »Ich muss hier unbedingt raus« oder »Ich werde dagegen ankämpfen, damit es verschwindet«. Dieser innere Monolog verschlimmert die Symptome, was wiederum die damit verknüpften negativen Gedanken verstärkt. Hätten Sie sich stattdessen mit beruhigenden positiven Affirmationen beschäftigt, hätte der Panikanfall sich vermutlich gar nicht erst ausgebildet oder wäre weit glimpflicher verlaufen. Solche Affirmationen sind beispielsweise Sätze wie »Ich akzeptiere, was geschieht, auch wenn es mir jetzt unangenehm ist«, »Ich lasse meinen Körper tun, was er will«, »Es geht vorbei«, »Ich habe das schon mehrfach erlebt; es wird mir auch dieses Mal nichts passieren« und »Das ist nur ein Anstieg des Adrenalinspiegels, der in wenigen Minuten wieder sinken wird«.

Der negative innere Monolog beruht auf schlechten Gewohnheiten: Niemand kommt mit einer Neigung zu negativem Denken zur Welt. Man lernt, so zu denken. Wie man negative Verhaltensmuster wie Rauchen oder einen zu hohen Kaffeekonsum abbauen und durch gesundheitsbewussteres Verhalten ersetzen kann, so lässt sich auch »ungesundes Denken« durch sinnvollere, positive Denkmuster ersetzen. Dabei sollten Sie nicht vergessen, dass positive Denkmuster sich ebenso einschleifen müssen wie negative, was eine gewisse Zeit braucht.

DIE VERSCHIEDENEN FORMEN DES NEGATIVEN INNEREN MONOLOGS

Innerer Monolog ist nicht gleich innerer Monolog. Die Menschen sind nicht nur individuell unterschiedlich, sondern haben auch sehr komplexe Persönlichkeitsstrukturen. Man spricht sogar manchmal von »Subpersönlichkeiten«. Diese spielen die ihnen zugedachte Rolle. Im vielschichtigen Zusammenspiel von Bewusstsein, Erinnerung und Traum hat jede ihre eigene Stimme. Im Folgenden sind jene Typen aufgelistet, die bei der Angststörung vorherrschen: der Sorgenmacher, der Kritiker, das Opfer und der Perfektionist. Da die Stärke dieser inneren Stimmen bei jedem Menschen variiert, sollten Sie herauszufinden versuchen, welche bei Ihnen das Kommando führt.

DER SORGENMACHER (FÖRDERT ANGST)

- *Kennzeichen:* Menschen, die zur Angststörung neigen, haben meist einen starken Hang, sich zu sorgen. Der Sorgenmacher fördert Ängste, indem er sich immer das Schlimmste vorstellt, was in einem bestimmten Augenblick passieren könnte. Wenn Sie sich gedanklich mit einer Situation konfrontieren, die Ihnen Angst macht, liefert er die passenden Katastrophenfantasien dazu. Er reagiert präzise auf die Anfangssymptome einer Panik und überzeugt Sie davon, dass das, was jetzt geschieht, peinlich oder gefährlich ist. (»Und wenn ich nun einen Herzanfall habe?« Oder: »Was werden nur die anderen denken, wenn sie merken, dass ich Angst habe?«)

  Die Kennzeichen des Sorgenmachers sind also: erstens immer das Schlimmste zu erwarten, zweitens die Wahrscheinlichkeit, dass das Schlimmste eintritt, stets zu hoch zu veranschlagen, und drittens dramatische Bilder von Versagen oder Katastrophe zu entwerfen. Der Sorgenmacher ist immer wachsam. Mit der Akribie eines Erbsenzählers hält er Ausschau nach den kleinsten Anzeichen von Problemen.
- *Lieblingssprüche:* Diese beginnen stets mit Wendungen wie »Und wenn aber …?«.
- *Beispiele:* Typische Formen des Selbstgesprächs unter dem Zeichen des Sorgenmachers sind: »O nein, mein Herz schlägt schneller; und wenn ich jetzt eine Panik bekomme und vollkommen die Kontrolle verliere?«, »Und wenn ich mitten im Vortrag zu stottern anfange?«, »Und wenn die anderen sehen, wie ich zittere?«, »Und wenn ich jetzt ganz allein bin und habe niemanden, den ich anrufen kann?«, »Und wenn ich mit dieser Phobie nie fertig werde?« oder »Und wenn ich nie wieder arbeiten kann?«.

DER KRITIKER (VERSTÄRKT FEHLENDE SELBSTACHTUNG)

- *Kennzeichen:* Der Kritiker ist jener Teil unseres Selbst, der ständig unser Verhalten bewertet (in dieser Hinsicht scheint er stärker von uns »getrennt« zu sein als die anderen Subpersönlichkeiten). Wo es nur geht, weist er uns auf unsere Fehler und Mängel hin. Bei jedem Fehler, den wir machen, reibt er uns unter die Nase, dass wir Versager sind. Der Kritiker fördert Angst, indem er Ihnen ständig vorhält, dass Sie mit Ihren Paniksymptomen nicht fertig werden, dass Sie immer noch Orte meiden, die Ihnen früher vertraut waren, dass Sie immer noch keine Bestleistung erbringen, dass Sie von jemand anderem abhängig sind. Außerdem vergleicht er Sie gern mit anderen, die immer besser abschneiden. Er zieht es vor, Ihre positiven Eigenschaften vollkommen zu ignorieren und Ihre Schwächen und Mängel dick herauszustreichen. Vielleicht spricht der Kritiker in Ihrem Kopf mit der Stimme Ihres Vaters oder Ihrer Mutter oder der eines gefürchteten Lehrers. Diese Rolle kann jeder einnehmen, der Sie in der Vergangenheit mit seiner Kritik einmal verletzt hat.
- *Lieblingssprüche:* Seine Lieblingssprüche sind Sätze wie »Du bist wirklich eine herbe Enttäuschung!« oder »Das war aber dumm von dir«.
- *Beispiele:* Der innere Monolog des Kritikers hört sich normalerweise so an: »Du Dummkopf ...« (der Kritiker liebt Negativurteile), »Kannst du nie etwas richtig machen?«, »Warum musst du nur immer so sein? Schau doch nur, wie begabt ... ist« oder »Das hättest du wirklich besser machen können«. Der Kritiker hält negative Selbsteinschätzungen aufrecht wie »Ich bin anderen unterlegen«, »Ich bin wertlos«, »Irgendetwas stimmt mit mir nicht« und »Ich bin schwach; ich sollte stärker sein«.

DAS OPFER (FÖRDERT DEPRESSION)

- *Kennzeichen:* Das Opfer ist jener Anteil unseres Selbst, der sich hilflos und hoffnungslos fühlt. Es schürt Angst, indem es uns einredet, wir würden nie Fortschritte machen, unsere Krankheit sei unheilbar oder der Weg zur Heilung so lang und so steinig, dass wir ihn nie schaffen werden. Daher ist das Opfer auch eine jener Stimmen, die sich bei der Depression so laut melden. Das Opfer glaubt, dass mit Ihnen etwas Grundlegendes nicht stimmt. Sie sind irgendwie mangelhaft, unfähig, wertlos. Zwischen Ihnen und Ihren Zielen sieht das Opfer ganze Berge von Hindernissen sich auftürmen. Typischerweise klagt es über die Dinge, wie sie sind, und glaubt, dass nichts sich je ändern wird.
- *Lieblingssprüche:* »Ich kann nicht« und »Ich schaffe das nie«.
- *Beispiele:* Das Selbstgespräch des Opfers sieht etwa so aus: »Ich bekomme das sowieso nie hin, warum soll ich es also versuchen?«, »Ich bin heute total erschöpft; am besten tu ich gar nichts« oder »Vielleicht hätte ich es ja geschafft, wenn ich vor zehn Jahren mehr Initiative gezeigt hätte; jetzt ist es zu spät«. Das

Opfer denkt über sich wie folgt: »Ich bin ein hoffnungsloser Fall«, »Ich habe mit diesem Problem schon so lange zu kämpfen; das wird nie besser« oder »Ich habe ja alles versucht; da hilft einfach nichts«.

DER PERFEKTIONIST (FÖRDERT CHRONISCHEN STRESS UND BURN-OUT)

- *Kennzeichen:* Der Perfektionist ist ein naher Verwandter des Kritikers, wobei es ihm weniger darum geht, Ihnen die Laune zu verderben, als Sie zu mehr Leistung anzutreiben. Er fördert Angst, indem er Ihnen ständig einflüstert, dass Ihre Anstrengungen nicht ausreichen, dass Sie noch härter arbeiten, alles unter Kontrolle haben, immer kompetent sein und allen Menschen gleichermaßen gefallen sollten. Seine Lieblingsvokabel ist das Wort »sollte«: »Du solltest … (setzen Sie hier ein, was immer Sie glauben, sein oder haben zu müssen).« Der Perfektionist ist der harte Brocken in Ihnen, der immer der Beste sein möchte und weder Rückschläge noch Fehler akzeptieren kann. Er versucht stets, Sie davon zu überzeugen, dass Ihr Selbstwertgefühl von Äußerlichkeiten abhängt wie beruflicher Leistung, Geld, Status, Anerkennung, Liebe oder Ihrer Fähigkeit, nett zu anderen Menschen zu sein, ungeachtet dessen, wie diese sich Ihnen gegenüber verhalten. Der Perfektionist glaubt nicht, dass der Wert eines Menschen in ihm selbst liegt. Er treibt uns an, bis uns das Burn-out-Syndrom auf die Bretter schickt. Warnsignale vonseiten des Körpers ignoriert er grundsätzlich.
- *Lieblingssprüche:* »Ich sollte …«, »Ich muss …« oder »Ich müsste …«.
- *Beispiele:* Der Perfektionist hält stets Sätze bereit wie »Ich sollte immer alles im Griff haben«, »Ich sollte achtsam und selbstlos sein« oder »Ich sollte nett und freundlich sein«. Des Weiteren: »Ich muss … (diesen Job bekommen, diese Geldsumme auftreiben, die Anerkennung von … erlangen etc.), sonst bin ich nichts wert«.

WIE SIE DEN INNEREN MONOLOG UMPROGRAMMIEREN

Der einfachste und beste Weg, die negativen Auswirkungen eines schädlichen inneren Monologs zu begrenzen, ist es, ihm mit positiven Affirmationen *entgegenzutreten.* Zu diesem Zweck sollten Sie jene Affirmationen, die den negativen Gedanken direkt entkräften, zuerst einmal auf einem Blatt Papier festhalten. Wenn Angst und andere emotionale Zustände durch eine negative geistige Programmierung erzeugt werden, können Sie Ihre Emotionen verändern, indem Sie diese umprogrammieren. Dazu ist natürlich einige *Übung* nötig. Schließlich hatten Sie das Negativprogramm jahrelang in Betrieb, sodass es zu einer ausgeprägten Ge-

ÜBUNG: WIE TRETEN IHRE SUBPERSÖNLICHKEITEN AUF?

Nehmen Sie sich ein wenig Zeit, um herauszufinden, welche Rolle die Subpersönlichkeiten in Ihrem Denken, Fühlen und Verhalten spielen. Versuchen Sie, auf einer Skala von 1 bis 6 anzugeben, wie sehr die einzelnen Typen Sie beeinflussen. »Gar nicht« wäre dabei eine 1, »sehr stark« würde der 6 entsprechen (siehe dazu die Arbeitsblätter in diesem Kapitel). Welche Subpersönlichkeit ist bei Ihnen am stärksten ausgeprägt? Und was flüstert sie Ihnen zu, um Ihre Ängste zu verstärken? Wir wollen einen Blick auf vier verschiedene Situationen werfen:

- *Arbeitsplatz* (das kann auch die Schule oder ein anderer Ort sein, an dem Sie Leistung erbringen müssen),
- *persönliche Beziehungen* (zum Partner, zu den Eltern bzw. Kindern und zu Freunden),
- *Angstsymptome* (damit sind jene Situationen gemeint, in denen Sie Angst oder Zwangsimpulse verspüren) und
- *phobische Situationen* (entweder als Erwartungsangst, wenn Sie sich auf eine Konfrontation vorbereiten, oder in der konkreten Situation).

DER SORGENMACHER

Im Folgenden finden Sie Beispiele für typische Reaktionsweisen des Sorgenmachers in diesen vier Situationen:

- *Arbeitsplatz:* »Und wenn mein Chef nun herausfindet, dass ich unter Agoraphobie leide? Ob er mir dann wohl kündigt?«
- *Beziehungen:* »Mein Mann hat es allmählich satt, mich überallhin zu begleiten. Und wenn er nun einfach nein sagt? Oder mich verlässt?«
- *Angst:* »Und wenn jemand sieht, wie ich Panik bekomme? Wenn sie mich nun für verrückt halten?«
- *Phobie:* »Und wenn ich nun beim ersten Mal auf der Autobahn gleich einen Unfall baue?«

Vermutlich werden Sie feststellen, dass das, was der Sorgenmacher in Angst- oder phobischen Situationen äußert, Ihre Angst massiv verstärkt. Vielleicht ist er sogar die Hauptquelle Ihrer Befürchtungen. Wenn Sie eine Panikstörung haben, dann ist es der Sorgenmacher, der Sie eine weitere Attacke befürchten lässt. Sobald Sie die ersten Symptome bemerken, bläht der Sorgenmacher sie zu einer gigantischen Bedrohung auf, was die Panik gewöhnlich noch anheizt. Die Strategien, die ich Ihnen in Kapitel 6 vorgestellt habe (vor allem die positiven Affirmationen), graben dem Sorgenmacher aber recht schnell das Wasser ab.

Falls Sie unter einer Phobie leiden, dann ist es der Sorgenmacher, der Ihnen vorgaukelt, was alles geschehen könnte, wenn Sie sich in die phobische Situation begeben. Das Ergebnis ist die vielbeschworene »Erwartungsangst« (Angst vor der Angst, mit der Sie in einer phobischen Situation konfrontiert werden). Aus diesem Grund gehen Sie der Auseinandersetzung mit Ihrer Phobie gewöhnlich aus dem Weg. Daher sollten Sie genauestens untersuchen, was Ihr Sorgenmacher zu *jeder einzelnen* Ihrer Phobien beizutragen hat. Fragen Sie sich, wovor Sie Angst haben, wenn Sie sich mit Ihren Phobien auseinandersetzen.

Doch auch die anderen Subpersönlichkeiten haben einige Tiefschläge auf Lager.

DER KRITIKER

- *Arbeitsplatz:* »Mein Zustand macht mich inkompetent.«
- *Beziehungen:* »Ich bin eine Last für meine Partnerin.«
- *Angst:* »Ich bin so ein Schwächling. Wenn ich Panik bekomme, verliere ich die Fassung.«
- *Phobie:* »Jeder Mensch kann doch Auto fahren. Ich bin wirklich ein Versager.«

DAS OPFER

- *Arbeitsplatz:* »Meine berufliche Situation ist hoffnungslos. Früher oder später kündigt man mir sowieso.«
- *Beziehungen:* »Meine Eltern haben mich wirklich für immer verdorben.« Oder: »Ich kann ohne meinen Freund nicht leben.«
- *Angst:* »Ich werde diese Panikanfälle nie los. Irgendetwas stimmt mit mir nicht.«
- *Phobie:* »Es hat keinen Sinn, zu weiteren Vorstellungsgesprächen zu gehen. Kein Mensch wird mich einstellen, weil jeder sieht, dass ich Angst habe.«

DER PERFEKTIONIST

- *Arbeitsplatz:* »Ich müsste doch so viel wie immer verkaufen können, egal, wie viel Angst ich habe.«
- *Beziehungen:* »Ich sollte nicht von meinem Partner oder anderen abhängig sein, wenn ich irgendwohin gehen muss.«
- *Angst:* »Ich muss einfach aufhören, so zu denken.«
- *Phobie:* »Ich muss lernen, Auto zu fahren wie jeder andere Mensch.«

Auf den Arbeitsblättern können Sie festhalten, welche angsterzeugenden Aussagen Ihre Subpersönlichkeiten Ihnen in den jeweiligen Situationen einflüstern Natürlich müssen Sie das Arbeitsblatt nicht für all Ihre Subpersönlichkeiten bzw. für alle vier Situationstypen ausfüllen. Sie brauchen sich nur mit jenen zu beschäftigen, die für Sie ein Problem sind.

Schreiben Sie mindestens eine Woche lang auf, was Ihre Subpersönlichkeiten Ihnen einreden. Für den Augenblick begnügen Sie sich mit der Spalte auf der linken Blattseite. (Die Spalte rechts können Sie später ausfüllen. Wenn Sie mehr Platz brauchen, nehmen Sie noch ein Blatt.) Besonders wichtig sind Situationen, in denen Sie Angst (Panik) haben, sich niedergeschlagen oder beschämt fühlen und sich selbst scharf kritisieren. Achten Sie auf alles, was Sie irgendwie erschüttert. Versuchen Sie herauszufinden, welche Gedanken zu den Gefühlen führten, die Sie nun erleben. Dabei sollten Sie sich nicht mit Feststellungen wie »Ich hatte Angst« aufhalten. Die bringen Sie nicht weiter, weil daraus nicht hervorgeht, weshalb Sie Angst empfanden. Eine Aussage wie »Und wenn ich heute im Büro einen Panikanfall bekomme!« ist hier sehr viel wertvoller, weil sie zeigt, wie Sie zu Ihrer Angst gekommen sind. Lesen Sie dazu Punkt 4 der »Tipps zum Umgang mit dem inneren Monolog« weiter unten durch. Dort finden Sie zusätzliche Hinweise, wie Sie lernen, Gedanken und Gefühle getrennt wahrzunehmen.

SUBPERSÖNLICHKEIT: DER SORGENMACHER

Betrifft mich gar nicht ______________________ sehr stark

1 2 3 4 5

Negative Gedankenmuster	**Positive Gegenaussagen**
SITUATION *Arbeit/Schule*	
Beziehungen	
ANGSTSYMPTOME (hierauf sollten Sie besonders achten, wenn Sie eine Panikstörung haben)	
PHOBIEN (Was hat der Sorgenmacher zu jeder einzelnen Ihrer Phobien beizutragen? Wenn Sie mehr Platz brauchen, nehmen Sie noch ein Blatt)	

SUBPERSÖNLICHKEIT: DER KRITIKER

Betrifft mich gar nicht ______________________________ sehr stark

1 2 3 4 5

Negative Gedankenmuster	**Positive Gegenaussagen**
SITUATION *Arbeit/Schule*	
Beziehungen	
ANGSTSYMPTOME	
PHOBIEN	

SUBPERSÖNLICHKEIT: DAS OPFER

Betrifft mich gar nicht ______________________________ sehr stark

1 2 3 4 5

Negative Gedankenmuster	**Positive Gegenaussagen**
SITUATION *Arbeit/Schule*	
Beziehungen	
ANGSTSYMPTOME	
PHOBIEN	

SUBPERSÖNLICHKEIT: DER PERFEKTIONIST

Betrifft mich gar nicht ______________________ sehr stark

1 2 3 4 5

Negative Gedankenmuster	**Positive Gegenaussagen**
SITUATION *Arbeit/Schule*	
Beziehungen	
ANGSTSYMPTOME	
PHOBIEN	

wohnheit geworden ist. Der »Sorgenmacher« und die anderen Subpersönlichkeiten haben sich in Ihrem Inneren häuslich eingerichtet. Wenn Sie erst einmal in der Lage sind zu bemerken, wann Sie in negativen Mustern zu denken beginnen, um dann das Steuer herumzureißen und sich mit positiven Aussagen selbst zu unterstützen, wird sich Ihr Denken bald vollkommen verändern. Übung und dauerhaftes Bemühen werden Ihre Gedanken und Gefühle auf eine positive Grundlage stellen. Manchmal fällt uns das Kontern leicht. Wir sind bereit, die Angst und Stress auslösenden Gedanken durch positive, sinnvollere zu ersetzen. Schließlich möchten wir ja mentale Gewohnheiten, die uns schaden, gern ablegen. Andererseits aber sind wir doch nicht ganz sicher, ob der Sorgenmacher (und mit ihm die anderen Subpersönlichkeiten) nicht doch richtig liegen. Und wir überlegen: »Und wenn es stimmt, was er sagt? Ich glaube nicht, dass er sich täuscht.« Oder: »Wie kann ich eine negative Programmierung durch eine positive ersetzen, wenn ich Letztere nicht glauben kann?«

Mitunter hängen wir mit einer gewissen Hingabe an unseren negativen Gedanken. Schließlich haben wir sie uns jahrelang vorgebetet und deshalb fällt es uns nun schwer, diese Gewohnheit und unsere Glaubenssätze aufzugeben. So leicht lassen Sie sich also nicht überzeugen. Wenn Sie so denken sollten und trotzdem an Ihrem negativen inneren Monolog arbeiten wollen, empfiehlt sich eine gründliche Analyse Ihres gewohnheitsmäßigen Denkens. Sie werden sich aus ihrem Klammergriff lösen, indem Sie mit der sokratischen Methode Ihre Zweifel an deren Richtigkeit anmelden:

1. Gibt es dafür irgendeinen Beweis?
2. Stimmt das immer und unter allen Umständen?
3. Hat sich dies in der Vergangenheit als richtig erwiesen?
4. Wie groß ist die Chance, dass dies wirklich passiert (oder wahr ist)?
5. Was ist das Schlimmste, was geschehen könnte? Und was ist daran so schlimm? Was würden Sie tun, wenn der schlimmste Fall einträte?
6. Haben Sie wirklich das Gesamtbild im Auge?
7. Sind Sie wirklich objektiv?

Ob Ihre Negativaussagen über sich selbst richtig oder falsch sind, hat nichts damit zu tun, wie sehr sie sich mittlerweile eingeschliffen haben. Wenn Sie stark an Ihren negativen Gedankengängen hängen, sollten Sie diese einer genauen Prüfung unterziehen. Wie dies geht, zeigen Ihnen die folgenden Beispiele:

DER SORGENMACHER

»Und wenn ich bei der nächsten Panikattacke einen Herzanfall bekomme?«

- *Frage:* »Stimmt es denn überhaupt, dass Panikattacken Herzanfälle auslösen können?« (Die Antwort lautet Nein [siehe Kapitel 6].)

- *Gegenaffirmation:* »Eine Panikattacke, wie unangenehm sie sich auch anfühlen mag, ist für das Herz nicht gefährlich. Ich kann die Panik aufsteigen, sich abschwächen und vorübergehen lassen, meinem Herzen wird nichts passieren.«

DER KRITIKER

»Deine dummen Phobien machen dich schwach und neurotisch.«

- *Frage:* »Wie wahrscheinlich ist das?« (Antwort: Phobien werden durch einen Konditionierungsprozess bei hohem Angstniveau verursacht [siehe Kapitel 2]. »Schwäche« oder »Neurose« sind Negativetiketten, die überhaupt nichts aussagen.)
- *Gegenaffirmation:* »Meine Phobien haben sich entwickelt, weil ich in einem Konditionierungsprozess für bestimmte Situationen sensibilisiert wurde. Ich lerne, in einem schrittweisen Konfrontationsprozess mit meinen Phobien umzugehen.«

DAS OPFER

»Ich werde dieses Problem nie loswerden. Wahrscheinlich werde ich für den Rest meines Lebens in meiner Mobilität eingeschränkt bleiben.«

- *Frage:* »Ist Agoraphobie eine unheilbare Krankheit? Welche anderen Möglichkeiten gibt es?« (Antwort: 90 Prozent der Agoraphobiker wird durch eine Therapie geholfen.)
- *Gegenaffirmation:* »Mein Zustand ist nicht hoffnungslos. Ich kann davon frei werden, wenn ich mir selbst ein Programm zur Heilung entwickle und es durchhalte.«

DER PERFEKTIONIST

»Ich muss meine Eltern davon überzeugen, dass ich gut bin.«

- *Frage:* »Bin ich wirklich objektiv? Ist die Anerkennung meiner Eltern tatsächlich unverzichtbar für mein Wohlbefinden? Was ist das Schlimmste, was mir passieren könnte?« (Antwort: »Selbst wenn ich sie nicht bekäme, würde ich immer noch leben und Menschen kennen, die mich mögen und mich unterstützen.«)
- *Gegenaffirmation:* »Ich bin bereit, im Leben voranzugehen und mich zu entwickeln, ganz egal, was meine Eltern denken.«

Wenn Sie sich von Ihren negativen Selbstgesprächen nicht frei machen können, versuchen Sie, mithilfe der sokratischen Methode die Behauptungen Ihrer inneren Stimme auf ihren Wahrheitsgehalt hin zu überprüfen. Meistens werden Sie finden, dass das Konzert, das der Sorgenmacher, der Kritiker, das Opfer und der Perfektionist veranstalten, recht wirklichkeitsfremd ist. Im schlimmsten Fall liegt vielleicht ein kleines Körnchen Wahrheit darin. Sobald Sie die Ansichten einer Subpersönlichkeit als falsch überführt haben, sind Sie auch bereit, deren Aussagen durch positive Affirmationen zu ersetzen.

TIPPS ZUM FORMULIEREN POSITIVER GEGENAFFIRMATIONEN

- *Keine Negativsätze:* Statt zu sagen: »Ich werde keine Panik bekommen, wenn ich das Flugzeug besteige«, gestalten Sie Ihre Affirmation lieber so: »Voller Ruhe und Vertrauen besteige ich das Flugzeug.« Wenn Sie sich selbst sagen, dass etwas nicht geschehen wird, entsteht leichter Angst, als wenn Sie sich von vornherein auf ein positives Erlebnis einstimmen.
- *Bleiben Sie in der Gegenwart:* Der Satz »Ich kann durchatmen und diese Gefühle vorübergehen lassen« ist besser als »In wenigen Minuten wird es mir besser gehen«. Da negative Denkmuster sich meist auf die Gegenwart beziehen, muss ihnen auch genau jetzt entgegengewirkt werden. Wenn Sie eine direkte positive Affirmation innerlich noch nicht akzeptieren, versuchen Sie es mit »Ich bin bereit zu …«, »Ich lerne …« und »Ich kann …«.
- *Verwenden Sie, wenn möglich, Ich-Sätze:* Diese müssen nicht mit »Ich« beginnen, aber Sie sollten zumindest irgendwo im Satz auftauchen. Wenn Sie Ihre Affirmation in einen oder zwei Sätze fassen möchten, spricht auch nichts dagegen. Achten Sie nur darauf, Ihre Affirmation mit einem Ich-Satz zu beenden (siehe dazu die Gegenaffirmationen zum Sorgenmacher und Kritiker im vorhergehenden Abschnitt).
- *Es ist von entscheidender Bedeutung, dass Sie an Ihre positiven Affirmationen zumindest ein bisschen glauben:* Arbeiten Sie nicht mit Sätzen, die gut klingen, deren Aussage Sie jedoch nicht akzeptieren. Gegebenenfalls nehmen Sie Ihre negative Einstellung, die sich gegen die Affirmation sperrt, vorher mit der sokratischen Fragemethode auseinander. Arbeiten Sie erst dann mit positiven Affirmationen, wenn sie Ihnen zumindest theoretisch möglich erscheinen.

Damit Ihnen die Arbeit mit persönlichen Affirmationen leichter fällt, folgen ein paar Beispiele, wie Sie die genannten Subpersönlichkeiten neutralisieren können:

- *Der Sorgenmacher:* Statt ständig »Und wenn …« zu sagen, versuchen Sie es mal mit »Na und?«, »Damit werde ich locker fertig«, »Ich mag ja Angst haben, aber ich werde es trotzdem tun«, »Ein bisschen Angst schreckt mich nicht; ich weiß, dass sie vorübergeht« oder »Ich werde mich allmählich daran gewöhnen, wenn ich mehr übe«.
- *Der Kritiker:* Statt sich selbst ständig niederzumachen, könnten Sie sagen: »Ich bin in Ordnung so, wie ich bin«, »Ich bin liebenswert und leistungsfähig«, »Ich bin ein einzigartiger, schöpferischer Mensch«, »Ich verdiene ebenso wie jeder andere, dass mir Gutes widerfährt«, »Ich akzeptiere mich und glaube an mich« sowie »Ich bin der Achtung anderer Menschen würdig« und dergleichen.

- *Das Opfer:* Statt sich als hoffnungsloser Fall zu fühlen, können Sie Affirmationen wie die folgenden verwenden: »Ich muss ja nicht schon morgen wieder voll auf dem Damm sein«, »Schritt für Schritt geht es mir immer besser«, »Ich akzeptiere den Prozess, den ich jetzt durchlebe, und werde weiterhin Fortschritte machen«, »Es ist niemals zu spät, sich zu ändern« oder »Ich bin bereit, das Glas als halb voll statt als halb leer anzusehen«.
- *Der Perfektionist:* Statt von sich Perfektion zu fordern, können Sie sich sagen: »Es ist in Ordnung, Fehler zu machen«, »Das Leben ist zu kurz, um derart ernst genommen zu werden«, »Rückschläge gehören zum Fortschritt und sind eine wichtige Lernerfahrung«, außerdem »Ich muss nicht immer ... sein« oder »Meine Bedürfnisse und Gefühle sind genauso wichtig wie die anderer Menschen«.

WIE SIE MIT GEGENAFFIRMATIONEN ARBEITEN

Nun sind Sie bereit, Ihren negativen Gedanken Kontra zu geben. Nehmen Sie die Arbeitsblätter für die verschiedenen Subpersönlichkeiten zur Hand. Tragen Sie in die rechte Spalte die Gegenaffirmationen zu den negativen Denkmustern ein, die Sie auf der linken Seite festgehalten haben. Wenn nötig, nehmen Sie sich ein zweites Blatt Papier. Sobald Sie also die richtige Antwort auf die Einflüsterungen Ihrer Subpersönlichkeiten gefunden haben, können Sie zur Praxis schreiten:

- *Lesen Sie mindestens zwei Wochen lang die Liste Ihrer positiven Gegenaffirmationen jeden Tag ganz langsam durch:* Achten Sie darauf, ob die Sätze in Ihnen ein Gefühl der Überzeugung hervorrufen. Auf diese Weise lassen sie sich besser im Bewusstsein verankern.
- *Machen Sie Kopien von Ihren ausgefüllten Arbeitsblättern, und hängen Sie diese so auf, dass Sie sie ständig sehen können:* Nehmen Sie sich einmal am Tag Zeit, um Ihre Gegenaffirmationen langsam durchzulesen.
- *Sprechen Sie Ihre Gegenaffirmationen auf einen Tonträger:* Lassen Sie zwischen den einzelnen Sätzen eine Pause von mindestens fünf Sekunden, damit der Satz nachwirken kann. Noch besser wirkt das, wenn Sie sich zehn bis fünfzehn Minuten entspannen, bevor Sie es anhören. In entspanntem Zustand sind Sie aufnahmebereiter. Als Entspannungshilfe können Sie auch die Anleitung zur progressiven Muskelentspannung aufnehmen oder eine der Visualisierungsübungen aus Kapitel 4. Diese Übungen sollten Sie an den Anfang der Audioaufnahme stellen.
- *Wenn Sie an einer ganz bestimmten Phobie leiden, können Sie Ihre Gegenaffirmationen gezielt darauf abstimmen.* Haben Sie zum Beispiel Probleme, vor Publikum zu reden, schreiben Sie zuerst all Ihre Ängste diesbezüglich auf ein

Blatt Papier. Dann formulieren Sie positive Gegenaffirmationen zu Ihren jeweiligen Angstvorstellungen. Lesen Sie diese zwei Wochen lang täglich durch oder nehmen Sie sie auf (die Anleitung dazu finden Sie im letzten Absatz).

WIE SIE NEGATIVE DENKMUSTER ÄNDERN, DIE SPEZIFISCHE ÄNGSTE UND PHOBIEN FÖRDERN

Ängste werden gewöhnlich durch drei Faktoren aufrechterhalten: Sensibilisierung, Vermeidungsverhalten und negative Denkmuster. In Kapitel 7 haben wir uns mit den ersten beiden Faktoren beschäftigt. Eine Phobie entwickelt sich, wenn Sie für eine bestimmte Situation, ein bestimmtes Objekt oder Ereignis besonders sensibilisiert sind. Anders ausgedrückt: wenn die Angst infolge eines Konditionierungsprozesses mit dieser Situation, diesem Objekt oder diesem Ereignis in Verbindung gebracht wird. Falls Sie einen Panikanfall hatten, während Sie auf der Autobahn fuhren oder allein zu Hause saßen, dann bekommen Sie vermutlich Angst, sobald sich diese Situation wiederholt. Sensibilisiert zu sein bedeutet, dass Sie automatisch Angst bekommen, wenn sich diese Situation – oder auch nur der Gedanke daran – einstellt.

Ist die Sensibilisierung vollzogen, beginnt man gewöhnlich, die entsprechende Situation zu *meiden*. Das Vermeidungsverhalten wird sofort und unmittelbar belohnt, da es den Betroffenen von Angst befreit. Das Vermeidungsverhalten ist also der Hauptgrund dafür, dass die Phobie bestehen bleibt. Es verhindert auch, dass der Betroffene lernt, mit der Situation umzugehen.

Der dritte Faktor, der am Angstgeschehen beteiligt ist, sind negative Denkmuster. Je größer Ihre *Erwartungsangst* im Hinblick auf die gefürchtete Situation ist, desto wahrscheinlicher wird es, dass Ihre Subpersönlichkeiten hier mit negativen Einflüsterungen am Werk sind. Vermutlich wiederholen sie ganze Katastrophenfilme, die Ihnen zeigen, was alles geschehen könnte, wenn Sie sich dieser Situation aussetzen oder Ihre schlimmsten Befürchtungen wahr werden. Beides, die Einflüsterungen der Subpersönlichkeiten und die inneren Bilder, verstärken Angst und sorgen dafür, dass Sie sie nicht loswerden. Außerdem rauben sie Ihnen Glauben und Zuversicht, wieder angstfrei werden zu können. Ohne negative Denkmuster und Bilder wäre es sehr viel einfacher, sich mit der eigenen Angst auseinanderzusetzen. Ängste können in vielerlei Gestalt auftauchen, die negativen Denkmuster dahinter sehen jedoch fast immer gleich aus. Ob Sie nun Angst davor haben, eine Brücke zu überqueren, vor einer größeren Gruppe Menschen zu sprechen, Ihren Herzschlag zu spüren, schwer krank zu werden oder Ihre Kinder in Schwierigkeiten zu sehen, die Gedanken, welche diese Ängste aufrecht erhalten, zeigen fast immer eines der drei folgenden Muster:

1. *Übertreiben der negativen Aspekte:* Die Wahrscheinlichkeit, dass das Schlimmste überhaupt eintritt, viel zu hoch einzuschätzen, ist eines der klassischen dysfunktionalen Denkmuster der Angststörung. Die meisten Befürchtungen kleiden sich in die typischen »Und-wenn-nun«-Sätze, die den positiven Ausgang einer Situation völlig ausschließen und das Endergebnis übertreiben, zum Beispiel: »Und wenn ich einen Panikanfall bekomme und vollkommen die Kontrolle über mich verliere?«, »Und wenn jemand sieht, wie ich einen Panikanfall habe und mich für völlig verrückt hält?« sowie »Und wenn ich die Prüfung vermassle und von der Schule abgehen muss?«.

2. *Katastrophendenken:* Die zweite Form des gedanklichen Fehlverhaltens setzt ein negatives Endergebnis immer mit einer absoluten Katastrophe gleich. Man schätzt das Problem als nicht handhabbar ein. Typisches Katastrophendenken drückt sich in Aussagen aus wie: »Damit würde ich nie und nimmer fertig werden«, »Das würde mich umhauen«, »Ich würde das nicht überstehen« sowie »Das würden sie mir nie verzeihen«.

3. *Unterschätzen der eigenen Fähigkeiten:* Die dritte Fehlwahrnehmung, die untrennbar mit Angststörungen verbunden ist, lässt den Betroffenen seine eigenen Möglichkeiten angesichts einer Herausforderung völlig unterschätzen. Diese falsche Annahme ist meist mit Katastrophendenken gepaart.

Wenn Sie einmal überprüfen, welche negativen Denkmuster Ihre Ängste am Leben erhalten, werden Sie bald merken, wie sehr diese Ihren inneren Monolog prägen. Diesen Mustern müssen Sie Paroli bieten, indem Sie ihnen wirklichkeitsnähere Gedanken entgegensetzen, dann lässt auch die Angst nach. Denn was ist Angst in diesem Fall anderes als ein *unbegründetes Überschätzen einer Bedrohung, verbunden mit dem ebenso unbegründeten Unterschätzen der eigenen Fähigkeiten*?

Im Folgenden finden Sie einige Beispiele dafür, welche Rolle die verschiedenen Denkmuster bei diversen Formen der Angst spielen. Wir werden zunächst die Denkmuster identifizieren, um sie dann mit einer Gegenaffirmation zu entkräften.

BEISPIEL 1: ANGST VOR EINER PANIKATTACKE WÄHREND DER FAHRT AUF DER AUTOBAHN

- *Übertreibung:* »Und wenn ich nicht mehr richtig fahren kann? Oder ich mich ablenken lasse und die Kontrolle über den Wagen verliere? Und wenn ich dabei einen Unfall verursache?«

- *Katastrophendenken:* »Ich könnte nicht damit umgehen, wenn ich die Kontrolle über den Wagen verlöre. Es wäre für mich das Ende der Welt, wenn ich einen Unfall verursachte.« (Anmerkung: Vermutlich verstärkt das Bild eines schrecklichen Unfalls die Kraft des Katastrophengedankens.)
- *Unterschätzung der eigenen Fähigkeiten:* »Ich würde nicht damit fertig werden, wenn ich die Kontrolle über den Wagen verlöre, schon gar nicht, wenn ich einen Unfall verursachte. Ich würde sterben vor Scham, wenn die anderen Fahrer merkten, wie viel Angst ich habe. Was soll ich dem Polizeibeamten sagen? Dass ich eine Phobie habe? Wenn mich jemand anhält und mir einen Strafzettel verpasst, kann ich bestimmt nicht mehr weiterfahren. Ich könnte mir nicht mehr ins Gesicht sehen, wenn ich jemanden anführe. Und wenn ich erst selbst im Rollstuhl säße, das könnte ich nicht ertragen.«

Solchen Gedanken begegnen Sie am besten mit Fragen und Gegenaffirmationen.

Übertreibung

Falls Sie zur Übertreibung der negativen Aspekte neigen, stellen Sie sich folgende Frage: »Wenn ich die Situation einmal objektiv betrachte, wie hoch ist dann die Wahrscheinlichkeit, dass sie böse endet?« Im vorstehenden Beispiel würde die Frage also konkret so lauten: »Wenn ich tatsächlich während des Fahrens einen Panikanfall bekomme, wie hoch ist die Wahrscheinlichkeit, dass ich die Kontrolle über den Wagen verliere?«

Eine positive Gegenaffirmation könnte so aussehen: »Es ist unwahrscheinlich, dass ich die Kontrolle über den Wagen verliere, selbst wenn ich einen Panikanfall bekäme. Wenn ich die Angst kommen spüre, kann ich auf den Seitenstreifen fahren und dort halten. Ist kein Seitenstreifen in Sicht, kann ich die Geschwindigkeit verringern, die Warnblinkanlage einschalten und so bis zur nächsten Ausfahrt weiterfahren. Sobald ich die Autobahn verlassen habe, lässt die Angst ohnehin nach.«

Katastrophendenken

Falls Sie zum Dramatisieren der Situation neigen, sollten Sie sich fragen: »Wenn nun wirklich der schlimmste Fall einträte, könnte ich tun, was nötig ist?« Sie sollen sich also vorstellen, was das Schlimmste wäre, was Ihnen jetzt passieren könnte, und sich dann fragen, ob Sie damit *tatsächlich* nicht fertig würden.

In diesem Fall sähe die Frage so aus: »Wenn ich tatsächlich einen Unfall verursachte, könnte ich damit wirklich nicht umgehen?«

Eine mögliche Gegenaffirmation könnte lauten: »Wie schlimm ein Unfall auch wäre, so bin ich wohl doch in der Lage, mit der Situation fertig zu werden, solange ich nicht verletzt bin. Die meisten Menschen funktionieren in Notsituationen ganz gut und kümmern sich später um ihre Ängste. Daher würde vermutlich auch ich einfach alles Nötige tun, solange ich nicht verletzt bin.« Oder: »Selbst wenn ich verletzt wäre, so würden die Polizei und der Notarzt schon für alles Nötige sorgen. Die Situation liefe keineswegs vollkommen aus dem Ruder.«

Unterschätzung der eigenen Fähigkeiten

Sie können der Neigung, die eigenen Fähigkeiten zu unterschätzen, begegnen, indem Sie Ihr Katastrophendenken mit wirklichkeitsnäheren Gedanken kontern. Zu diesem Prozess gehört, dass Sie die Möglichkeiten, die Sie in dieser Situation haben, auf ein Blatt Papier schreiben. Das könnte im vorliegenden Fall so aussehen:

- »Wenn ich tatsächlich einen Panikanfall bekäme, könnte ich die Autobahn sofort verlassen oder langsam zur nächsten Ausfahrt fahren.«
- »Sollte ich, was sehr unwahrscheinlich ist, tatsächlich einen Unfall verursachen, wäre ich immer noch in der Lage, richtig zu reagieren. Ich würde mit den anderen Beteiligten Adresse und Telefonnummer austauschen. Wenn mein Wagen unbrauchbar wäre, würde die Polizei mich mitnehmen, damit ich einen Abschleppdienst rufen kann. Die Erfahrung wäre natürlich unangenehm, aber realistisch betrachtet würde ich einfach tun, was nötig ist. Ich habe schon andere Notfälle überstanden, ich würde auch mit diesem umgehen können, sofern ich unverletzt bleibe.«
- »Selbst wenn ich verletzt wäre, würde ich nicht ‚verrückt werden' oder ‚total abdrehen'. Ich würde einfach warten, bis die Ambulanz käme und sich um mich und andere kümmert.«

BEISPIEL 2: ANGST VOR EINER PANIKATTACKE WÄHREND EINES VORTRAGS

Übertreibung

- »Und wenn ich während des Vortrags einen Panikanfall bekomme? Werden meine Zuhörer da nicht denken, ich sei verrückt?«
- *Frage:* »Wie wahrscheinlich ist es denn, dass ich während des Vortrags eine Attacke bekomme? Und wie hoch ist die Wahrscheinlichkeit, dass andere Menschen das überhaupt mitbekommen bzw. mich verurteilen?«
- *Gegenaffirmation:* »Es ist möglich, dass ich während des Sprechens einen Panikanfall bekomme. Sollte dies der Fall sein, kann ich meinen Vortrag abkürzen und mich wieder setzen. Da die meisten Menschen ohnehin mehr auf sich selbst achten als auf den Vortragenden, ist die Wahrscheinlichkeit, dass jemand merkt, wie es mir geht, eher gering. Niemand wird auf die Idee kommen, dass ich meinen Vortrag abgekürzt habe.« Oder: »Selbst wenn die Menschen sähen, dass ich Angstzustände habe (weil mein Gesicht rot wird oder meine Stimme zittert), dann würde mich doch kaum jemand verurteilen. Die meisten wären wohl eher besorgt.«

Katastrophendenken

- »Wenn ich während des Vortrags einen Panikanfall bekäme und meine Zuhörer mich für verrückt hielten, wäre dies mehr als schrecklich. Ich würde es nicht überleben!«
- *Frage:* »Und wenn der unwahrscheinliche Fall einträte und meine Zuhörer wirklich dächten, ich sei verrückt, nur weil ich eine Panikattacke habe, wäre das wirklich so schlimm?«
- *Gegenaffirmation:* »Es ist nicht das Ende der Welt, wenn einige Menschen mich für seltsam halten oder denken, dass mit mir etwas nicht stimmt. Sie wissen schließlich nicht, wie es ist, eine Panikattacke zu haben. Sie können es gar nicht verstehen. Selbst wenn die Menschen mich nicht verstehen oder mich falsch einschätzen, ändert dies nichts an meinem Wert als Mensch. Wenn ich an mich selbst glaube, ist es nicht wichtig, was andere denken. Und wenn sie wüssten, wie eine Panikattacke sich anfühlt, dann hätten sie doch eher Verständnis für mich.«

Unterschätzung der eigenen Fähigkeiten

- »Ich könnte es nicht ertragen, wenn andere Menschen denken, ich sei seltsam.«
- *Frage:* »Könnte ich es wirklich nicht ertragen? Ist es realistisch anzunehmen, dass ich es nicht überstehen würde?«
- *Gegenaffirmation:* »Selbst wenn Menschen denken, ich sei merkwürdig oder nicht normal, weil ich Panikanfälle habe, kann ich ihnen doch immerhin erklären, dass ich nur in bestimmten Situationen Panik bekomme. Das würden sie vermutlich verstehen, zumal man jetzt so viel über Angststörungen spricht. Ich müsste gar nicht allen etwas vormachen. Außerdem würde ich das Ganze nach einer gewissen Zeit sowieso vergessen, ganz egal, was geschieht. Es stimmt also nicht, dass ich es nicht ertragen würde.«

BEISPIEL 3: ANGST VOR EINER SCHWEREN KRANKHEIT

Übertreibung

- »Ich habe überhaupt keine Energie und bin ständig müde. Vielleicht habe ich Krebs, ohne es zu wissen.«
- *Frage:* »Wie groß ist die Wahrscheinlichkeit, dass ein niedriger Energiepegel und Müdigkeit Krebs signalisieren?«
- *Gegenaffirmation:* »Müdigkeit und ein niedriger Energiepegel können ein Indiz für alle möglichen körperlichen und seelischen Zustände sein, zum Beispiel für eine leichte Virusinfektion, eine Anämie, chronische Erschöpfung, Schilddrüsenunterfunktion, Depression und Lebensmittelallergien, um nur einige wenige zu nennen. Für meine Symptome gibt es also zahllose mögliche Erklärungen. Jedenfalls habe ich nichts, was speziell auf Krebs hindeuten würde. Es ist also sehr unwahrscheinlich, dass mein Befinden auf einen Tumor zurückgeht.«

Katastrophendenken

- »Wenn ich Krebs hätte, das wäre wirklich das Ende. Ich könnte es nicht ertragen. Auf jeden Fall wäre ich besser dran, ich würde mir gleich die Kugel geben.«
- *Frage:* »Was wäre, wenn der unwahrscheinliche Fall eintreten sollte, dass ich tatsächlich Krebs hätte? Würde ich wirklich zusammenbrechen und mir den Tod herbeiwünschen?«
- *Gegenaffirmation:* »So schlimm eine Krebsdiagnose auch wäre, es ist sehr unwahrscheinlich, dass ich vollständig zusammenbreche. Nach ersten Schwierigkeiten, die Diagnose zu akzeptieren – was Wochen, aber auch nur Tage dauern kann –, würde ich vermutlich darüber nachdenken, was sich dagegen tun lässt. Natürlich wäre es nicht einfach, aber ich würde mit dieser Situation ebenso umgehen lernen wie mit jeder anderen.«

Unterschätzung der eigenen Fähigkeiten

- »Wenn ich die Diagnose Krebs erhielte, wüsste ich nicht, was ich tun sollte.«
- *Frage:* »Wie wahrscheinlich ist es, dass ich keine Möglichkeit fände, mit dieser Situation umzugehen?«
- *Gegenaffirmation:* »Natürlich würde ich etwas tun. Zuerst müsste ich mich wohl an den Gedanken gewöhnen, doch mein Arzt und ich fänden gemeinsam die wirksamste Behandlungsstrategie. Ich könnte mich einer lokalen Selbsthilfegruppe anschließen und bekäme von meiner Familie und meinen Freunden Unterstützung. Ich würde auch mit alternativen Methoden wie Visualisierung und Ernährungsumstellung arbeiten. Beides könnte helfen. Kurz gesagt: Ich versuche dann alles Erdenkliche, um geheilt zu werden.«

Diese Beispiele haben gezeigt, wie Sie mit Übertreibungen und Katastrophendenken umgehen und beides durch wirklichkeitskonformere Gedankengänge ersetzen können, die weniger Angst auslösen. Nun können Sie es einmal probieren. Während der nächsten beiden Wochen sollten Sie jedes Mal, wenn Sie Angst oder Panik empfinden, die folgenden fünf Schritte anwenden:

Schritt 1: Wenn Sie Angst bekommen, wenden Sie eine Ihrer Entspannungsmethoden an: Tiefenatmung, progressive Muskelentspannung oder Meditation. Sie kommen Ihrem inneren Monolog eher auf die Spur, wenn Sie sich die Zeit nehmen, einen Gang herunterzuschalten und sich zu entspannen.

Schritt 2: Nach der Entspannungsübung stellen Sie sich die Frage: »Was hat die Angst meiner Meinung nach in mir ausgelöst?« Oder: »Was ging mir gerade durch den Kopf?« Denken Sie daran, Gedanken und Gefühle zu unterscheiden. Zum Beispiel beschreibt der Satz »Ich war entsetzt« ein Gefühl, während »Diese

Panikanfälle werden nie aufhören« ein Gedanke ist, der in die Kategorie »Übertreibung« fällt und Angst auslösen kann.

Schritt 3: Versuchen Sie, Ihren negativen inneren Monolog auf die drei Denkmuster hin zu untersuchen. Welche Gedankengänge gehören der Kategorie Übertreibung an, welche dem Katastrophendenken bzw. der Unterschätzung der eigenen Fähigkeiten?

Schritt 4: Wenn Sie Ihre angstauslösenden Gedanken identifiziert haben, überprüfen Sie sie mithilfe logischer Fragen auf ihren Realitätsgehalt.

- *Übertreibung:* »Wie hoch ist die Wahrscheinlichkeit, dass das, was ich fürchte, wirklich eintritt?«
- *Katastrophendenken:* »Wie schlimm wäre es, wenn das, was ich fürchte, tatsächlich passiert? Stimmt es, dass ich zusammenbrechen würde und mit der Situation nicht umgehen könnte?«
- *Unterschätzung der eigenen Fähigkeiten:* »Wenn das, was ich fürchte, eintritt, welche Möglichkeiten hätte ich?«

Schritt 5: Formulieren Sie zu jeder Ihrer Befürchtungen eine Gegenaffirmation, die auf realitätsnahem, alle Aspekte berücksichtigendem Denken beruht.

Benutzen Sie das Arbeitsblatt zum Thema »Sorgen«, um Ihre Angstgedanken und die dazu passenden Gegenaffirmationen zu Ihren Ängsten und Phobien festzuhalten. Im unteren Teil tragen Sie ein, welche Möglichkeiten Sie hätten, falls das Befürchtete, wie unwahrscheinlich es auch sein mag, tatsächlich einträte.

Machen Sie von dem Arbeitsblatt Fotokopien oder laden Sie sich die digitale Version aus dem Internet herunter, bevor Sie anfangen. So haben Sie für jede Ihrer Ängste ein eigenes Blatt. (Weitere Informationen zum Download finden Sie am Ende des Buches.)

ANDERE FORMEN NEGATIVER DENKMUSTER

Die häufigsten gedanklichen Fehlhaltungen im Zusammenhang mit Ängsten und Phobien sind die Übertreibung, das Katastrophendenken und das Unterschätzen der eigenen Fähigkeiten. Doch es gibt noch weitere Formen negativen Denkens, die unsere Selbst- und Weltwahrnehmung verzerren. Diese sind nicht nur am Angstgeschehen beteiligt, sondern tragen wesentlich zur Ausbildung von Depressionen, Schuldgefühlen, übermäßiger Selbstkritik oder Zynismus bei. Wenn

ARBEITSBLATT »SORGEN«

Spezifische Angst oder Phobie ____

Ängstlicher innerer Monolog	Gegenaffirmation
Übertreibung (Gedanken oder Bilder): »Und wenn nun ...«	
Katastrophendenken (Gedanken oder Bilder): »Wenn der schlimmste Fall einträte, dann ...«	

Bewältigungsstrategien: Fertigen Sie eine Liste mit Strategien an, mithilfe derer Sie ein negatives (wenn auch unwahrscheinliches) Ergebnis bewältigen könnten. Schreiben Sie, wenn nötig, auch auf der Rückseite des Blattes. Formulieren Sie »Was wäre, wenn« um zu »Was ich tun würde, wenn es (das Befürchtete, wie unwahrscheinlich es auch sein mag) tatsächlich einträte.«

ARBEITSBLATT: NEGATIVE DENKMUSTER

Negative Denkmuster	Rationale Gegenaffirmation

Sie lernen, solche unproduktiven Denkmuster zu identifizieren, haben Sie einen großen Schritt getan, um künftig auf konstruktivere Weise mit jeglicher Form von Stress umzugehen. Dadurch entziehen Sie Ängsten, Depressionen und anderen unangenehmen emotionalen Zuständen von vornherein den Nährboden. Vergessen Sie nicht, dass Ihre unmittelbare Wahrnehmung der Außenwelt stets von Ihren Gedanken über diese gefärbt ist. Vereinfacht gesagt: Ändern Sie die Art Ihres Denkens, und Sie erfahren eine veränderte Welt. Nachstehend finden Sie vier weitere unproduktive Denkmuster beschrieben, die häufig zur Entstehung von Ängsten beitragen. Die genannten Beispiele sollen Ihnen helfen, solche Muster bei sich selbst zu erkennen. Benutzen Sie das Arbeitsblatt »Unproduktive Denkmuster«, um Ihre eigenen Gedanken und die entsprechenden Gegenargumente zu notieren. Machen Sie sich von dem Arbeitsblatt ausreichend Kopien, bevor Sie es benutzen. Füllen Sie für jedes negative Denkmuster ein eigenes Blatt aus.

GENERALISIEREN

Generalisieren bedeutet, dass man (fälschlicherweise) annimmt, schlechte Erfahrungen müssten sich in vergleichbaren Situationen auch stets in ähnlicher Form wiederholen. Diese Gedanken sind typisch für die Ausbildung einer Phobie. Sie erleiden eine Panikattacke im Supermarkt, und nach einer gewissen Zeit gehen Sie nicht mehr in den Supermarkt. Die »Übertragung« einer Phobie von einer Situation auf alle vergleichbaren Situationen ist in der Verhaltenstherapie als Konditionierungsphänomen bekannt. Man spricht hier von »Reizgeneralisierung«.

So kann zum Beispiel jemand, der während eines Vortrags eine negative Erfahrung gemacht hat, fälschlicherweise den Schluss ziehen, dass er nie mehr erfolgreich vor Publikum sprechen könne. Wer je bei einer Panikattacke die Kontrolle verlor und schreckliche Angst hatte, nimmt automatisch an, die nächste Attacke müsste genauso verlaufen. Irgendeiner macht eine herabsetzende Bemerkung über die Qualität Ihrer Arbeit (ob in Schule oder Beruf), und Sie nehmen an, jeder Mensch müsse so über Ihre Arbeit denken.

Ein klares Anzeichen für Generalisierung im Allgemeinen ist die Neigung, im Selbstgespräch häufig verallgemeinernde Worte wie »nie«, »immer«, »alle«, »jeder«, »niemand«, »keiner« oder ähnliche zu verwenden. (»Ich werde nie mehr fahren können.« Und: »Niemand würde mit mir befreundet sein wollen, wenn sie die Wahrheit über mich wüssten.«)

Diese Aussagen müssen rational untersucht werden. Am besten eignen sich dazu folgende sokratische Fragen:

- Stimmt das wirklich?
- Wie hoch ist die Wahrscheinlichkeit, dass dies wirklich passiert (oder: wahr ist)?
- War dies in der Vergangenheit richtig?

Die meisten Generalisierungen halten einer rationalen Überprüfung mithilfe dieser Fragen nicht stand. Das folgende Beispiel zeigt, wie Sie solche Gedanken auf den Prüfstand stellen können:

- *Generalisierung:* »Die Panikattacke, die ich gestern auf der Autobahn hatte, war so schlimm, dass ich bestimmt nie wieder auf der Autobahn fahren kann.«
- *Frage:* »Stimmt es, dass ich nie wieder auf der Autobahn fahren kann, nur weil es mir gestern dabei schlecht ging? War dies in der Vergangenheit so?«
- *Gegenaffirmation:* »Möglicherweise kann ich eine Weile nicht mehr auf der Autobahn fahren. Doch nach einer gewissen Zeit werde ich mich wieder gut fühlen und es erneut versuchen. Ich kann es schaffen, wenn ich die Aufgabe in kleine Schritte aufteile. Schließlich bin ich auch früher auf der Autobahn gefahren. Ich kann das wieder schaffen.«

Generalisierungen hält man am besten in Schach, indem man nach Informationen sucht, die die negativen Erwartungen durch positive ersetzen.

FILTERN

Beim Filtern konzentrieren Sie sich ausschließlich auf einen oder mehrere negative Aspekte einer Situation, während Sie ihre positiven Seiten vollkommen ausblenden. Dies ist das tägliche Brot des Kritikers. Auf die Persönlichkeit bezogen, heißt das, man fokussiert einen Fehler und übersieht sämtliche Stärken und Begabungen. In Beziehungen neigt man mit einem Mal dazu, nur noch die Schwächen des Partners wahrzunehmen.

Im Konfrontationsprozess kann das Filtern Ihnen ein Bein stellen, wenn Sie sich auf den einen Rückschlag fixieren und Ihre sämtlichen Fortschritte außer Acht lassen. Wenn Sie letzte Woche jeden Tag allein zur Arbeit gefahren sind, es diese Woche aber noch nicht ein einziges Mal geschafft haben, heißt das nicht, dass die Desensibilisierung bei Ihnen nicht funktioniert. Selbst wenn Sie wieder

ÜBUNG

Achten Sie eine Woche lang auf Ihren inneren Monolog. Halten Sie alle Aussagen fest, in denen Sie verallgemeinernde Wörter wie »immer«, »nie«, »jeder«, »niemand« und so weiter benutzen. Notieren Sie Ihre Generalisierungen in der linken Spalte des Arbeitsblattes »Unproduktive Denkmuster«. In die rechte Spalte schreiben Sie dann rationale Gegenaffirmationen. Finden Sie Informationen, die es Ihnen ermöglichen, einen ausgewogeneren Standpunkt einzunehmen. Und seien Sie dabei so präzise wie möglich.

einmal einen Panikanfall hatten, bleibt die Tatsache bestehen, dass Sie in den letzten Monaten deutlich weniger Panikanfälle hatten als zuvor.

Ein anderes Beispiel: Sie erhalten eine berufliche Beurteilung, die weitgehend positiv ausfällt, Sie aber lesen nur die beiden kritischen Sätze, die darin stehen. So als trügen Sie eine Brille, die Sie für positive Aussagen blind macht. Das ist wie der alte Witz über die Mutter, die ihrem Sohn zwei Krawatten schenkt. Als er sie besucht und eine davon trägt, fragt sie sofort: »Gefällt dir denn die andere nicht?« Besonders misstrauisch sollten Sie werden, wenn in Ihrem inneren Monolog plötzlich gehäuft Wörter wie diese auftauchen: »wertlos«, »sinnlos«, »hoffnungslos«, »dumm«, »Versagen«, »gefährlich«, »ungerecht«. Jede negative Formulierung, die keinen Ausweg und keinen Raum für Hoffnung mehr lässt, deutet darauf hin, dass hier gefiltert wird. Wenn Sie Ihre Situation in dieser Form beschreiben, halten Sie inne und untersuchen Sie Ihre Gedanken. Fragen Sie sich, ob Sie das Leben wirklich *ausgeglichen* sehen, also positive und negative Aspekte gleichermaßen wahrnehmen.

Zwei Fragen nach der sokratischen Methode helfen, festzustellen, ob Sie gedanklich gerade »Filterbrühe« aufgießen:

- »Habe ich wirklich die Gesamtsituation im Blick? (Sehe ich tatsächlich beide Seiten der Medaille?)«
- »Gibt es positive Aspekte in dieser Situation [an diesem Menschen, dieser Sache], die ich bislang nicht zur Kenntnis genommen habe?«

Beide Fragen erinnern uns daran, nach den guten Seiten Ausschau zu halten und sie in unser Denken einzubeziehen. Dazu ein Beispiel:

- *Filtern:* »Ich habe die Arbeit in Mathe verhauen. Jetzt ist alles aus. Bestimmt falle ich durch.« (Der Schüler filtert und malt zudem noch den Teufel an die Wand: Katastrophendenken.)
- *Frage:* »Sehe ich wirklich das gesamte Bild?«
- *Gegenaffirmation:* »In meinen anderen Fächern stehe ich ›gut‹ bzw. ›befriedigend‹. Außerdem habe ich in Mathe für meine Hausaufgaben halbwegs gute Noten, sodass ich die schlechte Note in der Arbeit ausgleichen kann. Vielleicht komme ich ja doch durch.«

EMOTIONAL URTEILEN

Emotional zu urteilen heißt, etwas nur aufgrund der eigenen Gefühle zu bewerten. Natürlich kann es in manchen Situationen sinnvoll sein, sich von den eigenen Gefühlen leiten zu lassen. Haben Sie zum Beispiel gerade jemanden kennengelernt und den Eindruck bekommen, die »Chemie« stimmt nicht, dann mag dies

ÜBUNG

Überprüfen Sie Ihren inneren Monolog eine Woche lang daraufhin, ob Sie filtern, vor allem, wenn Sie kategorisch negative Formulierungen wie »wertlos«, »hoffnungslos«, »Versagen« und so weiter gebrauchen. Halten Sie diese Formulierungen in der linken Spalte des Arbeitsblattes »Unproduktive Denkmuster« fest. In die rechte Spalte schreiben Sie die passende Gegenaffirmation, die alle Aspekte berücksichtigt.

ausreichen, um weitere Verabredungen abzusagen. Doch gibt es genügend Fälle, in denen Ihre Gefühle Sie zu falschen Schlussfolgerungen verleiten können. Ein klassisches Beispiel ist es, wenn Sie meinen, es müsse Ihnen schlecht gehen, weil Ihre Stimmung nicht die beste ist. (»Ich fühle mich nutzlos, also bin ich auch nutzlos.« Oder: »Ich fühle mich inkompetent, folglich muss ich inkompetent sein.« Noch verbreiteter: »Ich fühle mich hässlich, also bin ich es auch.«) Sie leiten aus einer Stimmung ein unveränderliches, dauerhaftes Defizit in Ihrer Persönlichkeit ab und übersehen, dass Stimmungen kommen und gehen. Es ist, als würde man sagen, dass es nun immer regnen wird, weil es im Moment regnet. »Ich fühle mich so, also bin ich auch so.« Das ist *schlicht falsch*.

Ein klares Indiz für eine rein emotionale Beurteilung der Lage sind impulsive Entscheidungen, die man ohne Überlegung trifft. Nicht immer ist Spontaneität angebracht, so gut sie sonst sein mag.

Mit folgenden Fragen können Sie überprüfen, wie begründet eventuelle emotionale Urteile tatsächlich sind:

- Reagiere ich nur aufgrund meiner Gefühle?
- Sehe ich die Lage wirklich objektiv?
- Gibt es Anzeichen dafür, dass meine emotionale Beurteilung tatsächlich zutrifft?

Hier zwei Beispiele, wie Sie diese Fragen sinnvoll einsetzen können:

- *Emotional urteilen:* »Ich habe das Gefühl, an dieser Besprechung einfach nicht teilnehmen zu können. Ich kann das einfach nicht.«
  - *Frage:* »Reagiere ich hier nicht nur aufgrund meiner Gefühle? Sehe ich die Lage wirklich objektiv?«
  - *Gegenaffirmation:* »Nur weil ich das Gefühl habe, ich könne das nicht, heißt dies noch lange nicht, dass es auch zutrifft. Ich kann die Besprechung nötigenfalls immer noch verlassen (und beispielsweise auf die Toilette gehen). Ich weiß das, also kann ich es doch zumindest versuchen.«

ÜBUNG

Achten Sie darauf, ob Sie im Laufe der nächsten Woche Schlussfolgerungen oder Entscheidungen allein auf der Grundlage Ihrer Gefühle treffen. Nehmen Sie vor allem impulsive Beschlüsse unter die Lupe. Durchleuchten Sie den Hintergrund Ihrer Gefühle und notieren Sie entsprechende Gegenaffirmationen in der rechten Spalte Ihres Arbeitsblatts.

- *Emotional urteilen:* »Ich fühle mich heute schrecklich. Ganz sicher stimmt mit mir etwas nicht.«
  - *Frage:* »Sehe ich die Lage wirklich objektiv? Gibt es irgendwelche Anzeichen, die diese negative Beurteilung rechtfertigen?«
  - *Gegenaffirmation:* »Nur weil ich mich schlecht fühle, muss ich nicht von Natur aus schlecht sein. Selbst wenn ich niedergeschlagen bin, heißt das nicht, dass ich unwiderruflich psychisch gestört bin.« »Na und, was soll's, wenn ich mich heute schlecht fühle? Ich kann selbst etwas dafür tun (Sport treiben, jemanden anrufen, im Garten arbeiten), um aus meinem Stimmungstief herauszukommen.«

»SOLLTE«-SÄTZE

Das Wort »sollte« ist das Markenzeichen des Perfektionisten. Wir verwenden es immer, wenn wir uns zu etwas motivieren wollen: »Eigentlich sollte ich das tun.« Oder: »Ich muss das unbedingt machen.« Wenn es um Fragen von Takt oder Ethik geht, ist es auch nicht grundsätzlich verkehrt, gewisse Anforderungen an sich zu stellen. Gedanken wie »Ich sollte ihm danken, weil er mir einen großen Gefallen getan hat« oder »Ich sollte bei meinen Angaben in der Einkommensteuererklärung ehrlich sein« sind ja durchaus korrekt, ebenso: »Ich sollte Hans sagen, dass er nach rechts und links sehen muss, wenn er die Straße überquert.« Schwierig wird es erst, wenn wir uns mit solchen Sätzen unter Druck setzen und unsere Erwartungen unvernünftig hoch sind, etwa:

- »Ich sollte immer nett zu anderen sein, egal, wie es mir geht.«
- »Ich sollte immer alles können.«
- »Ich sollte eine ›perfekte‹ Ehefrau (oder ein ›perfekter‹ Partner, Vater, Student ...) sein.«
- »Ich sollte allein zurechtkommen.«
- »Ich sollte nie müde oder krank sein.«
- »Ich sollte keine negativen Emotionen wie Ärger oder Eifersucht haben.«
- »Ich sollte etwas tun, was mir mehr Ansehen und Geld bringt.«

- »Ich sollte keine Panikanfälle bekommen.«
- »Ich sollte keine Angst haben.«

Wenn Sie derartige Selbstgespräche führen, kann ich Ihnen eine lebenslange Garantie auf Angst und Anspannung geben. Solche Gedanken untergraben Ihr Selbstvertrauen und Ihre Selbstachtung. Der Perfektionist legt mit seinen Forderungen die Latte hoch. Dann kommt der Kritiker und zählt Ihnen Ihre Fehler auf.

Woran aber erkennt man, ob die eigenen »Sollte«-Sätze einen negativen Einfluss haben und Stress auslösen? In ihrem Buch *Selbstachtung: Das Herz einer gesunden Persönlichkeit* stellen Matthew McKay und Patrick Fanning vier Kriterien vor, die Ihnen helfen, diese Frage zu beantworten:

1. *Ist der Anspruch, den Sie an sich stellen, verhandelbar?* Anders gesagt: Erlaubt er Ausnahmen oder Anpassungen nach unten? Oder ist er so etwas wie ein ehernes Gesetz?
2. *Ist der Anspruch, den Sie an sich stellen, aus Ihrer eigenen Lebenserfahrung abgeleitet?* Oder haben Sie ihn gleichsam von Ihren Eltern »geerbt«, ohne ihn je in Zweifel zu ziehen?
3. *Ist der Anspruch, den Sie an sich stellen, realistisch?* (Berücksichtigen Sie wirklich alle Folgen, die daraus für Sie entstehen können?) Oder beruht er vielmehr auf einer vagen Vorstellung von dem, was richtig ist, ohne Rücksicht auf Verluste?
4. *Führt der Anspruch, den Sie an sich stellen, zu einer Bereicherung Ihres Lebens?* (Beruht er auf Ihren Bedürfnissen und Gefühlen?) Oder führt er eher zu seelischer Verarmung, weil er Ihre Bedürfnisse außer Acht lässt?

Wann immer Sie sich bei Selbstgesprächen ertappen wie: »Ich muss unbedingt ...« oder »Ich sollte ...«, prüfen Sie anhand dieser vier Kriterien, ob der Anspruch, den Sie an sich stellen, tatsächlich Ihre Bedürfnisse widerspiegelt. Wenn die Antwort auch nur in einem Fall Nein lautet, sollten Sie Ihren Anspruch in Zweifel ziehen. Hier ein Beispiel:

- *»Sollte«-Satz:* »Ich sollte anderen Menschen gegenüber immer nett und gut gelaunt sein.«
- *Frage:* »Habe ich diesen Anspruch selbst formuliert, oder habe ich ihn unbesehen von meinen Eltern übernommen? Spiegelt er meine Gefühle und Bedürfnisse wider, oder geht er daran vorbei?«
- *Gegenaffirmation:* »Meine Mutter hat mir beigebracht, dass ich in jeder Situation nett zu anderen Menschen sein muss. Meiner persönlichen Erfahrung zufolge wäre dies in bestimmten Fällen einfach Heuchelei. Der Anspruch beruht also nicht auf meinen Bedürfnissen und Erfahrungen. Denn es gibt nun einmal Zeiten, in denen ich nicht permanent lächeln kann. Schlussfolgerung: Es ist ganz in Ordnung, nicht dauernd nett und gut gelaunt zu sein.«

ÜBUNG

Achten Sie einmal darauf, wie oft Sie innerhalb einer Woche zu sich »Ich sollte dies tun« oder »Ich muss jenes tun« sagen. Schreiben Sie diese Sätze in die linke Spalte Ihres Arbeitsblatts. Finden Sie mithilfe der oben angegebenen Kriterien heraus, mit welchem dieser Sätze Sie zu hohe Ansprüche an sich selbst stellen. Entziehen Sie diesen Ansprüchen den Boden, indem Sie sie mithilfe der sokratischen Methode einer genauen Überprüfung unterziehen. In der rechten Spalte Ihres Arbeitsblatts halten Sie Ihre Gegenaffirmationen fest.

ALLGEMEINE TIPPS ZUM UMGANG MIT DEM INNEREN MONOLOG

Der negative innere Monolog ist nichts anderes als eine Ansammlung negativer »geistiger Gewohnheiten«. Diesen Mechanismus können Sie durchbrechen, wenn Sie sich erst einmal klarmachen, bei welcher Gelegenheit Sie in wenig konstruktive Selbstgespräche verfallen, und diese dann ganz bewusst durch positive Affirmationen ersetzen. Sie haben Jahre gebraucht, bis Ihnen Ihr negativer innerer Monolog in Fleisch und Blut übergegangen ist. Daher erfordert es auch Zeit, sinnvollere Arten des Umgangs mit sich selbst einzuüben. Folgendes sollten Sie dabei beherzigen:

1. ***Aufgepasst!***

Sie müssen sich selbst sozusagen auf frischer Tat ertappen. Achten Sie auf Situationen, die durch negative innere Monologe verschlimmert werden, zum Beispiel:

- jede Gelegenheit, bei der Sie ängstlich werden, auch zu Beginn einer Panikattacke (achten Sie darauf, was der Sorgenmacher sagt, wie Sie die negativen Aspekte Ihrer Situation überbewerten und einen katastrophalen Ausgang als zwingend ansehen),
- immer wenn Sie sich einer schwierigen Aufgabe oder einer angstbesetzten Situation stellen müssen (auch hier spielen die Subpersönlichkeit des Sorgenmachers sowie die negativen Gewohnheiten des Übertreibens und des Katastrophendenkens eine entscheidende Rolle),
- wenn Sie einen Fehler gemacht haben oder sich aus anderen Gründen unsicher fühlen (hier achten Sie auf den Kritiker sowie auf die negativen mentalen Gewohnheiten des Generalisierens, Filterns und der »Sollte«-Sätze),
- wenn Sie deprimiert oder entmutigt sind (halten Sie Ausschau nach den Einflüsterungen des Opfers sowie nach den mentalen Mustern der Übertreibung, Generalisierung, des Filterns und des Katastrophendenkens),

- Situationen, in denen Sie sich über sich selbst oder andere ärgern (achten Sie auf den Kritiker, den Perfektionisten und alle bereits beschriebenen mentalen Fehlhaltungen),
- Situationen, in denen Sie Schuldgefühle, Scham oder Verlegenheit empfinden (achten Sie hier besonders auf den Perfektionisten mit seinen »Sollte«-Sätzen).

2. *Stopp!*
Stellen Sie sich folgende Fragen:

- »Was habe ich zu mir selbst gesagt, das dieses Gefühl in mir ausgelöst hat?«
- »Möchte ich mir das wirklich antun?«
- »Möchte ich mich tatsächlich so aufregen?«

Wenn die Antwort auf die letzten beiden Fragen Nein lautet, gehen Sie zu Punkt 3 weiter.

Machen Sie sich bewusst, dass Ihre Antwort in manchen Fällen durchaus ein klares Ja sein kann. Möglicherweise machen Sie tatsächlich lieber weiter wie gehabt, statt Ihren negativen inneren Monolog aufzugeben. Vielleicht haben Sie recht starke Gefühle, deren Ausdruck Sie sich bislang nicht erlaubt haben. Es ist ganz normal, dass man ängstlich, zornig oder deprimiert ist, wenn bestimmte intensive Gefühle auftreten, die man nicht zugeben, geschweige denn ausdrücken will.

Falls Sie also zu erregt sind, um sich mit Ihrem negativen inneren Monolog auseinanderzusetzen, sollten Sie sich erlauben, sich Ihre Gefühle bewusst zu machen und sie auszudrücken. Wenn Sie im Moment mit keinem Menschen darüber reden können, offenbaren Sie sich Ihrem Tagebuch. Sobald Sie sich beruhigt haben und sich entspannen können, fahren Sie fort wie im Folgenden beschrieben. (In Kapitel 12 finden Sie weitere Tipps und Hinweise.)

Vielleicht wollen Sie auch künftig mit Ihrer Angst leben, weil Sie das starke Bedürfnis haben, alles »unter Kontrolle« behalten zu müssen. Sie übertreiben Bedrohungen und bereiten sich auf eine imaginäre Katastrophe vor, damit Sie Ihr Anspannungsniveau weiter hoch halten können. Dies gibt Ihnen das Gefühl von Kontrolle. Ihre Wachsamkeit wird belohnt durch das Gefühl, alles im Griff zu haben. Unglücklicherweise werden Sie bei diesem Prozess immer angespannter und erreichen schließlich einen Punkt, an dem Ihre Vorstellungskraft aus dem Ruder läuft und sich nur noch mit Katastrophen beschäftigt. Dies wiederum verstärkt die Anspannung. Hier hilft nur eines: loslassen und entspannen. Daher ist der nächste Schritt für Sie so wichtig. Nur in der Entspannung hört der Kopf auf, mit uns Schlitten zu fahren, sodass wir uns endlich mit unseren negativen Denkmustern beschäftigen können.

3. *Entspannen Sie sich!*
Durchbrechen Sie Ihre negativen Gedankenschleifen, indem Sie ein paar Mal tief ein- und ausatmen oder sich auf andere Weise ablenken. Hier geht es ums Loslassen, Langsamerwerden und Entspannen. Unser negativer innerer Monolog läuft automatisch ab, sodass wir ihn kaum bemerken, gerade wenn wir gehetzt und angespannt sind. Sie werden feststellen, dass diese Art der Gedanken sich kaum abstellen lässt, indem Sie sie einfach analysieren. Zuerst einmal müssen Sie sich körperlich entspannen. Mitunter müssen Sie fünfzehn bis zwanzig Minuten lang Tiefenentspannung praktizieren. Atmen Sie tief durch, üben Sie progressive Muskelentspannung, oder meditieren Sie, bis Sie so weit zur Ruhe gekommen sind, dass Sie herausfinden, was Sie zu sich selbst gesagt haben. Sind Sie nicht besonders angespannt, brauchen Sie dazu gewöhnlich nur eine oder zwei Minuten.

4. *Schreiben Sie's auf!*
Halten Sie die Gedanken, die bei Ihnen Gefühle der Angst, des Zorns oder der Niedergeschlagenheit ausgelöst haben, schriftlich fest. Meist ist es schwierig festzustellen, was uns beschäftigt hat, wenn wir einfach nur darüber nachdenken. Etwas aufzuschreiben hilft uns zu klären, was wir wirklich dachten. Nutzen Sie dazu das Arbeitsblatt »Tägliche Aufzeichnung meiner negativen Gedanken« in diesem Kapitel. Vielleicht erfordert es ein bisschen Praxis, bis Sie wissen, wie Sie Ihre Gedanken am besten zu Papier bringen. Besonders wichtig ist, dass Sie lernen, Gedanken von Gefühlen zu unterscheiden. Eine Möglichkeit wäre, zuerst die Gefühle zu notieren und sich dann auf die Suche nach den Gedanken zu machen, die sie herbeigeführt haben. Beschreibungen von Gefühlen erfolgen naturgemäß in Wörtern wie »erschrocken«, »verletzt« oder »traurig«. Diese kommen im negativen inneren Monolog nur selten vor.

In Äußerungen wie »Ich fühle mich dumm und unverantwortlich« sind die gedankliche und emotionale Ebene miteinander verquickt. Lösen Sie diese Ebenen voneinander, und ordnen Sie ihnen die entsprechenden Aussagen zu. Ebene der konkreten Gefühle: »Ich bin wütend.« Oder: »Ich bin enttäuscht.« Ebene der Gedanken bzw. innerer Monolog: »Ich bin dumm.« Oder: »Ich bin verantwortungslos.« Diese Äußerungen sind die Auslöser für Ihre momentane Gefühlslage.

Ein weiteres Beispiel: Der Satz »Ich bin viel zu ängstlich, um mir das zuzutrauen« vermengt das Gefühl der Angst mit verschiedenen Gedanken. Das Gefühl »Ich habe Angst« entsteht aus negativen Einschätzungen. (»Das ist undurchführbar.« Oder: »Ich kann das nicht.«) Fragen Sie sich also zuerst: »Was fühle ich?« Und dann: »Welche Gedanken gingen diesem Gefühl voraus?«

Vergessen Sie nicht, dass der innere Monolog aus Gedanken und nicht aus Gefühlen besteht. In den meisten Fällen handelt es sich dabei um ein Urteil, das sich auf Sie selbst oder die Situation bezieht. Gefühle sind Ihre emotionale Reaktion auf (negative) Werturteile.

ÜBUNG: DIE TÄGLICHE AUFZEICHNUNG MEINER NEGATIVEN GEDANKEN

Das Arbeitsblatt »Tägliche Aufzeichnung meiner negativen Gedanken« geht auf Aaron T. Beck zurück, einen der Pioniere in der Erforschung des negativen inneren Monologs. Es wurde geschaffen, damit Sie Ihrem negativen Denken leichter auf die Schliche kommen. Es ist besonders hilfreich, wenn Sie sich ängstlich, niedergeschlagen, mutlos oder verunsichert fühlen. Füllen Sie die Spalten von links nach rechts aus. Folgendes gilt es dabei zu beachten:

1. *Situation:* Beschreiben Sie in wenigen Worten die Situation, die zu Ihren Gefühlen geführt hat. Wenn es dabei nur um Gedanken, Vorstellungen oder Erinnerungen ging, beschreiben Sie bitte diese.
2. *Gefühle:* Welche Gefühle (Angst, Niedergeschlagenheit, Scham) hatten Sie? Wie intensiv waren diese (auf einer Skala von 0 bis 100)?
3. *Automatische Gedanken:* Hier führen Sie die negativen Gedanken auf, die Ihre Gefühle auslösten. Denken Sie darüber nach, was Sie zu sich gesagt haben, bevor diese Gefühle aufkamen. Achten Sie darauf, die Gedanken von den Gefühlen zu trennen. Welche Gefühle haben diese Gedanken konkret bei Ihnen ausgelöst? Wenn Sie immer noch angespannt sind, entspannen Sie sich zuerst, bevor Sie sich daranmachen, Ihren negativen inneren Monolog zu erforschen. Nachdem Sie herausgefunden haben, was Sie dachten, schätzen Sie auf einer Skala von 0 bis 100 ein, welche Glaubwürdigkeit Sie diesen Gedanken zubilligen.
4. *Rationale Reaktion:* Hier halten Sie die positiven Gegenaffirmationen fest, die Sie Ihren Selbstaussagen entgegensetzen können. Denken Sie darüber nach, wie eine positive, hilfreiche Haltung in diesem Fall aussehen könnte. Schreiben Sie auf, was Ihren negativen Gedanken abschwächt oder gar abstellt. Wenn nötig, setzen Sie die sokratische Methode ein, um Ihr negatives Selbstgespräch abzustellen. Achten Sie darauf, ob Sie Ihre Gegenaffirmationen auch wirklich glauben. Schätzen Sie deren Glaubwürdigkeit auf einer Skala von 0 bis 100 ein.
5. *Ergebnis:* Zunächst einmal legen Sie auf einer Skala von 0 bis 100 fest, wie sehr Sie jetzt noch (nach Ihren positiven Gegenaffirmationen) an Ihren negativen Gedanken glauben. Dann schätzen Sie die Stärke Ihrer Gefühle neu ein. Wie stark ist Ihr Gefühl auf einer Skala von 0 bis 100?

Tipp: Fertigen Sie von dem Arbeitsblatt mindestens 50 Kopien an, bevor Sie anfangen, es auszufüllen, damit Sie auch in Zukunft damit arbeiten können.

Wenn Sie Ihrem negativen inneren Monolog wirklich zu Leibe rücken wollen, sollten Sie das Arbeitsblatt täglich ausfüllen, und das über mindestens zwei Wochen. Danach können Sie es immer dann zur Hand nehmen, wenn Sie in den nächsten beiden Monaten ängstlich, niedergeschlagen, verunsichert oder wütend sind. Es braucht vermutlich ein wenig Zeit und Übung, bevor Sie Ihre negativen Gedanken zusammen mit den jeweiligen positiven Gegenaffirmationen auf Anhieb herausfinden. Doch die Anstrengung lohnt sich. Gerade wenn Sie immer wieder positive Gegenaffirmationen aufschreiben, werden Sie bald die neue Gewohnheit entwickeln, Ihrem negativen Denken frühzeitig etwas entgegenzusetzen. Nach ein oder zwei Monaten stellen Sie dann fest, dass Sie jeden negativen Gedanken mühelos schon im Keim verkümmern lassen. *Diese Maßnahme ist eine der wertvollsten Gewohnheiten, die Sie sich im Kampf gegen Angst und Panik aneignen können.*

TÄGLICHE AUFZEICHNUNG MEINER NEGATIVEN GEDANKEN

Anleitung: Wenn Sie bei dieser Übung ein unangenehmes Gefühl wahrnehmen, notieren Sie bitte die Situation, die diese Gefühle ausgelöst hat. Wenn Sie diese Empfindung spüren, während Sie nachdenken, tagträumen oder Ähnliches, dann schreiben Sie auf, bei welchem Gedanken das Gefühl hochkam. Notieren Sie bitte auf einer Skala, inwieweit dieser Gedanke für Sie zutrifft: 0 = überhaupt nicht; 100 = trifft völlig zu. Zur Beurteilung der Intensität des Gefühls bedeutet 0 = nur minimal; 100 = höchst intensiv.

Datum:______________________________

SITUATION

Beschreiben Sie:

1. die aktuelle Situation, die zu den unangenehmen Gefühlen führte,
2. Gedanken, Tagträume, Erinnerungen, die zu den unangenehmen Gefühlen führten.

GEFÜHLE

1. Was empfanden Sie konkret (Trauer, Wut, Angst)?
2. Wie stark waren diese (auf einer Skala von 0 bis 100)?

AUTOMATISCHE GEDANKEN

1. Welche automatischen Gedanken tauchten vor Ihren Gefühlen auf?
2. Wie stark glauben Sie daran (auf einer Skala von 0 bis 100)?

RATIONALE REAKTION

1. Schreiben Sie auf, wie Sie auf Ihre automatischen Gedanken rational reagieren können.
2. Wie stark ist Ihr Glaube an die rationale Reaktion (auf einer Skala von 0 bis 100)?

ERGEBNIS

1. Schätzen Sie Ihren Glauben an die automatischen Gedanken neu ein (auf einer Skala von 0 bis 100).
2. Welche Gefühle hegen Sie nunmehr? Schätzen Sie deren Stärke ein (auf einer Skala von 0 bis 100).

5. *In welche Form des negativen inneren Monologs haben Sie sich verwickeln lassen?*
Stammt er vom Sorgenmacher, vom Kritiker, vom Opfer oder vom Perfektionisten? Welche unproduktiven Denkmuster nehmen Sie dabei an (Übertreibung, Katastrophendenken, Generalisieren, Filtern)? Nachdem Sie dies eine gewisse Zeit geübt haben, wissen Sie, welche Form des inneren Monologs Sie pflegen und für welche negativen Gedankenmuster Sie besonders anfällig sind. Dann erkennen Sie weit früher, was sich in Ihrem Kopf abspielt, und können Gegenmaßnahmen ergreifen.

6. *Geben Sie Ihren negativen Subpersönlichkeiten Kontra!*
Parieren Sie Ihre Negativaussagen mit positiven, rationalen, hilfreichen Affirmationen. Schreiben Sie neben jede Negativaussage ihren positiven Widerpart. Diese Gegenaffirmationen sollten bejahend, in der Gegenwart und in der Ichform formuliert werden. Wichtig ist auch, dass diese Aussagen Ihnen glaubwürdig erscheinen und Ihnen ein *gutes Gefühl* geben. (Anders ausgedrückt: Sie sollten sich damit wohl fühlen.)

In vielen Fällen ist es hilfreich, dem negativen inneren Monolog mit der sokratischen Methode zu Leibe zu rücken, die ich Ihnen vorgestellt habe.

Bei anderer Gelegenheit fällt Ihnen vielleicht sofort eine positive Gegenaussage ein, ohne dass Sie lange überlegen müssen. Auch das ist in Ordnung, solange Sie diese Affirmation glaubwürdig finden.

WIE SIE DEN NEGATIVEN INNEREN MONOLOG UNTERBRECHEN: KURZFORM

Mit der »Täglichen Aufzeichnung meiner negativen Gedanken« haben Sie ein wertvolles Instrument in der Hand, um fest verwurzelte negative Denkgewohnheiten, die zu Angst, Niedergeschlagenheit und mangelnder Selbstachtung führen, zu verändern. Manchmal aber hat man weder Zeit noch Gelegenheit, die eigenen negativen Gedanken niederzuschreiben und positive Gegenaffirmationen dafür zu finden. Wenn Sie einen negativen Gedankengang sofort abstellen wollen, sollten Sie sich an folgende drei Schritte halten:

1. *Aufgepasst!*
Achten Sie darauf, ob Sie im Augenblick in Ihre negativen Denkgewohnheiten verfallen sind. Die beste Gelegenheit hierfür bietet sich, wenn Sie Angst, Niedergeschlagenheit, Unsicherheit oder Wut empfinden.

2. ***Stopp!***
Stellen Sie sich folgende Fragen:

- »Was habe ich zu mir selbst gesagt, das dieses Gefühl in mir ausgelöst hat?«
- »Möchte ich mir das wirklich antun?«
- »Möchte ich mich tatsächlich so aufregen?«

3. ***Entspannen Sie sich oder beschäftigen Sie sich mit etwas anderem***
Wenn Sie einen negativen Gedanken durchbrechen wollen, müssen Sie zunächst zur Ruhe kommen. Entweder Sie beruhigen sich durch Tiefenatmung, *oder* Sie finden eine andere Beschäftigung, in die Sie sich vertiefen können. Hier ist körperliche Betätigung (ob Sport, Tanzen oder Hausarbeit) meist recht hilfreich, da sie unsere Aufmerksamkeit vom Kopf abzieht und in den Körper lenkt. Andere Möglichkeiten sind Gespräche, Lesen, Hobbys, Spiele, Entspannungs-CDs und Musik.

Alternativ können Sie auch eine der sogenannten »Denkstopp«-Techniken einsetzen. Rufen Sie laut: »Stopp!« Oder: »Raus!« Oder stampfen Sie mit dem Fuß auf. Eine andere Möglichkeit ist das Gummiband. Tragen Sie ein Gummiband ums Handgelenk, das Sie schnalzen lassen, wann immer Sie sich ablenken wollen.

In Anhang 3 finden Sie eine ganze Liste von Handlungsmöglichkeiten, die Sie von ängstlichen Gedanken und Sorgen ablenken.

Dies ist sozusagen der Schnelldurchgang des vorher Gesagten zum Zwecke der Soforthilfe. Das eigentliche Heilprogramm lässt sich dadurch aber nicht ersetzen. Vor allem sollten Sie nicht darauf verzichten, die »Tägliche Aufzeichnung meiner negativen Gedanken« vorzunehmen. Sie können Ihren negativen inneren Monolog, der von den hier beschriebenen Subpersönlichkeiten und Denkmustern geprägt wird, nur dann abstellen, wenn Sie längere Zeit stetig üben.

WAS ZU TUN IST

1. Lesen Sie den Abschnitt »Grundsätzliches zum inneren Monolog« noch einmal, um sicherzustellen, dass Sie sich der automatischen Natur des negativen Selbstgesprächs und seiner Rolle im Zusammenhang mit Phobien und Panikattacken bewusst sind.
2. Machen Sie sich mit den vier Subpersönlichkeiten vertraut, die einen Großteil Ihres negativen inneren Monologs bestimmen: der Sorgenmacher, der Kritiker, das Opfer und der Perfektionist. Welche Rolle spielen sie in Ihrem Leben? Verwenden Sie hierfür die Arbeitsblätter zu den Subpersönlichkeiten. Suchen Sie

dann für jede Subpersönlichkeit positive Gegenaffirmationen. Lesen Sie diese eine Woche lang täglich durch, oder nehmen Sie sie auf, damit Sie sie vor dem Schlafengehen oder beim Autofahren anhören können.

3. Erstellen Sie eine Liste all Ihrer Phobien und Ängste. Ordnen Sie sie dann ihrer Stärke nach ein. Benutzen Sie das Arbeitsblatt »Sorgen«, um Ihren stärksten Ängsten auf die Spur zu kommen. Halten Sie für jede fest, welche Katastrophengedanken und welche Übertreibungen die Furcht am Leben erhalten. Finden Sie sodann für Ihre negativen Gedanken positive Gegenaffirmationen. Schließlich notieren Sie, was Sie täten, wenn der schlimmste Fall tatsächlich einträte.
4. Finden Sie heraus, welche weiteren negativen Denkmuster Ihre Sorgen und Ängste verschärfen. Nutzen Sie das entsprechende Arbeitsblatt, um herauszufinden, wann und wie Sie filtern, generalisieren, emotional urteilen oder »Sollte«-Sätze benutzen, wenn Sie Angst, Niedergeschlagenheit, Unsicherheit oder andere negative Gefühle empfinden. Rücken Sie den Negativaussagen mithilfe der sokratischen Methode zu Leibe. Halten Sie positive Gegenaffirmationen schriftlich fest.
5. Machen Sie sich mit den sechs Schritten zur Überwindung negativer Denkmuster vertraut:
   1. Aufgepasst!
   2. Stopp!
   3. Entspannen Sie sich, und lassen Sie locker.
   4. Schreiben Sie's auf.
   5. In welche Form des negativen inneren Monologs haben Sie sich verwickeln lassen?
   6. Geben Sie Ihren Subpersönlichkeiten Kontra.
6. Wenn Sie alle Arbeitsblätter ausgefüllt haben, sollten Sie sich mindestens zwei Wochen lang mit der »Täglichen Aufzeichnung meiner negativen Gedanken« beschäftigen. Fertigen Sie fünfzig Kopien vom Arbeitsblatt an. Hier machen sich Geduld und Ausdauer bezahlt.
7. Nutzen Sie die Kurzform des Umgangs mit negativen Gedanken, wenn Sie sich schnell von unangenehmen Gedankengängen befreien wollen. Bedenken Sie aber, dass Sie damit die ausführlicheren Übungen nicht ersetzen können.

LITERATUR

Barlow, David; Craske, Michelle: Mastery of Your Anxiety and Panic, Workbook, 4. Aufl., New York, Oxford University Press 2007.

Beck, Aaron T.: Wahrnehmung der Wirklichkeit und Neurose – kognitive Psychotherapie emotionaler Störungen, München 1979.

Beck, Aaron T.; Emery, Gary: Kognitive Verhaltenstherapie bei Angst und Phobien, Tübingen 1981.

Burns, David: Feeling good – Depressionen überwinden, Selbstachtung gewinnen, Paderborn 2006.

Helmstetter, Shad: What to Say When You Talk to Yourself, New York 1982. (Ein zeitgemäßes und gut lesbares Buch)

McKay, Matthew; Davis, Martha; Fanning, Patrick: Thoughts & Feelings – The Art of Cognitive Stress Intervention, Oakland (CA) 1998.

McKay, Matthew; Fanning, Patrick: Selbstachtung – Das Herz einer gesunden Persönlichkeit, Paderborn 2004.

Wilson, Reid: Don't Panic: Taking Control of Anxiety Attacks, New York 1996.

9

FALSCHE GLAUBENSSÄTZE

VERMUTLICH FRAGEN SIE SICH JETZT, woher der negative innere Monolog eigentlich kommt. In den meisten Fällen handelt es sich um das Resultat tief verwurzelter gedanklicher Vorstellungen und Glaubenssätze, die wir über uns, andere Menschen und die Umwelt hegen. Diese Grundannahmen nennt man »Skripte«, »Grundüberzeugungen« oder »dysfunktionale Glaubenssätze«. Wir übernehmen diese Glaubenssätze von unseren Eltern, von Lehrern und Gleichaltrigen ebenso wie von der Gesellschaft im Allgemeinen. Normalerweise sitzen sie so tief im Bewusstsein, dass wir sie gar nicht bemerken. Wir erkennen sie nicht einmal als »Kunstprodukt«. Wir nehmen unbesehen an, dass sie die Wirklichkeit exakt widerspiegeln. Typische falsche Glaubenssätze sind zum Beispiel »Ich bin hilflos«, »Das Leben ist ein Kampf« oder »Ich muss immer gut aussehen und nett sein, ganz egal, wie ich mich fühle«. Dieser psychische Mechanismus ist nichts Neues. In ihm drückt sich das aus, was wir als unsere »Haltung« oder »Einstellung« bezeichnen.

Falsche Glaubenssätze sind der Nährboden unserer irrationalen Ängste. Wie wir im vorhergehenden Kapitel sehen konnten, redet man sich seine Angst selbst ein, indem man immer die größte Katastrophe, das größte Unglück erwartet (»Und wenn nun ...?«), sich selbst überkritisch sieht (der Kritiker) oder unrealistisch hohe

Erwartungen an sich stellt (der Perfektionist). Diesen unproduktiven Denkmustern, denen unser innerer Monolog gehorcht, liegen falsche Glaubenssätze darüber zugrunde, »wie das Leben ist«.

Sie können einen Großteil Ihrer Sorgen schlagartig loswerden, wenn Sie sich von der Grundannahme »Ich muss mir über ein Problem Sorgen machen, bevor ich es lösen kann« verabschieden. Auch Selbstsicherheit und Selbstvertrauen nehmen sofort zu, wenn Sie sich von Vorstellungen trennen, die da lauten: »Ich bin nichts, solange ich keinen Erfolg habe.« Oder: »Ich bin nichts wert, wenn andere mich nicht lieben und achten.« Auch das Stresserleben nimmt schnell ab, sobald Sie die Überzeugung »Wenn ich es nicht perfekt machen kann, lasse ich es besser gleich bleiben« in den »mentalen Mülleimer« werfen. Ihr Leben wird frei von Angst, wenn Sie diejenigen Grundannahmen ändern, die Ängste auslösen und aufrechterhalten.

Vielleicht sind Sie ja mittlerweile auf einige Glaubenssätze gestoßen, die Sie im Leben behindern. Stellen Sie diese auf den Prüfstand: Stimmt es wirklich, was Sie da glauben? Weitverbreitete Vorstellungen, die uns davon abhalten, das zu tun, was wir wirklich wollen, sind beispielsweise: »Ich kann mir das nicht leisten«, »Ich habe keine Zeit, noch einmal zur Schule zu gehen und zu lernen, was mir Spaß macht« oder »Ich habe einfach kein Talent für den Erfolg«. Möglicherweise glauben Sie unbewusst auch, dass Sie das, was Sie wirklich wollen, nicht verdienen. Keine der oben genannten Vorstellungen spiegelt notwendigerweise Tatsachen wider. Sie beruhen auf Annahmen, die sich bei Überprüfung als falsch herausstellen können. Meist merken wir erst, wie diese Vorstellungen unser Leben behindern, wenn uns jemand anderes darauf hinweist.

Falsche Glaubenssätze begrenzen unser Selbstwertgefühl und unsere Selbstachtung. Sie lassen uns annehmen, unser Wert hänge von äußeren Faktoren wie sozialer Anerkennung, Vermögen, Besitz oder der Liebe eines anderen Menschen ab. Wenn wir dies alles nicht bekommen, glauben wir automatisch, nichts wert zu sein. Ideen wie »Erfolg ist alles« oder »Ich bin das wert, was ich leiste« verlagern die Grundlagen unseres Selbstwertgefühls ins Außen. Dasselbe gilt für die Überzeugung »Ich bin nichts wert, wenn niemand anderes mich liebt (oder respektiert)«. Manchmal ist ein langer Lernprozess nötig, bis man versteht, dass das Selbstwertgefühl *aus einem selbst* kommt. Sie sind ein Mensch! Allein dies verleiht Ihnen einen grundlegenden Wert, eine innere Würde, die Ihnen niemand nehmen kann. Was immer Sie erreichen oder nicht erreichen, Ihre Eigenschaften und Begabungen machen Sie zu einem wertvollen Menschen. Wir achten fraglos Hunde und Katzen als wertvolle Geschöpfe, einfach weil sie Tiere sind. Genauso sind auch Menschen wertvolle Geschöpfe, so, *wie sie sind*, unabhängig von Leistung, Besitz oder gesellschaftlichem Status, einfach weil sie menschliche Wesen sind. Mehr Selbstachtung heißt, dass Sie lernen, sich zu achten und an sich zu glauben, ohne sich auf Ihre Leistung oder auf andere zu beziehen (und von diesen abhängig zu sein bzw. sich abhängig zu machen).

ÜBUNG

Falsche Glaubenssätze können uns daran hindern, unsere Lebensziele zu verwirklichen. Fragen Sie sich hier und jetzt: »Was will ich eigentlich im Leben? Was würde ich tun, wenn ich von vornherein wüsste, dass ich nicht scheitern kann?« Nehmen Sie sich ein paar Minuten Zeit, um ernsthaft über dieses Thema nachzudenken. Halten Sie Ihre Antwort hier fest.

Wenn Sie nicht sagen können, was Sie wollen, stellen Sie sich folgende einfache Frage: »Warum ist das so?« Notieren Sie die Gründe hier, oder nehmen Sie ein zusätzliches Blatt Papier:

BEISPIELE FÜR FALSCHE GLAUBENSSÄTZE

Falsche Grundannahmen gibt es wie Sand am Meer. Alles, was Sie an Ideen und Vorstellungen von Ihren Eltern, Lehrern und Freunden in Kindheit und Jugend übernommen haben, hat sich zu einer beträchtlichen Sammlung an Gemeinplätzen ausgewachsen. Einige Sätze klingen uns noch heute im Ohr: »Große Jungs weinen nicht.« Oder: »Nette Mädchen werden nicht zornig.« Unser Selbstbild nimmt weiteren Schaden, wenn wir über Jahre hinweg kritisiert (»Ich tauge nichts«), ignoriert (»Was ich will, ist nicht so wichtig«) oder abgelehnt werden (»Ich bin nicht liebenswert«). Unglücklicherweise leben und handeln wir so nach diesen Grundannahmen – und lassen zu, dass andere uns entsprechend behandeln –, dass sie im Laufe des Lebens immer wieder bestätigt werden. Wie Computer, so können auch Menschen »programmiert« werden, und so werden aus den falschen Glaubenssätzen unserer Kindheit sich selbst erfüllende Prophezeiungen. Nachstehend finden Sie einige der häufigsten negativen Glaubenssätze sowie *Gegenaffirmationen*, mit denen Sie diese entschärfen können:

- »Ich bin hilflos. Ich bin ein Opfer der Umstände.«
  »Ich bin für mein Leben selbst verantwortlich; die Umstände sind, wie sie sind, doch über meine Einstellung ihnen gegenüber entscheide ich selbst.«
- »Das Leben ist ein Kampf. Wenn das Leben locker erscheint oder Spaß macht, kann etwas nicht stimmen.«
  »Das Leben ist schön und voller Fülle.« »Es ist in Ordnung, sich zu entspannen und Spaß zu haben.« »Das Leben ist ein Abenteuer – ich akzeptiere seine Höhen und Tiefen.«
- »Wenn ich dieses Risiko eingehe, werde ich auf die Nase fallen. Scheitere ich, werden die anderen mich ablehnen.«
  »Für mich ist es in Ordnung, Risiken einzugehen.« »Es ist in Ordnung, zu scheitern. Ich kann aus jedem Fehler lernen.« »Es ist in Ordnung für mich, erfolgreich zu sein.«
- »Ich bin unwichtig. Meine Gefühle und Bedürfnisse zählen nicht.«
  »Ich bin ein wertvoller und einzigartiger Mensch.« »Ich verdiene es ebenso wie andere Menschen, dass meine Gefühle und Bedürfnisse respektiert werden.«
- »Ich sollte immer gut aussehen und nett sein, egal, wie ich mich fühle.«
  »Es ist in Ordnung, einfach ich selbst zu sein.«
- »Wenn ich mir nur genug Sorgen mache, wird das Problem irgendwann vergehen.«
  »Ob ich mir Sorgen mache, hat keinen Einfluss darauf, ob ich das Problem löse. Probleme lassen sich nur durch Handeln lösen.«
- »Ich kann mit schwierigen oder angstauslösenden Situationen nicht umgehen.«
  »Ich kann lernen, jede Situation zu handhaben, vor der ich Angst habe, wenn ich sie in kleinen Schritten anpacke.«

- »Die Außenwelt ist gefährlich. Nur was bekannt und vertraut ist, bietet Sicherheit.«
  »Ich kann lernen, mich in der Außenwelt besser zu fühlen. Ich freue mich auf alle neuen Gelegenheiten zum Lernen und Wachsen, die mein Umfeld mir bietet.«

Der erste und wichtigste Schritt ist natürlich auch hier, die eigenen Fehlhaltungen erst einmal zu erkennen. Im zweiten Schritt entschärfen Sie Ihre falschen Glaubenssätze mit einer Gegenaffirmation. Wiederholen Sie diese so oft, bis sie sich bei Ihnen fest eingeprägt haben. Nur so können Sie sich wirklich »umprogrammieren«.

Mit dem Fragebogen »Falsche Glaubenssätze« können Sie Ihre destruktiven Annahmen identifizieren. Versuchen Sie, einzuschätzen, wie sehr die jeweilige Vorstellung Sie beeinflusst, indem Sie ihr eine Note von 1 bis 4 geben. Arbeiten Sie speziell mit jenen Glaubenssätzen, denen Sie eine 3 oder 4 gegeben haben.

WIE SIE FALSCHEN GLAUBENSSÄTZEN IHRE MACHT NEHMEN

Jetzt wissen Sie vermutlich, welche Glaubenssätze den größten Einfluss auf Sie haben. Und wie können Sie diese nun verändern? Zunächst einmal müssen Sie die Frage klären, wie stark Sie an diese Vorstellungen glauben. Es gibt drei Möglichkeiten, mit falschen Glaubenssätzen umzugehen:

- *Sie glauben nicht tatsächlich daran:* Sie betrachten Ihre Einstellung als schlechte Gewohnheit, die Sie wirklich aufgeben sollten. Sie erkennen, dass diese Einstellung sinnlos ist, und wissen, dass sie auf der Gefühlsebene keine Macht über Sie hat.
  Wenn dies der Fall ist, müssen Sie eigentlich nur noch eine positive Gegenaffirmation formulieren. Im nächsten Abschnitt lernen Sie, wie dies geht. Lesen Sie den Abschnitt mit den Affirmationsbeispielen am Ende des Kapitels durch, um sich Anregungen zu holen.
- *Sie wissen, dass Ihre Vorstellung nicht stimmt, trotzdem übt sie auf emotionaler Ebene einen gewissen Einfluss aus und prägt Ihr Verhalten:* Sie wollen ja gar nicht glauben, dass Sie immer nett sein müssen, merken aber, dass Sie sich dennoch so verhalten, als sei dies der Fall. Irgendwie scheint es schwierig, »das System umzupolen«.

FRAGEBOGEN »FALSCHE GLAUBENSSÄTZE«

Wie sehr beeinflussen die unten aufgeführten Glaubenssätze Ihre Gefühle und Ihr Verhalten? Lassen Sie sich bei der Beantwortung genügend Zeit.

BEWERTUNGSSCHLÜSSEL:
1 = gar nicht, 2 = manchmal/ein bisschen, 3 = stark/häufig, 4 = sehr stark

Notieren Sie Ihre Bewertung hinter dem jeweiligen Satz:

1. »Ich fühle mich hilflos oder ohnmächtig.« ____

2. »Häufig fühle ich mich als Opfer äußerer Umstände.« ____

3. »Ich habe nicht genug Geld, um das zu tun, was ich wirklich will.« ____

4. »Ich habe nur selten genug Zeit, um das zu tun, was ich wirklich will.« ____

5. »Das Leben ist schwierig, ein echter Kampf.« ____

6. »Wenn alles gut läuft, musst du aufpassen!« ____

7. »Ich fühle mich wertlos. Ich bin einfach nicht gut genug.« ____

8. »Häufig habe ich das Gefühl, Glück oder Erfolg nicht zu verdienen.« ____

9. »Ich bin häufig resigniert und frage mich: ‚Warum soll ich überhaupt etwas tun?'« ____

10. »Mein Zustand ist hoffnungslos.« ____

11. »Mit mir stimmt etwas nicht.« ____

12. »Ich schäme mich für meinen Zustand.« ____

13. »Wenn ich ein Risiko eingehe, damit es mir bald besser geht, habe ich Angst, zu scheitern.« ____

14. »Wenn ich ein Risiko eingehe, damit es mir bald besser geht, habe ich Angst vor dem Erfolg.« ____

15. »Wenn ich mich wirklich erholen könnte, müsste ich mich mit Dingen auseinandersetzen, denen ich lieber aus dem Weg gehe.« ____

16. »Ich fühle mich wertlos, wenn niemand mich liebt. Ich habe das Gefühl, es nicht zu schaffen.« ____

17. »Ich kann es nicht ertragen, von anderen getrennt zu sein.« ____

18. »Wenn ein Mensch, den ich liebe, mich nicht ebenso liebt, habe ich das Gefühl, das sei mein Fehler.« ____

19. »Es ist wahnsinnig schlimm, allein zu sein.« ____

20. »Was andere über mich denken, ist von enormer Wichtigkeit.« ____

21. »Ich fühle mich persönlich bedroht, wenn ich kritisiert werde.« ____

22. »Es ist wichtig, von anderen Menschen Anerkennung zu bekommen.« ____

23. »Wenn die Menschen erst sehen, wie ich wirklich bin, wird niemand mich mögen.« ____

24. »Ich muss mich hinter meinen Panzer zurückziehen, sonst entdecken die anderen meine Schwächen.« ____

25. »Ich muss etwas wirklich Bedeutendes schaffen, damit ich das Gefühl habe, in Ordnung zu sein.« ____

26. »Meine Leistungen in Schule und Beruf sind sehr wichtig.« ____

27. »Erfolg ist alles.« ____

28. »Ich muss in allem, was ich tue, der (die) Beste sein.« ____

29. »Ich muss ‚jemand sein', eine besondere Persönlichkeit darstellen.« ____

30. »Scheitern ist schrecklich.« ____

31. »Ich kann andere nicht um Hilfe bitten.« ____

32. »Ich kann von anderen nichts annehmen.« ____

33. »Wenn ich jemanden zu nah an mich heranlasse, übt dieser Mensch über mich Kontrolle aus.« ____

34. »Ich kann es nicht ertragen, wenn mir die Kontrolle entgleitet.« ____

35. »Nur ich kann meine Probleme lösen.« ____

36. »Ich sollte immer selbstlos und großzügig sein.« ____

37. »Ich sollte der (die) perfekte ... [bewerten Sie jede Rolle für sich] sein.«

- ☐ Angestellte ____
- ☐ (Ihre Berufsbezeichnung) ____
- ☐ Ehepartner ____
- ☐ Vater/Mutter ____
- ☐ Liebhaber ____
- ☐ Freund ____
- ☐ Student ____
- ☐ Sohn/Tochter ____

38. »Ich sollte alles ertragen können.« ____

39. »Ich sollte für jedes Problem eine schnelle Lösung finden.« ____

40. »Ich sollte nie müde oder ausgelaugt sein.« ____

41. »Ich sollte immer effizient arbeiten.« ____

42. »Ich sollte immer kompetent sein.« ____

43. »Ich sollte immer alles vorhersehen.« ____

44. »Ich sollte nie ärgerlich oder gereizt sein.« Oder: »Ich mag keinen Ärger.« (Oder: »Wut macht mir Angst.«) ____

45. »Ich sollte immer nett und freundlich sein, egal, wie ich mich fühle.« ____

46. »Ich fühle mich häufig ... [bewerten Sie jede Selbsteinschätzung extra].«

- ☐ hässlich ____
- ☐ unterlegen ____
- ☐ dumm ____
- ☐ schuldig oder beschämt ____

47. »Ich bin so, wie ich bin. Ich kann mich nicht ändern.« ____

48. »Die Außenwelt ist gefährlich.« ____

49. »Wenn du dir um ein Problem keine Sorgen machst, kannst du es nicht lösen.« ____

50. »Es ist gefährlich, anderen Menschen zu vertrauen.« ____

51. »Mit der Zeit vergehen meine Probleme schon von selbst.« ____

52. »Ich habe Angst davor, Fehler zu machen.« ____

53. »Ich verlange von mir, perfekt zu sein.« ____

54. »Wenn ich nicht beschützt werde oder an einem sicheren Ort bin, habe ich Angst, dass ich nicht zurechtkomme.« ____

55. »Wenn ich aufhöre, mir Sorgen zu machen, wird bestimmt etwas Schreckliches passieren.« ____

56. »Ich habe Angst, die Welt da draußen allein zu erkunden.« ____

57. »Mein Selbstwertgefühl wird mir nicht geschenkt. Ich muss es mir erst verdienen.« ____

Wahrscheinlich haben Sie bemerkt, dass manche Glaubenssätze sich zu Gruppen zusammenfassen lassen. Sie stehen für eine ganz bestimmte Grundeinstellung.[9] Gehen Sie mithilfe der folgenden Hinweise Ihre Antworten noch einmal durch und ordnen Sie sie den Untergruppen zu. Zählen Sie Ihre Punkte zusammen. Sollte Ihre Punktezahl den bei der jeweiligen Gruppe angegebenen Wert überschreiten, haben Sie in diesem Bereich vermutlich ein Problem. Achten Sie also ganz besonders auf diese Glaubenssätze, wenn Sie anfangen, Ihre Gegenaffirmationen zu formulieren.

---

9 Die Idee für diese Untergruppen stammt aus David Burns' Buch »Feeling good – Depressionen überwinden«, Paderborn 2006.

AUSWERTUNG

- Wenn Ihre Gesamtpunktzahl für die Fragen 1, 2, 7, 9, 10 und 11 fünfzehn überschreitet: Sie glauben, dass Sie hilflos sind und keine Kontrolle über Ihre Lebensumstände haben bzw. dass Sie sich selbst nicht helfen können.
  Ihr Credo lautet: »Ich bin hilflos.« Oder: »Ich kann mein Leben nicht verändern.«

- Wenn Ihre Gesamtpunktzahl für die Fragen 16, 17, 18, 19, 54 und 56 fünfzehn überschreitet: Sie glauben, dass Ihr Selbstwertgefühl von der Liebe anderer Menschen abhängt. Sie meinen, die Liebe anderer zu brauchen, um mit dem Leben fertig zu werden und sich gut zu fühlen.
  Ihr Credo lautet: »Mein Wert und meine Sicherheit hängen davon ab, ob jemand mich liebt.«

- Wenn Ihre Gesamtpunktzahl für die Fragen 20, 21, 22, 23, 24 und 45 fünfzehn überschreitet: Sie machen Ihr Selbstwertgefühl von der Anerkennung anderer abhängig. Dass andere Sie mögen und akzeptieren, ist für Ihr Sicherheits- und Selbstgefühl ungeheuer wichtig.
  Ihr Credo lautet: »Mein Gefühl für meinen Wert und meine Sicherheit hängen von der Anerkennung anderer ab.«

- Wenn Ihre Gesamtpunktzahl für die Fragen 25, 26, 27, 28, 29, 30, 41 und 42 zwanzig überschreitet: Sie denken, Ihr Selbstwert sei von äußeren Faktoren wie Leistung, Status oder Besitz abhängig.
  Ihr Credo lautet: »Mein Wert hängt von meiner Leistung ab.«

- Wenn Ihre Gesamtpunktzahl für die Fragen 31, 32, 33, 34, 35 und 50 fünfzehn überschreitet: Sie glauben, dass Sie sich auf andere Menschen nicht verlassen können. Möglicherweise gehen Sie gern auf Distanz zu anderen und meiden Nähe, weil Sie den Kontrollverlust fürchten.
  Ihr Credo lautet: »Wenn ich jemandem näherkomme und vertraue, werde ich die Kontrolle verlieren.«

- Wenn Ihre Gesamtpunktzahl für die Fragen 37, 38, 39, 40, 52 und 53 über 25 liegt: Sie sind der festen Überzeugung, dass Sie in einigen oder vielen Lebensbereichen perfekt sein müssen. Sie stellen viel zu hohe Ansprüche an sich selbst und lassen sich keinen Raum für Fehler.
  Ihr Credo lautet: »Ich muss perfekt sein.« Oder: »Man darf keine Fehler machen.«

In diesem Fall sollten Sie Frage 4 und 5 der unten angeführten Liste »Fünf Fragen, um falsche Glaubenssätze zu überprüfen« auf Ihren Glaubenssatz anwenden. Welcher der Glaubenssätze, die Sie mit 3 oder 4 bewertet haben, beeinflusst Sie emotional, obwohl Sie wissen, dass dies nicht nötig wäre? Dann fragen Sie sich anhand der Fragen 4 und 5 unten, ob diese Grundannahme für Ihr Wohlbefinden wichtig ist bzw. ob sie tatsächlich von Ihnen selbst stammt oder nicht vielmehr ein Relikt aus Ihrer Ursprungsfamilie ist.

- *Sie sind von der Richtigkeit dieser Ansicht vollkommen überzeugt:* Damit Sie sich davon verabschieden können, braucht es handfeste Gegenargumente. Die Vorstellung, ihr einfach eine positive Affirmation entgegenzusetzen, scheint Ihnen kindisch oder oberflächlich.

  Rücken Sie Ihrer Überzeugung mit den Fragen 1, 2 und 3 aus der untenstehenden Liste zu Leibe. Diese sind Teil der in Kapitel 8 beschriebenen sokratischen Methode. Wenn Sie Ihrem Glaubenssatz intellektuell das Fundament entzogen haben, können Sie zu Frage 4 und 5 weitergehen. Dabei geht es um Ihr persönliches Wohlbefinden und die Frage, ob Sie diese Glaubenssätze von Ihren Eltern übernommen haben oder es vielleicht einen anderen Grund dafür gibt.

FÜNF FRAGEN, UM FALSCHE GLAUBENSSÄTZE ZU ÜBERPRÜFEN

1. Gibt es für Ihre Auffassung irgendeinen Beleg? Ist sie wirklich wahr, wenn Sie alle Daten objektiv prüfen?
2. Stimmt sie *immer* und *unter allen Umständen*?
3. Bezieht Ihre Auffassung wirklich alle Aspekte mit ein? Haben Sie positive und negative Seiten berücksichtigt?
4. Fördert diese Auffassung Ihr Wohlbefinden und/oder Ihre innere Ruhe?
5. Haben Sie diese Ansicht durch eigene Erfahrung gewonnen oder von Ihrer Familie übernommen?

In Zusammenhang mit der letzten Frage sollten Sie Folgendes wissen: Vermutlich haben Sie den Großteil Ihrer Grundannahmen von Ihrer Familie übernommen. Entweder glaubten Ihre Eltern (oder auch nur ein Elternteil) selbst, was sie Ihnen vermittelt haben, und Sie haben diesen Satz einfach gelernt. Dazu gehören Vorstellungen wie »In der Welt draußen ist es gefährlich« oder »Es ist gefährlich, anderen Menschen zu vertrauen«. Diese haben Sie vermutlich unhinterfragt übernommen, weil Sie als Kind keine Alternativen sahen.

Die andere Möglichkeit ist, dass Sie bestimmte Vorstellungen als *Reaktion auf Ereignisse* und/oder die Art, wie *mit Ihnen als Person* umgegangen wurde, entwickelt haben. Ein Beispiel: Ihr Vater ist gestorben, als Sie noch ein kleines Kind waren. Daraufhin musste Ihre Mutter arbeiten gehen. Sie haben sich möglicherweise verlassen gefühlt und die Vorstellung entwickelt, dass Alleinsein gleichzusetzen ist mit »nicht geliebt werden«. Oder Ihre Eltern verlangten sehr viel von Ihnen und kritisierten stets Ihre schulischen Leistungen. Als Reaktion darauf haben Sie unter Umständen Ideen wie »Meine Leistungen sind enorm wichtig« oder »Man darf keine Fehler machen« entwickelt.

Manchmal ist es hilfreich, wenn man weiß, aus welchen dysfunktionalen Kindheitserlebnissen solche Glaubenssätze entstehen können. Als Kind haben Ihnen diese Vorstellungen möglicherweise geholfen, *doch mittlerweile sind sie überholt und schaffen nur sinnlos Angst und Stress.* Wenn Sie herausfinden wollen, ob Sie aus der Kindheit solche Glaubenssätze mitgebracht haben, die Ihre Angststörung fördern, lesen Sie den Abschnitt »Der familiäre Hintergrund« in Kapitel 2 nochmals, und füllen Sie den entsprechenden Fragebogen aus. Auch der Abschnitt über die Ursachen für geringe Selbstachtung in Kapitel 14 kann Ihnen helfen, die Gründe für falsche Glaubenssätze besser zu identifizieren.

BEISPIELE

Die folgenden Beispiele sollen Ihnen zeigen, wie Sie mithilfe der fünf Fragen Ihre falschen Grundannahmen überprüfen können.

Wenn Sie mit den Glaubenssätzen aus dem Fragebogen arbeiten wollen, formulieren Sie den Satzanfang um. Statt »Ich fühle mich …« schreiben Sie »Ich bin …«. So tritt der Glaubenssatz klarer hervor.

Falscher Glaubenssatz: »Ich bin hilflos«

Fragen:

1. »Gibt es einen Beleg dafür?«
2. »Stimmt dies in meinem Fall immer?«
4. »Fördert dieser Glaubenssatz mein Wohlbefinden?«

Gegenargumente:

1. Gibt es einen Beleg dafür?

»Ich fühle mich zwar häufig hilflos oder ohnmächtig, doch das heißt nicht, dass dies tatsächlich stimmt.« (Der falsche Glaubenssatz entspricht hier einer Haltung, die typischerweise die Subpersönlichkeit des Opfers einnimmt, die ich Ihnen in Kapitel 8 vorgestellt habe.) »Schließlich arbeite ich daran, die Methoden dieses Buches umzusetzen. Ich kann einen auf Angststörungen spezialisierten Therapeuten konsultieren, der mir hilft, mit diesem Problem fertig zu werden. Außerdem stärken meine Freunde und meine Familie mir den Rücken. Bei genauerem Hinsehen stellt sich also heraus, dass ich keineswegs hilflos oder ohnmächtig bin.«

2. »Stimmt dies in meinem Fall immer?«
»An manchen Tagen fühle ich mich hilflos oder ohnmächtig, an anderen hingegen stark und optimistisch. Es stimmt also nicht, dass ich mich immer so fühle.«

4. »Fördert dieser Glaubenssatz mein Wohlbefinden?«
»Wenn ich mich für hilflos halte, kann ich kein Selbstvertrauen entwickeln und habe keine Hoffnung, mich zu erholen. Dieser Glaubenssatz fördert also weder mein Selbstvertrauen noch meine innere Ruhe.«

Affirmationen:
»Ich glaube an mich selbst.«
»Ich vertraue darauf, dass ich mit meinem Angstproblem fertigwerde.«

Falscher Glaubenssatz: »Es ist wichtig, dass andere Menschen mich mögen«

Fragen:
2. »Stimmt dies in meinem Fall immer?«
4. »Fördert dieser Glaubenssatz mein Wohlbefinden?«
5. »Habe ich diesen Glaubenssatz selbst gewählt oder habe ich ihn in der Kindheit aufgeschnappt?«

Gegenargumente:
2. »Stimmt dies in meinem Fall immer?«
»Natürlich gibt es Situationen, in denen es von Vorteil ist, eine angenehme Art zu haben. Wenn ich in einem Vorstellungsgespräch bin, zum ersten Mal mit jemandem ausgehe, meinen Partner tröste oder eine Party gebe, möchte ich auch gefallen. Wenn ich mich aber erschöpft fühle, nervös bin oder Unterstützung von meinem Partner bzw. meinen Freunden brauche, dann ist meinen Bedürfnissen besser gedient, wenn ich sie bitte, für mich da zu sein, statt meine Bedürfnisse zu verleugnen, um gute Miene zum bösen Spiel zu machen. Kurz gesagt: Manchmal ist es wichtiger, auf mein Gefühl zu hören.«

4. »Fördert dieser Glaubenssatz mein Wohlbefinden?«
»Bei verschiedenen Gelegenheiten mag dies der Fall sein. Ich finde es gut, wenn ich freundlich zu anderen Menschen sein kann, falls mir danach ist. Doch es hilft mir nicht, wenn ich versuche, nett zu sein, während es mir nicht gut geht. Ich bin ehrlicher und höre besser auf mich selbst, wenn ich andere Menschen wissen lasse, wie es mir geht, und sie auch um ihre Hilfe bitte.«

5. »Habe ich diesen Glaubenssatz selbst gewählt, oder habe ich ihn in der Kindheit aufgeschnappt?

»Meine Mutter war krank. Daher war meine Kindheit von ihren Klagen ausgefüllt. Ich hatte das Gefühl, sie nicht mit meinen Problemen belasten zu dürfen. Scheinbar wollte ich nett sein, um von ihr Anerkennung zu erhalten. Kein Wunder, dass ich gelernt habe, immer freundlich zu sein. Ich nehme an, dass ich diese Haltung wegen der besonderen Umstände in meiner Kindheit angenommen habe.«

Affirmationen:
»Es ist in Ordnung, nicht ständig nett zu sein.«
»Ich kann es genießen, dann nett zu sein, wenn mir danach ist.«

Falscher Glaubenssatz: »Meine Leistungen im Beruf (in der Schule) sind von enormer Bedeutung«

Fragen:

2. »Stimmt dies in meinem Fall immer?«
3. »Berücksichtigt dieser Glaubenssatz wirklich das Gesamtbild?«
4. »Fördert dieser Glaubenssatz mein Wohlbefinden?«
5. »Habe ich diesen Glaubenssatz selbst gewählt oder habe ich ihn in der Kindheit aufgeschnappt?«

Gegenargumente:

2. »Stimmt dies in meinem Fall immer?«

»Nein. Viele andere Bereiche meines Lebens (Gesundheit, Beziehungen, Freizeit, kreative Tätigkeiten) sind genauso wichtig. Natürlich hat Leistung einen gewissen Stellenwert, doch sie steht nicht rund um die Uhr an erster Stelle.«

3. »Berücksichtigt dieser Glaubenssatz wirklich das Gesamtbild?«

»Es ist richtig, dass meine Leistung wichtig ist. Ich muss mir einen gewissen Grad an Kompetenz erhalten, um meinen Lebensunterhalt verdienen zu können.« (Oder: »Ich muss ein gewisses Leistungsniveau aufrechterhalten, um meinen Job zu behalten.«) »Doch passt es wirklich zum Gesamtbild, wenn ich meiner Leistung solch eine extreme Bedeutung zumesse? Wenn dies der Fall wäre, wäre sie wichtiger als meine Gesundheit, meine innere Ruhe, meine Familie und alles andere, was mir wichtig ist. Solch eine Einstellung würde nur einen sehr unausgeglichenen Lebensstil nach sich ziehen, einen Lebensstil, bei dem außer Erfolg nichts mehr zählt. Die Vernunft sagt mir also, dass meine Leistung nicht den hohen Stellenwert besitzt, den ich ihr zumesse.«

4. »Fördert dieser Glaubenssatz mein Wohlbefinden?«
»Aus den bereits genannten Gründen ist es ungesund, meiner Leistung den Spitzenplatz in meinem Wertesystem zu geben.«

5. »Habe ich diesen Glaubenssatz selbst gewählt, oder habe ich ihn in der Kindheit aufgeschnappt?«
»Meine Eltern waren beide als Anwälte und Steuerberater tätig. Sie waren sehr erfolgreich und erwarteten von mir, dass ich ihrem Beispiel folge. Um ihre Anerkennung zu erhalten, musste ich in der Schule gut sein. Für jede Note unterhalb der Zwei wurde ich kritisiert. Dass ich Leistung für so wichtig halte, ist also eher ein Glaubenssatz meiner Eltern, den ich nicht freiwillig gewählt habe.«

Affirmationen:
»Meine Leistung ist wichtig – wie alle anderen Bereiche meines Lebens.«
»Ich lerne, wie ich Arbeit und Spaß in meinem Leben vereinen kann.«

Die obigen Beispiele sollen Ihnen helfen, Ihre eigenen Glaubenssätze zu überprüfen. Wenn einer dieser Glaubenssätze keine Grundlage im realen Leben hat, wenn er nicht immer stimmt und Ihr Wohlbefinden nicht fördert, dann gehört er vermutlich zu den falschen Grundannahmen, die Sie ablegen sollten. Da Sie solche Glaubenssätze vermutlich aufgrund dysfunktionaler Lebensumstände in Ihrer Familie angenommen haben, tut er Ihnen nicht gut. Wenn Sie merken, dass Sie an einer dieser »ehernen Regeln« besonders hängen, sollten Sie diese einem solchen Frage-und-Antwort-Spiel unterwerfen.

Sobald Sie alle Glaubenssätze des Fragebogens, die Sie mit 3 oder 4 bewertet haben, überprüft haben, können Sie die Affirmationen formulieren, mit denen Sie ihnen den Nährboden entziehen. Im nächsten Abschnitt erfahren Sie, was Sie bei der Formulierung wirksamer Affirmationen beachten müssen. Am besten ist es, Sie formulieren die Sätze für Ihre jeweiligen Grundüberzeugungen selbst, doch wenn eine der Affirmationen vom Ende dieses Kapitels Sie besonders anspricht, können Sie natürlich auch diese verwenden.

Sobald Sie die Affirmationen formuliert haben, schreiben Sie sie groß neben oder unter den Glaubenssatz des Fragebogens, den Sie damit entschärfen wollen. Falschen Glaubenssätzen mit Affirmationen zu begegnen, ist im Grunde derselbe Vorgang, den Sie bereits beim negativen inneren Monolog in Kapitel 8 geübt haben. Der einzige Unterschied ist, dass Sie die Affirmationen für Ihre Glaubenssätze prägnanter formulieren sollten, sodass Sie sich diese leicht merken können. (Denken Sie an die Affirmationen zum Umgang mit Panikattacken in Kapitel 6.) Wenn Sie diese Affirmationen aufnehmen und immer wieder hören bzw. sie immer wieder schreiben, lösen Sie damit Ihren Glauben an die fehlerhaften Grundannahmen allmählich auf. Sie wollen diese für Sie hinderlichen Glaubenssätze ja schließlich widerlegen. Wenn Sie Ihren negativen inneren Monolog entschärfen, entwickeln Sie die Gewohnheit, sensibler auf angstauslösende Gedanken zu reagieren. In diesem Kapitel richtet sich unsere Aufmerksamkeit stärker auf die Arbeit mit Affirmationen. Mit ihrer Hilfe können Sie die Glaubenssätze auflösen, die hinter dem negativen Selbstgespräch stehen.

WIE SIE AFFIRMATIONEN FORMULIEREN

- *Eine Affirmation sollte kurz, einfach und direkt sein:* »Ich glaube an mich selbst« ist besser als »Ich habe viele gute Eigenschaften, an die ich glaube«.
- Affirmationen sollten *in der Gegenwart formuliert* sein: »Ich bin wohlhabend« ist besser als »Ich werde reich«. Wenn Sie sich selbst sagen, dass eine bestimmte Stufe, die Sie erreichen wollen, in der Zukunft liegt, ist sie von Ihrem Leben immer einen Schritt entfernt.
- *Keine Negativsätze:* Statt zu sagen »Ich habe keine Angst mehr, vor Publikum zu sprechen«, versuchen Sie es lieber mit »Ich spreche frei vor Publikum« oder »Ich spreche furchtlos vor Publikum«. Statt sich zu sagen »Ich bin nicht perfekt«, formulieren Sie lieber Sätze wie »Es ist in Ordnung, nicht ganz perfekt zu sein« oder »Es ist in Ordnung, Fehler zu machen«. Unser Unbewusstes ist unfähig, zwischen positiven und negativen Aussagen zu unterscheiden. Wenn Sie ihm also suggerieren »Ich habe keine Angst«, »hört« es nur »Angst« und reagiert entsprechend.
- *Setzen Sie an den Anfang eine positive Veränderung, die Sie in Ihrem Leben erreichen möchten:* »Ich nehme mir jeden Tag mehr Zeit für mich selbst.« Wenn sich das für Sie noch zu stark anhört, versuchen Sie es auf diese Weise: »Ich bin bereit, mir jeden Tag mehr Zeit für mich selbst zu nehmen.« Die *Bereitschaft* zur Veränderung ist der erste Schritt, wenn Sie Ihr Leben tatsächlich ändern wollen. Eine andere Möglichkeit ist es, wenn Sie etwas »lernen«. Sollten Sie für eine direkte Affirmation wie »Ich bin stark, sicher und voller Selbstvertrauen« innerlich noch nicht bereit sein, dann formulieren Sie Ihre Affirmation so: »Ich lerne, stark, sicher und voller Selbstvertrauen zu sein.« Wenn ein Satz wie »Ich stelle mich meinen Ängsten gerne« Sie noch überfordert (weil Sie das Gefühl haben, dass er nicht stimmt), dann sagen Sie sich: »Ich lerne, mich meinen Ängsten zu stellen.«
- *Es ist von entscheidender Bedeutung, dass Sie an Ihre Affirmationen glauben oder zumindest dazu bereit sind:* Sie müssen am Anfang nicht hundertprozentig dahinterstehen. Es geht ja zunächst nur darum, Ihr Glaubens- und Wertesystem in die richtige Richtung zu verschieben.

WIE SIE MIT AFFIRMATIONEN ARBEITEN

Wenn Sie eine Liste von Affirmationen haben, wählen Sie einige davon aus, um mit ihnen intensiver zu arbeiten. Im Allgemeinen sollten Sie sich auf zwei oder drei beschränken. Wenn Sie sie auf einen Tonträger aufnehmen, können Sie alle aufsprechen. Hier finden Sie einige Anregungen, um mit Ihren Sätzen zu arbeiten.

- *Schreiben Sie eine oder zwei Wochen lang die Affirmation täglich fünf oder zehnmal auf:* Wenn Sie merken, dass Sie an Ihren Sätzen zweifeln, halten Sie den Zweifel auf der Rückseite des Papiers fest. Sie werden feststellen, dass Ihr Glaube an die Affirmation steigt, wenn Sie sie regelmäßig niederschreiben und auch Ihren Zweifeln Raum geben. Ein Beispiel:

Affirmation	**Zweifel**
»Ich lerne, mich mit mir allein wohl zu fühlen.«	»Ein paar Stunden vielleicht, aber wie soll ich je den ganzen Tag überstehen?«
»Ich lerne, mich mit mir allein wohl zu fühlen.«	»Und wenn ich Panik bekomme und niemand da ist?«
»Ich lerne, mich mit mir allein wohl zu fühlen.«	»Ich weiß nicht, ob ich das fertig bringe.«
»Ich lerne, mich mit mir allein wohl zu fühlen.«	

Später sehen Sie sich Ihre Zweifel an und setzen ihnen positive Argumente entgegen. Im obigen Beispiel wären folgende Sätze denkbar:

»Ich lerne, die Zeit, in der ich mich allein wohl fühle, immer länger auszudehnen, bis ich schließlich einen ganzen Tag allein sein kann.«

»Wenn ich Panik bekomme, sobald ich allein bin, kann ich meine erlernten Strategien anwenden: Ich atme tief durch. Ich gehe mit dem Gefühl mit. Ich kann anrufen.«

»Wenn ich mir kleine Schritte vornehme, mit denen ich leben kann, werde ich es schaffen.«

- *Schreiben Sie Ihre Affirmation groß mit Leuchtstift auf ein weißes Blatt Papier, sodass Sie die Worte auch lesen können, wenn Sie zwei Meter weiter wegstehen:* Hängen Sie den Zettel an Ihren Badezimmerspiegel, an den Kühlschrank oder an einen anderen Platz, an dem Sie häufig vorbeikommen. Wenn Sie Ihre Worte ständig vor sich sehen, ob Sie sie nun aktiv wiederholen oder nicht, graben sie sich allmählich in Ihr Gedächtnis ein.

- *Nehmen Sie einige Affirmationen auf einen Tonträger auf:* Wenn Sie mithilfe des Fragebogens aus diesem Kapitel etwa zwanzig Affirmationen formuliert haben, um Ihre falschen Grundannahmen zu korrigieren, können Sie diese selbst aufsprechen oder jemand anderen bitten, dies für Sie zu tun. Achten Sie darauf, dass alle Affirmationen in der ersten Person abgefasst sind: Lassen Sie zwischen den einzelnen Sätzen fünf bis zehn Sekunden Pause, damit sie wirken können.

  Hören Sie sich diese Aufnahme einen Monat lang jeden Tag an. Dies wird Ihr Denken und Ihr Selbstbild verändern. Sie können sie jederzeit laufen lassen, auch wenn Sie Hausarbeit machen oder Auto fahren. Der Prozess lässt sich allerdings beschleunigen, wenn Sie die Aufnahme in entspanntem Zustand hören, sodass jede Affirmation tief in Ihr Innerstes einsinkt.
- *Arbeiten Sie mit einem Partner:* Dieser spricht die Affirmation *in der zweiten Person*, während er Ihnen in die Augen blickt. Sie antworten darauf mit: »Ja, ich weiß.« Ein Beispiel: »Du lernst, deine Ängste zu überwinden.« Antwort: »Ja, ich weiß.« Ihr Partner wiederholt die Affirmation so lange, bis er das Gefühl hat, dass es Ihnen mit dem »Ja, ich weiß« ernst ist. Dann tauschen Sie die Rollen. Sie wiederholen die Affirmation in der ersten Person, und Ihr Partner antwortet: »Ja, das stimmt.« (Beispiel: »Ich lerne, meine Ängste zu überwinden.« Antwort: »Ja, das stimmt.«) Auch hier üben Sie so lange, bis Ihr Partner davon überzeugt ist, dass Sie meinen, was Sie sagen.
- *Meditieren Sie über eine bestimmte Affirmation:* Wenn Sie diesen Satz langsam und voller Überzeugung wiederholen, während Sie meditieren, prägt er sich dem Bewusstsein besonders tief ein. In der Meditation erleben Sie sich »als ganzen Menschen«. Was immer Sie »als ganzer Mensch« sagen oder tun, wird wahr.

WIE SIE DIE KRAFT DER AFFIRMATIONEN VERSTÄRKEN

Wiederholung und *Überzeugung* sind bei der Arbeit mit Affirmationen entscheidend. Auf diese Weise können Sie sich neue Denkgewohnheiten schnell zu eigen machen:

- *Wiederholung:* Die falschen Glaubenssätze, die Sie jetzt beseitigen wollen, haben sich ja ebenfalls durch Wiederholung eingeschliffen. Jedes Mal, wenn Ihre Eltern zu Ihnen »Halt den Mund!« oder »Benimm dich!« sagten, haben Sie das Gefühl entwickelt, »unwichtig« oder »wertlos« zu sein. Mit derselben Methode, nämlich der Wiederholung positiver Gegenaffirmationen, können Sie lernen, diese alten Gedanken durch hilfreichere zu ersetzen.

- *Überzeugung:* Diese Affirmationen voll tiefer Überzeugung zu wiederholen, ist meiner Ansicht nach die beste Methode, um ihre Wirkung zu stärken. Wenn Sie den neuen Glaubenssatz nicht nur im Geist, sondern auch im Herzen tragen, wird er Ihr Leben verändern. Zu diesem Zweck sollten Sie sich erst vollkommen entspannen (durch progressive Muskelentspannung oder Meditation [siehe Kapitel 4]), bevor Sie die Affirmation langsam »mit Gefühl« aussprechen. Was Sie aus tiefstem Herzen glauben, wird ein Teil von Ihnen.

AKTIVE VERSTÄRKUNG

Ihr Glaube an Ihre Affirmationen verstärkt sich auch, wenn Sie darauf achten, welche Erlebnisse Ihre Überzeugung bestätigen. Suchen Sie sich eine Affirmation aus, und schreiben Sie sie auf ein Kärtchen. Auf der Rückseite halten Sie dann tagsüber fest, welche Ereignisse und Erlebnisse Ihren Glauben an die Affirmation verstärkt haben. Tun Sie dies zwei Wochen lang oder noch länger. Am Ende haben Sie eine ganze Anzahl von »Verstärkern« gefunden. Arbeiten Sie beispielsweise mit der Affirmation »Ich erhole mich vollkommen, indem ich kleine Schritte in dem mir eigenen Tempo mache«, dann könnten Sie sämtliche Erfolge auflisten, die Sie bei der Konfrontation mit phobischen Situationen erlebt haben. Arbeiten Sie mit dem Satz »Ich lerne, dass es im Leben mehr gibt als Erfolg und Karriere«, dann halten Sie jede Gelegenheit fest, bei der Sie Freude empfanden, die nichts mit Ihrer Arbeit zu tun hatte. So erfahren Sie, dass Ihre Affirmationen durchaus realistisch sind.

Halten Sie alle Ereignisse fest, die Ihre Überzeugung verstärken, dann werden Sie schon bald von der Wahrheit Ihrer Affirmationen überzeugt sein.

BEISPIELE FÜR AFFIRMATIONEN

Im Folgenden finden Sie einige Beispiele, die Sie als Gegenaffirmation zu den Überzeugungen im Fragebogen »Falsche Glaubenssätze« einsetzen können. Arbeiten Sie mit denen, die Sie besonders ansprechen, oder benutzen Sie sie als Anregung für die Formulierung eigener Sätze.

1. »Ich bin verantwortungsvoll und habe mein Leben im Griff.«
2. »Die Umstände sind, wie sie eben sind, aber ich kann meine Einstellung dazu verändern.«
3. »Ich bin dabei, wohlhabend zu werden. Ich schaffe mir die finanziellen Mittel, die ich brauche.«
4. »Ich setze Prioritäten und nehme mir für Wichtiges Zeit.«

5. »Im Leben gibt es Herausforderungen ebenso wie Erfolge. Ich genieße das Abenteuer des Lebens. Jede Herausforderung ist eine Gelegenheit zum Lernen und Wachsen.«
6. »Ich akzeptiere das natürliche Auf und Ab des Lebens.«
7. »Ich liebe und akzeptiere mich so, wie ich bin.«
8. »Ich verdiene die guten Dinge des Lebens ebenso wie jeder andere Mensch.«
9. »Ich bin offen für einen neuen Lebenssinn.«
10. »Es ist nie zu spät, sich zu ändern. Mir geht es Schritt für Schritt besser.«
11. »Ich bin gesund, stark und kann mich vollkommen erholen. Es geht mir Tag für Tag besser.«
12. »Ich habe den Beschluss gefasst, meinen Zustand zu überwinden. Ich arbeite an meiner Genesung.«
13. »Ich erhole mich, indem ich kleine Schritte in dem mir eigenen Tempo mache.«
14. »Bald werde ich die neuen Freiheiten und Gelegenheiten genießen, die sich mir bieten, wenn ich erst wieder vollkommen gesund bin.«
15. Wie 14.
16. »Ich lerne, mich selbst zu mögen.«
17. »Ich lerne, mich mit mir selbst wohl zu fühlen.«
18. »Wenn jemand meine Liebe nicht erwidert, lasse ich los und gehe weiter.«
19. »Ich lerne, das Alleinsein zu genießen. Ich lerne, wie ich mich mit mir selbst wohl fühlen kann.«
20. »Ich achte mich und glaube an mich unabhängig von der Meinung anderer.«
21. »Ich akzeptiere konstruktive Kritik und lerne daraus.«
22. »Ich lerne, auch in Gegenwart anderer Menschen ich selbst zu sein. Es ist wichtig, dass ich mich um meine Bedürfnisse kümmere.«
23. »Es ist in Ordnung, ich selbst zu sein, wenn ich mit anderen zusammen bin. Ich bin bereit, auch in Gegenwart anderer ich selbst zu sein.«
24. Wie 23.
25. »Ich schätze meine Leistung, doch ich bin mehr als alle meine Leistungen zusammengenommen.«
26. »Ich lerne, in meinem Leben Arbeit und Spiel gleichermaßen zu ihrem Recht kommen zu lassen.«
27. »Ich lerne, dass es im Leben mehr gibt als nur Erfolg. Der größte Erfolg ist ein gutes Leben.«
28. »Ich bin einzigartig und begabt, so wie ich bin. Ich bin zufrieden mit dem, was ich geben kann.«
29. Wie 28.
30. »Es ist in Ordnung, Fehler zu machen. Ich bin bereit, meine Fehler zu akzeptieren und aus ihnen zu lernen.«
31. »Ich bin bereit, die Hilfe anderer anzunehmen. Ich akzeptiere, dass ich andere Menschen brauche.«

32. »Ich bin offen für die Unterstützung anderer.«
33. »Ich bin bereit, das Risiko der Nähe zu anderen Menschen einzugehen.«
34. »Ich lerne, mich zu entspannen und loszulassen. Ich lerne, das zu akzeptieren, was ich nicht kontrollieren kann.«
35. »Ich bin bereit, mich bei der Lösung meiner Probleme von anderen unterstützen zu lassen.«
36. »Wenn ich mich selbst liebe und für mich sorge, bin ich auch in der Lage, großzügig zu anderen zu sein.«
37. »Als ________ tue ich mein Bestes.« (Alternative: »Ich bin offen für neue Wege des Lernens, um besser zu werden.«)
38. »Es ist in Ordnung, sich aufzuregen, wenn etwas schiefgeht.«
39. »Es ist in Ordnung, dass ich nicht für jedes Problem eine schnelle Lösung finde.«
40. »Es ist in Ordnung, sich die Zeit für Entspannung zu nehmen.«
41. »Ich tue mein Bestes und bin damit zufrieden.«
42. Wie 41.
43. »Es ist in Ordnung, wenn ich nicht immer alles vorhersehe.«
44. »Es ist in Ordnung, hin und wieder wütend zu werden. Ich lerne, meine ärgerlichen Gefühle zu akzeptieren und sie angemessen auszudrücken.«
45. »Ich lerne, zu anderen Menschen ehrlich zu sein, selbst wenn es mir nicht so gut geht.«
46. »Ich glaube, dass ich ein attraktiver, intelligenter und wertvoller Mensch bin. Ich lerne, meine Schuldgefühle loszulassen.«
47. »Ich glaube, dass ich mich ändern kann. Ich bin bereit zur Veränderung (zum Wachstum).«
48. »Die Außenwelt ist ein Ort, an dem man wachsen und Spaß haben kann.«
49. »Wenn ich mir über ein Problem Sorgen mache, sind die Sorgen das eigentliche Problem. Erst wenn ich etwas tue, ändert sich die Situation.«
50. »Ich lerne, anderen zu vertrauen.« (Alternative: »Ich bin bereit, anderen zu vertrauen.«)
51. »Ich verspreche mir selbst, dass ich tun werde, was ich kann, um mein Problem mit ________ zu überwinden.«
52. »Ich lerne, dass es in Ordnung ist, Fehler zu machen.«
53. »Niemand ist perfekt. Ich lerne, alles lockerer zu nehmen.« (Alternative: »Ich bin bereit, alles lockerer zu nehmen.«)
54. »Ich bin bereit, mich auf mich selbst zu verlassen.« (Alternative: »Ich lerne, mich auf mich selbst zu verlassen.«)
55. »Ich lerne, mir keine Sorgen mehr zu machen. Ich ersetze das Sorgenmachen durch konstruktives Handeln.«
56. »Ich lerne Schritt für Schritt, mit der Außenwelt zurechtzukommen.«
57. »Ich trage meinen Selbstwert in mir. Ich akzeptiere mich so, wie ich bin.«

Dieses Kapitel sollte Ihnen helfen, Ihre falschen Glaubenssätze zu erkennen. Wenn Sie lernen, Ihren inneren Monolog und Ihre falschen Glaubenssätze zu entschärfen, haben Sie einen gewaltigen Schritt in Richtung Heilung unternommen. Sie werden ein ausgeglicheneres, ruhigeres und angstfreieres Leben führen.

WAS ZU TUN IST

1. Füllen Sie den Fragebogen »Falsche Glaubenssätze« aus. Greifen Sie jene Sätze heraus, denen Sie den Punktwert 3 oder 4 zugeordnet haben. Gibt es bei Ihnen bestimmte Untergruppen, die besonders hervortreten? Widmen Sie diesen Ihre besondere Aufmerksamkeit.
2. Lesen Sie den Abschnitt »Wie Sie falschen Glaubenssätzen ihre Macht nehmen« nochmals, bis Sie genau wissen, was Sie gegen diese Denkmuster unternehmen können. Entschärfen Sie fest zementierte Glaubenssätze mittels der »fünf Fragen, um falsche Glaubenssätze zu überprüfen«.
3. Nachdem Sie Ihre falschen Glaubenssätze auf den Prüfstand gestellt haben, formulieren Sie passende Gegenaffirmationen. Die Tipps und Beispiele in diesem Kapitel helfen Ihnen, Ihre eigenen Sätze zu finden. Schreiben Sie diese dann neben oder unter den Glaubenssatz im Fragebogen.
4. Lesen Sie noch einmal durch, wie Sie mit Affirmationen arbeiten können. Welche Methode wollen Sie nutzen? Wollen Sie sie lieber immer wieder schreiben oder sie vom Tonträger hören? Wollen Sie mit einem Partner arbeiten oder über Ihre Affirmationen meditieren? Arbeiten Sie zwei bis vier Wochen lang täglich mit der ausgewählten Methode. Wiederholen Sie die Übung später immer dann, wenn Sie sie brauchen.

LITERATUR

Bloch, Douglas: Die heilende Kraft der Worte, Paderborn 1996

Burns, David: Feeling good – Depressionen überwinden, Selbstachtung gewinnen, Paderborn 2006

Handly, Robert; Neff, Pauline, Anxiety and Panic Attacks: Their Cause and Cure, New York 1985

McKay, Matthew; Fanning, Patrick: Prisoners of Belief, Oakland (CA) 1991

10

VERHALTENSMUSTER, DIE ANGSTSTÖRUNGEN FÖRDERN

MENSCHEN, DIE UNTER ANGSTSTÖRUNGEN LEIDEN, weisen gewöhnlich einige Gemeinsamkeiten auf. Einige davon sind durchaus als positiv zu bewerten, zum Beispiel ein erhöhtes Maß an Kreativität, Intuition, Einfühlungsvermögen, emotionaler Sensibilität und ein liebenswertes Naturell. Menschen mit Angststörungen sind in der Regel in ihrem Freundeskreis recht beliebt. Probleme machen lediglich die vier in diesem Kapitel beschriebenen Verhaltensmuster, mit denen sich jeder, der unter Angststörungen leidet, im Heilungsprozess auseinandersetzen muss:

- Perfektionismus,
- übermäßiges Streben nach Anerkennung,
- die Neigung, körperliche und seelische Stresssymptome zu übersehen und
- ein übermäßiges Kontrollbedürfnis.

Bei einer Angsterkrankung müssen keineswegs alle vier Merkmale gegeben sein. Aber wenn Sie je mit Panikstörungen, Phobien oder der generalisierten Angststörung zu tun hatten, sind Ihnen sehr wahrscheinlich die letzten drei Punkte nicht ganz fremd.

URSPRUNG DER ANGST FÖRDERNDEN VERHALTENSMUSTER

Wie kommt es nun zur Ausbildung von Verhaltensmustern, die Ängste fördern können? Charakterzüge wie Kreativität und emotionale Sensibilität sind vermutlich angeboren. Perfektionismus und das übermäßige Bedürfnis nach Anerkennung aber wurzeln eher in frühkindlichen Erfahrungen, die von Mensch zu Mensch ganz unterschiedlich ausfallen können. Da ist zunächst einmal das Lernen am Vorbild: Waren Ihre Eltern ausgesprochen leistungsorientiert und forderten sie von sich selbst ständig Bestleistungen, dann haben Sie wahrscheinlich einfach deren Einstellungen übernommen. Andererseits können sich die fraglichen Persönlichkeitsmerkmale auch als *Reaktion* auf den Umgang Ihrer Eltern mit Ihnen als Kind ausgebildet haben. Wurden Sie beispielsweise von einem oder beiden Elternteilen häufig kritisiert, haben Sie möglicherweise die Vorstellung entwickelt, ohnehin nichts richtig machen zu können. Und gerade deshalb versuchen Sie, alles perfekt hinzubekommen. Oder suchen ständig nach Bestätigung. Vielleicht haben Sie auch gelernt, Ihre Gefühle zu unterdrücken und Stresssignale zu übersehen.

Der Fragebogen zum familiären Hintergrund in Kapitel 2 kann Ihnen helfen, den Ursprung dieser Verhaltensmuster zu identifizieren. Weiter unten finden Sie Tipps und Hinweise, wie Sie mit den genannten Persönlichkeitsmerkmalen Perfektionismus, dem verstärkten Wunsch nach Anerkennung, der Tendenz, eigene Bedürfnisse und Stresssignale zu ignorieren sowie einem übermäßigen Kontrollbedürfnis arbeiten können.[10]

---

10 Die Tipps zu den Themen »Perfektionismus« und »Hunger nach Anerkennung«, die Sie hier finden, orientieren sich an Kapitel 6 und 8 von Reneau Z. Peurifoys Buch Anxiety, Phobias and Panic: Taking Charge and Conquering Fear, Citrus Heights 1988.

PERFEKTIONISMUS

Der Perfektionismus »lebt« von zwei kontraproduktiven Grundannahmen. Zum einen hegt der Perfektionist unrealistisch hohe Erwartungen an sich selbst und andere, sodass er schnell enttäuscht ist, wenn etwas nicht klappt. Zum anderen neigt er dazu, selbst kleinste Fehler überzubewerten. Er konzentriert sich auf das Negative und übersieht dabei die positiven Seiten seiner selbst und seiner Leistung. Perfektionismus führt unweigerlich zu mangelndem Selbstwertgefühl. Der Perfektionist kritisiert alles, was er tut, und gibt sich somit selbst das Gefühl, nie zu genügen. Dies führt zu chronischem Stress, Erschöpfung, letztlich sogar zum Burn-out-Syndrom. Wenn der Perfektionist glaubt, etwas unbedingt noch tun »zu müssen«, spricht gewöhnlich die Angst aus ihm und nicht die Neigung. Je perfektionistischer ein Mensch ist, desto anfälliger ist er für Ängste.

Daher geht es für den Perfektionisten in erster Linie darum, seine kritische Einstellung sich selbst und dem Leben gegenüber zu verändern. Dabei können Ihnen die folgenden Prinzipien helfen.

SICH VON DER VORSTELLUNG LÖSEN, DASS IHR WERT VON IHRER LEISTUNG ABHÄNGT

Unsere Gesellschaft misst den »Wert« oder sozialen Status eines Menschen sehr wohl an Leistung und äußeren Merkmalen wie etwa Besitz oder Kleidung. Aber wollen Sie wirklich zulassen, dass die Gesellschaft über Ihren Wert als Person bestimmt? Machen Sie sich bewusst, dass Ihr »Wert« gleichsam Ihr Geburtsrecht ist. Schließlich sehen Sie selbst Tiere oder Pflanzen als etwas »Wertvolles« an, ohne dass diese dafür eine »Leistung« in unserem Sinne erbringen müssten. Auch menschliche Wesen besitzen diesen »innewohnenden Wert«. Machen Sie sich klar, dass Sie »von Natur aus« liebenswert sind, ganz ohne etwas dazu tun zu müssen. Menschen, die gelernt haben, den Blick nach innen zu richten, beschäftigt am Ende ihres Lebens nur die eine Frage: Habe ich an Liebe und Weisheit gewonnen? Wenn Sie sich unbedingt mit anderen vergleichen müssen, dann nehmen Sie diese beiden Punkte als Maßstab und nicht die äußerlichen Normen unserer Gesellschaft.

KLEINIGKEITEN KLEIN LASSEN

Das Schlimme am Perfektionismus ist, dass er uns dazu treibt, kleine Fehler endlos aufzublähen, ob es nun um unsere Leistung oder unseren Charakter geht. Perfektionisten tadeln sich streng für jeden winzigen Fehler, selbst wenn dieser keine oder nur unbedeutende Folgen hat. Denken Sie einmal ernsthaft darüber nach, wie wichtig dieser kleine Fehler in einem Monat oder einem Jahr noch sein

PERFEKTIONISTISCHES DENKEN ERKENNEN UND ABLEGEN

Eine perfektionistische Grundhaltung spiegelt sich deutlich in unseren Denkmustern »Ich muss ...«, »Ich sollte ...«, »Immer mache ich ...« oder »Nie kann ich ...« wider. Die Neigung zum Verallgemeinern ist bei Perfektionisten besonders ausgeprägt.

Denkmuster	**Gegenaffirmation**
Sollen/Müssen	
»Ich muss das richtig hinkriegen.«	»Ich tue mein Bestes.«
»Ich darf keine Fehler machen.«	»Menschen machen Fehler.«
Verabsolutieren	
»Das ist alles komplett falsch.«	»Es ist keineswegs alles falsch. Einige Teile sind richtig, die anderen muss ich mir nochmal ansehen.«
»Ich kann das einfach nicht.«	»Wenn ich mir kleine Schritte vornehme, schaffe ich das.«
Verallgemeinern	
»Ich mach immer alles falsch.«	»Es ist nicht wahr, dass ich immer alles falsch mache. In diesem Fall werde ich es nochmal tun und die nötigen Korrekturen vornehmen.«
»Das schaff ich nie!«	»Wenn ich mir Mühe gebe und mir kleine Schritte vornehme, schaffe ich, was ich mir vorgenommen habe.«

Notieren Sie eine Woche lang, bei welchen Gelegenheiten Sie in diese Denkmuster verfallen. Stecken Sie ein Notizbuch ein, damit Sie jederzeit etwas zum Schreiben dabeihaben. Besonders aufmerksam sollten Sie sein, wenn Sie Stress ausgesetzt sind oder Angst empfinden. Achten Sie vor allem auf Sätze mit den Wörtern »sollen«, »müssen«, »immer«, »alles« oder »nie«. Wenn Sie Ihren Perfektionismus derart »aktenkundig« gemacht haben, formulieren Sie die passenden Gegenaffirmationen auf einem Blatt Papier. Lesen Sie diese Liste in den folgenden Wochen mehrmals am Tag durch, um sich selbst Mut zu machen. Wie Gegenaffirmationen beschaffen sein sollten, können Sie in Kapitel 8 nachlesen.

wird. In 99,9 Prozent der Fälle ist das Fehlerchen bis dahin längst vergessen. Außerdem: Lernen geht nur, wenn wir uns Fehler erlauben. Es gibt keine wirklich großen Erfolge ohne Rückschläge.

SICH AUF DAS POSITIVE KONZENTRIEREN

Da der Perfektionist sich ständig auf seine Fehler fokussiert, übersieht er schnell alles Gute. Dem können Sie entgegenwirken, wenn Sie es sich zur Gewohnheit machen, abends alles aufzulisten, was an diesem Tag gut gegangen ist. Haben Sie vielleicht dem einen oder anderen Menschen geholfen? Was haben Sie unternommen, um Ihre Ziele zu erreichen? Haben Sie etwas Hilfreiches getan? Gab es irgendwelche wichtigen Einsichten? Achten Sie immer darauf, ob Sie positive Aspekte in Ihrem Leben schlechtreden, indem Sie sofort das Wörtchen »aber« dranhängen. Zum Beispiel: »Heute hatte ich eine gute Übungssitzung, aber am Ende habe ich doch Angst bekommen.« Lassen Sie den »Aber«-Satz einfach weg, wenn Sie über Ihre positiven Eigenschaften und Ihre Fortschritte sprechen.

SICH REALISTISCHE ZIELE SETZEN

Sind die Ziele, die Sie sich gesetzt haben, wirklich erreichbar? Oder sind sie zu hochgesteckt? Glauben Sie, dass ein anderer Mensch diese Ziele erreichen kann? Manchmal ist es gar nicht so einfach, zu beurteilen, ob die eigenen Vorstellungen sich wirklich umsetzen lassen. In diesem Fall können Sie mit einem Freund oder mit Ihrem Therapeuten darüber sprechen.

Erwarten Sie zu viel von sich selbst? Oder vom Leben? Welches Maß an Zeit, Energie und Geld steht Ihnen überhaupt zur Verfügung? Können Sie vor diesem Hintergrund immer noch sagen, dass Ihre Ziele realistisch sind? Wenn Ihr Selbstwertgefühl wirklich auf Ihrer inneren Wahrnehmung gründet statt auf Leistung, dann fällt Ihnen diese Einschätzung nicht schwer. Sich selbst zu lieben heißt auch, dass Sie Ihre Grenzen akzeptieren.

SPASS UND ERHOLUNG NICHT VERGESSEN

Der Perfektionist neigt zu einem recht starren Selbstbild und ist schnell dabei, seine eigenen Bedürfnisse zu verleugnen. Normalerweise opfert er diese für irgendwelche äußeren Ziele – mit dem traurigen Ergebnis, dass es ihm oft an Vitalität und Kreativität mangelt. Dagegen hilft nur eines: Spaß und Vergnügen.

Einem Sprichwort der Sioux zufolge lautet die erste Frage der Seele eines Verstorbenen: »Warum war ich nur immer so ernst?« Nehmen Sie sich selbst zu ernst? Haben Sie in Ihrem Leben noch genug Raum für Spiel und Spaß, für Muße und Erholung? Wie können Sie sich diesen Raum wieder schaffen? Fangen Sie damit an, dass Sie zumindest einmal am Tag etwas tun, was nur einem einzigen Zweck dient – Ihnen Freude zu bereiten.

DER WEG IST DAS ZIEL

Wenn Sie Sport treiben oder Schach spielen, geht es Ihnen dabei ums Gewinnen oder um den Spaß? Würden Sie sich als »Siegertypen« betrachten? Jemanden, der alles daransetzt, ganz oben auf dem Treppchen zu stehen? Oder können Sie das Leben so richtig genießen – Tag für Tag? Die meisten Menschen machen im Lauf ihres Lebens die Erfahrung, dass es besser ist, sich auf den Weg zu konzentrieren, statt ständig auf das Ergebnis zu schielen – wenn man lernt, innezuhalten und mit der Aufmerksamkeit ganz bei der Sache zu sein.

HUNGER NACH ANERKENNUNG

Jeder Mensch braucht Anerkennung. Gerade bei Menschen mit Angststörungen aber hat dieses Bedürfnis sich zu einem regelrechten Heißhunger ausgewachsen. Dieser übersteigerte Wunsch ist meist Ausdruck eines mangelnden Selbstwertgefühls. Der Betreffende glaubt, nicht akzeptiert zu werden, so wie er ist (»Wenn die Leute wüssten, wie ich wirklich bin, hätte ich keinen einzigen Freund«). Aus diesem Grund sucht er nach Bestätigung von außen. Er versucht, sich den Erwartungen seines Umfelds anzupassen, und zwar so sehr, dass er am Ende nicht mehr weiß, wer er eigentlich ist. Diese Menschen haben meist Schwierigkeiten, anderen Grenzen zu setzen und nein zu sagen.

Stets die eigenen Wünsche den Ansprüchen der anderen unterzuordnen, führt letztlich zu einem Berg angestauter Frustration, weil die eigenen Bedürfnisse so lange vernachlässigt worden sind. Dies wiederum resultiert in chronischen Spannungen und damit Angstbereitschaft. Doch auch das übersteigerte Bedürfnis nach Anerkennung und Bestätigung lässt sich überwinden.

ANERKENNUNG RICHTIG EINSCHÄTZEN

Wie reagieren Sie auf mangelnde Anerkennung, Kritik oder gar Grobheiten? Nehmen Sie das persönlich? Oder sehen Sie darin vielleicht sogar einen Beweis für Ihre eigene Unzulänglichkeit oder Ihren mangelnden Wert? Die Denkweisen, die nun vorgestellt werden, sind typisch für Menschen, die der Anerkennung von außen zu viel Bedeutung beimessen; doch wie Sie sehen, gibt es Alternativen:

- **Verbreitete Einstellung:** »Wenn jemand nicht nett zu mir ist, habe ich bestimmt etwas falsch gemacht.«
  Alternative: »Manche Menschen sind nicht fähig, Wärme oder Freundlichkeit zu zeigen. Die Gründe dafür können vielfältig sein – eigene Probleme, Frustrationen oder Erschöpfung. Ihr Verhalten hat nichts mit mir zu tun.«
- **Verbreitete Einstellung:** »Wenn ich kritisiert werde, beweist dies, dass ich wirklich nichts kann.«
  Alternative: »Menschen, die an mir etwas auszusetzen haben, projizieren vielleicht nur ihre unbewussten Fehler auf mich. Gerade die Schattenseiten der eigenen Person werden häufig auf andere Menschen übertragen.«
- **Verbreitete Einstellung:** »Ich glaube, ich bin ein wirklich netter Mensch. Warum kann mich nicht jeder leiden?«
  Alternative: »Es wird immer Leute geben, die mich nicht mögen, ganz egal, wie ich mich verhalte. Anziehung und Abneigung auf zwischenmenschlicher Ebene gehen häufig auf irrationale Einflüsse zurück.«
- **Verbreitete Einstellung:** »Ich brauche es, von allen anerkannt zu werden.«
  Alternative: »Nicht jeder Mensch muss mich akzeptieren. Ich kann auch ohne Anerkennung von allen Seiten ein glückliches und erfülltes Leben führen, vor allem, wenn ich an mich glaube und mich selbst achte.«

Das nächste Mal, wenn Sie sich abgelehnt fühlen, nehmen Sie sich einen Augenblick Zeit, um sich zu beruhigen und darüber nachzudenken, ob der andere unmittelbar auf etwas reagiert, was Sie getan haben, oder ob er sich vielleicht über etwas geärgert haben könnte, was mit Ihnen gar nichts zu tun hat. Könnte es sein, dass Sie eine vom anderen ohne Hintergedanken geäußerte Bemerkung zu persönlich genommen haben?

OBJEKTIV MIT KRITIK UMGEHEN

Häufig geht das übermäßige Bedürfnis nach Anerkennung mit der mangelnden Fähigkeit zum konstruktiven Umgang mit Kritik einher. Doch wir können lernen, kritische Bemerkungen, die keine Grundlage haben, zu ignorieren und begründete Kritik sinnvoll zu nutzen. Dreierlei müssen Sie beachten, wenn Sie erfolgreich mit Kritik umgehen wollen:

- *Woher kommt die Kritik?* Wenn Sie kritisiert werden, ist es wichtig, sich klarzumachen, von wem die Kritik ausgeht. Ist diese Person zur Kritik berechtigt und qualifiziert genug? Weiß sie genug über Sie und Ihre Fähigkeiten bzw. über das angesprochene Thema, um eine sinnvolle Einschätzung zu liefern? Oder ist sie etwa voreingenommen? (Je stärker die strittige Frage emotional besetzt ist, desto eher lautet die Antwort hier Ja.) Wird die Kritik sachlich oder emotional geäußert? Wenn Sie diese Fragen möglichst sachlich durchdenken, ist der Kritik meist schon der Stachel genommen.

- *Haken Sie nach!* Dies ist vor allem dann von Bedeutung, wenn Sie pauschal kritisiert werden, zum Beispiel: »Das war aber eine lausige Leistung.« Oder: »Ich glaube nicht, dass Sie wissen, was Sie tun.« Solche pauschalen Vorwürfe müssen Sie nicht akzeptieren. Bitten Sie die Person, von der Sie kritisiert werden, Ihnen doch genauer zu sagen, was sie stört. Fragen Sie auch nach, was Sie nach Meinung Ihres Kritikers tun können, um die Situation zu entschärfen oder Ihre Leistung zu verbessern.
- *Sie entscheiden, ob die Kritik berechtigt ist!* Sie haben geklärt, woher die Kritik kommt und was genau kritisiert wird. Im nächsten Schritt müssen Sie sich selbst fragen, ob Sie sie für berechtigt halten. Normalerweise geht Kritik stärker unter die Haut, wenn ein Körnchen Wahrheit drinsteckt. Ist sie völlig unberechtigt, reagiert man auf der emotionalen Ebene normalerweise gar nicht, sondern sortiert sie gleich als unberechtigt oder nicht fundiert aus.

  Sehen Sie berechtigte Kritik hingegen als wichtiges Feedback an, das Ihnen hilft, mehr über sich selbst zu erfahren. Berechtigte Kritik bezieht sich immer nur auf einen Aspekt Ihrer Persönlichkeit und niemals auf Sie als ganzen Menschen. Mit folgenden Affirmationen begegnen Sie berechtigter Kritik gelassen:
  - »Kritik ist eine gute Gelegenheit, um etwas zu lernen.«
  - »Die Kritik bezieht sich nur auf etwas, was ich getan habe, nicht auf mich als Person.«
  - »Obwohl es nicht schön ist, kritisiert zu werden, heißt das nicht, dass ich als Mensch abgelehnt werde.«

CO-ABHÄNGIGKEIT[11]

Co-Abhängigkeit lässt sich definieren als die Neigung, die Bedürfnisse anderer über die eigenen zu setzen. Man passt sich so weit an, dass die eigenen Gefühle, Wünsche und Anliegen zu kurz kommen. In diesem Fall hängt das eigene Selbstwertgefühl davon ab, wie gut es einem gelingt, von anderen gemocht zu werden, sich um sie zu kümmern und ihre Probleme zu lösen.

Wer immer sich in einer co-abhängigen Beziehung befindet, kann davon ausgehen, dass er viel Frustration erfährt, während eigene Bedürfnisse nicht erfüllt werden. Bleiben diese Gefühle und Bedürfnisse im Unbewussten, tauchen sie als Ängste wieder auf – vor allem als chronische, generalisierte Form der Angst. Co-Abhängigkeit kann zu Dauerstress, zum Burn-out und schließlich zu ernsthaften körperlichen Krankheiten führen.

---

11 Unter »Co-Abhängigkeit« versteht man in der Regel zweierlei: einerseits die Situation des engen Umfelds von Suchtkranken (also die Lage ihrer Partner, Kinder oder Eltern), andererseits eine Liebes- oder Beziehungssucht, die im Extremfall so weit gehen kann, dass man an einer Partnerschaft festhält, obwohl man an ihr zu zerbrechen droht.

WIE SIE MIT CO-ABHÄNGIGKEIT UMGEHEN

Kreuzen Sie in der folgenden Liste jede Aussage an, die auf Sie zutrifft:

- ☐ »Wenn jemand, der mir wichtig ist, von mir etwas möchte, dann sollte ich das auch tun.«
- ☐ »Ich sollte nicht wütend werden oder negative Gefühle äußern.«
- ☐ »Ich sollte nichts tun, was den Zorn des anderen erregt.«
- ☐ »Ich sollte die Menschen, die ich liebe, glücklich machen.«
- ☐ »Wenn jemand, den ich mag, sich über mich ärgert, ist das meine Schuld.«
- ☐ »Mein Selbstwertgefühl beruht darauf, dass ich anderen helfe, ihre Probleme zu lösen.«
- ☐ »Ich übernehme mich häufig, wenn ich anderen helfe.«
- ☐ »Wenn nötig, setze ich mich über meine eigenen Gefühle und Wertvorstellungen hinweg, um meine Beziehung am Leben zu erhalten.«
- ☐ »Ich fühle mich nur gut, wenn ich gebe.«
- ☐ »Die Angst vor dem Zorn des anderen beeinflusst, was ich tue oder sage.«

Wenn Sie mehr als drei Kreuzchen gemacht haben, sollten Sie sich mit dem Thema »Co-Abhängigkeit« beschäftigen.

Wer sich aus einer co-abhängigen Beziehung lösen will, muss vor allem lernen, sich selbst zu lieben und für sich zu sorgen. Sie sollten sich selbst also mindestens genauso viel Zeit gönnen, wie Sie der Erfüllung fremder Bedürfnisse widmen. Es geht vor allem darum, Grenzen zu setzen. Entscheiden Sie selbst, was Sie für andere tun und was Sie hinnehmen wollen. Lernen Sie, nein zu sagen, wo immer es nötig ist.

Die im Folgenden aufgeführten Affirmationen sollen Ihnen helfen, sich ausreichend Selbstfürsorge zuteilwerden zu lassen, damit Sie sich aus der Co-Abhängigkeit lösen können (zur Arbeit mit Affirmationen siehe Kapitel 9):

- »Ich lerne, besser für mich selbst zu sorgen.«
- »Meine Bedürfnisse sind ebenso wichtig wie die anderer Menschen.«
- »Es ist gut für mich, wenn ich mir Zeit für mich nehme.«
- »Ich finde die richtige Balance zwischen meinen eigenen Bedürfnissen und meiner Sorge um andere.«
- »Wenn ich mir selbst genug gebe, kann ich mich besser um andere kümmern.«
- »Es ist in Ordnung, wenn ich andere um das bitte, was ich mir wünsche.«
- »Ich lerne, mich so zu akzeptieren, wie ich bin.«
- »Es ist in Ordnung, nein zu sagen, wenn mir danach ist.«

- »Ich muss nicht perfekt sein, damit ich geliebt und akzeptiert werde.«
- »Ich kann mich selbst ändern, aber ich akzeptiere, dass ich andere Menschen nicht ändern kann.«
- »Ich höre auf, die Verantwortung für die Probleme anderer zu übernehmen.«
- »Ich respektiere meine Mitmenschen genug, um ihnen die Verantwortung für sich selbst nicht abzunehmen.«
- »Ich entwickle keine Schuldgefühle, wenn ich die Erwartungen anderer nicht erfüllen kann.«
- »Mitgefühl erwächst aus Liebe. Schuldgefühle, weil ich ihre Lage nicht verbessern kann, bewirken gar nichts.«
- »Ich lerne, mich selbst jeden Tag mehr zu lieben.«

Um mit eigenen co-abhängigen Tendenzen zu arbeiten, sollten Sie vielleicht einen Blick in die großen Klassiker zum Thema werfen: Melody Beattie, Pia Melody und Robin Norwood (siehe die Literaturangaben am Ende des Kapitels). Möglicherweise gibt es in Ihrem Heimatort auch Selbsthilfegruppen für Co-Abhängige.

Der Hunger nach Anerkennung von außen ist mit diesen drei grundlegenden Schritten vielleicht noch nicht völlig beseitigt, in den Kapiteln über Selbstbehauptung und Selbstachtung finden Sie noch weitere nützliche Tipps.

DIE NEIGUNG, KÖRPERLICHE UND SEELISCHE STRESSSYMPTOME ZU ÜBERSEHEN

Menschen, die unter Angststörungen leiden, besitzen häufig eine nur gering ausgeprägte Körperwahrnehmung. Wer sich zu viele Sorgen macht, lebt häufig sozusagen »im Kopf« und hat zum Rest seines Körpers keinen Kontakt. Probieren Sie es aus. Am besten jetzt gleich: Haben Sie das Gefühl, dass Ihr »Schwerpunkt« über dem Hals liegt? Oder fühlen Sie sich vielmehr mit Ihrem Körper gut verbunden? Spüren Sie Ihre Brust, Ihre Arme, Ihre Beine, Ihren Bauch?

Wenn Ihr Kontakt zu allem, was nicht zum Kopf gehört, eher schlecht ist, übersehen Sie vielleicht die typischen Anzeichen für Stress: Müdigkeit, Kopfschmerzen, Magenprobleme, Muskelverspannungen, kalte Hände, Durchfall sind nur einige der entsprechenden Symptome. Wenn Sie aber nicht merken, wie sehr Sie unter Stress stehen, dann ist es gut möglich, dass Sie sich antreiben, bis Sie die Grenze zur Erschöpfung oder Krankheit überschritten haben.

Viele Menschen, die unter Angststörungen leiden, überfordern sich ständig. Sie versuchen, zu viel in zu kurzer Zeit zu schaffen. Ihr eigener Perfektionismus lässt sie stets mehr tun, als gut für sie ist. Das geht manchmal über Monate oder Jahre, ohne dass die Betroffenen merken, dass sie unter Stress leiden.

Dauerstress aber bringt die Regelmechanismen im Gehirn durcheinander. In der Folge treten die diversen Formen der Angststörung auf, wie wir sie in Kapitel 2 beschrieben haben. Oder es kommt zu körperlichen Erkrankungen wie Magengeschwüren, Bluthochdruck, Kopfschmerzen und anderen psychosomatischen Stresserkrankungen. Jede psychische Störung ist, auch wenn sie uns das Leben zur Hölle macht, nichts weiter als ein Warnsignal. Der Körper hat seine Mechanismen, die uns daran hindern, auf den Selbstzerstörungsknopf zu drücken. Eine Panikstörung oder Depression ist ein Warnsignal Ihres Körpers, dass Sie Ihren Lebensstil ändern müssen, bevor Sie eine lebensbedrohliche Krankheit entwickeln.

Wie wir schon mehrfach erwähnt haben, hängt Ihre Genesung im Wesentlichen davon ab, ob und wie Sie lernen, mit den Stressfaktoren in Ihrem Leben umzugehen. Dazu müssen Sie lernen, diese zu erkennen und zu reduzieren, damit der Stress nicht kumuliert.

Natürlich schlägt Stress sich nicht nur in körperlichen Symptomen nieder. Auch psychische Störungen sind ein klarer Indikator für Stress. Psychische Stresssymptome werden aber häufig schneller wahrgenommen als körperliche, weil sie eher Teil unserer unmittelbaren Erfahrungswelt sind. Wenn Sie allerdings in ständiger Hektik im Höchsttempo durchs Leben spurten, kann es geschehen, dass Sie neben den physischen auch die die psychischen Warnsignale lange übersehen.

In diesem Kapitel finden Sie eine Stress-Checkliste, die Ihnen helfen soll, Ihre Aufmerksamkeit dafür zu schärfen. Machen Sie sich ruhig ein paar Kopien, bevor Sie damit arbeiten. So können Sie sie mehr als einmal benutzen.

In Kapitel 2 haben Sie gelernt, wie sich Dauerstress über einen Zeitraum von zwei Jahren messen lässt. Mit der Stress-Checkliste bewerten Sie konkret den letzten Monat. Nehmen Sie sich genug Zeit für die Beantwortung der Fragen.

Im Umgang mit Stress sind vor allem zwei Schritte von Bedeutung. Zunächst einmal sollten Sie Ihre eigenen Symptome *erkennen*. Dann aber müssen Sie noch die bewusste Entscheidung treffen, diese Symptome *nicht mehr zu ignorieren*. Wenn Sie mit Ihrer Angststörung besser fertig werden wollen, ist es entscheidend, dass Sie lernen, Ihre persönlichen Stressfaktoren zu reduzieren. Viele der im Buch beschriebenen Strategien wie Tiefenentspannung, regelmäßige sportliche Betätigung, Zeitmanagement, verbesserte positive Denkmuster, Übungen zur Selbstbehauptung und von sozialen Kompetenzen sowie eine verbesserte Ernährung vermindern stets auch Stress.

Zur Vertiefung empfehle ich Ihnen, einige der einschlägigen Bücher zur Stressreduktion zu lesen, die am Ende des Kapitels aufgeführt sind, beispielsweise *The Relaxation & Stress Reduction Workbook* von Davis, Robbins Eshelman und McKay. Sie finden in diesem Kapitel auch eine Liste mit 24 Techniken zum positiven Umgang mit Stress.

STRESS-CHECKLISTE

Kreuzen Sie all jene Symptome an, mit denen Sie in den letzten vier Wochen wiederholt zu kämpfen hatten. Zählen Sie dann alle Punkte zusammen.

KÖRPERLICHE SYMPTOME

- ☐ Kopfschmerzen (Migräne oder Spannungskopfschmerz)
- ☐ Rückenschmerzen
- ☐ Muskelanspannung
- ☐ Nacken- und Schulterschmerzen
- ☐ Spannung im Kiefer
- ☐ Muskelkrämpfe
- ☐ Nervöser Magen
- ☐ Andere Schmerzen
- ☐ Übelkeit
- ☐ Schlafstörungen
- ☐ Müdigkeit, Energiemangel
- ☐ Kalte Hände und/oder Füße
- ☐ Hoher Blutdruck
- ☐ Durchfall
- ☐ Hautprobleme (zum Beispiel Ausschlag)
- ☐ Allergien
- ☐ Zähneknirschen
- ☐ Verdauungsprobleme (Magenkrämpfe, Völlegefühl)
- ☐ Magenschmerzen, Geschwüre
- ☐ Verstopfung
- ☐ Unterzucker
- ☐ Störungen des Appetits
- ☐ Erkältungen
- ☐ Übermäßige Schweißabsonderung
- ☐ Beschleunigter Herzschlag, auch im Ruhezustand
- ☐ Bei Nervosität Alkohol, Zigaretten oder »Rekreations-Drogen«

PSYCHISCHE SYMPTOME

- ☐ Angstgefühle
- ☐ Depression, Niedergeschlagenheit
- ☐ Sich von der Welt abgetrennt fühlen
- ☐ Irrationale Ängste
- ☐ Zwanghaftes Verhalten
- ☐ Vergesslichkeit
- ☐ Gefühl, dass »alles zu viel« wird
- ☐ Hyperaktivität, Ruhelosigkeit
- ☐ Stimmungsschwankungen
- ☐ Einsamkeit
- ☐ Beziehungsprobleme
- ☐ Mangelnde Befriedigung in der Arbeit
- ☐ Konzentrationsprobleme
- ☐ Jähzorn
- ☐ Innere Unruhe
- ☐ Häufige Langeweile
- ☐ Häufige Sorgen
- ☐ Häufige Schuldgefühle
- ☐ Wutausbrüche
- ☐ Weinkrämpfe
- ☐ Albträume
- ☐ Antriebslosigkeit
- ☐ Sexuelle Probleme
- ☐ Gewichtszu- oder -abnahme
- ☐ Übermäßiges Essen

WIE HOCH IST IHR STRESSNIVEAU?

- ☐ 0–7 Kreuzchen .... Niedrig
- ☐ 8–14 Kreuzchen .... Gemäßigt
- ☐ 15–21 Kreuzchen .... Hoch
- ☐ Mehr als 22 Kreuzchen ...... Sehr hoch

24 TECHNIKEN ZUM POSITIVEN UMGANG MIT STRESS

KÖRPERLICHE EBENE/LEBENSSTIL (KAPITEL 4 UND 5)

1. Bauchatmung und Entspannung
2. Ernährung, die bei der Stressreduktion hilft
3. Regelmäßiger Sport
4. Auszeiten (auch »geistige Gesundheitstage«)
5. Kleine Pausen (fünf bis zehn Minuten Entspannung im Tagesverlauf)
6. Zeitmanagement (Ihr persönlicher Rhythmus)
7. Schlafhygiene (siehe Kapitel 16)
8. Reduktion von Umweltgiften
9. Materielle Sicherheit

EMOTIONALE EBENE (KAPITEL 12, 13 UND 14)

10. Soziales Netz
11. Selbstfürsorge
12. Gute Kommunikation
13. Selbstbehauptung
14. Zeit für Spaß und Spiel
15. Emotionaler Selbstausdruck
16. Sinn für Humor

KOGNITIVE STRATEGIEN (KAPITEL 8 UND 9)

17. Konstruktives Denken (Fähigkeit zum Abbau negativer Denkmuster)
18. Ablenkung (loslassen können [siehe Anhang 1)
19. Aktive Problemlösung (statt passiver Handlungsmuster)
20. Akzeptieren (Gelassenheit, auch Rückschläge hinzunehmen)
21. Zulassen von »Zwischentönen« (nicht alles ist schwarz oder weiß)

SPIRITUELLE/GEISTIGE EBENE (KAPITEL 19)

22. Ziele, für die man sich einsetzt
23. Positive Lebenseinstellung
24. Praktizierte Spiritualität, Engagement

ÜBERMÄẞIGES KONTROLLBEDÜRFNIS

Wer nach Kontrolle strebt, wünscht sich ein möglichst überschaubares, vorhersehbares Leben. Das Kontrollbedürfnis lässt sich als eine bestimmte Form von Wachsamkeit beschreiben, die entweder alle oder nur einige bestimmte Lebensbereiche einbezieht. Diese Haltung verhindert, dass wir uns öffnen und das Leben auf uns zukommen lassen.

Ein übermächtiges Kontrollbedürfnis hat seine Wurzeln häufig in einer traumatischen Lebensgeschichte. Wer je Angst, Ohnmacht und Gewalt im Übermaß erlebt hat, entwickelt eine gewisse innere Tendenz, alle Wechselfälle des Lebens nach Möglichkeit vorhersehen und dagegen entsprechend gewappnet sein zu wollen. Wann immer eine Situation die Alarmglocken schrillen lässt (ob zu Recht oder zu Unrecht, sei dahingestellt), ist der Betreffende bereit, seine Stacheln aufzustellen. Gerade Menschen, die Opfer von traumatischen Erfahrungen wurden, entwickeln häufig eine solche Persönlichkeitsstruktur. Der Wunsch, alles zu kontrollieren, ist die aktive Reaktion auf traumatische Erfahrungen. Der passive Typ gibt auf und entwickelt Depressionen, da es ihm unmöglich scheint, sein Leben in den Griff zu bekommen (dieses Syndrom nennt man »erlernte Hilflosigkeit«).

Wenn Sie unter übermäßigem Kontrollbedürfnis leiden, wird es einige Zeit dauern, bevor Sie locker lassen können. Die folgenden vier Strategien werden Ihnen dabei behilflich sein:

LOSLASSEN

Loslassen lernen bedeutet, dass Sie es sich in den Unwägbarkeiten des Daseins gemütlich machen. Sie richten sich einfach darin ein – in den kleinen Unberechenbarkeiten des Alltags ebenso wie in den großen Wechselfällen des Lebens. Der Wandel ist unvermeidlich. Unsere Umgebung ändert sich ständig, das Verhalten der Menschen ist nicht vorhersagbar, und Sie können heute nicht wissen, wie es Ihnen morgen geht. Sie lernen, mit diesen Veränderungen umzugehen, auch wenn Sie nicht wissen, was auf Sie zukommt. Es mag Zeiten geben, in denen Ihr Leben Ihnen recht chaotisch vorkommt. Dies zu akzeptieren bedeutet einfach, das Dasein anzunehmen, wie es ist. Kämpfen Sie nicht gegen die Umstände an, wenn diese nicht so sind, wie Sie das gern hätten. Gehen Sie vielmehr mit dem Wandel. Das Leben, sagt man, ist ein Fluss. Sie können das Wasser nicht zwingen, bergauf zu fließen. Auch diese Haltung lässt sich einüben. Versuchen Sie nicht länger, stets perfekt zu sein. Lassen Sie unrealistische Erwartungen los, und Sie ersparen sich eine Menge Enttäuschungen. Je gelöster Sie sind, desto weniger ängstlich werden Sie reagieren, wenn der Lauf der Geschehnisse sich nicht mit Ihren Vorstellungen deckt. Wenn Sie entspannt sind, gehorcht Ihr Leben einem gemächlicheren Rhythmus. Dann ist es leichter, mit dem Unerwarteten fertig zu werden.

Eine Prise Humor kann auch nicht schaden. Wenn Sie angesichts der Widrigkeiten, die da plötzlich auf Sie einstürmen, in ein herzliches Lachen ausbrechen können, wendet sich das Blatt. Aus einem »Ach, wie schrecklich!« wird ein »Was soll's – so ist das Leben!«. Die Dinge so zu akzeptieren, wie sie sind, macht es letztlich auch leichter, damit umzugehen und zu überlegen: »Okay, und was können wir nun am besten tun?«.

Um das Loslassen zu fördern, können Sie beispielsweise die folgenden Affirmationen einsetzen:

- »Ich nehme das Leben, wie es kommt.«
- »Ich kann loslassen und Vertrauen in den Lauf der Dinge entwickeln.«
- »Ich entspanne mich und lasse ein kleines bisschen Unordnung und Chaos zu.«
- »Ich lerne, mich und das Leben nicht mehr so ernst zu nehmen.«

GEDULD

Menschen, die das Leben in all seinen Facetten kontrollieren möchten, wollen ihre Probleme sofort gelöst sehen. Doch Schwierigkeiten lassen sich nicht immer im Moment ihres Entstehens aus der Welt schaffen. Möglicherweise entwickelt sich die Lösung nur langsam Schritt für Schritt. Geduld haben bedeutet, dass man ein zeitweiliges Chaos akzeptiert und auf die Klärung wartet.

Auch Geduld hat etwas mit Loslassen zu tun. Wenn Sie warten können, ergibt sich die Antwort auf Ihre Frage manchmal ganz von selbst.

VERTRAUEN

Die meisten Probleme lösen sich von selbst. Sie müssen nur das nötige Vertrauen entwickeln, diese Tatsache zu akzeptieren. Vielleicht ist die Lösung ja noch nicht erkennbar. Wenn Sie den Ausgang einer Sache immer schon im Voraus wissen wollen, heizen Sie damit lediglich Ihre Erwartungsängste an.

Man sagt, das Leben sei ein langer, langer Fluss. Man sieht nicht immer, was hinter der nächsten Biegung auf uns wartet. Vertrauen bedeutet, tief im Innern zu wissen, dass am Ende alles gut geht.

Entweder Sie lösen das Problem, oder Sie ändern Ihre Einstellung dazu. Wenn Sie auf vergangene Schwierigkeiten zurückblicken, dann werden Sie vermutlich wie die meisten Menschen zugeben, dass Probleme dazu neigen, sich irgendwann von selbst zu lösen.

ENTWICKLUNG EINER SPIRITUELLEN BETRACHTUNGSWEISE DES LEBENS

Spiritualität bedeutet letztlich den Glauben an eine höhere Macht oder Intelligenz, die über unsere gewöhnliche Sicht der Dinge hinausgeht (siehe auch Kapitel 19). Der Begriff impliziert auch eine persönliche Beziehung zu dieser Kraft, die wir auf der Ebene der inneren Erfahrung herstellen können.

Eine spirituelle Perspektive hilft uns in zweifacher Hinsicht, mit einem übertriebenen Kontrollbedürfnis fertig zu werden. Zum einen gibt sie uns die Möglichkeit, unsere Sorgen dieser Macht gleichsam zu »übergeben«. Wir überlassen unserem transzendenten »Partner« alle scheinbar unlösbaren Probleme. Das bedeutet nicht, dass wir unsere persönlichen Bemühungen um eine Lösung einstellen. Die Verantwortung für unser Leben liegt nach wie vor bei uns selbst. Nur können wir jetzt zur Problemlösung auf höhere Ressourcen zurückgreifen (»höher« insofern, als sie über unsere Möglichkeiten hinausgehen).

Wenn wir den Punkt erreicht haben, an dem wir erfolglos alles versucht haben, dann befähigt uns der Glaube an eine höhere Kraft, unsere Kontrollversuche über die Situation aufzugeben. Vielen meiner Patienten fällt es leichter, mit ihren Phobien fertig zu werden, indem sie sich vollständig einer höheren Macht überantworten.

Zum anderen öffnet uns der Glaube an eine höhere Kraft für eine Sinndimension, welche die Alltagswelt überschreitet. Ohne diese Sinnperspektive erscheint das Leben als Wechselspiel blinder, ja grausamer Zufälle, für die es keine Erklärung gibt. Dieses Gefühl des Ausgeliefertseins verstärkt den seelischen Druck. Doch die meisten spirituellen Richtungen vertreten die Auffassung, dass das Leben keineswegs vom Gesetz des Zufalls bestimmt wird. Ereignisse, die aus menschlicher Sicht sinnlos und brutal scheinen, offenbaren ihre sinnhafte Seite erst von einer höheren Warte.

»Nichts geschieht ohne Grund«, sagt man landläufig. Dieser Grund allerdings enthüllt sich häufig erst in der Rückschau. Denken Sie einmal an die vermeintlichen und tatsächlichen Katastrophen in Ihrem Leben zurück. Was haben Sie daraus gelernt? Was gewonnen? Sind Sie an ihnen möglicherweise menschlich gewachsen?

Die in diesem Kapitel beschriebenen vier Verhaltensmuster – Neigung zu Perfektionismus, übermäßiges Bedürfnis nach Anerkennung, Übersehen von Stressfaktoren und Kontrollbedürfnis – sind fast allen Menschen gemeinsam, die unter Angststörungen zu leiden haben. Um diese Verhaltensmuster abzulegen, braucht es viel Hingabe und Zeit. Doch das soll Sie nicht davon abhalten, jetzt sofort damit anzufangen. In Kapitel 9 finden Sie Anleitungen, wie Sie negative Denkmuster entkräften.

WAS ZU TUN IST

1. Was können Sie heute – und jeden Tag Ihres Lebens – dafür tun, um Ihren Perfektionismus abzulegen? Wie wäre es, wenn Sie die Anforderungen, die Sie an sich selbst stellen, ein klein wenig herunterschraubten, damit Sie mehr Zeit für Ihr Heilungsprogramm hätten? Oder für Spaß und Spiel? Suchen Sie sich jeden Tag etwas aus, was nicht unbedingt getan werden muss (Aufgaben aus dem Arbeitsbereich, Haushaltspflichten und so weiter), und »vertagen« Sie es.
2. Wenn Sie festgestellt haben, dass Sie sich stets um die Anerkennung anderer bemühen, dann sollten Sie sich eingehend mit den Kapiteln über Selbstachtung und Selbstbehauptung beschäftigen. Folgende Eigenschaften können Sie bei sich stärken: Selbstachtung, die Fähigkeit, für sich selbst zu sorgen, das Wissen um die eigenen Rechte sowie die Bereitschaft, um das Gewünschte zu bitten.
   Ist Co-Abhängigkeit für Sie ein Problem, lesen Sie die dazu die empfohlenen Bücher und/oder suchen Sie eine entsprechende Selbsthilfegruppe auf.
3. Füllen Sie die »Stress-Checkliste« aus, um sich ein Bild über Ihr Stressniveau während der letzten vier Wochen zu verschaffen. Sollte Stress für Sie ein Problem sein, lesen Sie die Kapitel über Entspannung, Bewegung und Ernährung. Auch die Arbeit an negativen Glaubenssätzen und die Verminderung der eigenen perfektionistischen Einstellung sind wichtig. Lesen Sie die unten empfohlenen Bücher über Stressreduktion.
4. Für Menschen, die unter Angstsymptomen leiden, ist es meist eine echte Herausforderung, ihr Kontrollbedürfnis aufzugeben. Das wichtigste Gegengift ist hier Humor. Lachen Sie über die Grenzen, die Ihnen das Leben auferlegt. Je mehr Sie lachen, desto lockerer nehmen Sie alles, und desto mehr Spaß werden Sie im Leben haben. Und denken Sie gegebenenfalls auch darüber nach, Ihre innere Bindung an eine höhere Macht zu stärken (siehe Kapitel 19).

LITERATUR

Beattie, Melody: Die Sucht, gebraucht zu werden, München 1994.
Cameron, Julia: Wer sagt, dass Gott nicht gerne lacht?, München 2002.
Davis, Martha; Robbins Eshelman, Elizabeth; McKay, Matthew: The Relaxation & Stress Reduction Workbook, Oakland (CA) 2000.
Mason, John: Guide to Stress Reduction, Berkeley (CA) 1985.
Mellody, Pia: Verstrickt in die Probleme anderer, München 1991.
Norwood, Robin: Wenn Frauen zu sehr lieben, Reinbek 2006.
Peurifoy, Reneau: Angst, Panik und Phobien, Bern ^{3}2007.

11

DIE ZEHN HÄUFIGSTEN SPEZIFISCHEN PHOBIEN

ALS SPEZIFISCHE PHOBIE beschreibt man die Angst vor einem bestimmten Gegenstand oder einer bestimmten Situation – zum Beispiel vor dem Fliegen, vor einem bestimmten Tier oder vor dem Zahnarzt. Man versucht, diese Situation so weit wie möglich zu meiden oder kann sie nur unter Angst ertragen. Die Angst bezieht sich auf die Situation oder den Gegenstand selbst und ist nicht gleichzusetzen mit der Furcht vor einem Panikanfall. Wenn Sie eine bestimmte Situation meiden, weil Sie befürchten, in dieser Situation einen Panikanfall zu bekommen, leiden Sie wahrscheinlich unter einer Agoraphobie (siehe Kapitel 1). Trotzdem können Sie durch Zufall mit spezifischen Situationen konfrontiert werden, die Sie normalerweise meiden und in denen Sie mit Panik reagieren.

Viele Menschen haben spezifische Phobien. Über die Hälfte der Gesamtbevölkerung der USA beispielweise leiden mehr oder weniger ausgeprägt unter Leistungsängsten und eine Studie des Instituts für Demoskopie Allensbach ergab, dass 16 Prozent der Deutschen von Flugangst betroffen sind. Für eine offizielle Diagnose muss die Phobie jedoch auch die berufliche und/oder soziale Funktionsfähigkeit des Betroffenen beeinträchtigen; starke Ängste und Vermeidungshaltung allein reichen nicht aus. Wenn man diese eng gesteckte Definition berücksichtigt, sind immer noch etwa 10 Prozent der US-Bevölkerung von einer spezifischen Phobie betroffen, die sie irgendwann im Laufe ihres Lebens beeinträchtigen wird.

Die Liste der spezifischen Phobien ist sehr umfangreich und die schiere Zahl an exotischen Namen kann verwirren. In diesem Kapitel werden die zehn häufigsten Phobien, ihre möglichen Ursachen und Behandlungsmöglichkeiten beschrieben. Für bestimmte Phobien stehen verschiedene Hilfsmittel wie Bücher und Audioprogramme zur Verfügung, auf die Sie bei Bedarf zurückgreifen können. Die Liste der hier beschriebenen Phobien ist keinesfalls umfassend, die verhaltenstherapeutischen Ansätze und Behandlungsstrategien lassen sich jedoch auf alle Phobien übertragen.

Folgende Phobien werden beschrieben:

- Leistungsangst, Lampenfieber
- Flugangst
- Klaustrophobie
- Angst vor Krankheiten (Hypochondrie)
- Angst vor dem Zahnarzt
- Angst vor Injektionen/Blut
- Angst vor Erbrechen (Emetophobie)
- Höhenangst
- Angst vor bestimmten Tieren oder Insekten
- Angst vor dem Tod

Selbst wenn Sie nicht unter einer der hier beschriebenen Phobien leiden, wird Ihnen die Lektüre des Kapitels helfen die allgemeinen Ursachen einer Phobie zu verstehen und sich einen Überblick über die besten Behandlungsmethoden zu verschaffen. Eine ausführliche Beschreibung davon, was Sie brauchen, um sich Ihrer Phobie zu stellen, finden Sie in Kapitel 7.

LEISTUNGSANGST, LAMPENFIEBER

Die Angst, öffentlich zu sprechen oder auftreten zu müssen, steht unter den Phobien an erster Stelle. Bis zu 70 Prozent aller Menschen weltweit leiden unter dieser Angst. Tritt diese Angst im Zusammenhang mit öffentlichem Reden vor einem Publikum auf, spricht man auch von *Glossophobie*. Es handelt sich dabei um einen komplizierten Angstprozess, der folgende Komponenten beinhalten kann:

- Angst, von anderen als inadäquat oder unbeholfen gesehen zu werden,
- Angst, nicht gut genug zu sein oder Fehler zu machen, zum Beispiel bei einer musikalischen Darbietung oder einem sportlichen Wettbewerb,
- Angst, dass andere die eigene Aufregung sehen, zum Beispiel durch Schwitzen, Stottern oder Erröten,
- Angst, zu versagen und/oder zurückgewiesen zu werden, zum Beispiel in einem Vorstellungsgespräch oder einer mündlichen Prüfung,
- Angst vor der Ungewissheit, wie man selbst reagieren wird, sobald Leistung gefordert ist.

Die Leistungsangst geht meist einher mit einer starken Erwartungsspannung, also Furcht und Anspannung vor dem öffentlichen Auftritt oder der Rede. Die Angst wird für gewöhnlich stärker, je näher der Zeitpunkt des Auftrittes rückt. Viele Menschen haben die Erfahrung gemacht, dass die Angst verschwindet, sobald sie auf der Bühne stehen oder ihre Rede beginnen. Es gibt aber auch Menschen, die ihre Angst nicht so einfach loswerden und auch während des öffentlichen Auftritts noch unter starken Symptomen leiden, wie zum Beispiel Herzklopfen, Händezittern, Schwitzen, Übelkeit oder trockenem Mund. Im schlimmsten Fall sind die Symptome so heftig, dass die öffentliche Präsentation darunter leidet oder die Rede abgebrochen werden muss.

Leistungsangst oder Lampenfieber kann jeden treffen, ganz gleich ob Anfänger oder eingespielter Profi. Die Sängerin Barbara Streisand mied wegen ihres Lampenfiebers öffentliche Auftritte und weigerte sich siebenundzwanzig lange Jahre live vor Publikum zu singen.

URSACHEN

Zu den langfristigen Ursachen der Leistungsangst gehören singuläre traumatische Erfahrungen in der Kindheit in Verbindung mit einem Vortrag vor einer Gruppe oder einer musikalischen Aufführung. Oder vielleicht liegt es daran, dass Sie schon als Kind schüchtern waren und eine Neigung zu Sozialphobien hatten. Sie vermeiden es konsequent, öffentlich zu sprechen oder aufzutreten und –

im extremen Fall – meiden Sie Menschenansammlungen ganz allgemein. Die Leistungsangst unterscheidet sich jedoch deutlich von der Sozialphobie (siehe Kapitel 1) und kann auch Menschen betreffen, die sich sonst in Gruppen oder in öffentlichen Situationen wohl fühlen.

Die unmittelbare Ursache einer Leistungsangst liegt nicht selten in tief verankerten Glaubenssätzen und Vorstellungen, die dazu führen, dass man sich selbst als inkompetent betrachtet oder fürchtet, in einer bestimmten Situation die Kontrolle zu verlieren. Vielleicht sind Sie davon überzeugt, dass Ihnen ein schlimmer Fehler passieren wird, oder Sie glauben, einen perfekten Auftritt liefern zu müssen. Eventuell überschätzen Sie aber auch die Bedeutung der Menschen, vor denen Sie eine Rede halten müssen. Diese kontraproduktiven Gedanken können sehr hartnäckig und selbstzerstörerisch sein und langfristig dazu führen, dass Sie jede Situation meiden, in der Sie Gefahr laufen könnten, öffentlich zu sprechen oder aufzutreten.

BEHANDLUNG

In der verhaltenstherapeutischen Behandlung lernen Sie, selbstzerstörerische Glaubenssätze (und Vorstellungen) zu identifizieren und diese schrittweise gegen konstruktive Glaubenssätze auszutauschen, die Ihnen zeigen, dass

- Sie die Fähigkeit besitzen, sich gut vor anderen zu präsentieren.
- Sie die Angst annehmen können, wenn sie kommt, und mit ihr mitgehen. Sie müssen sich ihr nicht widersetzen.
- es menschlich und völlig in Ordnung ist, Fehler zu machen.
- andere Ihnen Anerkennung geben werden, wenn Sie einfach »Sie selbst« sind.
- andere es nicht sehen werden, auch wenn Sie innerlich nervös sind.
- die Leute nicht darauf warten, dass Sie Ihre Rede oder Ihren Auftritt verpatzen.
- Sie die Aufmerksamkeit von sich weglenken können, indem Sie sich auf das konzentrieren, was Sie vermitteln möchten.
- Sie mit etwas Übung und guter Vorbereitung jeden Auftritt meistern können.

Sobald Sie die negativen Glaubenssätze hinter sich gelassen und neue, positive Gedanken Fuß gefasst haben, können Sie eine Konfrontationspyramide erstellen, auf der Sie sich Stück für Stück immer größeren Herausforderungen stellen. Nehmen wir einmal das Beispiel der öffentlichen Rede. Hier würden Sie zuerst vor ein oder zwei Freunden eine kleine Rede halten, dann vor einer Gruppe von Freunden sprechen und schließlich einen Vortrag vor fremdem Publikum halten. Die Anzahl der Zuhörer erhöht sich allmählich und auch die soziale Stellung der Menschen, die Ihnen zuhören, ändert sich im Laufe des Übungsprogramms.

Ein wichtiger Aspekt der Behandlung besteht darin, den Fokus von sich selbst und der übermäßigen Beschäftigung mit der eigenen Person wegzunehmen und sich darauf zu konzentrieren, wie man den Menschen im Publikum am besten helfen, sie unterstützen oder ihnen einfach nur Freude bereiten kann. Die eigene Aufmerksamkeit dorthin zu lenken, macht meist einen großen Unterschied. Je mehr Sie darüber nachdenken, was Sie Ihren Zuhörern geben können, desto weniger laufen Sie Gefahr, sich in Ihren eigenen Gedanken und Gefühlen zu verstricken.

Die meisten praktischen Ratgeber zum Thema öffentliches Reden geben folgende Tipps:

- Üben Sie im Vorfeld Ihrer Rede oder Ihres Auftritts regelmäßig und oft, idealerweise vor einem Freund oder einer Freundin. Das schafft Selbstvertrauen.
- Machen Sie ein oder zwei Stunden vor Ihrem Auftritt einen ausgiebigen Spaziergang, denn so können Sie Ihre Nervosität abbauen. Vermeiden Sie Auftritte mit leerem Magen und sorgen Sie dafür, dass Ihr Blutzucker konstant ist.
- Haben Sie während Ihres Auftritts immer ein Glas Wasser griffbereit. Es gibt Ihnen etwas zu tun, sobald Sie von Nervosität oder körperlichen Symptomen abgelenkt werden.
- Falls Sie Angst vor Ihrem Publikum haben, hilft es vielleicht, wenn Sie sich Ihre Zuhörer als große Babys in Strampelanzügen vorstellen oder nur in Unterwäsche bekleidet. Es wird Ihnen wieder vor Augen führen, dass in Ihrem Publikum auch nur Menschen sitzen.
- Wenn es zu Ihnen passt, können Sie vor Ihrem öffentlichen Auftritt ein kurzes Gebet sprechen und die Dinge in die Hände einer göttlichen Macht legen.

MEDIKAMENTE

Viele professionelle Schauspieler und andere Darsteller nehmen vor einem Auftritt Betablocker wie zum Beispiel Propranolol oder Metoprolol ein, um die körperlichen Symptome wie Schwitzen, Händezittern oder Herzrasen zu unterdrücken. Das kann unter Umständen recht gut helfen. Weniger üblich – aber manchmal nicht weniger effektiv – ist die Einnahme von Beruhigungsmitteln am Abend davor, damit eine gute Nachtruhe gewährleistet ist. Letzteres hilft, die Angst zu reduzieren und wirkt schlaffördernd, hat aber den Nachteil, dass der Zugang zu den eigenen Gefühlen und der inneren Spontanität unterbunden wird. Nimmt man eine zu hohe Dosis ein, leidet zudem die geistige Klarheit.

UNTERSTÜTZENDE RESSOURCEN

Von Janet Esposito gibt es zu diesem Thema mehrere sehr empfehlenswerte Bücher und CDs. Ihr erstes Buch *In the Spotlight* ist eine ideale Einführung in das Thema Leistungsangst und Lampenfieber. In ihrem aktuellen Buch *Getting Over Stage Fright* schreibt sie über spezifische Affirmationen und Übungsprogramme für eine Neuausrichtung negativer Gedanken und der eigenen Grundeinstellung zu diesem Thema. Leider liegen die Bücher bisher nur auf Englisch vor.

FLUGANGST

Die Flugangst nimmt unter den spezifischen Phobien den zweiten Platz ein (nach dem Lampenfieber) und betrifft ungefähr 20 Prozent der Bevölkerung, das heißt, 20 Prozent aller Menschen meiden das Fliegen entweder ganz oder steigen nur mit großem Unbehagen in ein Flugzeug. Die Angst kann das Leben der Betroffenen auf gravierende Art und Weise beeinträchtigen – wer unter Flugangst leidet, muss deswegen vielleicht auf eine lukrative Karriere verzichten oder gar auf gemeinsame Ferien mit der Familie oder Freunden.

Oft überschneidet sich die Flugangst mit anderen Phobien, insbesondere der *Klaustrophobie*, also der Angst, sich für eine bestimmte Zeit in engen oder geschlossenen Räumen aufzuhalten. Die Höhenangst (*Akrophobie*) kann hier auch eine Rolle spielen. Für manche Menschen steht die Furcht vor einem Flugzeugabsturz im Vordergrund, obwohl die Wahrscheinlichkeit eines solchen Unglücks äußerst gering ist (weniger als 1:1 000 000). Wiederum andere Menschen haben Angst vor Turbulenzen während des Flugs, vor einer möglichen Entführung oder einfach Angst vor dem mit dem Fliegen verbundenen Kontrollverlust, wenn man das eigene Leben in die Hände der Piloten gibt.

Eine Flugphobie kann bedeuten, dass man sich grundsätzlich weigert, in ein Flugzeug zu steigen, oder einen Flug nur unter Alkoholeinfluss und/oder mit Beruhigungsmitteln übersteht. Menschen mit Flugangst leiden oft unter der Vorstellung, während des Fluges eine akute Panikattacke zu bekommen, besonders wenn sie in der Vergangenheit schon schlechte Erfahrungen gemacht haben.

URSACHEN

Die häufigste Ursache von Flugangst ist ein traumatisches Flugerlebnis aus der Vergangenheit. Dieses Erlebnis kann entweder in Zusammenhang mit einer anderen Phobie (Höhenangst oder Raumangst) stehen, einer negativen körperlichen Erfahrung während eines Fluges (Übelkeit und Erbrechen) oder einem Panikanfall in einem Flugzeug. Wenn man erst einmal begonnen hat, Flugzeuge zu meiden, und je länger man sich weigert zu fliegen, desto unvorstellbarer wird die Vorstellung, jemals wieder in ein Flugzeug zu steigen.

Unter Umständen wird die Flugangst auch durch eine indirekte Begegnung mit einer Flugkatastrophe ausgelöst, zum Beispiel durch den Bericht über ein Flugzeugunglück im Fernsehen. Es gibt auch Menschen, die *direkt nach* einem Flug ein negatives Erlebnis hatten und das Fliegen damit negativ assoziieren. Nimmt man zum Beispiel einen Flieger zu einem Geschäftstermin, nur um zu hören, dass man entlassen wird, kann das unter Umständen so traumatisch sein, dass es eine Angst vor dem Fliegen zur Folge hat.

BEHANDLUNG

Aufklärung und Verhaltenstherapie haben sich in der Behandlung von Flugangst besonders bewährt. Zur Aufklärung gehören Informationen zur Flugsicherheit und zu den Vorkehrungen, die zur Sicherheit der Passagiere getroffen werden. Das Wissen um die Tatsache, dass Flugzeuge so konstruiert sind, dass sie ein Vielfaches an Turbulenzen aushalten können, als sie jemals erfahren werden, hilft besonders denjenigen, die Angst vor einem unangenehmen, weil turbulenten, Flug haben. Wenn man erst einmal gelernt hat, dass bestimmte ungewöhnliche und unerwartete Geräusche (zum Beispiel das Ausfahren des Fahrwerks) zur Flugroutine gehören, kann man dem etwas gelassener begegnen. Auch die Tatsache, dass es sehr viel wahrscheinlicher ist, von einem Auto überfahren zu werden als mit einem Flugzeug abzustürzen, hilft vielen Betroffenen ihre Flugangst abzubauen.

In der Verhaltenstherapie können Betroffene verschiedene Strategien zur Regulation von Panikgefühlen erlernen (siehe Kapitel 6), um dann das Katastrophendenken in Bezug auf die eigenen Ängste aufzulösen. Dazu gehört die progressive Konfrontationspyramide, mithilfe derer man sich seiner Flugangst in aufsteigender Reihenfolge stellt. Fährt man zu Beginn der Konfrontation nur kurz auf den Flughafen, um sich schrittweise an den Gedanken des Fliegens zu gewöhnen, wird man am Ende der Therapie in der Lage sein, einen kurzen Flug – meist nicht länger als eine Stunde – zu bewältigen. Es gibt Therapeuten, die sich auf die Behandlung von Flugangst spezialisiert und im Zuge dessen besondere Vereinbarungen mit verschiedenen Fluggesellschaften geschlossen haben. So haben Klienten die Möglichkeit, wenige Tage vor einem tatsächlichen Flug etwas Zeit in einem Flugzeug zu verbringen – auf dem Boden, versteht sich. Für manche Phobiker ist dies ein wichtiger Zwischenschritt. Am Tag des eigentlichen Fluges wird der Klient von seinem Therapeuten oder einer anderen geeigneten Begleitperson unterstützt.

Besonders während des ersten Fluges kann Ablenkung eine wichtige und positive Rolle spielen. Sowohl vor als auch während des Flugs wird der Betroffene von seinem Therapeuten oder seiner Begleitperson in Gespräche verwickelt, die ihn von negativen Gedanken und körperlichen Symptomen ablenken sollen. Betroffene können auch einen kleinen »Werkzeugkoffer« mit Lieblingszeitschriften, Audioaufnahmen von angeleiteten Visualisierungsübungen oder Puzzlespielen mit an Bord nehmen, der ihnen hilft, die Gedanken auf Positives zu fokussieren.

In manchen Fällen kann auch eine medikamentöse Intervention angebracht sein. Beruhigungsmittel wie Alprazolam und Lorazepam oder Betablocker wie Propranolol und Metoprolol können vor und während des Flugs das subjektive Angstempfinden verringern und die körperlichen Symptome lindern. Viele Menschen mit Flugangst versuchen ihre Symptome mithilfe von Alkohol zu dämpfen. Hier gibt es jedoch das Problem, dass die Sauerstoffsättigung in einem Flugzeug niedriger als normal ist und der Alkohol deswegen stärker wirkt. Schon ein oder zwei Gläser können eine stark alkoholisierende Wirkung haben.

Zusätzliche Empfehlungen für Flug-Phobiker:

- Informieren Sie sich darüber, wie ein Flugzeug funktioniert. Es ist zum Beispiel gut zu wissen, dass ein Flugzeug auch dann weiterfliegen kann, wenn ein Triebwerk auffällt. Das im Abschnitt »Unterstützende Ressourcen« erwähnte, allerdings englischsprachige SOAR-Programm bietet zahlreiche Informationen dazu. Einige deutsche Krankenkassen bezuschussen bzw. befürworten Therapien gegen Flugangst, besonders wenn diese zum Beispiel den Arbeitsplatz gefährdet.
- Sollten Sie unter Klaustrophobie leiden, buchen Sie sich am besten einen Sitzplatz am Gang (dies ist auch empfehlenswert, wenn Höhenangst ein Thema für Sie ist).
- Planen Sie am Tag Ihres ersten Fluges viel Zeit ein, damit Sie nicht schon aus Zeitdruck unter Stress geraten.
- Fliegen Sie auf Ihren ersten Flügen in Begleitung und bitten Sie Ihre Begleitperson, sich zur Ablenkung mit Ihnen zu unterhalten.
- Buchen Sie den kürzesten Flug, den Sie finden können – nicht mehr als eine Stunde pro Flug.
- Nehmen Sie einen kleinen »Werkzeugkoffer« mit an Bord, mit dem Sie sich zur Ablenkung beschäftigen können.
- Nehmen Sie nur im Notfall und nur unter ärztlicher Aufsicht verschreibungspflichtige Beruhigungsmittel ein. Nehmen Sie am Tag Ihres Fluges kein Koffein zu sich.

UNTERSTÜTZENDE RESSOURCEN

Es gibt unzählige Programme und Webseiten, die zum Thema Flugangst beraten können (darunter auch kostenpflichtige Programme). Zwei sehr gute, englischsprachige Programme finden Sie unter www.fearofflying.com (SOAR-Programm) und anxieties.com mit Reid Wilsons Programm »Achieving Comfortable Flight«.

Auch Fluggesellschaften wie beispielsweise die Lufthansa oder Swissair bieten Seminare gegen Flugangst an. Es gibt darüber hinaus ein großes Angebot an Ratgebern und Büchern zur Selbsthilfe.

KLAUSTROPHOBIE (RAUMANGST)

Die meisten von uns wissen, dass mit *Klaustrophobie* die Angst vor geschlossen und/oder engen Räumen gemeint ist. Diese Angst kann viele Formen annehmen, denn zur Klaustrophobie zählen nicht nur die Furcht vor kleinen und/oder vollen Räumen, die Furcht, in einem Stau zu stecken oder durch einen Tunnel oder eine Unterführung zu fahren, sondern auch das Unbehagen, das man vielleicht empfindet, wenn man Schlange stehen muss, oder die Angst, auf einem Arztstuhl zu sitzen und sich einer Behandlung zu unterziehen. Die Klaustrophobie kann sich mit anderen Phobien überschneiden. Viele Menschen mit Flugangst haben eigentlich Angst, in der Flugkabine eingeschlossen zu sein und während des Fluges das Flugzeug nicht verlassen zu können. Auch bei der Angst vor dem Aufzug oder Lift gibt es eine starke klaustrophobische Komponente. Eine der bekanntesten Formen der Klaustrophobie ist die Angst vor der engen Röhre des MRT-Scanners, die zu ernsthaften Problemen führen kann, sollte diese Untersuchung einmal nötig sein.

Manche Klaustrophobiker haben noch mit einem weiteren Problem zu kämpfen, denn die Angst vor dem Eingesperrtsein und das Gefühl, dass kein Ausweg in Sicht ist, können zu Atemnot und Furcht vor dem Ersticken führen. Die Angst vor engen Räumen – mit oder ohne begleitende Atemnot – löst dann nicht selten Panikanfälle aus, die einhergehen mit den bekannten Symptomen Schwitzen, Zittern und Herzrasen. Wenn Sie unter Raumangst leiden, kann es auch sein, dass Sie sich von den Wänden des Raumes erdrückt fühlen und den unwiderstehlichen Impuls verspüren, dieser Situation zu entfliehen.

Die Klaustrophobie kann sich auf eine ganze Reihe von Situationen übertragen. Vielleicht meiden Sie Menschenansammlungen ganz allgemein oder setzen sich in einem Raum mit vielen Menschen immer in die Nähe der Tür, damit Sie im Notfall schnell nach draußen gehen können. Viele Klaustrophobiker verreisen nicht gerne, weil man in diesen Fällen nicht umhinkommt, eine bestimmte Zeit im Auto, im Zug oder im Flugzeug zu verbringen.

URSACHEN

Zu den Ursachen der Klaustrophobie gibt es keinen klaren Konsens. Meist wird die Angst auf eine traumatische Erfahrung oder einen Vorfall in der Kindheit zurückgeführt, in dem das Eingeschlossensein mit Angst assoziiert war. Es gibt jedoch sehr viele Menschen, die unter Raumangst leiden, sich aber nicht an eine solche Erfahrung erinnern können. Der Widerstand gegen das Eingesperrtsein ist bei Menschen und Tieren bis zu einem gewissen Grad normal und die Klaustrophobie scheint eine besonders ausgeprägte und übertriebene Form dieser natürlichen Reaktion zu sein.

BEHANDLUNG

Wie bei anderen Phobien kommt auch die Verhaltenstherapie zum Einsatz. Mit Unterstützung eines Therapeuten lernen Sie, Ihre negativen Glaubenssätze und das eigene Katastrophendenken zu identifizieren, wie zum Beispiel die Annahme, dass der Aufenthalt in einem engen Raum oder im Flugzeug gefährlich oder gar lebensbedrohlich ist. In der Verhaltenstherapie lernen Sie zum Beispiel, dass es zielführender sein kann, die Vorteile des Verreisens zu nutzen, als Reisen prinzipiell zu vermeiden. Nachdem Sie Ihre angstbesetzten Glaubenssätze erfolgreich neu besetzt haben, werden Sie sich mithilfe einer individuell für Sie ausgearbeiteten Konfrontationspyramide schrittweise den Situationen aussetzen können, die für Sie besonders schwierig sind. Nehmen wir als Beispiel die Angst vor Tunneln. Sie werden zuerst durch einen kurzen Tunnel fahren und die Länge des Tunnels immer weiter steigern. Wahrscheinlich werden Sie am Anfang eine Begleitperson mitnehmen, die Sie unterstützen kann. Fällt es Ihnen schwer, öffentliche Verkehrsmittel zu nutzen (Bus oder Bahn), beginnen Sie mit einer kurzen Fahrt in Begleitung eines Helfers, bis Sie schließlich auch längere Fahrten allein meistern können.

Die virtuelle Konfrontationstherapie wird ebenfalls erfolgreich zur Behandlung von Klaustrophobie eingesetzt. Forscher haben herausgefunden, dass Patienten, die vor einer Untersuchung im MRT-Scanner virtuell mit diesem Szenario konfrontiert wurden – die Situation im Scanner wurde in einem dreidimensionalen Video nachgestellt – während der eigentlichen Untersuchung deutlich ruhiger waren und weniger Angst davor hatten (Garcia-Palacios et al., 2007).

Manchmal kommen auch Beruhigungsmittel und Betablocker zum Einsatz, meist bei Formen der Klaustrophobie, in denen der Betroffene der angstbesetzten Situation eher selten ausgesetzt ist (beispielweise Flugangst).

ANGST VOR KRANKHEITEN (HYPOCHONDRIE)

Als *Hypochondrie* beschreibt man die übertriebene Angst vor ernsthaften Krankheiten, die auch bestehen bleibt, nachdem entsprechende Diagnosen medizinisch ausgeschlossen wurden. Oft wird ein bestimmtes Symptom, zum Beispiel Verdauungsbeschwerden, chronische Kopfschmerzen oder Herzrasen, als Anzeichen einer lebensbedrohlichen Krankheit gewertet. Schlimme Kopfschmerzen werden zum Vorboten eines Hirntumors, ein chronischer Husten zum Beweis einer bösartigen Lungenerkrankung und jede noch so kleine Vergesslichkeit kündet von drohendem Alzheimer.

Die Betroffenen können ganz unterschiedlich reagieren. Manche laufen von Arzt zu Arzt und lassen sich immer wieder untersuchen, während andere den Arztbesuch aus Prinzip meiden, um nicht mit einer vernichtenden Diagnose konfrontiert zu werden.

Die Hypochondrie gehört zum Spektrum der Zwangsstörungen, weil zum Symptombild zwanghafte Ängste gehören, die nicht selten zu Zwangshandlungen führen (zum Beispiel ständig die Brust nach Knoten abzutasten oder immer wieder den Blutdruck zu messen). In anderen Fällen ähnelt die Hypochondrie eher einer Phobie, weil man auf ein bestimmtes Thema hochsensibel reagiert und alles meidet, was mit diesem Thema zu tun hat (zum Beispiel Krebs). Je ausgeprägter die Selbstbeobachtung, je häufiger die Arztbesuche und je öfter man sich selbst rückversichern muss, desto wahrscheinlicher ist es, dass das Problem zur Zwangsstörung geworden ist. Zwangsstörung und Hypochondrie unterscheiden sich insofern, dass Menschen mit einer Zwangsstörung Angst haben, krank zu werden, Hypochonder dagegen befürchten, dass sie bereits eine Krankheit haben.

Etwa 3 bis 5 Prozent der Bevölkerung leidet irgendwann im Leben unter einer hypochondrischen Störung, Männer und Frauen sind dabei gleichermaßen betroffen.

URSACHEN

Eine Hypochondrie kann viele Ursachen haben. Sie kann unter anderem unbewusst durch den Tod oder die schwere Erkrankung eines nahestehenden Menschen ausgelöst werden. Plötzlich hat man selbst Angst, die gleiche oder eine ähnliche Krankheit zu haben. Auch wenn man selbst das Alter erreicht, in dem der geliebte Mensch verstarb, kann das ausreichen, um diese Ängste zu schüren.

Auch die Vorhersage von Pandemien – wie zum Beispiel eine globale Grippewelle – kann dazu führen, dass manche Menschen fast besessen von dem Gedanken sind, auch daran zu erkranken. Selbst die Berichterstattung im Fernsehen kann zwanghafte Gedanken auslösen.

In der Studienlage gibt es kaum Hinweise dafür, dass die Hypochondrie genetisch gehäuft auftritt. Die Studienergebnisse zeigen jedoch, dass die Wahrscheinlichkeit, an einer hypochondrischen Störung zu leiden, deutlich erhöht ist, sobald ein Familienmitglied ersten Grades an einer Zwangsstörung leidet.

BEHANDLUNG

Die Verhaltenstherapie ist das Behandlungskonzept der Wahl. Ziel der Therapie ist es, negative Glaubenssätze, die zur hypochondrischen Wahrnehmung führen, zu identifizieren und aufzuheben. Die Wahrscheinlichkeit, an einer schweren und unheilbaren Erkrankung zu leiden, ist deutlich geringer als es die subjektive Bedrohungslage vermittelt. Der zweite Teil der Behandlung besteht darin, das zwanghafte Bedürfnis nach Rückversicherung durch Ärzte und andere Menschen aufzulösen. Außerdem werden Sie lernen, den eigenen Körper nicht ständig nach Anzeichen einer Krankheit zu scannen, was die Ängste maßgeblich verstärkt. Die wiederholte Konfrontation mit Symptomen, die normalerweise Ängste vor einer bestimmten Krankheit auslösen, ist ein wichtiger Aspekt in der Behandlung der Hypochondrie und entspricht im Großen und Ganzen der Expositionsbehandlung und Vermeidung von Rückversicherungsverhalten, wie sie auch in der Therapie von Zwangsstörungen eingesetzt wird.

Ein weiterer Ansatzpunkt ist die imaginäre Exposition. Hier werden die schlimmsten Folgen, die die gefürchtete Krankheit (zum Beispiel Krebs oder AIDS) haben kann, im Detail dokumentiert und in einer Audioaufnahme festgehalten. Diese Audioaufnahme können Sie dann so lange wiederholt anhören, bis sich die damit verbundenen Ängste und Sorgen auflösen. Dieses Vorgehen kann anfangs sehr unangenehm sein, reduziert aber auf lange Sicht die Häufigkeit und Intensität der zwanghaften Gedanken.

Eine achtsamkeitsbasierte Therapie (zum Beispiel die Akzeptanz-und-Commitment-Therapie), wie sie auch zur Behandlung von Zwangsstörungen eingesetzt wird, kann hier sinnvoll sein. Ziel einer achtsamkeitsbasierten Therapie ist, die Toleranz für unangenehme Gedanken, Gefühle und Empfindungen zu steigern, ohne dagegen anzukämpfen oder diese kontrollieren zu müssen. Eine positive Nebenwirkung dieser Therapieform liegt darin, dass das zwanghafte Bedürfnis, ständig den Arzt aufzusuchen, die eigenen Symptome auszuwerten oder sich immer rückversichern zu müssen, fast von allein verschwindet.

Nicht zuletzt können auch hier (wie beispielweise auch bei Zwangsstörungen) die selektiven Serotonin-Wiederaufnahmehemmer (SSRI) eine unterstützende Rolle spielen, um die begleitenden Ängste (und Depressionen) zu lindern, die in Fällen von Hypochondrie oft gegeben sind.

ANGST VOR DEM ZAHNARZT

Die Angst vor dem Zahnarzt beschreibt einerseits die gesteigerte Angst vor einem Zahnarztbesuch allgemein, aber auch die Angst vor einem bestimmten zahnärztlichen Eingriff. In manchen Fällen scheint es sich gar nicht um eine echte Phobie zu handeln, sondern um ein posttraumatisches Belastungssyndrom, ausgelöst durch einen traumatisierenden Zahnarztbesuch in der Vergangenheit.

Etwa 10 Prozent der erwachsenen Deutschen erfahren mindestens einmal im Laufe ihres Lebens Angstgefühle im Zusammenhang mit einem Besuch beim Zahnarzt, wobei die Zahl der echten Phobiker – Menschen, die einen Zahnarzt nur im allergrößten Notfall aufsuchen würden – viel geringer ist. Diese Konstellation hat jedoch ernsthafte Auswirkungen auf die allgemeine Zahngesundheit und führt nicht selten zu sehr belastenden zahnärztlichen Eingriffen, die vermeidbar wären, wenn regelmäßige Kontrollbesuche beim Zahnarzt stattfänden.

Frauen und Kinder leiden im Vergleich zu Männern häufiger an einer Zahnarztphobie. Je belastender die Zahnbehandlung (zum Beispiel ein kieferchirurgischer Eingriff), desto höher ist die Wahrscheinlichkeit einer Phobie vor dem Zahnarzt oder zumindest allgemeine Ängste in Bezug auf zahnärztliche Behandlungen.

URSACHEN

Gründe für eine Zahnarztphobie gibt es viele. Am häufigsten liegt die Ursache in einer schmerzhaften oder traumatisierenden Zahnbehandlung. An zweiter Stelle steht die Persönlichkeit des behandelnden Zahnarztes. Selbst wenn die eigentliche Behandlung schmerzfrei verläuft, haben viele Menschen Angst vor dem Besuch beim Zahnarzt, wenn dieser oder diese kalt, unpersönlich oder empathielos ist.

Auch die Berichte anderer Menschen von schlechten Erfahrungen beim Zahnarzt können Ängste auslösen, das Gleiche gilt natürlich für alle ärztlichen Eingriffe – schlechte Erfahrungen mit unfreundlichem oder emotionslosem Klinikpersonal können eine allgemeine Angst vor ärztlichen Eingriffen begünstigen.

Die Angst vor dem Zahnarzt überschneidet sich nicht selten mit der Klaustrophobie, also der Angst, körperlich eingeengt zu sein (in diesem Fall der Zahnarztstuhl, den man für die Dauer der Behandlung nicht verlassen kann) und der Angst vor dem Kontrollverlust, das heißt, sich dem Zahnarzt auszuliefern, was insbesondere auf Behandlungen zutrifft, die unter Betäubung oder gar Vollnarkose durchgeführt werden müssen. Manche Patienten fürchten sich auch vor den Auswirkungen der zahnärztlichen Narkose.

BEHANDLUNG

Wie bei den anderen Phobien auch steht hier die Verhaltenstherapie an erster Stelle. Diese umfasst drei Komponenten:

1. Strategien zum Umgang mit Panikreaktionen wie in Kapitel 6 beschrieben (zum Beispiel Tiefenatmung und positive Affirmationen).
2. Das eigene Katastrophendenken in Bezug auf die phobische Situation zu identifizieren und sich diesem zu stellen – mit Katastrophendenken ist die Tendenz gemeint, die von der Situation ausgehende Gefahr oder Bedrohung zu überschätzen und die eigenen Fähigkeiten, damit umgehen zu können, zu unterschätzen (siehe auch Kapitel 8).
3. Schrittweise Konfrontation mit der phobischen Situation. Eine individuell ausgearbeitete Konfrontationspyramide hilft Ihnen, sich behutsam an die Situation heranzutasten: erst ein Besuch im Wartezimmer, dann im Behandlungsraum und schließlich eine zahnärztliche Behandlung, bei der auch eine Spritze gegeben wird. Im letzteren Szenario können Sie sich schrittweise mit der Spritze vertraut machen. Zuerst schauen Sie die Spritze nur an, dann nehmen Sie diese in die Hand oder schauen zu, wie der Zahnarzt sich selbst eine »Placebo-Spritze« verabreicht. Zum Schluss können Sie sich dann – begleitet von Entspannungsübungen – selbst eine Spritze geben lassen.

Es gibt einen Faktor, der für eine erfolgreiche Behandlung unumgänglich ist und nicht von der Verhaltenstherapie allein abgedeckt wird: die Persönlichkeit und Umgangsformen des behandelnden Arztes.

Die meisten Menschen mit Zahnarztphobie berichten, dass sie ihre Phobie nur überwinden konnten, weil der begleitende Zahnarzt es verstand, eine zwischenmenschliche Verbindung aufzubauen. Ist Ihr Zahnarzt zugewandt, empathisch und bereit, den geplanten Eingriff ausführlich zu erklären? Ein einfühlsamer Zahnarzt kann viel dazu beitragen, die Angst vor dem Eingriff zu lindern. Weitere Maßnahmen für eine Zahnarztpraxis, in der sich auch Phobiker willkommen fühlen können, sind Entspannungsmusik im Warte- und Behandlungszimmer, Mitarbeiter, die keine typische Berufskleidung tragen und geruchsneutrale Desinfektionsmittel.

In vielen Großstädten gibt es mittlerweile Zahnarztkliniken, die sich auf die Behandlung von Angstpatienten spezialisieren. Fragen Sie Freunde und Verwandte, ob diese einen Zahnarzt kennen, bei dem sie sich wohl und aufgehoben fühlen.

Zahnbehandlungen werden oft unter begleitender medikamentöser Behandlung durchgeführt. Eine moderne Möglichkeit der Beruhigung ist der Einsatz von Lachgas, obwohl es auch Patienten gibt, die sich nur ungern die dazu nötige Maske anlegen zu lassen. Beruhigungsmittel wie Alprazolam oder Valium können vor einem Eingriff oral oder intravenös verabreicht werden. Diese Medikamente haben eine entspannende Wirkung, ohne das Bewusstsein oder die Kommunikationsfähigkeit zu beeinträchtigen. Wenn Sie unter Ängsten leiden, fragen Sie Ihren Zahnarzt nach einem Lokalanästhetikum , das kein Epinephrin (Adrenalin) enthält.

ALLGEMEINE TIPPS

Bevor Sie zum ersten Mal einen neuen Zahnarzt aufsuchen, vereinbaren Sie ein unverbindliches Beratungsgespräch, um die Zahnarztpraxis und das Personal, einschließlich des behandelnden Zahnarztes, kennenzulernen.

- Lassen Sie sich von einem Freund/einer Freundin begleiten. Achten Sie aber darauf, selbst mit dem Personal und dem Zahnarzt zu sprechen. Verlassen Sie sich hierfür nicht auf Ihre Begleitung.
- Lassen Sie sich den geplanten Eingriff ausführlich vom Zahnarzt erklären. Fragen Sie auch nach den Details der Behandlung, damit Sie genau wissen, was auf Sie zukommt.
- Vereinbaren Sie mit dem Zahnarzt ein Signal, mit dem Sie ein Zeichen geben können, wenn Sie eine kurze Pause benötigen oder die Narkose aufgestockt werden muss.
- Gehen Sie davon aus, dass Sie einen empathischen Zahnarzt finden werden, der auf Ihre Bedürfnisse eingehen kann, bereit ist, Ihnen so viel wie möglich zu erklären, und Sie positiv unterstützt. Zögern Sie nicht, einen anderen Zahnarzt zu suchen, wenn Sie sich nicht wohl fühlen oder dem Behandler nicht vertrauen.

UNTERSTÜTZENDE RESSOURCEN

Weitere hilfreiche Informationen finden Sie beispielsweise unter www.sensitive-dentists.de. Dort gibt es außerdem viele weiterführende Links zu diesem Thema.

SPRITZEN- ODER BLUTPHOBIE

Die Angst vor Blut, blutenden Verletzungen und die Angst vor Spritzen treten häufig zusammen auf. Etwa 70 Prozent der Menschen, die kein Blut sehen können, haben auch Angst vor Spritzen. Andererseits haben nur 30 Prozent der Menschen mit einer Spritzenphobie auch Angst vor Verletzungen und Blut. Eine Spritzenphobie kann ernsthafte Auswirkungen auf die Gesundheit haben, wenn man sich zum Beispiel weigert, eine Blutuntersuchung zu machen, oder lebensrettende

Medikamente ablehnt, die intravenös verabreicht werden müssen. Ungefähr 25 Prozent der Menschen mit Spritzen- oder Blutphobie gefährden ihre eigene Gesundheit, weil sie Arztbesuche meiden (Thompson, 1999).

Unter den Angststörungen ist die familiäre Häufung bei der Spritzen- und Blutphobie am ausgeprägtesten. Bis zu 60 Prozent der Betroffenen berichten von Familienangehörigen, die unter dem gleichen Problem leiden, verglichen mit nur 5 Prozent bei Menschen, die von Klaustrophobie oder Tierphobie betroffen sind. Etwa 3 Prozent der Bevölkerung leiden unter einer Spritzen- oder Blutphobie.

Ein wichtiges Alleinstellungsmerkmal, das die Spritzen- und Blutphobie von anderen Phobien unterscheidet, ist die Neigung der Betroffenen, in Ohnmacht zu fallen. Dem Anblick von Blut (das eigene oder das Blut eines anderen) oder einer Spritze folgt eine Zwei-Phasen-Reaktion: Zuerst stellt sich eine normale Angstreaktion ein, das heißt, das Herz schlägt schneller und der Blutdruck steigt etc. Im Anschluss an diese Phase fällt der Blutdruck plötzlich ab, der Herzschlag wird langsamer (eine sogenannte *Bradykardie*) und die Blutzufuhr zum Gehirn wird gedrosselt, was in vielen Fällen zur Ohnmacht führt. (Man nennt es auch »vasovagale Reaktion«, weil der Vagusnerv das parasympathische Nervensystem dahingehend stimuliert, dass die anfängliche Angstreaktion des sympathischen Nervensystems überkompensiert wird.) Etwa 75 Prozent der Menschen mit einer Spritzen- oder Blutphobie entziehen sich dem angstbesetzten Stimulus, indem sie in Ohnmacht fallen.

URSACHEN

Das gehäufte Auftreten dieser Phobie in Familien lässt vermuten, dass bereits die Kinder die entsprechenden Angstreaktionen von ihren Eltern lernen und verinnerlichen.

BEHANDLUNG

Auch bei der Spritzen- und Blutphobie funktioniert die Verhaltenstherapie mit ihrer schrittweisen Konfrontation sehr gut. Wegen der zusätzlichen Ohnmachtsreaktion wird zusätzlich mit der »Applied Tension«-Methode gearbeitet, das heißt, beim ersten Anzeichen einer drohenden Ohnmacht spannen Sie sofort alle Muskeln in den Füßen, Beinen und Armen gleichzeitig an. Das erhöht den Blutdruck und blockiert die Ohnmachtsreaktion. Noch wichtiger ist, dass es Ihnen das Selbstvertrauen gibt, die Ohnmacht aus eigener Kraft überwinden zu können. Dieses Selbstvertrauen erleichtert den Umgang mit der notwendigen Konfrontation.

Für den erfolgreichen Umgang mit diesen Phobien muss man auf innere Ressourcen zurückgreifen können. Eine mögliche Konfrontationspyramide für eine Blutphobie wäre zum Beispiel:

1. Lesen Sie einen Artikel über Blut.
2. Betrachten Sie Fotos, auf denen Blut abgebildet ist.
3. Sehen Sie sich Fotos von blutigen Verletzungen an.
4. Schauen Sie sich ein Video oder einen Film an, in dem Verletzungen und Blut gezeigt werden.
5. Sehen Sie sich ein Teströhrchen mit echtem Blut an.
6. Besuchen Sie eine Blutbank.
7. Falls möglich, sehen Sie bei einem tierärztlichen Eingriff zu.

Eine mögliche Konfrontationspyramide für eine Spritzenphobie könnte wie folgt aussehen:

1. Sehen Sie sich Fotos an, auf denen jemand eine Spritze bekommt.
2. Schauen Sie sich ein Video an, in dem jemand eine Spritze bekommt.
3. Suchen Sie eine Arztpraxis auf und schauen zu, wie jemand eine Spritze bekommt.
4. Sehen Sie bei einer Blutabnahme zu.
5. Nehmen Sie eine Spritze in die Hand.
6. Lassen Sie einen Arzt oder einen Mitarbeiter der Arztpraxis ihre Haut mit der Nadel einer Spritze berühren, ohne die Haut zu verletzen.
7. Lassen Sie eine Spritze in den Arm geben.
8. Lassen Sie sich Blut abnehmen.

Auch bei dieser Phobie ist es wichtig, die Konfrontationspyramide schrittweise aufzubauen und mit der kleinsten Belastung zu beginnen. Besonders schwierige Schritte sollten mehrmals und so lange wiederholt werden, bis die Angst nachgelassen hat. Beim ersten Besuch in der Arztpraxis oder der Klinik können Sie sich von einer Begleitperson unterstützen lassen. Medikamente (Beruhigungsmittel) können dabei helfen, besonders schwierige Schritte gut auszubalancieren, sollten aber nicht eingenommen werden, wenn Sie zur Ohnmacht neigen. Sollte sich eine Ohnmacht ankündigen, können Sie die »Applied Tension«-Methode (siehe oben) anwenden. In besonders hartnäckigen Fällen kann diese Methode zuerst im Liegen, dann im Sitzen und schließlich im Stehen angewendet werden.

Im medizinischen und vor allem im zahnärztlichen Kontext kommen häufig lokale Anästhetika zum Einsatz, um die Furcht vor der Injektion zu mildern. Meist wird ein Gel oder Spray auf das Zahnfleisch aufgetragen und das eigentliche Anästhetikum langsam und behutsam injiziert. Meist merkt man gar nicht, dass die Spritze gesetzt wurde. Die meisten Zahnärzte sind geübt und wissen, wie man schmerzfrei injiziert.

ANGST VOR DEM ERBRECHEN (EMETOPHOBIE)

Überraschenderweise ist die Angst vor dem Erbrechen, auch *Emetophobie* genannt, weitaus verbreiteter als man annehmen würde. Der Begriff umfasst die Furcht vor dem Erbrechen selbst, die Angst, sich öffentlich übergeben zu müssen, die Angst vor dem Erbrochenen und die Angst, jemand anderen beim Erbrechen beobachten zu müssen.

Die Emetophobie kann ihren Ursprung in der Kindheit oder im Erwachsenenalter haben und kann unbehandelt über Jahre hinweg bestehen. Nicht selten tritt sie begleitend zu anderen Ängsten auf, wie zum Beispiel Essstörungen (Anorexie und/oder Bulimie) oder Zwangsstörungen.

Die meisten Menschen mit Emetophobie übergeben sich nur selten, Erwachsene können sich manchmal nicht daran erinnern, seit ihrer Kindheit überhaupt erbrochen zu haben. Eine starke Emetophobie kann das Leben aber nachhaltig einschränken. Vielleicht meiden Sie Autofahrten ganz oder fahren nur, wenn Sie wissen, dass es während der Fahrt genügend Toiletten gibt. Oder Sie fühlen sich in der Gegenwart von Babys und Kranken besonders unwohl, weil Sie befürchten, dass diese sich übergeben könnten. Oft sind die Betroffenen auch supervorsichtig, was Verdauungsbeschwerden angeht, denn bei dieser Phobie ist die Übelkeit das Worst-Case-Szenario. Die Angst vor dem Erbrechen macht die Übelkeit schlimmer, was wiederum den Brechreiz verstärkt. Dieser Teufelskreis kann sich bis zur akuten Panikattacke verfestigen.

URSACHEN

Menschen mit Emetophobie haben meist ganz allgemein Angst vor dem Kontrollverlust. In manchen Fällen geht diese Angst auf schlechte persönliche Erfahrungen in der Kindheit zurück, auf unangenehme Situationen, in denen man sich übergeben musste oder mitansehen musste, wie ein geliebter und sehr kranker Mensch erbrechen musste. Je traumatisierender das erste Erlebnis war, desto wahrscheinlicher ist es, dass es sich zu einer Phobie entwickelt. Bei manchen Betroffenen gibt es keinerlei traumatische Ereignisse in der Biografie und die Phobie scheint in der allgemeinen Angst vor dem Kontrollverlust verankert zu sein.

BEHANDLUNG

Betroffene müssen zuallererst herausfinden, worum sich ihre Angst wirklich dreht. Ist es das Erbrechen selbst oder die Zurückweisung, die man erfahren könnte, wenn andere dabei zuschauen würden? Oder hat es etwas damit zu tun, die Kontrolle über den eigenen Körper zu verlieren? Das ist wichtig, um sich der Angst bzw. den Ängsten stellen zu können.

Als Nächstes erstellen Sie eine Liste mit allen Situationen, die Sie wegen Ihrer Ängste meiden. Das können zum Beispiel lange Autofahrten sein, eine Bootstour, bestimmte Nahrungsmittel, die Ihnen den Magen verderben könnten, Kinder und Babys oder vielleicht auch ein Besuch in einem Vergnügungspark. Ordnen Sie die Liste der Reihe nach (die stärksten Ängste kommen zuletzt) und stellen Sie sich diesen Ängsten Schritt für Schritt. Mithilfe einer individuellen Konfrontationspyramide lernen Sie, Ihr Leben wieder selbst in die Hand zu nehmen und die Angst vor dem Erbrechen zu reduzieren.

Die schrittweise Konfrontation wird Ihnen dabei helfen, die Angst schließlich ganz zu überwinden. Eine Möglichkeit der Konfrontation besteht darin, sich eine Reihe von Szenarien auszudenken, in denen Sie sich übergeben müssen und notieren Sie sich diese. Beginnen Sie mit dem Szenario, das für Sie noch am einfachsten zu bewältigen wäre und arbeiten Sie sich zur schlimmsten Situation vor, die Sie sich ausdenken können (zum Beispiel: Sie beschreiben im Detail, wie sie sich in der Gegenwart Ihrer Arbeitskollegen übergeben müssen und diese angewidert reagieren). Lesen Sie sich Ihre Aufzeichnungen wiederholt durch oder lassen Sie sich das, was Sie geschrieben haben, von jemand anderem immer wieder laut vorlesen, bis das Szenario keine Ängste mehr auslösen kann.

Eine weitere Form der Konfrontation (die mit der oben genannten kombiniert werden kann) ist das Betrachten von Bildern oder Filmen, in denen Personen sich übergeben. Beginnen Sie mit einzelnen Farbfotos und arbeiten Sie sich zu Videos oder Filmen vor, in denen das Erbrechen sehr plastisch dargestellt wird. Am Ende der Therapie sollten Sie sich einer echten Situation stellen, in der zum Beispiel ein Baby nach dem Essen spuckt. Wenn Sie sich besonders mutig fühlen, können Sie es auch mit selbst induziertem Erbrechen versuchen, obwohl diese Methode unter Experten umstritten ist.

Sie können beide Methoden einzeln oder in Kombination durchführen. Das Ziel besteht darin, die Angst und negativen Glaubenssätze um das Thema Erbrechen aufzulösen und es als normalen körperlichen Vorgang zu betrachten.

Medikamente sind für die Behandlung der Emetophobie in der Regel nicht geeignet (eine Ausnahme ist die Vorbereitung auf eine Situation, die man zuvor gemieden hat). Der Großteil der Betroffenen meidet Medikamente aus dem einfachen Grund, weil sie fürchten, dass ihnen von diesen Medikamenten schlecht werden könnte. Natürliche Antiemetika, wie Ingwertee, oder manche Getränke, wie 7up, können unterstützend eingenommen bzw. getrunken werden, um die Symptome der Übelkeit zu lindern und somit auch Ängste reduzieren.

UNTERSTÜTZENDE RESSOURCEN

Zum Thema Emetophobie gibt es viele ausgezeichnete Webseiten im Internet.

HÖHENANGST

Die Höhenangst oder *Akrophobie* ist ebenfalls weit verbreitet. Oft tritt diese Angststörung in Kombination mit anderen Phobien auf, wie zum Beispiel Flugangst, Angst vor Aufzügen oder der Angst, über hohe Brücken zu fahren. Am häufigsten jedoch ist die Angst, sich auf oder in den oberen Etagen eines Gebäudes aufzuhalten.

Höhenangst wird nicht selten mit Höhenschwindel verwechselt. Ein starker Schwindel (Vertigo) hat immer körperliche Ursachen und ist nur selten eine Begleiterscheinung der Akrophobie. Zusammen mit der Höhenangst können aber leichter Schwindel und Gleichgewichtsstörungen auftreten, meist begleitet von dem Gefühl, sich an etwas festhalten zu müssen, und von Panik.

Menschen, die unter Höhenangst leiden, sollten Arbeiten in großer Höhe vermeiden und nicht auf hohe Leitern steigen. Leider kann diese spezifische Phobie unter ungünstigen Voraussetzungen zu ernsthaften Unfällen führen.

Die Höhenangst kann das Leben der Betroffenen sehr stark beeinträchtigen, wenn man zum Beispiel Stellenangebote ablehnen muss, weil der Arbeitsplatz in der oberen Etage liegt, oder Freunde nicht besuchen kann, die im Hochhaus wohnen.

URSACHEN

Ein gewisses Maß an Höhenangst ist allen Tieren angeboren und hat evolutionsbedingt den Vorteil, einem Sturz aus großer Höhe vorzubeugen. Eine echte Akrophobie ist aber ein erlerntes Verhalten und kann als übertriebene Form der normalen, adaptiven Angstreaktion auf hoch gelegene Orte bezeichnet werden. Die Ursache liegt meist in einem tatsächlichen Sturz oder in der Erinnerung an einen Vorfall aus der Kindheit, in der die Furcht zu stürzen eine große Rolle spielte. Menschen mit einer Gleichgewichtsstörung scheinen besonders anfällig für Höhenangst zu sein, aber endgültige Forschungsergebnisse stehen noch aus.

BEHANDLUNG

Therapie der Wahl bei Höhenangst ist die Verhaltenstherapie. Zuerst lernt der Betroffene Strategien, um effektiv mit der Panikreaktion umgehen zu können (siehe Kapitel 6). Dann kommt die schrittweise Konfrontation mit Situationen, die eine Höhenangst auslösen. Dabei lernt der Akrophobiker, verschiedene Situationen zu bewältigen, zum Beispiel in einem hohen Gebäude aus dem Fenster zu schauen oder einen Balkon zu betreten. Wichtig ist, dass man die Höhe langsam steigert und sich in kleinen Schritten »hocharbeitet«. Wie bei anderen Phobien auch, kann eine Begleitperson beim ersten Expositionsschritt wertvolle Unterstützung geben. Hier ein Beispiel für eine Konfrontationspyramide bei Höhenangst:

1. Gehen Sie in die zweite Etage eines Gebäudes und schauen Sie kurz (bis zu einer Minute) aus dem Fenster. Sie können sich bei diesem Schritt von einer Begleitperson unterstützen lassen.
2. Schauen Sie zwei bis fünf Minuten lang aus einem Fenster im zweiten Stock eines Hauses. Schauen Sie erst gerade aus und dann nach unten. Auch hier können Sie Hilfe in Anspruch nehmen.
3. Wiederholen Sie Schritt 1 und 2 allein oder zuerst mit telefonischer Unterstützung durch Ihre Begleitperson und dann allein.
4. Gehen Sie in die dritte Etage eines Gebäudes und schauen Sie kurz (bis zu einer Minute) aus dem Fenster. Sie können sich bei diesem Schritt von einer Begleitperson unterstützen lassen.
5. Wiederholen Sie Schritt 4, diesmal für zwei bis fünf Minuten. Schauen Sie erst gerade aus und dann nach unten.
6. Wiederholen Sie Schritt 4 und 5 allein oder zuerst mit telefonischer Unterstützung durch Ihre Begleitperson und dann allein.
7. Wenden Sie Schritt 1 bis 6 auch in höher gelegenen Stockwerken an. Ab der vierten Etage sollten Sie den Aufzug nehmen.
8. Arbeiten Sie sich weiter »nach oben« bis Sie Ihr gewünschtes Ziel erreicht haben (im Idealfall ist das die oberste Etage im dem höchsten Gebäude Ihres Wohnortes).
9. Wenn Sie Ihre »Wunschhöhe« erreicht haben, gehen Sie dort auch auf den Balkon oder auf die Aussichtsterrasse (Sie können es auch erst mit einem Balkon in einer niedrigen Etage probieren).
10. Wiederholen Sie Schritt 9 und dehnen Sie die Zeit, die Sie dort verbringen immer länger aus. Versuchen Sie auch, sich immer näher an das Geländer zu stellen.

Auch die virtuelle Konfrontationstherapie hat sich bei Höhenangst bewährt. Hier wird die individuelle Konfrontationspyramide mittels Computersimulation hergestellt. Es ist die Therapie der Wahl in Kliniken, die in die dafür notwendige Technik investieren können, weil es die Behandlung effizienter macht und viele Patienten in relativ kurzer Zeit behandelt werden können.

ANGST VOR BESTIMMTEN TIEREN UND INSEKTEN

Phobien vor bestimmten Tieren oder Insekten sind schon fast alltäglich. Die Liste der Tiere, die intensive Ängste hervorrufen ist lang: Schlangen, Fledermäuse, Ratten und Mäuse, Hunde, Katzen, Vögel, Frösche, Spinnen, Bienen und Kakerlaken, um nur einige wenige Beispiele zu nennen. Menschen, die eine krankhafte Angst vor einem bestimmten Tier oder Insekt haben, meiden meist nicht nur das Tier selbst, sondern auch Orte, an denen sie das Objekt ihrer Angst vermuten. Manchmal reicht der Anblick eines Spinnennetzes, das Bellen eines Hundes oder der Aufenthalt in der Nähe eines Zoos aus, um eine Panikreaktion auszulösen. Auch beim Betrachten eines Fotos, auf dem ein solches Tier abgebildet ist, können Ängste getriggert werden.

Bei Kindern sind Ängste vor bestimmten Tieren weit verbreitet und gelten als normal. Die Diagnose Phobie wird erst dann gestellt, wenn ein normales Leben eben wegen dieser Angst nicht mehr möglich ist bzw. die Angst nicht mehr zu bewältigen ist. Dabei spielt es keine Rolle, ob es sich bei dem Betroffenen um ein Kind oder einen Erwachsenen handelt. In der Regel sind Frauen öfter von Tier- und Insektenphobien betroffen als Männer, vor allem wenn es dabei um Schlangen, Mäuse, Spinnen und Kakerlaken geht.

URSACHEN

Man vermutet, dass bestimmte Phobien, wie zum Beispiel die Angst vor Schlangen oder großen Tieren, allen Säugetieren bis zu einem gewissen Grad angeboren ist. Das damit verbundene Vermeidungsverhalten hat im Zuge der Evolution das Überleben der Spezies gesichert. Beim Menschen scheint die Ursache für eine Phobie aber häufig in einer traumatischen Erfahrung – ein Hundebiss, ein Wespenstich oder der Kratzer einer Katze – zu liegen. Kinder können diese Ängste auch von ihren Eltern übernehmen und deren Reaktionen auf eine Maus oder eine Spinne verinnerlichen. Auch Fälle sind bekannt, wo diese spezifische Phobie durch Horrorfilme ausgelöst wurde, in denen ein bestimmtes Tier oder Insekt eine bedrohliche Rolle spielte.

BEHANDLUNG

Eine Tier- oder Insektenphobie wird mithilfe der schrittweisen Konfrontation therapiert und ist im Großen und Ganzen unkompliziert. Wie bei jeder anderen Phobie beginnt man auch hier mit einer relativ einfachen Konfrontation, beispielsweise einem Foto, auf dem das angstauslösende Tier oder Insekt abgebildet ist, und arbeitet sich weiter vor, bis man einem lebenden Exemplar gegenübersteht.

Eine typische Konfrontationspyramide sieht in etwa so aus:

1. Fertigen Sie eine Zeichnung des Tieres/Insekts an.
2. Betrachten Sie ein Schwarzweißfoto des Tieres/Insekts.
3. Betrachten Sie ein Farbfoto des Tieres/Insekts.
4. Schauen Sie sich ein kurzes Video an, in dem das Tier/Insekt gezeigt wird.
5. Nehmen Sie eine Spielzeugversion des Tieres/Insekts in die Hand.
6. Betrachten Sie ein lebendes Exemplar des Tieres/Insekts aus der Ferne (entweder im Zoo oder in einer Tierhandlung).
7. Nähern Sie sich schrittweise dem Tier/Insekt.
8. Schauen Sie zu, wie jemand anderes das Tier/Insekt in den Händen hält oder berührt.
9. Berühren oder halten Sie das Tier/Insekt in den Händen, zuerst in einem geschützten Rahmen (Käfig) und dann direkt.

Anmerkung: Für die letzten beiden Schritte könnte es erforderlich sein, eine Tierhandlung, das Besucherzentrum eines Naturparks oder einen Zoo aufzusuchen. Sollte es nicht möglich sein, das Tier/Insekt direkt zu berühren (zum Beispiel einen Bären), stellt die längere, intensive Betrachtung des Tieres die höchste Stufe der Konfrontationspyramide dar.

Jede Konfrontationspyramide fordert von den Betroffenen die Bereitschaft, sich ihrer Angst zu stellen und ein gewisses Maß an unangenehmen Gefühlen auszuhalten. Zu Beginn einer Expositionstherapie kann die Unterstützung durch eine Begleitperson sinnvoll sein, um überwältigende Angstgefühle erträglich zu machen. In machen Fällen hat sich eine begleitende medikamentöse Behandlung mit Betablockern oder Benzodiazepinen bewährt. Diese Medikamente können helfen, besonders schwierige Schritte zu meistern, müssen aber wieder abgesetzt werden. Wichtig ist auch, dass Sie sich nicht überfordern. Beginnen Sie mit einem Schritt, der bei Ihnen nur leichte Ängste auslöst. Situationen, in denen Sie überhaupt keine Angst spüren, können Sie auslassen. Wiederholen Sie die einzelnen Schritte so lange, bis sie keine oder kaum noch Ängste dabei empfinden.

Wenn Sie mit der Konfrontationspyramide arbeiten, sollten Sie genau überlegen, welcher Aspekt des Tieres oder Insekts Ihnen besonders viel Angst macht. Ist es das Bellen des Hundes oder seine Größe? Liegt es an der Art und Weise wie sich das Insekt bewegt oder haben Sie Angst, dass es Sie angreifen könnte? Wenn Sie wissen, auf welche Eigenschaften Sie am heftigsten reagieren, sollten Sie sich im Verlauf der Expositionstherapie genau auf diesen Aspekt konzentrieren. Je mehr Sie sich die negative Konditionierung in Bezug auf diese Merkmale abtrainieren können, desto eher können Sie sich nachhaltig von dieser Phobie befreien.

ANGST VOR DEM TOD

Die krankhafte Angst vor dem Tod, auch *Thanatophobie* genannt, zeichnet sich durch verschiedene Aspekte aus. Zu den häufig auftretenden Ängsten gehören:

- Angst, nicht mehr zu existieren; Angst vor dem endgültigen Ende.
- Furcht vor dem Unbekannten – nicht zu wissen, was nach dem Tod passieren wird.
- Furcht vor negativen Ereignissen im Leben nach dem Tod als Folge einer religiösen Überzeugung, wie zum Beispiel die Vorstellungen von Hölle und Fegefeuer.
- Angst vor Schmerzen, Leid und Krankheiten, die oft mit dem Tod in Verbindung gebracht werden.
- Angst, einen geliebten Menschen zu verlieren, mit dem man sich besonders eng verbunden fühlt.
- Angst, was mit geliebten Menschen passieren wird, wenn man nicht mehr da ist.
- Furcht vor allem, was mit dem Tod assoziiert ist, zum Beispiel vor Leichen, Särgen, Bestattungshäusern und Friedhöfen (diese Ängste werden auch unter dem Begriff Nekrophobie zusammengefasst).

Manchmal drehen sich die Ängste auch um den mit dem Sterben verbundenen Kontrollverlust. Tod oder Sterben bedeutet, dass wir die Dinge nicht mehr unter Kontrolle haben. Manche Menschen versuchen diesen Kontrollverlust durch häufige Arztbesuche oder ritualisierte Handlungen oder Gesundheitspflege zu kompensieren. In diesen Fällen überschneidet sich die Angst vor dem Tod mit der Hypochondrie.

URSACHEN

Um eine Ursache ausfindig zu machen, muss man differenzieren, um welche der oben genannten Ängste es sich handelt. Für die existenzialistische Strömung in der Philosophie gehört die Furcht vor dem Tod, also der Nichtexistenz, zu den Urängsten des Menschen, die wir im Grunde genommen alle teilen. Manche Philosophen gehen sogar so weit zu sagen, dass die Furcht vor dem Tod (im Sinne einer permanenten Nichtexistenz) den inneren Kern aller unserer Ängste ausmacht. In der existenzialistischen Betrachtung ist sicherlich ein Stück Wahrheit verborgen, denn jeder von uns muss sich im Laufe des Lebens mit dem Thema Tod auseinandersetzen und verspürt dabei ein gewisses Unbehagen.

Andere Ängste zu diesem Thema drehen sich meist um religiöse Glaubenssätze in Bezug auf das Leben nach dem Tod, zum Beispiel Strafe und Hölle. Für religiöse Menschen sind diese Glaubenssätze tiefste innere Überzeugung und sollten von Seiten des Therapeuten besonders sensibel behandelt werden.

Angst vor den mit dem Sterben verbundenen Schmerzen und Leiden haben ihren Ursprung meist in negativen persönlichen Erfahrungen, zum Beispiel, wenn ein geliebter Mensch qualvoll gestorben ist. Der Tod eines nahen Angehörigen kann durchaus eine große Angst vor dem eigenen Tod auslösen und die Furcht vor allem, was mit Tod und Sterben in Verbindung gebracht wird, verstärken.

BEHANDLUNG

Die Behandlung der Thanatophobie richtet sich in allererster Linie nach den individuellen Merkmalen der vorliegenden Ängste. Bei der Arbeit mit der Angst vor der Nichtexistenz wird man nicht umhinkommen, über den Sinn des Lebens zu reflektieren. Eine mögliche Einstellung dazu kann sein, dass man dem Tod am besten begegnen kann, indem man das eigene Leben so gut wie möglich lebt. Es ist auch wichtig zu wissen, dass man beim Thema Tod nicht allein ist – wir alle müssen uns mit diesem Thema auseinandersetzen.

Manchen Menschen hilft es, viel über dieses Thema zu lesen, insbesondere über das Bewusstsein nach dem Tod. In der Literatur gibt es zahlreiche Berichte über Nahtoderfahrungen, die schon vielen Menschen geholfen haben, das Thema Tod zu reflektieren und die Gewissheit zu erlangen, dass es ein Leben nach dem Tod geben kann.

Zu den guten Büchern über die sogenannten Nahtoderfahrungen gehören Raymond Moodys *Leben nach dem Tod* und *Beweise für ein Leben nach dem Tod* von Jeffrey Long und Paul J. Perry.

Die Angst davor, dass ein geliebter Mensch stirbt, kann schwer zu ertragen sein, sie kann aber auch als spirituelle Herausforderung erlebt werden, um dem Leben mit neuer Kraft und innerer Stärke zu begegnen. Manche Menschen schöpfen Kraft aus der Vorstellung, mit dem geliebten Menschen, der »zuerst gehen musste«, nach dem eigenen Tod wieder vereinigt zu werden, was besonders bei Berichten über Nahtoderfahrungen eine Rolle spielt.

Auch Hypnotherapie, Traumatherapie mit EMDR (Augenbewegungsdesensibilisierung) und die Arbeit mit und Neuausrichtung von traumatischen Erinnerungen (siehe Kapitel 1 für weitere Informationen) kann Menschen helfen, die durch den Verlust eines Freundes oder eines Familienmitglieds traumatisiert wurden.

WAS ZU TUN IST

1. Lesen Sie den entsprechenden Abschnitt in diesem Kapitel, der auf Ihre persönliche Phobie zutrifft. Vielleicht möchten Sie zusammen mit einem Therapeuten oder einem guten Freund bzw. einer guten Freundin eine Konfrontationspyramide zu dieser Phobie ausarbeiten. Im Internet gibt es viele gute Webseiten, die zu diesem Thema ausführlich informieren, Ratschläge geben und Behandlungsoptionen aufzeigen können.
2. Selbst wenn Sie nicht unter den in diesem Kapitel beschriebenen Ängsten leiden, kann die Lektüre der verschiedenen therapeutischen Möglichkeiten Ihnen helfen, Einsichten über Ihre eigenen Ängste zu gewinnen. Siehe auch Kapitel 7 für weitere Informationen über den Umgang mit Phobien.

LITERATUR

Bourne, Edmund J.: Overcoming Specific Phobia – Therapist Client Protocol (two-book set). Oakland, CA: New Harbinger Publications 1998.

Brown, Duane: Flying Without Fear, Oakland, CA, New Harbinger Publications 2009.

Azucena Garcia-Palacios; Hunter G. Hoffman; Todd R. Richards; Eric J. Seibel; Sam R. Sharar: Use of Virtual Reality Distraction to Reduce Claustrophobia Symptoms During a Mock Magnetic Resonance Imaging Brain Scan – A Case Report. CyberPsychology and Behavior 2007; 10(3): 485–488.

Long, Jeffrey; Paul Perry: Evidence of the Afterlife – The Science of Near-Death Experiences. New York, HarperCollins 2010.

Maisel, Eric: Performance Anxiety, New York, Back Stage Books 2005.

Thompson, Alandra: Cognitive Behavioral Treatment of Blood-Injury-Injection Phobia – A Case Study, Behavior Change 1999; 36: 182–190.

12

WAS EMPFINDEN SIE? – DER AUSDRUCK VON GEFÜHLEN

IM LAUFE DES HEILUNGSPROZESSES kommen viele unbekannte Gefühle ans Licht, ganz besonders, wenn Sie sich an die Konfrontation mit Ihren Phobien machen. Es ist völlig normal, dass Gefühle, die man über lange Zeit vermieden hat, anfangs besonders stark zu sein scheinen. Sollten Sie diese Erfahrung im Zuge des Konfrontationsprozesses auch machen, dann sind Sie auf dem besten Weg zur Heilung. Angstpatienten haben mit Gefühlen ihre liebe Not. Meist fällt es ihnen schon schwer, ihre Gefühle überhaupt zu *erkennen*. Oder sie werden zwar erkannt, aber sie auszudrücken fällt schwer. Wenn im Laufe der Angsttherapie Gefühle aufkommen, geht der Betroffene ihnen meist lieber aus dem Weg. Doch gerade das verstärkt Angst und Stress.

Dieses Kapitel möchte Ihnen helfen, sich Ihrer Gefühle bewusst zu werden, und Ihnen Strategien vermitteln, wie Sie Ihre Emotionen besser erkennen und zum Ausdruck bringen können.

EINIGE FAKTEN ÜBER UNSER GEFÜHLSLEBEN

- *Gefühle ziehen – anders als Gedanken – immer eine Reaktion des ganzen Körpers nach sich:* Sie werden von einer Gehirnregion gesteuert, die man das »limbische System« nennt, und vom autonomen Nervensystem. Infolge emotionaler Erregung beschleunigt sich der Herzschlag ebenso wie die Atmung. Sie schwitzen stärker, mitunter zittern Ihnen auch die Hände. (Wie Sie sehen, gleichen diese Reaktionen den Empfindungen beim Panikanfall. Auch die Panik ist eine intensive emotionale Erfahrung.)
- *Trotzdem kommen Gefühle nicht von ungefähr:* Sie sind eine Reaktion auf Ihre Wahrnehmung bzw. Interpretation von äußeren Ereignissen und/oder gedanklichen Prozessen (Stichwort »innerer Monolog«, siehe Kapitel 8). Möglicherweise können Sie den Auslöser für eine bestimmte Reaktion (zum Beispiel einen Panikanfall) nicht identifizieren, doch unbewusst ist er vorhanden. Auch Stress trägt seinen Teil zu bestimmten emotionalen Reaktionen bei. Wenn Sie unter Stress stehen, ist Ihr Körper physiologisch ohnehin schon im »Erregungsmodus«. Da er also gleichsam eine emotionale Reaktion »erwartet«, braucht es meist nur noch einen schwachen Auslöser. Die Art der dann ablaufenden Reaktion hängt im Wesentlichen davon ab, wie Sie die äußeren Ereignisse interpretieren.
- *Gefühle lassen sich letztlich in zwei Gruppen unterteilen:* in sogenannte einfache oder Basisemotionen und in komplexe Emotionen. Über die Definition bzw. Abgrenzung kann sich die Forschung bis heute nicht einigen. Für unsere Zwecke werden wir Wut, Trauer, Angst, Liebe, Erregung und Freude zu den Basisemotionen rechnen und Eifer, Erleichterung, Enttäuschung oder Ungeduld zu den komplexen Emotionen. Komplexe Gefühle sind ein facettenreicher »Cocktail« von grundlegenden Gefühlen, in die sich jedoch auch unsere Gedanken und Vorstellungsbilder mischen. Die meisten Gefühle, die wir Ihnen in unserem »emotionalen Inventar« vorstellen werden, gehören zur Gruppe der komplexen Emotionen. Sie sind gewöhnlich dauerhafter und werden stärker von gedanklichen Prozessen geprägt. Die grundlegenden oder einfachen Emotionen hingegen sind meist weniger nachhaltig und stärker an Reaktionen des autonomen Nervensystems gebunden. Angst und Panik gehören zu den grundlegenden Emotionen, Ängstlichkeit oder allgemeine Furcht (ohne einen bestimmten Angstauslöser) sind als komplexe Empfindung zu werten.
- *Ihre Gefühle schenken Ihnen Energie:* Wenn Sie mit Ihren Gefühlen in Kontakt sind und sie ausdrücken können, werden Sie sich stark und kraftvoll fühlen. Im gegenteiligen Fall fühlen Sie sich schwach, müde, ausgelaugt oder gar deprimiert. Sie werden sehen, dass unterdrückte Gefühle Angstreaktionen auslösen können.

- *Gefühle treten selten in Reinform auf:* Meist kommen sie in den buntesten »Kombinationen« daher. Gelegentlich empfinden wir grundlegende Emotionen wie Trauer oder Wut. Meist jedoch kämpfen zwei oder mehr Seelen in unserer Brust. Wenn Sie mit Ihrem Partner, Ihrer besten Freundin oder Ihrer Mutter streiten, empfinden Sie vermutlich eine Mischung aus Wut, Schuldgefühlen und Liebe. Sich über seine Gefühle klar zu werden, bedeutet, dass man diesen Wirrwarr »auseinanderdröselt«.
- *Gefühle sind meist ansteckend:* Wenn in Ihrer Umgebung jemand zu weinen anfängt, empfinden Sie wahrscheinlich ebenfalls Trauer oder brechen gar selbst in Tränen aus. Andererseits übertragen sich auch Begeisterung und Erregung. Gerade Menschen, die für Ängste anfällig sind, neigen dazu, die Gefühle anderer zu übernehmen. Je besser Sie aber lernen, Ihre Gefühle zu erkennen und zu akzeptieren, desto leichter wird es Ihnen fallen, zwischen Ihren eigenen Emotionen und denen anderer Menschen zu unterscheiden.
- *Es gibt keine »richtigen« bzw. »falschen« Gefühle:* Gefühle sind Reaktionen. Sie existieren einfach. Angst, Freude, Schuld oder Wut als solche sind weder »richtig« noch »falsch«. Sie haben diese Empfindungen einfach, und es ist besser, sie zum Ausdruck zu bringen. Die Grundannahmen hinter Ihren Gefühlen können allerdings durchaus zutreffend oder verkehrt sein. Es hat jedoch keinen Sinn, sich oder andere wegen eines wie auch immer gearteten Gefühls zu verurteilen.
- *Gefühle werden häufig unterdrückt:* Mitunter tut man das ja auch bewusst und absichtlich. So kann es beispielsweise vorkommen, dass Sie immer noch wütend sind, weil Sie mit Ihrer Frau gestritten haben, andererseits haben Sie danach eine Besprechung mit einem Kollegen und haben daher weder Zeit noch Raum für die Wut. Dann unterdrücken Sie für den Augenblick diese Gefühle, weil Sie wissen, dass es nicht angebracht wäre, sie in die Arbeitssituation einzubringen. Möglicherweise haben Sie auch schon erlebt, dass Sie bestimmte, recht unangenehme Gefühle lieber »vertagt« haben, weil Sie sich im Augenblick nicht damit auseinandersetzen wollten. In diesem Fall werden die Empfindungen nicht unterdrückt, sondern der Betreffende beschäftigt sich einfach kurzfristig mit anderen Themen. Er ignoriert sein Gefühl. Im Grunde ist auch dies eine Form der Unterdrückung. Je häufiger man seine Gefühle unterdrückt, desto schwieriger wird es, sie auszudrücken bzw. überhaupt zu erkennen. Setzt dieser Prozess bereits in der Kindheit ein, verliert der Betroffene bald jeden Kontakt zu seiner Empfindungswelt und verspürt eine gewisse innere Leere.

WARUM ANGSTPATIENTEN IHRE GEFÜHLE HÄUFIG UNTERDRÜCKEN

Menschen mit Angststörungen neigen dazu, ihre Gefühle zu unterdrücken. Dafür gibt es mehrere Gründe.

Zunächst einmal haben Menschen, die zu Ängsten neigen, meist das starke Bedürfnis, jede Situation unter Kontrolle zu haben. Doch sich seinen Gefühlen zu öffnen, bedeutet auch einen teilweisen Kontrollverlust. Wurden Gefühle über Jahre hinweg unterdrückt, so scheinen sie auf den ersten Blick mit der Kraft der Naturgewalten wieder an die Oberfläche zu kommen. Der Betroffene hat dann vielleicht die (unbegründete) Angst, den »Verstand zu verlieren«. Genau dieselbe Angst tritt häufig bei Panikattacken auf. *In manchen Fällen ist die Panik nichts anderes als ein Signal dafür, dass bestimmte unterdrückte Gefühle nun endlich ans Tageslicht kommen möchten.* Statt sich mit den als überwältigend eingestuften Gefühlen zu beschäftigen, überlässt der Betroffene sich lieber der Panik.

Die Einsicht, dass Gefühle nur übermächtig scheinen, wenn sie nach langer Zeit ins Bewusstsein treten, ist von ganz entscheidender Bedeutung. Sobald Sie ein Gefühl zulassen und es *empfinden*, verursacht es keinen Schrecken mehr. Niemand verliert den Verstand, weil er seine Gefühle zulässt. Verrückt werden Sie höchstens, wenn Sie Ihre Gefühle weiter unterdrücken.

Menschen, die Angststörungen entwickeln, stammen häufig aus Familien, in denen ein Elternteil unrealistisch hohe Anforderungen an sich bzw. an das Kind stellte. In solch einer Situation lernt das Kind, seine natürlichen Impulse nicht mehr auszuleben. Die Anerkennung und Liebe der Eltern ist so wichtig für uns, dass wir jeden Impuls unterdrücken, der mit den elterlichen Erwartungen in Konflikt steht. Und die meisten Menschen pflegen dieses über Jahre eingeübte Verhalten als Erwachsene weiter. Meist ist die unterdrückte Emotion Ärger, da er in der Kindheit fast immer als »verbotene« Emotion gilt. Für ein Kind wird das Gefühl der Wut dann gefährlich, wenn es mit seinem Ausdruck die elterliche Anerkennung oder Zuneigung aufs Spiel setzt, auf die es zum Überleben angewiesen ist. Doch dazu später mehr.

GEFÜHLE ERKENNEN, AUSDRÜCKEN UND MITTEILEN

Gerade Menschen mit Phobien haben gelernt, auf der emotionalen Ebene eher zu reagieren als zu agieren. Daher ist es so wichtig, dass sie nun lernen, ihre Gefühle auszudrücken, statt sie zurückzuhalten. Normalerweise läuft dieser Prozess in drei Phasen ab.

Wenn Sie Ihre Gefühle schon lange unter den Teppich kehren, sind Sie sich über das, was Sie fühlen, vielleicht gar nicht im Klaren. Also müssen Sie lernen, Ihre Gefühle als solche zu *erkennen*. Haben Sie die nötige Achtsamkeit entwickelt, geht es um den *Ausdruck*. Sie können Ihre Gefühle anderen Menschen offenbaren. Oder Sie können sie sich selbst gegenüber ausdrücken – in einem Tagebuch beispielsweise oder durch Weinen, Tanzen, Auf-ein-Kissen-Einschlagen …

Sobald Sie Ihre Gefühle »gefunden« und ausgedrückt haben, sind Sie bereit für den nächsten Schritt: Sie können über Ihre Emotionen mit jenen Menschen kommunizieren, von denen Sie glauben, dass sie sie ausgelöst haben. Hier verstehen wir unter »kommunizieren«, dem Betreffenden zu verdeutlichen, dass sein Handeln bei Ihnen dieses Gefühl auslöst. Beim *Ausdrücken* von Gefühlen »entladen« Sie diese gleichsam. So können Sie einem Freund erzählen, dass Sie sich über diese oder jene Person geärgert haben. Wenn Sie Ihre Gefühle *mitteilen* oder *kommunizieren*, sprechen Sie mit der betreffenden Person, um ihr zu sagen, dass Sie sich geärgert haben.

Das Gute daran ist, dass sich dieser Drei-Phasen-Prozess relativ schnell erlernen und üben lässt. Nur wenn Sie über Jahre hinweg gewohnt waren, Ihre Gefühle zu unterdrücken, wird es ein wenig länger dauern, Stufe 1 zu meistern.

WIE SIE IHRE GEFÜHLE ERKENNEN

Wie kommen Sie nun Ihren Emotionen auf die Spur? Am besten gehen Sie dabei schrittweise vor:

1. Sie identifizieren die *Symptome* unterdrückter Gefühle.
2. Sie horchen auf Ihren *Körper*.
3. Sie geben dem Gefühl einen *Namen*.

DIE SYMPTOME

Bestimmte körperliche oder seelische Befindlichkeiten signalisieren klar, dass Gefühle unterdrückt werden:

Angst, die scheinbar unbegründet ist: Angst hat viele Ursachen. Manchmal fürchtet man sich vor nicht klar einschätzbaren Gefahren. Dann wieder nimmt man gedanklich ein erwartetes negatives Ergebnis vorweg. Wenn Angst jedoch überhaupt keine Ursache zu haben scheint, können Sie davon ausgehen, dass unterdrückte Gefühle dahinterstecken. Jedes Gefühl ist energiegeladen. Wenn wir es unterdrücken, entstehen Spannungen und Ängste. Achten Sie darauf, ob Sie ängstlich werden, wenn Sie nächstes Mal Ihre Wut hinunterschlucken. Doch auch zurückgehaltene Begeisterung oder Erregung kann zu Ängsten führen.

Depression: M. Scott Peck beschreibt die Depression in seinem Buch *Der wunderbare Weg* gleichsam als »Gefühlsstau«. Gerade Depression geht häufig auf nicht ausgedrückten Kummer zurück.

In diesem Fall fühlen wir uns besser, wenn wir weinen, denn dann beklagen wir offen unseren Verlust. Doch auch unterdrückte Wut kann zur Depression führen. Die Vorstellung, dass Depressionen aufgestauten Ärger verschleiern, geht von der Gestaltpsychologie aus. Wenn Sie sich also deprimiert fühlen, ohne dass ein jüngst erlittener Verlust als Anlass gelten kann, sollten Sie sich fragen, was Sie erzürnt. Diese Frage ist vor allem dann von Bedeutung, wenn Sie sich häufig selbst kritisieren.

Psychosomatische Symptome: Kopfschmerzen, Magengeschwüre, Bluthochdruck und Asthma sind häufig das Resultat ständig unterdrückter Gefühle. Natürlich können diese Symptome auch auf andere Stressfaktoren zurückgehen, aber gerade unterdrückte Gefühle schlagen sich sehr häufig in körperlichen Beschwerden nieder. Daher führt die Auseinandersetzung mit dem, was Sie seelisch vor sich selbst verbergen, nicht selten zum völligen Abklingen psychosomatischer Beschwerden.

Muskelspannungen: Unterdrückte Gefühle machen sich als Spannung im Körper bemerkbar. Denn wir müssen unsere Emotionen buchstäblich »unterdrücken«, wenn wir sie nicht wahrhaben wollen. Dazu aber brauchen wir unsere Muskeln. Gewöhnlich sind immer dieselben Muskelgruppen betroffen. Ärger oder Frustration führt zur Verhärtung der Schulter- und Nackenmuskeln. (Gerade an diesen Stellen leiden die meisten Menschen unter Verspannungen.) Kummer und Trauer führen zur Anspannung der Muskulatur in der Brust und um die Augen. Angst äußert sich in einem »Bauchpanzer«. Unterdrückte sexuelle Gelüste führen zu Verspannungen in der Beckenregion.

Trotzdem sollte man diese Erfahrungswerte nicht verabsolutieren. So kann sich in einer verspannten Beckenregion auch Wut ausdrücken. (Die Verbindung zwischen den Muskelgruppen und den darin »gespeicherten« Gefühlen hat Alexander Lowen genauer untersucht und viele interessante Bücher darüber geschrieben.)

AUF DEN KÖRPER HORCHEN

Wenn Ihre Aufmerksamkeit nur Ihren Alltagssorgen gilt, bleiben Sie sozusagen »im Kopf« und verlieren den Kontakt zu Ihren Gefühlen. Wollen Sie also, dass Ihr Gefühlsleben für Sie wieder klarer wird, müssen Sie sich auf Ihren Körper besinnen.

Viele bildhafte Ausdrücke spiegeln dieses enge Verhältnis zwischen Körper und Gefühlen wider. Man leidet unter »gebrochenem Herzen«. Es sitzt einem »die Angst im Nacken«. Oder man tut etwas »aus dem Bauch heraus«. Nehmen Sie sich also Zeit, in sich hineinzuhören. Eine gute Möglichkeit dazu bietet das Sechs-Schritte-Programm von Eugene Gendlin (siehe die Literaturangaben am Ende dieses Kapitels):

1. Entspannen Sie sich körperlich: Es ist schwer herauszufinden, was Sie empfinden, wenn Ihr Körper angespannt ist und Ihre Gedanken rasen. Nehmen Sie sich fünf bis zehn Minuten Zeit, progressive Muskelentspannung, Meditation oder eine andere Entspannungstechnik zu üben, um aus dem Alltag gleichsam herauszutreten.
2. Fragen Sie sich: »Was fühle ich im Augenblick?« Oder: »Worüber mache ich mir gerade am meisten Gedanken?«
3. Dann lassen Sie die Aufmerksamkeit in jenen Teil des Körpers wandern, in dem Sie Emotionen wie Wut, Angst oder Kummer spüren: Häufig sind dies die Herzgegend oder der Bauchraum (Ober- oder Unterbauch). Dies ist Ihr »Hort der Gefühle«.
4. Warten Sie ab, was diese Region Ihnen »sagen« will: Versuchen Sie nicht zu analysieren, was Sie dort wahrnehmen. Verurteilen Sie Ihre Empfindungen nicht. Sie sind nur Beobachter. Welche Gefühle sich auch bemerkbar machen mögen, Sie tun nichts anderes, als sie zur Kenntnis zu nehmen. Warten Sie einfach, bis sich Empfindungen zeigen.
5. Wenn Ihnen dies nicht gelingen sollte, weil Ihr Denken nicht zum Stillstand kommt, fangen Sie noch einmal bei Schritt 1 an. Sie brauchen einfach nur ein wenig mehr Zeit zum Entspannen. Auch Tiefenatmung kann Ihnen helfen, den Kontakt zu Ihren Gefühlen herzustellen.
6. Wenn Sie einen allgemeinen Eindruck von Ihrer Gefühlslage gewonnen haben, beantworten Sie bitte die folgenden Fragen; sie sollen Ihnen helfen, das Gefühl greifbarer werden zu lassen:
   - »Wo in meinem Körper sitzt das Gefühl?«
   - »In welche Gestalt würde ich es kleiden?«
   - »Wie groß ist es?«
   - »Wenn es eine Farbe hätte, welche wäre das?«

Haben Sie nach einer erneuten Entspannungsphase immer noch nur eine vage Vorstellung davon, was Sie fühlen, sollten Sie die Liste der Emotionen durchgehen. Vielleicht finden Sie dort einen adäquaten Ausdruck, der Ihre Gefühle umschreibt.

DER GEFÜHLSAUSDRUCK

Sobald Sie Ihre Gefühle klar identifizieren können, sollten Sie ihnen Ausdruck verleihen, was im Rahmen dieses Buches einfach heißt: Lassen Sie's raus! Entweder Sie reden mit anderen darüber, oder Sie schreiben sie nieder. Eine dritte Möglichkeit ist es, sich körperlich auszuleben. (Weinen Sie ins Kissen oder schlagen Sie mit einem Plastikschläger darauf ein.)

Ausdruck bedeutet nicht, dass Sie Ihre Gefühle auf jemand anderem »abladen«, womöglich auch noch beim vermeintlich »Schuldigen«. Um die Frage, wie Sie Ihren Mitmenschen Ihre Gefühle mitteilen, kümmern wir uns weiter unten.

Gefühle sind wie energetische Ladungen. Sie müssen aus dem Körper abfließen. Wenn Sie sie nicht zum Ausdruck bringen, besteht die Gefahr, dass sie sich in Form von Anspannung oder Ängsten bemerkbar machen. Ihre Gesundheit und Ihr körperliches Wohlbefinden hängen letztlich von Ihrer Bereitschaft ab, Ihre Gefühle zu identifizieren und sie zu äußern – und zwar möglichst in dem Augenblick, in dem sie entstehen.

REDEN SIE DARÜBER!

Einen Weg des Gefühlsausdrucks kennt und nutzt fast jeder Mensch: Wir alle erzählen unseren Freunden, Verwandten, Partnern oder Ratgebern, was uns bewegt. Wichtig ist, dass wir unsere Emotionen nicht nur »erzählen«, sondern sie auch tatsächlich sichtbar werden lassen. Daher müssen Sie dem Menschen, dem Sie Ihr Gefühlsleben offenbaren, hundertprozentig vertrauen können. Nur so werden Sie den Mut aufbringen zu sagen, was wirklich mit Ihnen los ist.

Ebenso wichtig ist es, dass der andere Ihnen *achtsam zuhört*. Das bedeutet, dass er sich mit Kommentaren, Ratschlägen, Meinungen und so weiter zunächst einmal zurückhält. Wie weit Sie sich bei solch einem Gespräch öffnen können, hängt unter anderem davon ab, wie gut Ihr Gesprächspartner zuhören kann. (Gefragt ist hier das »aktive Zuhören«, bei dem der Gesprächspartner zwischendurch zusammenfasst, was Sie seiner Ansicht nach gesagt haben, damit Sie es gegebenenfalls richtigstellen können.)

SCHREIBEN SIE'S AUF!

Wenn Ihr Gefühlsbarometer auf Sturm steht, Sie aber im Moment niemanden zum Reden haben, dann greifen Sie zu Papier und Kugelschreiber. Notieren Sie, was Sie fühlen. Vielleicht möchten Sie ja eine Art »Tagebuch der Empfindungen« anlegen, um im Bedarfsfall besonders intensive Gefühle festzuhalten (siehe die

GEFÜHLE IDENTIFIZIEREN: LISTE DER EMOTIONEN

Positive Gefühle
»Ich fühle mich ...«

akzeptiert
amüsiert
begehrt
als etwas Besonderes
dankbar
eifrig
einfühlsam
entspannt
entzückt
erfüllt
erleichtert
friedvoll
fröhlich
fürsorglich
geborgen
glücklich
groß
großzügig
gut gelaunt
gütig
hilfsbereit
hingebungsvoll
humorvoll
jemandem zugetan
jubelnd
kompetent
lebendig
voller Leidenschaft
liebenswert

mitfühlend
mutig
nachgiebig
neugierig
respektiert
ruhig
schön
selbstgenügsam
sexy
sicher
sorglos
stark
stolz
tapfer
treu
umsorgt
verantwortlich
verliebt
verspielt
zum Verzeihen bereit
voller Freude
voller Hoffnung
voller Liebe
voller Selbstvertrauen
wirkmächtig
zärtlich
zu Dummheiten aufgelegt
zufrieden

Negative Gefühle
»Ich fühle mich ...«

abgelehnt
abgestoßen
abhängig
alt
am Boden zerstört
angespannt
ängstlich
außer mir
bedürftig
beleidigt
beschämt
besiegt
besorgt
deprimiert
dumm
durcheinander
eifersüchtig
einsam
elend
entmutigt
entsetzt
feindselig
frustriert
furchtsam
gedemütigt
gefangen
gefühlsduselig
gehemmt
gelangweilt

Übung 2 am Ende dieses Kapitels). Wenn Sie es später wieder lesen, wird es Ihnen Aufschluss über die großen Themen in Ihrem Gefühlshaushalt geben.

Doch ob Sie nun ein solches Tagebuch anlegen oder nicht, Ihre Gefühle aufzuschreiben hilft Ihnen in jedem Fall, sie zum Ausdruck zu bringen – zumindest bis Sie jemanden finden, mit dem Sie darüber reden können.

TRAUER ABFLIESSEN LASSEN

Können Sie Trauer »abfließen« lassen? Schauen Sie sich dazu einmal die folgenden Fragen an:

- Erlauben Sie sich je zu weinen?
- Unter welchen Umständen gestatten Sie sich Ihre Tränen?
- Weinen Sie, weil Sie verletzt worden sind? Weil Sie sich einsam fühlen? Weil Sie Angst haben?
- Weinen Sie auch mal scheinbar ohne Grund?
- Weinen Sie nur, wenn Sie allein sind, oder lassen Sie andere Menschen an Ihren Tränen Anteil nehmen?

Vielleicht fühlen Sie sich ja manchmal den Tränen nahe. Am liebsten würden Sie jetzt weinen, aber Ihr Kummer ist irgendwie blockiert. Dann greifen Sie am besten zu folgendem Trick: Hören Sie Musik, die Sie stark bewegt. Meist genügt das, um die Tränen zum Fließen zu bringen. Auch Filme, Gedichte, Romane oder sogar manche Werbespots sind geeignet, unterdrückte Gefühle der Trauer an die Oberfläche zu bringen.

WUT ENTLADEN

Wie oft unterdrücken wir Ärger oder Wut, weil wir Angst haben, anderen wehzutun? Doch wir können unsere Wut auch auf konstruktive Weise zum Ausdruck bringen, statt auf andere loszugehen. Unterdrückter Ärger kommt an die Oberfläche, *wenn wir körperlich die Bewegungen machen, die gewöhnlich Wut ausdrücken.* Diese dürfen sich selbstverständlich nicht gegen Menschen oder Tiere richten. Oft erweisen sich folgende Techniken als hilfreich, wenn es darum geht, Wut abzubauen:

- mit beiden Fäusten auf ein Kissen einschlagen,
- in ein Kissen schreien,
- auf einen Sandsack schlagen,
- im Auto schreien, was die Lungen hergeben,

- Holz hacken,
- eine lebensgroße Aufblaspuppe verprügeln,
- mit einem alten Tennisschläger auf das Bett einschlagen oder
- sich beim Sport richtig verausgaben.

Keine dieser Methoden sollte täglich geübt werden (wenn man vom Sport einmal absieht). Carol Tavris zeigt in ihrem Buch *Wut* überzeugend auf, dass es nur zu mehr Zorn führt, wenn wir uns allzu oft dem Ausdruck unserer Wut widmen. Für solche Menschen wurde der Ausdruck »Rageaholic« geprägt. Sie sind süchtig nach Wut, weil sie ständig aufgebracht reagieren. Doch gerade Menschen, die zu Ängsten neigen, halten ihren Ärger gewöhnlich eher zurück. Vielleicht ist Ärger auch für Sie ein schwieriges Thema.

WIE MAN MIT WUT UMGEHT

Sehr häufig verbirgt sich hinter Ängsten eine ordentliche Portion Ärger. Unter »Ärger« verstehen wir eine Palette von Emotionen, ob es sich nun um offene Wut oder um die verdeckteren Formen der Ungeduld und Gereiztheit handelt. Die vielleicht häufigste Form des Ärgers ist Enttäuschung oder Frustration.

In Zeiten, in denen Sie viel Enttäuschung und Frustration empfinden, sind Sie für Ängste und Zwangshandlungen besonders anfällig. Meist allerdings ist man sich der unterdrückten Frustration nicht bewusst.

Wie hängen nun unterdrückter Ärger und Ängste oder Panikzustände zusammen? Hier sind einige Gründe:

- *Menschen, die anfällig für Ängste sind, geben sich meist besonders viel Mühe, die Anerkennung anderer zu erringen:* Sie möchten gern für nett gehalten werden. Das aber lässt Gefühlen wie Wut oder Ärger nicht viel Raum.
- *Gerade Agoraphobiker stehen darüber hinaus häufig in einer Abhängigkeitsbeziehung zu anderen Menschen:* Auch hier ist der Ausdruck von negativen Gefühlen tabu, da sie gerade jene Person vertreiben könnten, von der sich der Agoraphobiker abhängig fühlt.
- *Menschen, die zu Ängsten neigen, haben gern die volle Kontrolle:* Doch Wut ist eine der am wenigsten kontrollierbaren Empfindungen überhaupt. Daher ist es für diese Menschen besonders schwierig, dieser Emotion nachzugeben.

Gerade generalisierte Ängste haben ihre Wurzel oft in unterdrückter Wut, aber auch Depressionen, Magengeschwüre, Nacken- und Rückenschmerzen sowie Spannungskopfschmerz. Weitere mögliche Symptome sind die folgenden:

- jede Zunahme phobischer Reaktionen, jede Neusensibilisierung für bestimmte Situationen, scheinbar ohne äußere Ursache,
- eine Zunahme von zwanghaftem Denken oder Verhalten,
- destruktive Verhaltensweisen wie übermäßige Selbstkritik, einseitiges Übertreiben negativer Eigenschaften, Klagen über Probleme ohne den geringsten Versuch, Abhilfe zu schaffen, passiv-aggressives Verhalten, wie zu spät zu kommen, nicht fertig zu werden und anderen die Verantwortung zuzuschieben oder exzessive Zukunftssorgen.

WIE MAN MIT ÄRGER UMGEHT

Wenn Sie um Ihren unterdrückten Ärger wissen, können Sie Folgendes tun, um mit diesen Gefühlen besser umzugehen:

1. *Verabschieden Sie sich von der Vorstellung, unter allen Umständen nett sein zu müssen:* Erweitern Sie Ihr Selbstbild doch um einige neue Aspekte. Erlauben Sie sich einfach, in Situationen, in denen dies angemessen ist, auch einmal Ärger oder Unzufriedenheit zu äußern, zum Beispiel, wenn jemand Sie im Büro ständig mit herabsetzenden Bemerkungen bombardiert. Oder wenn jemand ein Ihnen gegebenes Versprechen bricht. Machen Sie sich aber zuvor klar, dass Ärger zum Ausdruck zu bringen, nicht bedeutet, ihn ungebremst bei jemandem abzuladen – vor allem nicht der Person gegenüber, die sie ausgelöst hat. Reagieren Sie sich also zunächst bei jemand anderem oder auch physisch an etwas ab (siehe die Tipps dazu oben). Dann können Sie Ihre Kritik dem Betreffenden gegenüber später mit der nötigen Gelassenheit äußern. Wie Sie anderen auf sachliche Weise mitteilen, dass sie bei Ihnen Ärger ausgelöst haben, erfahren Sie weiter unten und in Kapitel 13.
2. *Hören Sie auf, den Ausdruck von Ärger durch lauter »Was-passiert-wenn«-Gedanken zu behindern:* Normalerweise sind unsere Vorstellungen im Hinblick auf den Ausdruck von Ärger ziemlich übertrieben. Man fragt sich, ob man durchdreht und vielleicht etwas Schreckliches anstellt. Doch gewöhnlich scheint Wut, die sehr lange zurückgehalten wurde, erst einmal so überwältigend, dass man zunächst Angst davor hat. Aber gerade während des Ausdrucks nehmen die entsprechenden Gefühle dann häufig ein erträgliches Maß an. Wut schwindet schnell, wenn man sie ans Tageslicht bringt. Schaffen Sie es noch, dies auf faire Weise zu tun, dann laden Sie damit auch die Situation nicht auf. Achten Sie stets darauf, dass Sie vorher die emotionale Ladung Ihrer Wut abbauen.
3. *Hören Sie auf, sich einzubilden, dass Sie Menschen, die Sie lieben, verprellen, wenn Sie ihnen Ihren Ärger zumuten:* Gerade wenn Sie Ihnen nahestehenden Menschen Gefühle der Wut angemessen mitteilen, signalisiert dies doch, wie

sehr Sie sie lieben. Anderenfalls würden Sie wohl eher den Kontakt vermeiden. Ihre Gefühle wahllos auf anderen »abzuladen«, mag sich auf Sie und Ihre Lieben zerstörerisch auswirken, doch auch das jahrelange Hinunterschlucken von Wut tut der Beziehung nicht gut, weil es der Gleichgültigkeit Vorschub leistet.

4. *Lernen Sie, Gefühle der Wut konstruktiv statt aggressiv zu äußern:* Sie können Ihre Wut anderen in einer Form mitteilen, die ihre Würde respektiert und sie nicht verletzt oder herabsetzt. Formulieren Sie keine Anklagen, sondern sprechen Sie immer in der Ichform: »Ich werde wütend, wenn du mir gegebene Versprechen brichst.« Statt: »Du hast mich so wütend gemacht, als du dieses Versprechen gebrochen hast.« Ich-Sätze zeigen, dass Sie den anderen achten. Du-Sätze hingegen bringen ihn in Verteidigungsstellung, da Sie ihm die Verantwortung für Ihre Gefühle zuweisen.

   Ob Sie es nun glauben oder nicht: Andere Menschen machen Sie nicht wütend; Sie reagieren vielmehr mit Wut darauf, wie Sie selbst das Verhalten des anderen interpretieren. Etwas, was der andere gesagt oder getan hat, richtet sich gegen die von Ihnen aufgestellte Norm dessen, was noch akzeptabel ist. Und deshalb werden Sie wütend. Im nächsten Abschnitt geht es darum, wie man anderen Menschen gegenüber Wut konstruktiv ausdrückt.

5. *Wählen Sie den unmittelbaren Ausdruck Ihrer Gefühle nach deren Intensität aus:* Wenn Sie sehr wütend sind, ist das sofortige Gespräch mit einem anderen Menschen vielleicht nicht angebracht. Greifen Sie zum Tennisschläger, und verhauen Sie Ihr Kissen. Wenn Sie dergestalt emotional Dampf abgelassen haben, können Sie mit jemandem darüber reden oder Ihre Wut schriftlich festhalten. Sollte tatsächlich ein sofortiges Gespräch mit der betreffenden Person nötig sein, halten Sie sich an die unten skizzierten Regeln. Ist Ihr Ärger dann zu einer leichten Gereiztheit zusammengeschrumpft, können Sie wieder auf bewährte Entspannungsmethoden zurückgreifen: Atmen Sie die Wut einfach aus, und zählen Sie bis zehn.

EINE EINSCHRÄNKUNG

Die hier vorgestellten Tipps sind vor allem für Menschen gedacht, die Schwierigkeiten haben, Gefühle der Wut zu identifizieren und auszudrücken. Wenn Sie dazu neigen, Ihre Wut unter den Teppich zu kehren, dann kann es für Sie sehr ermutigend sein zu lernen, wie man diese ausdrückt, selbst wenn Sie unter Missbrauchstraumata oder Ähnlichem leiden. Sofern Ihre Grenzen ständig verletzt werden und Sie Probleme haben, für sich einzutreten, dann ist der angemessene Ausdruck von Ärger ein wichtiger Lernschritt.

Werden Sie jedoch häufig wütend und haben deswegen auch in Ihren sozialen Beziehungen Probleme, dann brauchen Sie sicher keine Anleitung dafür, wie Sie Ihre Wut identifizieren und ausdrücken! Haben Sie es aber satt, ständig in Rage zu geraten, dann brauchen Sie ein anderes Ventil. Jede Emotion, die sich durch ihre Stärke negativ auf das Leben eines Menschen auswirkt, lässt sich durch genaue Beobachtung innerer Monologe und negativer Glaubenssätze wieder auf Normalmaß reduzieren (siehe dazu Kapitel 8 und 9). Wut ist, wie jedes andere Gefühl, ein Resultat Ihrer Wahrnehmungen und Ihres inneren Monologs. Sie wurzelt nicht im »anderen«. Sie werden wütend, weil Sie das Verhalten der Mitmenschen auf Ihre spezielle Weise interpretieren. Bestimmte Denkweisen fördern die Wut eher:

- *Etikettieren:* Wenn Sie jemand anders als »Idioten« bezeichnen, dann setzen Sie diese Person bereits in Gedanken herab.
- *Schwarzweißdenken:* Sie stufen jemanden als durch und durch böse bzw. nett ein. Dazwischen gibt es nichts. So entgeht Ihnen, wie die Situation wirklich ist.
- *Aufblasen:* Wenn Sie einem bestimmten Ereignis mehr Bedeutung zuschreiben, als es in Wirklichkeit hat, wächst Ihr Gefühl, ungerecht behandelt worden zu sein. Häufig wird so Ärger erzeugt.
- *Muttersöhnchen bzw. -töchterchen spielen:* Wenn Sie der Auffassung sind, angenehme Ereignisse, Erfolge etc. stünden Ihnen zu und das Leben müsse einfach fair mit Ihnen umspringen, dann sitzen Sie der irrigen Vorstellung auf, Sie müssten immer alles bekommen, was Sie gerade möchten – ein idealer Nährboden für Wut.

WIE SIE IHRE GEFÜHLE MITTEILEN

Wenn Sie anderen Ihre Gefühle mitteilen, lassen Sie sie wissen, dass etwas, was sie gesagt oder getan haben, Sie verletzt. Natürlich ist das riskanter, als seine Gefühle gegenüber Dritten oder auf Papier auszudrücken. Andererseits können Sie auf diese Weise das Gefühl wirklich vollständig »durcharbeiten«, sodass Sie sich später nicht mehr damit beschäftigen müssen. So werden Sie wohl Ihren Ärger lange Zeit ergebnislos mit sich herumtragen, wenn Sie den anderen niemals wissen lassen, wie es Ihnen geht. Sobald dies geschehen ist, müssen Sie diese Gefühle nicht mehr verheimlichen. Sollte der oder die Betreffende allerdings bereits nicht mehr in Ihrem Leben präsent sein, können Sie einen Brief schreiben (siehe Übung 3 am Ende dieses Kapitels). Zweierlei allerdings müssen Sie beachten, wenn Sie Ihre Emotionen mitteilen wollen:

1. Achten Sie darauf, dass der Adressat Ihrer Gefühle Ihnen in diesem Augenblick auch zuhören möchte.
2. Vermeiden Sie, dem anderen Vorwürfe zu machen oder ihn herabzusetzen.

Die erste Regel sollten Sie beachten, weil Ihre Gefühle ein wichtiger Teil Ihrer selbst sind, der Respekt erfordert. Wenn ein Mensch nicht wirklich bereit ist, Ihnen zuzuhören, dann werden Sie aus dem Gespräch mit dem Eindruck herausgehen, nicht genügend beachtet worden zu sein, was Ihr ursprüngliches Gefühl noch verstärken kann. Wenn Sie also bereit sind, sich dem anderen mitzuteilen, bitten Sie ihn oder sie, sich dafür ein wenig Zeit zu nehmen. Sagen Sie: »Ich hätte Ihnen etwas Wichtiges zu sagen und würde es sehr begrüßen, wenn Sie mir ein paar Minuten Ihrer Zeit schenken könnten.« Auch wenn der andere Sie während des Gesprächs unterbricht, scheuen Sie sich nicht zu sagen: »Würden Sie bitte warten, bis ich fertig bin.« Zuhören heißt, dass Ihr Gegenüber Ihnen seine volle Aufmerksamkeit widmet, Sie nicht unterbricht und das, was Sie sagen, weder beurteilt noch bewertet, bis Sie fertig sind. Der andere hört einfach nur aufmerksam zu. Jeder Kommentar kann warten, bis Sie Ihre Ausführungen beendet haben. Der andere sagt nur dann etwas, wenn er glaubt, Ihre Worte zum besseren Verständnis kurz zusammenfassen zu müssen. Dies nennt man »aktives Zuhören«, eine Fähigkeit, die in verschiedenen Büchern zum Thema »Kommunikation« beschrieben wird. Je besser Ihr Gegenüber zuhören kann, desto leichter wird es Ihnen fallen, sich zu öffnen.

Aus ebendiesem Grund sollten Sie auch die zweite Regel beachten. Der Adressat Ihrer Gefühle kann Ihnen besser zuhören, wenn Sie ihn nicht für Ihr Empfinden verantwortlich machen. Drei einfache Techniken helfen Ihnen, ohne Schuldzuweisungen durch das Gespräch zu kommen:

1. *Sprechen Sie immer in der Ichform*

Wenn Sie anderen Ihre Gefühle mitteilen, beginnen Sie mit den Worten »Ich empfinde Ihr Verhalten so ...« oder »Ich habe mich dabei so ... gefühlt«. Auf diese Weise bleibt die Verantwortung bei Ihnen, und Sie signalisieren deutlich, dass Sie sie nicht auf Ihr Gegenüber abschieben wollen. Vermeiden Sie auf jeden Fall Formulierungen wie »Sie machen mich so ...« oder »Ihretwegen habe ich mich so ... gefühlt«. Selbst wenn ein Teil von Ihnen das so empfinden sollte, wird Ihr Gegenüber Ihnen besser zuhören, wenn Sie dieser Versuchung nicht nachgeben.

2. *Kritisieren Sie das Verhalten des anderen, nicht seine Persönlichkeit*

Was ist es denn, was Ihnen Angst einjagt oder Sie zornig werden lässt? Selbst wenn Ihre spontane Antwort lautet: »Dieser Mensch!«, werden Sie bei näherem Hinsehen feststellen, dass dies eine Verallgemeinerung ist, die wenig mit der Wirklichkeit zu tun hat. Normalerweise ist es nämlich etwas, was der andere *gesagt* oder *getan* hat. Darüber sollten Sie nachdenken, bevor Sie ihm mitteilen, wie Sie sich fühlen. Erst dann können Sie Ihr Gefühl nämlich in der Ichform richtig äußern:

- »Ich bin wütend, weil du mich nicht angerufen hast, obwohl du es versprochen hattest.«

Nicht: »Ich hatte einen Panikanfall, weil du mich nicht angerufen hast. Aber das ist dir ja sowieso egal.« Oder: »Du Idiot hast mich nicht angerufen, und mir ging es furchtbar dabei.«

- »Ich fühlte mich bedroht, als du auf der Party mit deiner Sekretärin getanzt hast.«
  Nicht: »Wie konntest du mit ihr tanzen, obwohl du doch wusstest, wie gedemütigt ich mich dabei fühlen würde.« Oder: »Meine Gefühle sind dir sowieso völlig egal.«
- »Ich habe Angst, wenn du sagst, dass du bald gehen musst.«
  Nicht: »Du machst mir Angst.« Oder: »Wie kannst du so etwas zu mir sagen, wo du doch weißt, wie verletzlich ich im Moment bin?«

Natürlich ist es nicht nur eine Sache der Wortwahl, ob Sie Ihre Gefühle richtig kommunizieren. Trotzdem ist es wichtig, sich genau auf das Verhalten zu beziehen, das Auslöser für Ihre Gefühle war. Tun Sie das nicht, setzen Sie entweder den anderen oder sich selbst herab. So werden im ersten Beispiel Schuldgefühle erzeugt, weil dem anderen die Verantwortung für den Panikanfall zugeschoben wird. Und falls Sie einen anderen Menschen einen »Idioten« schimpfen, ist es wenig wahrscheinlich, dass er Ihnen noch weiter ruhig zuhört. Wenn Sie im dritten Beispiel jemandem die Macht zugestehen, Ihnen Angst zu »machen«, dann drängen Sie sich selbst in die Defensive. Auf jeden Fall lassen Sie Ihrem »Antagonisten« mehr Freiraum (auch um sich zu ändern), wenn Sie sich auf ein konkretes Verhalten beziehen.

3. *Vermeiden Sie Werturteile*
Damit nehmen Sie im Grunde den Faden von Punkt 2 nochmals auf. Wenn Sie anderen mitteilen, dass ein bestimmtes Verhalten Sie gestört hat, sollten Sie sich sämtlicher Urteile enthalten. Sie haben ein Problem mit diesem Verhalten, nicht der andere.

WELCHES BEDÜRFNIS SICH HINTER IHREN GEFÜHLEN VERSTECKT

Starke Gefühle sind häufig ein Hinweis auf unbefriedigte Bedürfnisse. Vielleicht sind Sie ängstlich, weil Sie nicht wissen, was andere von Ihnen halten, wenn Sie Anzeichen von Panik zeigen. Hinter Ihrer Angst steckt also das Bedürfnis nach Anerkennung. Sie empfinden Trauer, weil Sie nach dem Tod eines geliebten

Menschen allein sind? Dann verbirgt sich hinter Ihrer Trauer das Bedürfnis nach Gesellschaft und Zuneigung. Sie sind wütend, weil Ihr Partner ein gegebenes Versprechen nicht eingehalten hat? Dann sehnen Sie sich im Grunde nach Respekt und Aufmerksamkeit. Fühlen Sie sich leer? Sind Sie gelangweilt oder niedergeschlagen? Dahinter steckt der Herzenswunsch nach einem tieferen Sinn im Leben.

Wenn Sie nach dem Bedürfnis hinter Ihren Gefühlen suchen, stellen Sie sie in einen größeren Rahmen. Schließlich sind Sie nicht ohne Grund traurig oder wütend: Ihre Gefühle haben einen Grund. Sobald Sie auf diese Weise mehr Einsicht in Ihre Bedürfnisse gewonnen haben, können Sie darangehen, sie zu verwirklichen. Vernachlässigen Sie Ihre Sehnsüchte, werden Sie feststellen, dass diese Gefühle sich immer öfter wiederholen und auch verstärken. Am Ende werden Sie den Eindruck haben, dass das Gefühl nicht mehr vergeht.

Auch hier sollten Sie Ihre Regungen eher als Signal denn als Problem nehmen. Wenn Sie sich erst fragen müssen, warum Sie ständig traurig oder wütend sind, können Sie davon ausgehen, dass Sie bestimmte Bedürfnisse unterdrücken. Wie man um etwas bittet, was man braucht, ist Gegenstand des nächsten Kapitels. Im Kapitel über Selbstachtung erfahren Sie mehr über die Natur menschlicher Bedürfnisse. Wenn Sie also mit im Augenblick übermächtigen Ängsten zu kämpfen haben, haben Sie mit einiger Sicherheit unerfüllte Bedürfnisse.

SELBSTEINSCHÄTZUNG

Die folgenden zwei Fragebogen zur Selbsteinschätzung sollen Ihnen helfen, Ihren Wut- oder Trauergefühlen auf die Spur zu kommen. Sie können sie auch als Grundlage für den Umgang mit anderen Gefühlen zu Hilfe nehmen.

FRAGEBOGEN 1: WIE SIE DEM ÄRGER AUF DIE SPUR KOMMEN

1. Welche Rückmeldungen haben Sie als Kind bekommen, wenn es um den Ausdruck von Ärger ging?
2. Welche Menschen, Situationen und Ereignisse lösen in Ihnen Ärger aus?
3. Können Sie Ihren Ärger zulassen?
4. Wie fühlen Sie sich, wenn Sie gegenüber anderen Menschen Ihrem Ärger Ausdruck verleihen? Und gegenüber unbelebten Objekten?
5. Wie drücken Sie Ärger aus? Sind Sie aggressiv? Wissen Sie sich zu behaupten? Sind Sie stur? Beklagen Sie sich? Sind Sie rebellisch?
6. Was könnten Sie tun, um Ihre Wut besser erkennen zu können? Wie könnten Sie lernen, Ihren Ärger besser auszudrücken oder mitzuteilen?

FRAGEBOGEN 2: WIE SIE DER TRAUER AUF DIE SPUR KOMMEN

1. Was hat man Ihnen als Kind über das Weinen vermittelt?
2. In welchen Situationen möchten Sie am liebsten weinen? Weinen Sie ohne ersichtlichen Grund? Oder eher aus einem konkreten Anlass?
3. Weinen Sie nur, wenn Sie allein sind? Oder auch in Gegenwart anderer?
4. Wie geht es Ihnen, wenn Sie geweint haben? Sind Sie erleichtert? Deprimiert? Beschämt? Hegen Sie andere Gefühle?
5. Was könnten Sie tun, um Ihre Trauergefühle eher zu identifizieren, auszudrücken oder mitzuteilen?

WAS ZU TUN IST

1. Lesen Sie den Abschnitt über die Symptome unterdrückter Gefühle noch einmal durch, sodass Sie darüber gut Bescheid wissen.
2. Wenn Sie Schwierigkeiten haben, Ihre Gefühle zu identifizieren, üben Sie sich darin, auf Ihren Körper zu horchen. Mithilfe der Liste in diesem Kapitel lernen Sie, Ihre Gefühle zu benennen.
3. Üben Sie sich darin, Ihren Gefühlen täglich Ausdruck zu verleihen. Suchen Sie sich einen Partner zum Zuhören, mit dem Sie regelmäßig über Ihre Gefühle sprechen können (Übung 1). Gleichzeitig können Sie ein Tagebuch führen, in dem Sie Ihre Empfindungen notieren (Übung 2). Achten Sie darauf, ob Sie Veränderungen im Körper spüren, nachdem Sie Ihren Regungen Ausdruck verliehen haben.
4. Wenn Sie besondere Schwierigkeiten mit Ärger haben, lesen Sie den betreffenden Abschnitt nochmals durch. Üben Sie sich darin, Ihren Gefühlen von Verärgerung zuerst einer neutralen Person gegenüber Ausdruck zu verleihen, bevor Sie denjenigen damit konfrontieren, den Sie als Auslöser identifiziert haben.
5. Wenn Sie Ihre Gefühle anderen mitteilen, achten Sie bitte vor allem darauf, dass
   1. der andere Zeit zum Zuhören hat,
   2. Sie in der ersten Person sprechen,
   3. Sie sich darauf beziehen, was der andere gesagt oder getan hat, und nicht auf seine Person, und
   4. Sie ihn nicht verurteilen.
6. Wenn ein Mensch für Sie nicht mehr »greifbar« ist, schreiben Sie ihm einen Brief (Übung 3).

ÜBUNGEN

Die drei folgenden Übungen drehen sich um den adäquaten Gefühlsausdruck:

ÜBUNG 1: EIN PARTNER ZUM ZUHÖREN

Vereinbaren Sie mit Ihrem Partner oder Ihrer Freundin, dass Sie sich pro Woche eine Stunde Zeit nehmen, um einander zuzuhören. Nacheinander sprechen Sie eine halbe Stunde lang über Ihre Gefühle.

Derjenige, der spricht, konzentriert sich intensiv auf das, was er empfindet, und teilt dem anderen mit, was in ihm vorgeht. Es geht dabei nicht nur um Reden, sondern tatsächlich um Fühlen. Der Zuhörer schenkt dem anderen seine ungeteilte Aufmerksamkeit, ohne ihn zu unterbrechen. Auch Kommentare oder Ratschläge lassen Sie während des Zuhörens außen vor. Wenn Sie nicht genau verstanden haben, was der Sprecher Ihnen sagt, haken Sie nach: »Verstehe ich das richtig, dass …?« Hier fügen Sie eine kurze Zusammenfassung des eben Gesagten an, die der andere bestätigen oder korrigieren kann. Dies nennt man »aktives Zuhören«.

ÜBUNG 2: DAS »TAGEBUCH DER EMPFINDUNGEN«

Kaufen Sie sich ein gebundenes Notizbuch. In diesem Büchlein können Sie offen über Ihre Gefühle schreiben. Wann immer Sie frustriert, traurig, ängstlich, wütend sind, halten Sie diese Emotionen hier fest.

Natürlich können Sie auch positive Gefühle aufschreiben: Freude, Liebe, Erregung. Fangen Sie jeden Eintrag mit den Worten an: »Ich empfinde heute …« Wenn es Ihnen noch schwerfällt, Ihre Gefühle zu identifizieren, konsultieren Sie die Liste der Emotionen weiter oben in diesem Kapitel.

ÜBUNG 3: EIN BRIEF ZUR MITTEILUNG IHRER GEFÜHLE

Falls Sie mit einem Betroffenen nicht direkt kommunizieren können, schreiben Sie einen Brief, in dem Sie Ihre Gefühle ausdrücken. Dies kann der Expartner, aber auch ein verstorbener Elternteil sein. Nehmen Sie sich genug Zeit, damit auch all Ihre Gefühle in den Brief einfließen. Schreiben Sie einfach weiter, bis Sie glauben, alles gesagt zu haben. Solche Briefe umfassen normalerweise mehrere Seiten.

Wenn Sie den Brief zu Ende geschrieben haben, lesen Sie ihn einem guten Freund oder dem Therapeuten vor. Auf diese Weise gewinnt der Gefühlsausdruck an »Realitätsgehalt«. Natürlich müssen Sie das nicht tun, wenn Sie den Inhalt lieber für sich behalten möchten.

Alternative: Selbstverständlich können Sie einen solchen Brief auch an jemanden schreiben, der zwar nicht aus Ihrem Blickfeld verschwunden ist, dem Sie aber Ihre Gefühle aus irgendeinem Grund nicht mitteilen wollen. Falls Sie diesen Brief tatsächlich abschicken möchten, besprechen Sie sich vorher mit einer Freundin bzw. einem Freund oder Ihrem Therapeuten.

LITERATUR

Gendlin, Eugene: Focusing, Reinbek 2004.
Lowen, Alexander: Bioenergetik, Reinbek 2002.
McKay, Matthew; Davis, Martha; Fanning, Patrick: Messages – The Communication Skills Book, Oakland (CA) 1995.
McKay, Matthew; Rogers, Peter; McKay, Judith: When Anger Hurts, Oakland (CA) 2003.
Peck, Scott M.: Der wunderbare Weg, München 2004.
Rubin, J. R.: The Angry Book, New York 1969.
Tavris, Carol: Anger – The Misunderstood Emotion, New York 1982.
Tavris, Carol: Anger – The Misunderstood Emotion. Revised edition. New York: Touchstone Books 1989.

13

SELBSTBEHAUPTUNG

DURCHSETZUNGSFÄHIGKEIT ist eine wichtige Kompetenz, die immer dann notwendig ist, wenn Sie

- Gefühle zum Ausdruck bringen möchten,
- etwas verlangen, was Sie benötigen oder sich wünschen, und
- nein sagen wollen.

Eine wichtige Grundvoraussetzung für jede Art der Durchsetzung ist daher, dass Sie sich selbst kennen und wissen, was Sie eigentlich wollen. Und natürlich der feste Glaube daran, dass Sie das Recht haben, das zu verlangen, was Sie sich wünschen. Jeder, der sich selbst behaupten kann, weiß um seine Persönlichkeitsrechte und ist in der Lage, sich und seinen eigenen Bedürfnissen dieselbe Aufmerksamkeit zu schenken wie denen anderer Menschen. Selbstbehauptung fördert Selbstachtung und Selbstwertgefühl.

Wenn Sie zu Ängsten neigen, dann können Sie sich vielleicht in manchen Situationen ganz gut behaupten, in anderen, zum Beispiel wenn Sie zu Freunden oder Familienmitgliedern in bestimmten Situationen nein sagen wollen, können Sie das nicht. Hat man an Sie als Kind hohe Ansprüche gestellt oder Sie gelehrt, immer »nett« zu sein, dann haben Sie diese Haltung als Erwachsener wahrscheinlich beibehalten. So kommt es in der Partnerschaft oder im Umgang mit anderen Menschen vor, dass man etwas tut, was man eigentlich nicht tun will. Daraus erwächst ein gewisser Unmut, der sich dann in Spannungen niederschlägt. Nicht selten kommt es darüber zum offenen Konflikt. Wenn Sie Ihre Fähigkeit zur Selbstbehauptung stärken, lernen Sie, Ihre Gefühle und Bedürfnisse besser auszudrücken. Vermutlich werden Sie überrascht feststellen, dass Sie aufgrund Ihrer neu gewonnenen Fähigkeit mit einem Mal bekommen, was Sie sich wünschen, und Ihnen Ihre Mitmenschen sogar mehr Respekt entgegenbringen.

DURCHSETZUNGSVERHALTEN

Sich selbst zu behaupten bedeutet, einen Mittelweg zwischen Aggressivität und Unterwürfigkeit zu finden. *Unterwürfig* verhält man sich, wenn man die eigenen Rechte und Bedürfnisse zugunsten anderer Menschen vernachlässigt. Wir halten dann mit unseren Gefühlen und Wünschen hinterm Berg – mit dem Ergebnis, dass die Menschen in unserem Umfeld schlicht und einfach keinen Schimmer davon haben, was wir wollen oder brauchen. (Man kann den anderen also nicht einmal einen Vorwurf machen, wenn sie unsere Bedürfnisse ignorieren.) Dazu kommen auch noch Schuldgefühle, wenn Sie denn wirklich einmal das verlangen, was Sie möchten. Dies kann sich auch in dem unterschwelligen Gefühl äußern, dass Sie das, was Sie bekommen, nicht verdienen. Wenn Sie das Signal aussenden, dass Sie sich Ihrer Bedürfnisse nicht bewusst sind, wird sich niemand die Mühe machen, sie zu erfüllen. Dieses Verhalten ist häufig bei Angstpatienten zu beobachten, weil sie mehr als andere dazu neigen, es allen recht machen zu wollen. Oder weil sie Angst haben, mit der Äußerung ihrer Bedürfnisse einen Partner zu verprellen, von dem sie sich abhängig fühlen.

Aggressives Verhalten wiederum bedeutet bekanntermaßen, dass wir auf grobe, ja, feindselige Weise mit anderen Menschen umspringen. Aggressive Zeitgenossen signalisieren, dass ihnen die Bedürfnisse anderer gleichgültig sind, während sie versuchen, mit Drohungen oder Zwang die eigenen durchzusetzen. Naturgemäß schafft man sich mit einer solchen Haltung Feinde und zahllose Konflikte. Der andere zieht sich entweder zurück oder kämpft ganz offen mit uns. Kooperation ist nicht möglich. Ein aggressiver Mensch, der beispielsweise im Beruf gern eine bestimmte Aufgabe übertragen bekommen würde, versucht, seine Konkurrenz einzuschüchtern. Mehr oder weniger deutlich signalisiert er die Botschaft: »Der Job gehört quasi schon mir. Falls Sie auch nur andeutungsweise wagen sollten, mir in die Quere zu kommen, wenn es um die Vergabe dieses Projekts geht, werden Sie es bereuen.«

Dies ist offene Aggression. Doch es gibt auch die *verdeckte Spielart*. Wenn Sie sich so durchsetzen, dann drücken Sie Ihre Wut durch »passiven Widerstand« aus.

Sie sind wütend auf Ihren Chef? Dann kommen Sie eben ständig zu spät. Sie haben keine Lust, zu tun, was Ihre Partnerin von Ihnen will? Also »vergessen« Sie es einfach. Anstatt um das, was Sie wollen, direkt zu bitten oder etwas zu unternehmen, um diesen Wunsch durchzusetzen, beklagen Sie sich ununterbrochen über Ihr Schicksal. Passiv-aggressive Menschen bekommen selten, was sie wollen, weil sie ihre Wünsche nie offen äußern. Ihr Verhalten verärgert und verwirrt andere, was ein enormes Frustrationspotenzial birgt. Um auf unser Beispiel von der Aufgabenverteilung im Beruf zurückzukommen: Ein passiv-aggressiver Mensch würde in diesem Fall eine Bemerkung fallen lassen, wie wenig sich doch der Kollege für diese Aufgabe eignet. Oder man sagt zu einem Mitarbeiter: »Wenn ich in diesem Laden mal endlich ein interessantes Projekt bekäme, würde ich es beruflich auch weiter bringen.«

Auch die *manipulative Form* der Durchsetzung hat wenig mit gesunder Selbstbehauptung zu tun. Manipulative Menschen setzen sich durch, indem sie bei anderen Schuldgefühle bzw. Beschützerinstinkte wecken. Statt die Verantwortung für ihre eigenen Bedürfnisse zu übernehmen, mimen sie das Opfer, um den anderen dazu zu bekommen, dass er sich um sie kümmert. Wenn dies nicht gelingt, werden sie aggressiv oder stellen Gleichgültigkeit zur Schau. Natürlich funktionieren diese Tricks nur so lange, wie der Manipulierte nicht merkt, was gespielt wird. Bis zu diesem Punkt ist der so Beeinflusste meist einfach verwirrt. Er hat das Gefühl, dass diese Person ihn noch »verrückt macht«. Durchschaut er das Spiel, wird er sauer. Ein klassischer Manipulator würde in unserem Beispiel zu seinem Chef sagen: »Wenn ich diesen Job bekäme, würde meine Freundin mich endlich wieder respektieren.« Oder er äußert einem Kollegen gegenüber: »Ich sag das nur dir, aber wenn ich diesen Job nicht bekomme, mache ich Schluss und bringe mich um.«

Die Fähigkeit zur gesunden Selbstbehauptung hingegen versetzt uns in die Lage, einfach um das zu bitten, was wir wollen. Oder gegebenenfalls schlicht nein zu sagen. Auf eine direkte, einfache Weise, ohne andere anzugreifen, ihnen »passiven Widerstand« entgegenzusetzen oder sie zu manipulieren. Sie äußern Ihre Wünsche und Bedürfnisse offen und ehrlich, ohne je die Achtung vor Ihrem Gegenüber zu verlieren. Sie stehen für sich selbst und Ihre Persönlichkeitsrechte ein, ohne sich zu entschuldigen oder schuldig zu fühlen. Selbstbehauptung bedeutet, dass Sie Schritte unternehmen, um Ihre Bedürfnisse zu erfüllen, ohne dabei die Würde anderer zu verletzen. Andere Menschen schätzen solch eine Haltung gewöhnlich, weil sie so genau wissen, wo Sie stehen. Und sie respektieren Sie aufgrund Ihrer Ehrlichkeit. Statt zu drohen oder zu manipulieren, sagen Sie einfach: »Ich würde diese Aufgabe wirklich gern übernehmen.« Oder: »Ich hoffe, der Chef überträgt mir dieses Projekt.«

Welche der obigen Beschreibungen (unterwürfig, aggressiv, passiv-aggressiv, manipulativ oder selbstbewusst) passt am besten zu Ihrer Art, sich durchzusetzen? Die folgende Übung soll Ihnen helfen, Ihren persönlichen Durchsetzungsmechanismen auf die Spur zu kommen.

ÜBUNG: WIE SETZEN SIE SICH DURCH?

Denken Sie über die nachfolgend skizzierten Situationen kurz nach. Wie würden Sie sich normalerweise verhalten? Würden Sie nichts tun? Oder auf aggressive, passiv-aggressive bzw. manipulative Weise versuchen, zu Ihrem Recht zu kommen? Nehmen Sie sich jede einzelne Situation gesondert vor, und schreiben Sie auf einem Blatt Papier auf, wie Sie in diesem speziellen Fall reagiert hätten. Wenn Sie weniger als 25-mal »gesunde Selbstbehauptung« schreiben, dann empfehle ich Ihnen die Übungen dieses Kapitels.

1. Ein Vertreter, der Ihnen etwas aufschwätzen will, was Sie nicht wollen, hält Sie am Telefon fest.
2. Sie würden eine Beziehung, die nicht mehr funktioniert, am liebsten lösen.
3. Sie sitzen im Kino, und die Kinobesucher hinter Ihnen unterhalten sich.
4. Ihr Arzt lässt Sie mehr als zwanzig Minuten warten.
5. Ihr halbwüchsiger Sohn dreht die Stereoanlage zu laut auf.
6. Ihr Nachbar dreht die Stereoanlage zu laut auf.
7. Sie möchten ein Produkt zurückbringen und vom Händler Ihr Geld zurück.
8. Sie stehen in der Schlange, und jemand drängt sich vor.
9. Ein Freund schuldet Ihnen Geld – das Sie im Moment wirklich brauchen könnten.
10. Sie erhalten für eine Dienstleistung eine ungewöhnlich hohe Rechnung.
11. Ein Handwerker will Geld von Ihnen, obwohl er schlechte Arbeit geleistet hat.
12. Man setzt Ihnen im Restaurant ein halbgares oder verkochtes Gericht vor.
13. Sie möchten Ihren Partner um einen großen Gefallen bitten.
14. Sie möchten einen Freund um einen großen Gefallen bitten.
15. Ein Freund bittet Sie um einen Gefallen, den Sie ihm nicht tun wollen.
16. Ihre Kinder, Ihr Partner oder Ihr Mitbewohner übernimmt seinen Teil der Hausarbeit nicht.
17. Sie würden gern eine Frage stellen, haben aber Angst, dass sie sich dumm anhören könnte.
18. Sie nehmen an einem Gruppetreffen teil und würden gern etwas sagen, sind aber nicht sicher, wie Ihr Einwurf ankommt.
19. Sie würden sich bei einem geselligen Beisammensein gern mit jemandem unterhalten, kennen aber niemanden.
20. Sie stehen oder sitzen neben einem Raucher, und der Rauch beginnt Sie allmählich zu stören.
21. Sie finden das Verhalten Ihres Partners nicht annehmbar.
22. Sie finden das Verhalten eines Freundes inakzeptabel.
23. Eine Freundin kommt unerwartet vorbei, obwohl Sie gerade Besorgungen machen wollten.
24. Sie reden mit jemandem über ein wichtiges Thema, doch dieser hört Ihnen scheinbar nicht zu.
25. Ein Freund versetzt Sie, obwohl sie zum Mittagessen verabredet waren.
26. Sie bringen eine Ware ins Geschäft zurück und wollen Ihr Geld zurück. Der Verkäufer weigert sich und bietet Ihnen an, Ersatz zu liefern.
27. Jemand unterbricht Sie beim Sprechen.
28. Das Telefon läutet, aber Sie haben keine Lust, das Gespräch anzunehmen.
29. Ihr Partner spricht mit Ihnen, als wären Sie ein Kind.
30. Sie werden von jemandem ungerechtfertigt kritisiert.

Wenn Sie sich in weniger als fünfundzwanzig der oben beschriebenen Situationen behaupten konnten, wird es sich für Sie lohnen, an Ihrem Durchsetzungsvermögen zu arbeiten.

FRAGEBOGEN ZUR SELBSTBEHAUPTUNG[12]

Der folgende Fragebogen dient dazu, jene Situationen herauszufinden, in denen Sie mehr Selbstbehauptung zeigen könnten. Er ist inspiriert durch die Arbeitsblätter, die Sharon und Gordon Brown in Ihrem Buch *Vertrauen zu sich selbst gewinnen* vorgestellt haben. Machen Sie zunächst in Spalte A ein Kreuz, wenn die Aussage auf Sie zutrifft. In Spalte B tragen Sie dann ein, wie Sie sich dabei fühlen:

1 = Sie fühlen sich vollkommen wohl.
2 = Sie fühlen sich leicht unwohl.
3 = Sie fühlen sich eher unwohl.
4 = Sie fühlen sich ausgesprochen unwohl.
5 = Sie finden die Situation unsagbar bedrohlich.

Das Unwohlsein kann Gefühle wie Ärger, Angst, Unsicherheit umfassen.

IN WELCHER SITUATION VERHALTEN SIE SICH NICHT SELBSTSICHER?

A	B	
		Um Hilfe bitten.
		Eine andere Meinung äußern.
		Mit dem Ausdruck negativer Gefühle konfrontiert.
		Selbst negative Gefühle ausdrücken müssen.
		Mit dem Ausdruck positiver Gefühle konfrontiert.
		Selbst positive Gefühle ausdrücken müssen.
		Es mit jemandem zu tun haben, der jede Zusammenarbeit verweigert.
		Mit jemanden sprechen müssen, dessen Verhalten Sie stört.
		Reden müssen, wenn aller Augen sich auf Sie richten.
		Gegen eine überhöhte Rechnung protestieren müssen.
		Nein sagen müssen.
		Auf unberechtigte Kritik reagieren müssen.

12 Die Idee für diesen Fragebogen habe ich übernommen aus Mangini, Shirley J.: Secrets of Self-Esteem, Canoga Park (CA) 1986.

A	B	
		Eine Autoritätsperson um etwas bitten müssen.
		Für das, was Sie wollen, eintreten müssen.
		Verantwortung übernehmen müssen.
		Um Mitarbeit bitten müssen.
		Etwas vorschlagen müssen.
		Fragen stellen müssen.
		Mit jemanden umgehen müssen, der Ihnen Schuldgefühle einzureden versucht.
		Um einen Gefallen bitten zu müssen.
		Um eine Verabredung bitten wollen.
		Um eine Dienstleistung bitten müssen.
		Andere Situationen:___________________

WER SIND DIE MENSCHEN, IN DEREN NÄHE SIE SICH NICHT SELBSTSICHER VERHALTEN?

A	B	
		Eltern.
		Kollegen, Klassenkameraden.
		Fremde.
		Alte Freunde.
		Partner.
		Arbeitgeber.
		Verwandte.
		Bekannte.
		Kinder.
		Verkäufer, Sekretärinnen, Leute, die für Sie arbeiten.
		Gruppen von mehr als zwei bis drei Leuten.
		Andere:___________________

WAS HABEN SIE BISHER NICHT ERREICHT, WEIL SIE NICHT SELBSTSICHER GENUG AUFTRATEN?

A	B	
		Anerkennung für gute Leistungen.
		Hilfe bei bestimmten Aufgabenstellungen.
		Aufmerksamkeit vom Partner, mehr von seiner Zeit.
		Angehört und verstanden zu werden.
		Langweilige, frustrierende Situationen erträglicher zu machen.
		Nicht immer nett sein zu müssen.
		Das Selbstvertrauen, für meine Belange einzutreten.
		Sicherheit im Umgang mit Fremden, Verkäufern, SekretärInnen.
		Das Selbstvertrauen, um mit Menschen, die man mag, Kontakt herzustellen.
		Einen neuen Job, Termine für Vorstellungsgespräche, eine Lohnerhöhung.
		Sicherheit im Umgang mit Menschen, die meine Arbeit kontrollieren oder die für mich arbeiten.
		Nicht die ganze Zeit verärgert oder verbittert zu sein.
		Das Gefühl der Hilflosigkeit zu überwinden und die Vorstellung, dass nichts sich je verändert.
		Befriedigende sexuelle Erfahrungen.
		Etwas vollkommen Neues und anderes anzufangen.
		Zeit für mich zu haben.
		Dinge zu tun, die mir Spaß machen und mir Entspannung bringen.
		Anderes:____________________________________

ARBEIT MIT DEM FRAGEBOGEN

In welchen Bereichen sehen Sie Handlungsbedarf? Inwiefern hat mangelnde Selbstbehauptung dazu beigetragen, dass Sie Ziele nicht erreicht oder Vorhaben nicht umgesetzt haben? Am besten bearbeiten sie zuerst Situationen, die Ihnen nur leichtes Unwohlsein verursachen. Sie sind problemloser zu verändern, und das dadurch gestiegene Selbstvertrauen können Sie dann nutzen, um die heiklen Themen in Ihrem Leben anzugehen.

LERNEN, SICH DURCHZUSETZEN

Die Entwicklung von mehr Selbstbehauptung vollzieht sich in sechs Schritten:

1. positive Verhaltensmuster zur Selbstbehauptung auf nonverbaler Ebene entwickeln,
2. die eigenen Persönlichkeitsrechte wahrnehmen,
3. sich die eigenen Gefühle, Bedürfnisse und Wünsche bewusst machen,
4. positive Durchsetzungsmuster entwickeln – zuerst im Rollenspiel, später in der Praxis,
5. spontane positive Selbstbehauptung,
6. lernen, nein zu sagen.

WIE SIE NONVERBALE SELBSTBEHAUPTUNGSMUSTER ENTWICKELN

Die Fähigkeit zur Selbstbehauptung drückt sich auch »ohne Worte« aus. Einige wichtige Aspekte sind:

- *Sehen Sie die Menschen an, mit denen Sie reden:* Wenn Sie wegschauen, während Sie Ihre Wünsche äußern, signalisieren Sie, dass Sie sich wohl doch nicht sicher sind. Auch das genaue Gegenteil, also den Gesprächspartner förmlich anzustarren, ist nicht sehr hilfreich, denn damit treiben Sie Ihr Gegenüber in die Defensive oder vermitteln andere unerwünschte Botschaften.
- *Achten Sie auf eine offene, keine »geschlossene« Körperhaltung:* Wenn Sie sitzen, schlagen Sie Ihre Beine nicht übereinander, und verschränken Sie die Arme nicht. Wenn Sie stehen, achten Sie darauf, dass beide Fußsohlen Kontakt mit dem Erdboden haben. Sie sollten Ihrem Gesprächspartner direkt gegenüberstehen, nicht seitlich versetzt.
- *Treten Sie, während Sie mit der anderen Person sprechen, nicht etwa zurück oder zur Seite:* Hier kommt es sprichwörtlich darauf an, »seinen Mann zu stehen«, auch wenn Sie eine Frau sind ...
- *Bleiben Sie ruhig:* Vermeiden Sie es, sich aufzuregen oder besonders emotional zu werden. Wenn Sie wütend sind, versuchen Sie, sich vorher zu »abzureagieren«. Die meisten Menschen reagieren eher in Ihrem Sinne, wenn Sie Ihre Wünsche ruhig und gelassen mitteilen.

Üben Sie diese nonverbalen Aspekte – am besten im Rollenspiel zusammen mit einem Freund. Im Abschnitt »Spontane positive Selbstbehauptung« finden Sie eine Liste von Situationen, die Sie durchspielen können.

EIGENE PERSÖNLICHKEITSRECHTE WAHRNEHMEN

Jeder Mensch besitzt in Bezug auf seine Person unveräußerliche Grundrechte, doch wir haben sie entweder vergessen oder als Kinder nie gelernt, sie ernst zu nehmen. Die Fähigkeit zur Selbstbehauptung beruht auf der Erkenntnis, dass Sie ebenso wie jeder andere all jene Rechte besitzen, die in der folgenden »Erklärung der Persönlichkeitsrechte« aufgeführt sind. Dazu gehört auch die Verantwortung, für diese Rechte einzustehen, wenn sie bedroht sind. Lesen Sie die »Erklärung der Persönlichkeitsrechte« durch, und denken Sie darüber nach, wie Sie zu den einzelnen Punkten stehen.

Machen Sie sich Fotokopien von dieser Liste, und hängen Sie sie gut sichtbar auf. Nehmen Sie sich die Zeit, die einzelnen Punkte Tag für Tag durchzulesen, sodass sie sich als feste Überzeugung in Ihrem Bewusstsein verankern können.

WIE SIE SICH IHRE GEFÜHLE, WÜNSCHE UND BEDÜRFNISSE BEWUSST MACHEN

Wie Sie Ihre Gefühle identifizieren und ausdrücken können, haben wir bereits in Kapitel 12 gesehen. Diese Sensibilität ist eine wichtige Grundvoraussetzung für das Selbstbehauptungstraining.

Wie Sie Ihre Wünsche erkennen und umsetzen, erfahren Sie im nächsten Kapitel, in dem es um Selbstachtung geht.

Es fällt allerdings schwer, sich selbst zu behaupten, wenn man nicht weiß, was man empfindet und will bzw. nicht will.

Insofern hat Selbstbehauptung zwei Seiten: Sie müssen erstens wissen, was Sie empfinden, um zweitens klar sagen zu können, was Sie wollen. Zum Beispiel: »Ich bin im Augenblick aufgebracht und möchte, dass Sie mir zuhören.« Wenn Sie keinen klaren Wunsch äußern können, dann nehmen Sie sich Zeit, um Ihre Bedürfnisse vorher zu klären. Nutzen Sie Ihr Tagebuch, oder sprechen Sie mit einem Freund bzw. Therapeuten. Auch ein Rollenspiel ist eine gute Methode, um

ERKLÄRUNG DER PERSÖNLICHKEITSRECHTE

1. »Ich habe das Recht, um das zu bitten, was ich mir wünsche.«
2. »Ich habe das Recht, auf Forderungen, die ich nicht erfüllen kann, mit Nein zu antworten.«
3. »Ich habe das Recht, all meine Gefühle – ob positiv oder negativ – auszudrücken.«
4. »Ich habe das Recht, meine Meinung zu ändern.«
5. »Ich habe das Recht, Fehler zu machen. Ich muss nicht vollkommen sein.«
6. »Ich habe das Recht, meine eigenen Wertvorstellungen und Normen zu verfolgen.«
7. »Ich habe das Recht, zu allem nein zu sagen, wenn ich mich dazu nicht bereit fühle, wenn ich mich dadurch gefährde oder wenn dadurch meine Wertvorstellungen verletzt werden.«
8. »Ich habe das Recht, meine eigenen Prioritäten zu setzen.«
9. »Ich habe das Recht, mich nicht für das Verhalten, Tun, Fühlen und die Probleme anderer verantwortlich zu fühlen.«
10. »Ich habe das Recht, von anderen Aufrichtigkeit zu verlangen.«
11. »Ich habe das Recht, auf Menschen, die ich liebe, wütend zu werden.«
12. »Ich habe das Recht, ganz ich selbst zu sein.«
13. »Ich habe das Recht, Angst zu haben und das auch zu sagen.«
14. »Ich habe das Recht zu sagen: ‚Das weiß ich nicht.'«
15. »Ich habe das Recht, für mein Verhalten keine Entschuldigung zu liefern.«
16. »Ich habe das Recht, meine Entscheidungen aufgrund meiner Gefühlslage zu treffen.«
17. »Ich habe ein Recht auf Raum und Zeit für mich.«
18. »Ich habe das Recht, verspielt und leichtsinnig zu sein.«
19. »Ich habe das Recht, gesünder zu sein als die Menschen in meinem Umfeld.«
20. »Ich habe das Recht, unter Menschen zu leben, die meine Rechte achten.«
21. »Ich habe das Recht, mir Freunde zu suchen und mich in Gesellschaft wohl zu fühlen.«
22. »Ich habe das Recht, zu wachsen und mich zu verändern.«
23. »Ich habe das Recht, meine Bedürfnisse respektiert zu sehen.«
24. »Ich habe das Recht, mit Würde und Achtung behandelt zu werden.«
25. »Ich habe das Recht, glücklich zu sein.«

solch ein Verhalten zu üben. Gehen Sie bitte nicht davon aus, dass andere *von vornherein* wissen, was Sie wollen. Sagen Sie, was Sie möchten. Schließlich kann Ihr Gegenüber keine Gedanken lesen.

POSITIVE DURCHSETZUNGSMUSTER ENTWICKELN

Versuchen Sie zunächst einmal, mögliche Reaktionen auf dem Papier auszuarbeiten. Wählen Sie eine Problemsituation aus, in der Sie sich gern gelassen behaupten möchten. Dann schreiben Sie auf, wie Sie dieses Problem genau lösen wollen. So sind Sie gut vorbereitet, wenn Sie eine vergleichbare Situation im wirklichen Leben meistern müssen.

WIE SIE IHR PROBLEM BESCHREIBEN

Sharon und Gordon Bower schlagen in ihrem Buch vor, sich eine Situation aus dem Fragebogen zur Selbstbehauptung auszusuchen. Beschreiben Sie dieses Szenario. Listen Sie alle Einzelheiten auf. Wer ist beteiligt? Wo soll die Begegnung stattfinden? Wann? Was stört Sie an der Situation? Wie würden Sie im Normalfall damit umgehen? Welche Ängste haben Sie vor den Folgen, wenn Sie sich durchsetzungsbewusst verhalten? Was würden Sie gern erreichen?

Seien Sie bei der Formulierung so präzise wie möglich. Die folgende Beschreibung wäre beispielsweise zu vage: »Manche meiner Freunde kann ich einfach nicht davon überzeugen, mir zur Abwechslung auch mal zuzuhören. Sie reden und reden immer. Ich komme nie zu Wort. Es wäre schön, wenn ich mich mehr ins Gespräch einbringen könnte. Ich habe das Gefühl, sie überfahren mich einfach.«

In dieser Beschreibung erfahren wir nicht, wer die betreffenden Freunde sind, wann das Problem hauptsächlich auftaucht, wie der Schreibende agiert, welche Ängste er damit verbindet und welches Ziel er verfolgt, wenn er stärker ins Gespräch eingebunden sein möchte. Besser wäre es so: »Wenn ich mich nach der Arbeit (wann) mit meiner Freundin Joan (wer) treffe, fängt sie fast sofort an, pausenlos über ihre Eheprobleme (was) zu sprechen. Ich sitze nur da und versuche, interessiert auszusehen (wie). Wenn ich sie unterbreche, habe ich Angst, dass sie glaubt, es sei mir egal (Angst). Ich würde gerne das Thema wechseln und manchmal auch über mein Leben sprechen können (Ziel).«

ÜBUNG

Halten Sie zwei oder drei Ihrer klassischen »Problemsituationen« in dieser Weise auf einem Blatt Papier fest. Berücksichtigen Sie die oben erwähnten Punkte: Wer? Was? Wann? Wo? Wie? Angst? Ziel? Entscheiden Sie sich nach Möglichkeit für eine Situation, mit der Sie häufig konfrontiert sind. Außerdem sollten die betreffenden Ereignisse nicht zu sehr mit Emotionen besetzt sein.

POSITIVE DURCHSETZUNGSMUSTER ENTWICKELN

Nun haben Sie also einige problematische Situationen ausgewählt. Im nächsten Schritt arbeiten Sie daran, wie Sie auf diese Situationen positiv reagieren können. Dies ist ebenfalls ein Sechs-Schritte-Prozess, der so auch von Bower und Bower beschrieben wird:

1. Welche Ihrer Persönlichkeitsrechte verletzt die aktuelle Situation?
2. Schlagen Sie einen Zeitpunkt vor, zu dem Sie über Ihre Wünsche sprechen wollen.
3. Sprechen Sie mit dem hauptsächlich Betroffenen, tragen Sie Ihr Problem vor, und beschreiben Sie die Folgen, die es für Sie hat.
4. Erläutern Sie, welche Gefühle diese Situation bei Ihnen auslöst.
5. Welche Veränderung wünschen Sie sich?
6. Teilen Sie dem Betreffenden mit, welche Konsequenzen seine Bereitschaft zur Kooperation bzw. seine Missachtung hätte.

Zu den einzelnen Punkten gibt es natürlich noch ein wenig mehr zu sagen:

1. *Persönlichkeitsrechte:* Schlagen Sie in der »Erklärung der Persönlichkeitsrechte« nach. Welche Ihrer Rechte würden Sie in der aktuellen Situation gern berücksichtigt sehen?
2. *Zeit:* Legen Sie gemeinsam mit dem Betroffenen einen Zeitpunkt fest, an dem ein Gespräch über das Problem für beide Seiten akzeptabel ist. Dieser Schritt entfällt natürlich, wenn es um die Fähigkeit zur spontanen Durchsetzung geht.
3. *Beschreiben Sie das Problem und die Folgen, die es für Sie hat:* Erwarten Sie nicht, dass Ihr Gegenüber von vornherein weiß, wie Sie sich fühlen. Die meisten Menschen sind so mit ihren eigenen Problemen beschäftigt, dass sie mit Sicherheit nicht ahnen, was in Ihnen vorgeht, solange Sie darüber nicht sprechen. Machen Sie Ihren Standpunkt deutlich, selbst wenn er Ihrer Ansicht nach klar auf der Hand liegt. So geben Sie Ihrem Gegenüber überhaupt erst die Chance, Sie zu verstehen. Bleiben Sie bei der Beschreibung so objektiv wie möglich: keine Vorwürfe, keine Verurteilungen. – Beispiele sind:
   - »Ich habe ein Problem mit Ihrer Stereoanlage. Ich muss für eine Prüfung lernen, und die Musik ist so laut, dass ich mich nicht konzentrieren kann.«

- »Ich habe heute keine Möglichkeit, einzukaufen. Die Frau, die dies normalerweise für mich erledigt, ist krank. Und ich habe weder Milch noch Gemüse oder Fleisch zu Hause.«
- »Ich habe das Gefühl, dass bei unseren Treffen meist du die Unterhaltung bestreitest. Dabei würde ich dich gern an meinen Gedanken und Gefühlen teilhaben lassen.«

4. *Erläutern Sie Ihre Gefühle so genau wie möglich:* Indem Sie andere über Ihr Innenleben in Kenntnis setzen, zeigen Sie ihnen, welchen Einfluss ihr Verhalten auf Sie hat. Dies hat zur Folge, dass der Angesprochene Ihre Gefühle begreifen lernt, selbst wenn er in der Sache nicht mit Ihnen übereinstimmen sollte.

   Unsere persönlichen Gefühle werden – auch wenn das anfangs schwer zu glauben ist – in der Regel nicht von anderen Menschen *verursacht*. Unsere Zeitgenossen tun oder sagen, was sie eben tun oder sagen. Für unsere Gefühle aber ist letztlich nur unsere Wahrnehmung verantwortlich, also unsere Interpretation ihres Verhaltens. Normalerweise sucht man sich nicht aus, wie man auf bestimmte Menschen reagiert, doch unsere Reaktion beruht ausschließlich auf unserer *Wahrnehmung* dieser Menschen.

   Daher ist es so wichtig, dass Sie die Verantwortung für Ihre Reaktionen bei sich suchen, wenn Sie mit anderen sprechen, und nicht versuchen, Ihr Gegenüber dafür verantwortlich zu machen. Natürlich können Sie darauf hinweisen, welches Verhalten beim anderen Ihre Reaktion auslöst. Doch die Verantwortung für das Gefühl liegt allein bei Ihnen. Der beste Weg, dies sicherzustellen, ist, konsequent nur in der Ichform zu sprechen, etwa: »Ich war traurig, als du vergessen hast, mich anzurufen.« – Beispiele dafür sind:

   - Nicht: »Du machst mich wütend, wenn du nicht auf das hörst, was ich sage«, stattdessen: »Es macht mich ärgerlich, wenn du mir nicht zuhörst«.
   - Nicht: »Du hast offensichtlich überhaupt keinen Respekt vor mir und unserer gemeinsamen Wohnung, deshalb lässt du einfach alles herumliegen«, stattdessen: »Ich fühle mich erniedrigt und wertlos, wenn du einfach alles herumliegen lässt«.
   - Nicht: »Es ist dir völlig egal, wie es mir geht – nie hilfst du mir«, stattdessen: »Es macht mich traurig und ich fühle mich ungeliebt, wenn ich den Eindruck habe, dass du mich gar nicht unterstützt, damit es mir wieder besser geht«.

5. *Bitten Sie um eine Verhaltensänderung:* Dies ist der Dreh- und Angelpunkt Ihrer Selbstbehauptung. Sie möchten, dass die Situation sich auf eine bestimmte Weise verändert. Sagen Sie das klar und deutlich. Folgende Tipps sollten Sie dabei berücksichtigen:

   - *Achten Sie auf Ihre Körpersprache:* Stehen Sie gerade. Halten Sie Augenkontakt. Bewahren Sie eine offene Körperhaltung. Bleiben Sie ruhig und gelassen.

- *Formulieren Sie Ihren Wunsch so einfach wie möglich:* Ein oder zwei Sätze genügen. Zum Beispiel: »Ich möchte, dass du heute mit dem Hund spazieren gehst.« Oder: »Ich würde gern mit dir eine Paartherapie besuchen.«
- *Verlangen Sie nur eine Sache*, nie zwei oder mehr.
- *Seien Sie so genau wie möglich:* Bitten Sie nur um das, was Sie wirklich haben wollen. Sonst versteht Ihr Gesprächspartner Sie womöglich noch falsch. Sagen Sie nicht: »Ich will, dass du mir bei meinen Übungen hilfst.« Besser wäre: »Ich möchte, dass du mich begleitest, wenn ich am Samstagmorgen auf der Autobahn fahren übe.« Nicht: »Ich hätte gern, dass du zu einer vernünftigen Zeit nach Hause kommst.« Stattdessen: »Ich möchte, dass du spätestens um Mitternacht daheim bist.«
- *Benutzen Sie Ich-Sätze wie* »Ich möchte …«, »Ich wünsche mir …« oder »Ich würde mich freuen, wenn …«. Vermeiden Sie gerade in Ihrer Bitte um Veränderung alle Formulierungen, die mit »Du« beginnen, also kein »Du tust …« oder »Du musst …«. Solche Formulierungen wirken bedrohlich und treiben den anderen in die Enge. Auf diese Weise verringern Sie Ihre Chancen auf ein positives Gesprächsergebnis.
- *Richten Sie Ihre Kritik auf das Verhalten, nicht auf die Persönlichkeit Ihres Gesprächspartners:* Beziehen Sie sich dabei möglichst auf konkrete Situationen. Lassen Sie die Charakterzüge, die Ihrer Ansicht nach für das Verhalten Ihres Gegenübers verantwortlich sind, aus dem Spiel. Machen Sie völlig klar, dass bestimmte Verhaltensweisen Sie stören, nicht die Persönlichkeit als solche.

  Sagen Sie: »Ich finde es schlimm, wenn du mich nicht anrufst, um mir zu sagen, dass du später kommst«, statt zu behaupten: »Ich bin dir gar nichts wert, weil du mich nicht anrufst, wenn du zu spät kommst.«

  Auf diese Weise zeigen Sie Respekt vor dem anderen. Wenn Sie Ihren Gesprächspartner generell verurteilen, treiben Sie ihn in die Defensive. Kritisieren Sie ein bestimmtes Verhalten (zum Beispiel Unzuverlässigkeit), dann lassen Sie Ihrer Kritik stets eine Bitte um positive Verhaltensänderung folgen. Zum Beispiel: »Ich hätte gern, dass du deine Verpflichtungen mir gegenüber einhältst.«
- *Entschuldigen Sie sich nicht für Ihr Anliegen:* Wenn Sie etwas verlangen, tun Sie das so direkt wie möglich. Sagen Sie: »Ich möchte, dass Sie …«, statt sich zu winden: »Ich weiß, dies ist eine Belastung für Sie, doch ich möchte gern, dass Sie …«

  Lehnen Sie Ihrerseits ein bestimmtes Ansinnen ab, dann tun Sie dies höflich, aber direkt. Auch hier müssen Sie sich nicht entschuldigen. Sagen Sie einfach etwas wie »Nein danke«, »Nein, ich bin nicht interessiert« oder »Nein, ich kann das nicht übernehmen«. Wenn der andere dann mit Drängen, Kritik, dem Versuch der Schuldzuweisung oder allerlei ironischen

Bemerkungen reagiert, wiederholen Sie Ihre Aussage einfach, bis Sie damit durchgedrungen sind.

- *Machen Sie Ihr Anliegen deutlich:* Sie müssen keine Forderungen stellen oder Befehle erteilen. Während Sie Ihr Recht auf Selbstbehauptung ausüben, respektieren Sie die Rechte anderer. Wenn Sie etwas verlangen, dann handelt es sich daher immer um eine Bitte, nicht um eine Forderung. Fordern oder befehlen gehören eher zur aggressiven Form der Durchsetzung, bei der man fälschlicherweise davon ausgeht, dass die eigenen Bedürfnisse wichtiger sind als die der anderen.

6. *Teilen Sie dem Betroffenen mit, was Sie für seine Bereitschaft zur Veränderung tun würden, oder beschreiben Sie, welche Konsequenzen seine mangelnde Bereitschaft hätte:* Gerade beim Partner oder bei guten Freunden handelt es sich dabei um einen offenen Austausch, nicht um Manipulation, indem Sie beispielsweise wie folgt vorgehen:
   - »Wenn du den Hund Gassi führst, massiere ich dir den Rücken.«
   - »Wenn du mir Zeit lässt, um dieses Projekt zu beenden, unternehmen wir morgen zusammen etwas besonders Schönes.«

   Bei Menschen, die sich gern unkooperativ zeigen, sollten Sie die sich aus diesem Verhalten ergebenden Konsequenzen aufzeigen. Dabei geht es nicht um Drohungen. Weisen Sie lediglich auf jene negativen Folgen hin, die aus der Situation entstehen, ohne dass sie von Ihnen herbeigeführt werden:
   - »Wenn wir nicht rechtzeitig loskommen, muss ich ohne dich gehen.«
   - »Wenn du weiter so mit mir sprichst, werde ich gehen. Wir können dann morgen weiterreden.«

Beispiele für positive Durchsetzungsmuster

Jean hätte gern, dass sie während ihrer Entspannungsübungen eine halbe Stunde lang nicht gestört wird. Ihr Ehemann Frank neigt dazu, gerade in dieser Zeit allerlei Fragen zu stellen, um ihre Aufmerksamkeit zu erlangen. So legte Jean die Situation schriftlich nieder, bevor sie das Gespräch mit ihrem Mann suchte:

1. *Die Persönlichkeitsrechte:* »Ich habe das Recht, ungestört Zeit für mich zu verbringen«, »Ich habe das Recht, meinem Wunsch nach Entspannung zu folgen«, »Ich habe das Recht, dass Frank meine Persönlichkeitsrechte respektiert«.
2. *Der Zeitpunkt:* »Wenn Frank heute Abend von der Arbeit nach Hause kommt, werde ich ihn um ein Gespräch bitten. Entweder setzen wir uns gleich zusammen, oder wir legen einen Termin fest.«
3. *Das Problem und seine Folgen:* »Ich habe dir schon ein paar Mal gesagt, dass ich meine halbe Stunde Entspannung am Tag brauche. Ich habe sogar die Tür zu meinem Zimmer geschlossen, aber du kommst trotzdem herein und

unterbrichst mich. Das stört meine Konzentration und legt so einen wichtigen Teil meines Angsttherapieprogramms lahm.«

4. *Die damit verbundenen Gefühle:* »Es frustriert mich, wenn ich mich nicht konzentrieren kann. Ich werde wütend, wenn du mein Recht auf Entspannung nicht respektierst.«
5. *Die Bitte:* »Ich möchte ungestört bleiben, solange die Tür zu meinem Zimmer geschlossen ist – außer es handelt sich um einen Notfall. Ich möchte, dass du mein Recht auf eine halbe Stunde Entspannung am Tag respektierst.«
6. *Die positiven (oder negativen) Konsequenzen:* »Wenn du mein Recht auf ein wenig Zeit für mich respektierst, kann ich danach viel besser auf dich eingehen.«

Sharon möchte, dass ihr Freund Jim sie dabei unterstützt, wieder auf der Autobahn fahren zu können. Vor allem wünscht sie sich, dass er sie bei einer regelmäßigen einstündigen Übungsfahrt am Samstag begleitet. Sie hat ihn mehrere Monate lang nicht darum gebeten, weil er beruflich so viel zu tun hatte:

1. *Die Persönlichkeitsrechte:* »Ich habe das Recht, Jim um Hilfe zu bitten, selbst wenn er viel zu tun hat.«
2. *Der Zeitpunkt:* »Nächsten Samstag werde ich ihn fragen, ob er mich unterstützen kann. Wenn dies ein schlechter Zeitpunkt ist, vereinbaren wir einen anderen Termin.«
3. *Das Problem und seine Folgen:* »Ich habe bisher wenig Fortschritte in der Überwindung meiner Angst vor der Autobahn gemacht. Ich konnte bislang noch niemanden finden, der mich samstags begleitet, also an dem Tag, an dem die Übung für mich am sinnvollsten ist. Um weiter Fortschritte zu machen, brauche ich anfangs jemanden, der mit mir fährt. Später kann ich dann allein üben.«
4. *Die damit verbundenen Gefühle:* »Es frustriert mich, dass ich bislang kaum Gelegenheit hatte, auf der Autobahn zu üben. Ich bin enttäuscht, weil ich so wenig Fortschritte mache.«
5. *Die Bitte:* »Ich hätte gern, dass du mich samstags begleitest, wenn ich eine Stunde lang auf der Autobahn übe. Es wäre wirklich schön, wenn du mir hier helfen könntest.«
6. *Die positiven (oder negativen) Konsequenzen:* »Wenn du mir bei meinen Praxisübungen hilfst, werde ich eher über meine Autobahnphobie hinwegkommen. Es wäre doch wunderbar, wenn ich dich nicht mehr ständig bitten müsste, mich dorthin zu fahren, wo man nur über die Autobahn hinkommt.«

ÜBUNG: IHR POSITIVES DURCHSETZUNGSMUSTER ENTWICKELN

Nun sind Sie dran. Nehmen Sie sich eine der problematischen Situationen vor, die Sie bereits notiert haben, und erarbeiten Sie mithilfe des Sechs-Schritte-Programms eine Konfliktlösungsstrategie. Übertragen Sie die einzelnen Punkte auf eine leere Seite, und kopieren Sie diese

1. Die Persönlichkeitsrechte: ____________________

____

2. Der Zeitpunkt: ____________________

____

3. Das Problem und seine Folgen: ____________________

____

4. Die damit verbundenen Gefühle: ____________________

____

5. Die Bitte: ____________________

____

6. Die positiven (oder negativen) Konsequenzen: ____________________

____

Sobald Sie eine Strategie zur Konfliktlösung erarbeitet haben, können Sie das folgende Gespräch viel gelassener angehen. Wenn Sie erst lernen, Ihr Recht auf Selbstbehauptung auszuüben, müssen Sie diese Übung sicher öfter machen. Später geht Ihnen dieses Verhalten in Fleisch und Blut über.

Falls Ihnen die Übertragung in die Wirklichkeit trotzdem noch schwerfällt, schalten Sie das Rollenspiel dazwischen. Erarbeiten Sie sich Ihre Strategie, und spielen Sie sie mit Freunden oder einem Therapeuten durch. Dies ist vor allem wichtig, wenn Sie Probleme mit den nonverbalen Aspekten der Selbstbehauptung haben. Gerade dafür ist das Rollenspiel eine ideale therapeutische Methode.

SPONTANE POSITIVE SELBSTBEHAUPTUNG

Im Alltag begegnen wir immer wieder Situationen, die spontane Selbstbehauptung verlangen. Jemand raucht neben Ihnen, und der Rauch stört Sie. Jemand stellt die Stereoanlage laut, wenn Sie schlafen möchten. Jemand drängt sich im Supermarkt in der Schlange an der Kasse vor. Was tut man in so einem Fall? Hier sind die Schritte für spontane Situationen:

1. *Die Persönlichkeitsrechte:* Darüber muss man in den meisten spontanen Fällen gar nicht erst nachdenken, weil die Verletzung der eigenen Rechte offensichtlich ist. Trifft dies nicht zu, so überlegen Sie kurz, welches Ihrer Rechte Sie hier einfordern müssen.
2. *Die Bitte:* Dies ist der entscheidende und manchmal der einzige Punkt, den man tatsächlich ausführen muss. Jemand verletzt Ihre Rechte, und Sie bitten diese Person, das doch zu unterlassen. Verwenden Sie dabei Formulierungen wie »Ich möchte …«, »Ich hätte gern …« oder »Würden Sie bitte …?«.
   Achten Sie darauf, dass Ihre Bitte wie folgt aussieht:
   - fest,
   - einfach,
   - positiv formuliert,
   - ohne Umschweife oder Entschuldigung und
   - ohne Forderung.

   Falls der Betreffende nicht reagiert oder so tut, als sei nichts gewesen, wiederholen Sie Ihre Bitte. Bei Fremden funktioniert es besser, wenn Sie – ohne Ihren Ärger zu zeigen – einfach wiederholen, was Sie gesagt haben. In der Familie oder mit guten Freunden ist das anders. Nur kleine Kinder reagieren auf monotone Wiederholungen ähnlich positiv wie Fremde.
3. *Das Problem und seine Folgen:* Auch dieser Schritt muss nicht unbedingt sein, wenn es um spontane Selbstbehauptung geht. Wenn Ihre Bitte auf Ihr Gegenüber unverständlich wirkt, können Sie erklären, welche Wirkung sein Verhalten auf Sie hat. Dadurch ermöglichen Sie ihm, Sie besser zu verstehen, was gewöhnlich zu mehr Bereitschaft zur Veränderung führt. Beispiele:
   - »Alle hier warten und haben sich in die Schlange eingereiht.« Danach: »Würden Sie bitte an Ihren Platz zurückgehen?«
   - »Ich bin gegen Zigarettenrauch allergisch.« Danach: »Würden Sie bitte woanders rauchen?«
4. *Die damit verbundenen Gefühle:* Wenn Sie mit Fremden zu tun haben, können Sie diesen Schritt auch weglassen. Sinnvoll ist er, wenn der Betreffende sich weigert, auf Ihren Wunsch einzugehen. (»Ich habe Ihnen schon zweimal gesagt,

dass Ihr Produkt mich nicht interessiert, und Sie versuchen weiterhin, es mir zu verkaufen. Nun werde ich allmählich ärgerlich.«)

Andererseits ist es meist gut, Partnern, Kindern oder auch Freunden seine Gefühle zu zeigen. (»Ich bin wirklich enttäuscht, dass du mich trotz deines Versprechens nicht angerufen hast.« Oder: »Ich bin zu müde, um jetzt die Küche sauber zu machen.«)

5. *Die positiven (oder negativen) Konsequenzen:* Auch diesen Schritt können Sie weglassen, wenn es sich um Fremde handelt. Nur wenn jemand auf Ihre Wünsche gar nicht eingeht, kann es sinnvoll sein, die negativen Konsequenzen dieses Verhaltens deutlich zu machen. Vermeiden Sie es, Drohungen auszusprechen. (Beispiel: »Wenn Sie weiterrauchen, könnte ich einen Asthmaanfall bekommen.«). Innerhalb der Familie kann der Hinweis auf die positiven Konsequenzen die Motivation Ihres Gegenübers verstärken. (»Wenn du um acht im Bett bist, lese ich dir eine Gutenachtgeschichte vor.«)[13]

Der Dreh- und Angelpunkt bei der Fähigkeit zur spontanen Selbstbehauptung ist es, seine Bitte so klar und einfach wie möglich zu formulieren. Ob Sie dabei auf Ihre Gefühle bzw. die Konsequenzen Bezug nehmen, hängt letztlich von der Situation ab. Konsequenzen können Sie immer dann erwähnen, wenn Sie möchten, dass Ihr Gegenüber Ihre Position besser versteht. Die Mitteilung Ihrer Gefühle hingegen ist dann vonnöten, wenn Sie möchten, dass der andere Ihre Betroffenheit begreift.

LERNEN, NEIN ZU SAGEN

Nein sagen zu können ist ein wichtiger Aspekt der Selbstbehauptung. Es bedeutet, dass Sie anderen Grenzen setzen, wenn Sie Ihre Zeit und Ihre Energie für die Erfüllung eigener Bedürfnisse brauchen. Nein sagen zu können heißt auch, dass Sie danach keine Schuldgefühle haben. Manchmal genügt es, wenn man einfach nur mit sicherer Stimme »Nein danke« sagt, vor allem zu Menschen, mit denen man weiter nichts zu tun hat. Besteht der andere weiterhin auf seiner Forderung, dann wiederholen Sie Ihr Nein ganz ruhig und ohne sich dafür zu entschuldigen. Wenn Sie Ihrem Nein mehr Nachdruck verleihen wollen, können Sie Ihrem Gegenüber in die Augen sehen, Ihre Stimme ein wenig heben und Ihre Position nochmals verdeutlichen: »Danke, ich habe bereits nein gesagt.«

---

13 Nach dem TERRAP Program Manual, Wiedergabe mit Genehmigung von Dr. Arthur B. Hardy.

ÜBUNGEN ZUR SPONTANEN SELBSTBEHAUPTUNG

Die nun folgenden Übungen sollen Ihnen helfen, sich in Alltagssituationen durchzusetzen. Vermutlich haben Sie mindestens eines der beschriebenen Szenarien schon einmal so oder ähnlich erlebt. Schreiben Sie darunter, wie Sie sich in dieser Situation am besten zu behaupten versuchen. Machen Sie Rollenspiele daraus, so können Sie verbale und nonverbale Aspekte der Selbstbehauptung gleichzeitig trainieren. Vergessen Sie nicht, ruhig zu bleiben:

1. Sie bringen Ihren Wagen zum Ölwechsel in die Werkstatt. Danach erhalten Sie eine Rechnung über Ölwechsel, Spureinstellung und neue Zündkerzen. Sie sagen:______

   ____

   ____

2. Sie wechseln sich beim Pendeln mit einer Freundin ab. Jedes Mal, wenn Sie fahren, hat sie auf dem Heimweg noch etwas zu erledigen. Fährt sie selbst, hält sie nie. Sie sagen:______________________________

   ____

   ____

3. Wenn Sie sich mit Ihren Kollegen unterhalten, wird am Ende immer wieder gefachsimpelt. Nun planen Sie eine Party und möchten die üblichen Themen vermeiden. Sie sagen:______________________________

   ____

   ____

4. Sie stehen am Bankschalter in der Schlange. Der Mann hinter dem Schalter fragt: »Wer ist der Nächste?« Jetzt sind Sie dran, doch eine Dame, die nach Ihnen gekommen ist, behauptet: »Ich.« Sie sagen:______________________________

   ____

   ____

5. Sie sitzen im Taxi und haben den Verdacht, dass der Fahrer mit Ihnen einen Umweg macht. Sie sagen:______________________________

____

____

6. Sie sitzen in einem Restaurant, es herrscht Rauchverbot (auch wenn kein entsprechendes Schild zu sehen ist). Nicht weit von Ihnen entfernt sitzt ein Gast an der Bar und zündet sich eine Zigarette an. Sie sagen:______________________________

____

____

7. Sie haben schon häufiger allergisch auf Medikamente reagiert. Ihr Arzt verschreibt Ihnen ein Mittel, ohne Sie über die Nebenwirkungen aufzuklären. Sie sagen:________

____

____

8. Sie möchten sich etwas Schickes zum Anziehen kaufen. Die Verkäuferin redet Ihnen zu, ein Kleid zu nehmen, in dem Sie sehr unvorteilhaft aussehen. Sie sagen:________

____

____

9. Sie spielen Minigolf mit Ihrem Partner. Sie sind nicht gerade gut, doch Sie amüsieren sich. Ihr Partner aber erklärt Ihnen ständig, wie Sie es hätten »richtig« machen sollen. Sie sagen:______________________________

____

____

10. Sie haben sich auf einen gemütlichen Sonntag zu Hause eingerichtet, der erste seit langer Zeit. Ihre Eltern rufen an und laden Sie zu sich ein. Sie haben keine Lust. Sie sagen:____

____

____

11. Sie erfahren, dass Ihr Kind in diesem Jahr einen Lehrer bekommen soll, der ob seiner mangelnden Kompetenz bekannt ist. Sie rufen den Schulleiter an und sagen:______

____

____

12. Jemand läutet an Ihrer Tür und möchte Sie zu seiner Religion bekehren. Sie sind nicht interessiert. Sie sagen:________________

____

____

13. Ein Freund bittet Sie, als Babysitter einzuspringen, doch Sie haben für diesen Tag andere Pläne. Sie sagen:________________

____

____

14. Sie fühlen sich einsam und »allein gelassen«. Ihr Partner liest im Wohnzimmer. Sie sagen:______________________

____

____

15. Sie hatten den ganzen Tag über viel zu tun. Es ist heiß. Sie haben keine Klimaanlage. Sie machen zum Abendessen Salat, weil Sie nichts Warmes kochen wollen. Ihr Mann kommt hungrig nach Hause und verlangt eine warme Mahlzeit. Sie sagen:______

____

____

16. Freunde sind uneingeladen um 17.00 Uhr bei Ihnen vorbeigekommen. Jetzt ist es 19.00 Uhr, und Sie möchten für Ihre Familie das Abendessen auf den Tisch bringen. Sie haben nicht genug, um auch die Gäste zum Essen einzuladen. Sie sagen:______

____

____

In anderen Fällen – bei Freunden, Partnern oder Bekannten – möchten Sie Ihrem Gesprächspartner vielleicht erklären, wieso Sie seine Bitte ablehnen. Wenn Sie dies wie folgt formulieren, wird es Ihnen deutlich leichter fallen:

1. Wiederholen Sie die Bitte, um zu zeigen, dass Sie diese verstanden haben.
2. Erklären Sie, warum Sie ablehnen.
3. Sagen Sie klar: »Nein.«
4. Optional: Machen Sie einen Gegenvorschlag, der beide zufrieden stellt.

Den letzten Schritt sollten Sie nur dann anbieten, wenn Sie eine Möglichkeit sehen, sich quasi in der Mitte zu treffen.

BEISPIELE

In den ersten beiden Beispielen akzeptieren die Betreffenden nicht nur die Bedürfnisse des Fragestellers, sondern drücken gleichzeitig aus, dass sie gern geholfen hätten, wenn die Umstände anders wären (dies ist in manchen Fällen hilfreich):

- »Ich verstehe, dass du den heutigen Abend gern in Gesellschaft verbringen würdest (*Verständnis*). Aber ich hatte einen harten Tag und bin ziemlich müde (*Erklärung*), daher muss ich für heute passen (nein sagen). Hättest du nicht an einem anderen Tag Zeit (*Alternative*)?«
- »Ich sehe ein, dass du bei deinem Umzug Hilfe brauchst (*Verständnis*). Ich würde dir auch gern helfen, aber ich habe meinem Freund versprochen, dieses Wochenende mit ihm wegzufahren (*Erklärung*). Ich habe also keine Zeit (*nein sagen*). Ich hoffe, du findest jemand anderen.«
- »Wenn ich dich richtig verstehe, möchtest du wieder mit mir ausgehen (*Verständnis*). Du bist ein netter Typ, aber ich finde, wir haben zu wenig gemeinsam, um mehr daraus werden zu lassen (*Erklärung*). Daher möchte ich nicht weiter mit dir ausgehen (*nein sagen*).«
- »Du möchtest, dass ich mich an diesem Tag um Johnny kümmere (*Verständnis*). Aber ich habe einige wichtige Dinge zu erledigen (*Erklärung*). Daher kann ich leider nicht babysitten (*nein sagen*).«

Auch die folgenden Hinweise können dabei hilfreich sein. Ich habe sie dem Buch *When Anger Hurts* von Matthew und Judith McKay sowie Peter Rogers entnommen (siehe die Literaturhinweise am Ende des Kapitels):

1. *Nehmen Sie sich Zeit:* Wenn Sie Probleme damit haben, nein zu sagen, nehmen Sie sich eine Auszeit, um zu klären, was Sie sagen wollen, bevor Sie auf die Bitte des Betreffenden eingehen. Antworten Sie beispielsweise: »Ich werde

ÜBUNG

Gibt es Situationen, in denen Sie regelmäßig Schwierigkeiten haben, nein zu sagen? Listen Sie sie auf:

____

____

____

____

____

____

Nun nehmen Sie ein Blatt Papier zur Hand, und formulieren eine negative Antwort auf die an Sie herangetragene Frage. Achten Sie darauf, die oben erwähnten Punkte zu berücksichtigen.

Ihnen Ende der Woche Bescheid geben.« Oder: »Ich rufe Sie morgen an, wenn ich darüber geschlafen habe.«

2. *Entschuldigen Sie sich nicht:* Wenn Sie sich für Ihr Nein entschuldigen, vermitteln Sie anderen die Botschaft, dass Sie Ihre eigenen Bedürfnisse vielleicht doch nicht so wichtig nehmen wie die ihren. So lösen Sie möglicherweise nur mehr Druck aus, denn nun wittert Ihr Gesprächspartner unter Umständen die Chance, dass er Sie vielleicht doch noch dazu bringen kann, das zu tun, was er möchte. Manchmal versuchen Menschen auch, unsere Schuldgefühle für ihre Zwecke zu instrumentalisieren und für unser Nein noch etwas anderes einzufordern.
3. *Seien Sie genau:* Machen Sie klar, was Sie tun wollen und was nicht, zum Beispiel: »Ich würde dir gern beim Umzug helfen, aber ich kann nur leichte Gegenstände tragen.« Oder: »Ich kann dich zur Arbeit mitnehmen, aber nur, wenn du pünktlich um Viertel nach acht am Treffpunkt bist.«
4. *Setzen Sie auf überzeugende Körpersprache:* Achten Sie darauf, dass Sie Ihrem Gesprächspartner gegenüberstehen und Augenkontakt halten. Sprechen Sie mit ruhiger, aber fester Stimme. Werden Sie nicht zu emotional.

5. *Vorsicht vor Schuldgefühlen:* Verspüren Sie den Impuls, dem anderen etwas geben zu müssen, weil Sie nein gesagt haben? Atmen Sie vorher ein- oder zweimal tief durch. Wollen Sie das wirklich? Oder reagieren Sie so, weil Sie sich schuldig fühlen? Richtig nein sagen können Sie erst, wenn Sie hinterher keine Schuldgefühle haben.

WAS ZU TUN IST

Eine gesunde Selbstbehauptung sorgt dafür, dass Sie bekommen, was Sie wollen. Auf diese Weise erleben Sie weniger Frust in Ihren Beziehungen, ob es nun um den Partner, die Familie oder Freunde geht. Sie werden risikobereiter und verlangen mehr vom Leben, was Ihre Autonomie und Ihr Selbstvertrauen stärkt.

Selbstbehauptung will geübt werden. Anfangs werden Sie sich wahrscheinlich komisch fühlen, wenn Sie Freunden und Familienmitgliedern gegenüber auf Ihrem Recht bestehen. Möglicherweise versteht Ihre Familie oder Ihr Partner nicht, worum es geht. Manche Menschen reagieren auf die neuen Töne beleidigt. Erklären Sie ihnen, was Sie da tun. Lassen Sie ihnen Zeit, um sich an Ihr neues Verhalten zu gewöhnen. Am Ende werden Sie positiv überrascht sein, denn Selbstbehauptung führt letztlich immer zu mehr Respekt vonseiten anderer Menschen.

Um möglichst gut von dem in diesem Kapitel Gesagten zu profitieren, sollten Sie folgendermaßen vorgehen:

1. Klären Sie zunächst, wie Sie sich im Allgemeinen verhalten (unterwürfig, aggressiv, passiv-aggressiv oder mit gesunder Selbstbehauptung). Antworten Sie auf die dreißig Fragen des Fragebogens »Wie setzen Sie sich durch?«.
2. Mit dem »Fragebogen zur Selbstbehauptung« klären Sie dann, an welchen Situationen bzw. Beziehungen Sie noch arbeiten möchten.
3. Fotokopieren Sie die »Erklärung der Persönlichkeitsrechte« und hängen Sie diese gut sichtbar auf. Lesen Sie sie des Öfteren durch, bis Sie mit den einzelnen Punkten vertraut sind.
4. Nun wählen Sie zwei oder drei problematische Situationen aus, an denen Sie arbeiten möchten. Beschreiben Sie sie möglichst genau. Wer ist beteiligt? Wo und wann finden sie statt? Was stört Sie? Wie gehen Sie gewöhnlich damit um? Welche Ängste löst die Vorstellung der Selbstbehauptung bei Ihnen aus? Welches Ziel verfolgen Sie?
5. Formulieren Sie schriftlich, wie eine durchsetzungsbewusste Reaktion in den beschriebenen Situationen aussähe. Halten Sie sich dabei an das *Sechs-Schritte-Programm.*

6. Wie formuliert man eine Bitte um positive Verhaltensänderung? Machen Sie sich mit den einzelnen Punkten, die hier aufgelistet sind, vertraut.
7. Lesen Sie den Abschnitt zur spontanen Selbstbehauptung durch und führen Sie die entsprechenden Übungen durch.
8. Üben Sie angemessene Reaktionen für problematische Situationen in Rollenspielen, vergessen Sie hier auch Situationen für spontane positive Selbstbehauptung nicht.
9. Lesen Sie den Abschnitt zum Neinsagen nochmals und machen Sie auch hier Rollenspiele.
10. Lesen Sie Bücher wie die unten aufgeführten. Wenn Sie weitere Unterstützung benötigen, suchen Sie sich auch Vorträge oder Workshops zu diesem Thema. An Volkshochschulen und bei Weiterbildungsinstitutionen werden oft entsprechende Kurse angeboten.
11. Auch für die Verbesserung kommunikativer Fähigkeiten bieten Volkshochschulen und Therapiepraxen häufig Kurse zu Themen wie aktives Zuhören, Abgrenzen oder Verhandeln an.

LITERATUR

SELBSTBEHAUPTUNG

Alberti, Robert: Ich behaupte mich selbst, Frankfurt a. M. 1981.
Bower, Sharon; Bower, Gordon: Vertrauen zu sich selbst gewinnen, Freiburg 2002.
Davis, Martha; Robbins Eshelman, Elizabeth; McKay, Matthew: The Relaxation & Stress Reduction Workbook, Oakland (CA) 2000.
McKay, Matthew; McKay, Judith; Rogers, Peter: When Anger Hurts, Oakland (CA) 2003.
Smith, Manuel: When I Say No I Feel Guilty, New York 1975.

KOMMUNIKATION

Fisher, Roger; William Ury: Getting to Yes – Negotiating Agreement Without Giving In, Oakland (CA) 1980.
McKay, Matthew; Davis, Martha; Fanning, Patrick: Messages – The Communication Skills Book, Oakland (CA) 1995.

14

SELBSTACHTUNG

SELBSTACHTUNG HEISST, dass Sie sich im Denken, Fühlen und Handeln akzeptieren, respektieren und vertrauen. Sich zu akzeptieren bedeutet, dass Sie sich mit Ihren Stärken und Schwächen annehmen können, ohne ständig Selbstkritik zu üben. Selbstachtung heißt, die eigene Person im Wissen um Ihre Würde nicht schlechter zu behandeln als einen anderen Menschen. Selbstvertrauen zu besitzen bedeutet, dass Ihr Handeln und Fühlen im Einklang steht, sodass Sie auch bei sich verändernden Umstände und in herausfordernden Situationen eine gewisse innere Kohärenz und Stabilität empfinden. An sich zu glauben wiederum heißt, dass Sie der festen Überzeugung sind, dass Sie es verdienen, dass es Ihnen im Leben gut geht. Es heißt ebenso, dass Sie sich zutrauen, für sich zu sorgen und Ihre Bedürfnisse, Wünsche und Ziele zu erfüllen.

Um herauszufinden, wie Sie zu sich selbst stehen, denken Sie an jemanden, den Sie *vollkommen* akzeptieren, dem Sie gänzlich vertrauen und an dessen Fähigkeiten Sie glauben. Nun fragen Sie sich, in welchem Ausmaß Sie diese Haltung

Wenig Selbstachtung	1	2	3	4	5	6	7	8	9	10	**Hohe Selbstachtung**

sich selbst gegenüber einnehmen können. Wo würden Sie sich selbst auf der Skala ansiedeln?

Selbstachtung muss von innen kommen. Wenn Ihre Selbstachtung nur schwach ausgeprägt ist, entwickeln Sie ein Gefühl innerer Leere, das Sie möglicherweise durch Äußerlichkeiten überdecken, die Ihnen auch durchaus kurzfristig Erfüllung und Befriedigung schenken können. Wird dieses Verhalten extrem oder zwanghaft, spricht man von »Sucht«. Im weitesten Sinne könnte man Sucht definieren als das Verlangen nach Objekten oder Personen, die man zu brauchen meint, um sich Befriedigung oder Erleichterung zu schaffen. Sucht in all ihren Formen – zum Beispiel nach Drogen oder Arbeit – ist häufig ein Ersatz für normale menschliche Bindungen. Dabei wird das Gefühl innerer Stärke, das uns allen eigen ist, durch das kurzfristige Gefühl von Macht und Einfluss ersetzt. Das Allheilmittel gegen jede Art von Sucht ist Selbstachtung, denn diese gibt innere Stärke. Sie können das Leben genießen, sind aber nicht mehr davon abhängig, sich mit ganz bestimmten Menschen identifizieren oder irgendwelche Gegenstände haben zu müssen. Sie haben Ihr Selbstwertgefühl gleichsam auf eine mentale Basis gestellt, wodurch es dauerhafter und stabiler wird.

WIE SIE SELBSTACHTUNG ENTWICKELN

Selbstachtung kommt nicht über Nacht, nur weil man jetzt beschlossen hat, sich mehr zu respektieren. Sie entwickelt sich allmählich, wenn Sie in bestimmten Bereichen Ihres Lebens an sich arbeiten. In diesem Kapitel geht es vor allem darum, wie Sie

- für sich selbst sorgen,
- Nähe zulassen und ein Netz sozialer Beziehungen schaffen und
- Ihren persönlichen Weg zu mehr Selbstachtung finden können.

Die Bereitschaft, für sich selbst zu sorgen, ist unverzichtbar, wenn Sie nach mehr Selbstachtung streben. Dies bedeutet, dass Sie Ihre grundlegenden Bedürfnisse *anerkennen* und dann etwas *unternehmen*, um sie zu befriedigen. Dazu gehört auch, die Beziehung zu Ihrem »inneren Kind« aufzunehmen. Das ist der Teil Ihrer Persönlichkeit, in dem Ihre tatsächlichen Bedürfnisse wurzeln – Ihre spielerische, spontane und kreative Seite –, die jedoch auch alle Nöte und Traumata der Kindheit gespeichert hat. Werden Sie Ihrem inneren Kind ein guter Vater oder eine gute Mutter, um die problematischen Aspekte Ihrer Kindheit zu heilen. Sagte nicht einst ein weiser Mann, es sei nie zu spät, um eine schöne Kindheit zu bekommen? Genau darum geht es im ersten Teil dieses Kapitels.

Zunächst einmal beschäftigen wir uns mit dem Leben in einer dysfunktionalen Familie und der Frage, inwiefern dies die Selbstachtung des Kindes beeinträchtigt. Dann werden wir uns mit den Rechten beschäftigen, die jeder Mensch hat. Denn Sie müssen in dieser Sache Ihr eigener Anwalt werden, wenn Sie das Leben genießen wollen. Am Ende stellen wir Ihnen verschiedene Methoden vor, wie Sie sich besser um Ihr inneres Kind kümmern können. Lernen Sie, Ihre Bedürfnisse zu erfüllen und für sich zu sorgen. *Dies ist der Königsweg zu mehr Selbstachtung.*

Der zweite Teil des Kapitels baut dieses Thema im Grunde nur aus. Denn wenn Sie für sich sorgen wollen, müssen Sie auch lernen, Beziehungen zu anderen Menschen einzugehen, die Ihnen Nähe und Unterstützung geben. Natürlich können andere Ihnen keine Selbstachtung schenken, aber sie geben Ihnen Unterstützung, Anerkennung, Wertschätzung und Liebe. Und all diese wunderbaren Qualitäten tragen dazu bei, dass wir uns selbst mehr zu schätzen wissen. Vier Themenbereiche werden in Teil zwei besonders behandelt:

- Wie Sie ein soziales Netz aufbauen
- Wie Sie Nähe zulassen
- Wie Sie Ihre Grenzen wahren
- Wie Selbstachtung und -behauptung zusammenhängen

Im dritten Teil werden wir uns mit weiteren Aspekten der Selbstachtung beschäftigen:

- Persönliches Wohlbefinden und Körperbild
- Emotionaler Selbstausdruck
- Innerer Monolog und Affirmationen für mehr Selbstachtung
- Persönliche Ziele und das Gefühl für die eigenen Leistung.

Dieses Panorama ist eine Art grundlegender Landkarte, die den Pfad zu mehr Selbstachtung weist. Letztlich aber kreisen alle Ausführungen nur um diese eine Idee: Sorgen Sie für sich selbst.

TEIL I: WIE SIE FÜR SICH SELBST SORGEN KÖNNEN

Die Fähigkeit, für die eigenen Bedürfnisse zu sorgen, ist die Grundlage für jede Form des Selbstwertgefühls. Ohne die grundlegende Bereitschaft, sich selbst zu lieben und für sich zu sorgen, wird man letztlich keine dauerhafte Selbstachtung aufbauen. Vielleicht hatten Sie ja das Glück, von Ihren Eltern so viel Liebe, Anerkennung und Fürsorge erhalten zu haben, dass damit die Basis für eine gesunde Selbstachtung geschaffen wurde. Dann sind Sie frei von tiefsitzenden Gefühlen der Unsicherheit, und Ihr Weg zu mehr Selbstachtung ist relativ kurz und einfach. Einige Veränderungen Ihrer inneren Einstellungen sollten genügen. Für Menschen aber, die schon ein Leben lang unter Unsicherheit leiden, heißt es: Wenn Sie mehr Selbstachtung wollen, müssen Sie sich all das geben, was Ihre Eltern Ihnen nicht geben konnten. Defizite aus Kindertagen lassen sich überwinden, indem Sie *sich selbst ein guter Vater bzw. eine gute Mutter* werden.

URSACHEN FÜR GERINGE SELBSTACHTUNG

Gab es in Ihrer Kindheit äußere Umstände, die Gefühle der Unsicherheit oder des mangelnden Werts förderten? Zum Beispiel:

1. **Überkritische Eltern**
   Eltern, die ihr Kind ständig kritisieren oder viel von ihm verlangen, können den Grundstein dafür legen, dass ihr Kind später Schuldgefühle hat oder ständig glaubt, nie »gut genug« zu sein. Als Erwachsener leidet man dann gewöhnlich unter einem ausgeprägten Perfektionismus, um das Gefühl der Unterlegenheit zu kompensieren. Auch übermäßige Selbstkritik ist eine häufige Folge.

2. **Verluste in der Kindheit**
   Wurden Sie bereits in der Kindheit von einem Elternteil oder gar von beiden getrennt (durch Tod oder Scheidung), hat sich bei Ihnen vermutlich ein tiefes Gefühl der Verlassenheit eingenistet. Solche Kinder wachsen mit einem Gefühl der Unsicherheit und Leere auf, das wieder aufbrechen kann, wenn sie als Erwachsene erneut persönliche Verluste hinnehmen müssen. Häufig versuchen Menschen mit diesem Hintergrund, jene »alten« Gefühle dadurch zu bekämpfen, dass sie sich von anderen Menschen, aber auch von Arbeit, Drogen oder Essen abhängig machen. Jede Substanz und jede Tätigkeit kann zum Suchtmittel werden, sofern sie den Zweck erfüllt, unseren inneren Schmerz zu überdecken.

3. **Gewalt**
   Körperliche bzw. sexuelle Gewalt sind extreme Formen der Deprivation. Meist hinterlassen sie bei den Betroffenen ein emotionales Durcheinander, das von Unzulänglichkeit, Unsicherheit, mangelndem Vertrauen und Schuld bis zur Wut reicht. Menschen, die als Kind häufig geschlagen wurden, nehmen in vielen Fällen entweder eine Opfermentalität an, die sie wiederum in solche Beziehungen führt; oder sie werden ihrerseits zu Schlägern, die anderen Gewalt zufügen. Männer, die in ihrer Kindheit mit sexueller Gewalt konfrontiert waren,

werden als Erwachsene häufig Vergewaltiger. Oder sie entwickeln tiefsitzende Gefühle der Angst und Unsicherheit. Verständlicherweise haben solche Menschen häufig Schwierigkeiten, Nähe in Beziehungen zuzulassen. Hierbei sollten die Auswirkungen verbaler Gewalt (durch Schimpfworte oder ständige Herabsetzung) nicht unterschätzt werden.

4. **Alkoholismus oder Substanzmissbrauch der Eltern**
   Missbrauch von Alkohol oder Drogen schafft eine familiäre Atmosphäre, die von Unsicherheit und Chaos geprägt ist. Für ein Kind ist es normalerweise unmöglich, in solch einer Umgebung ein grundlegendes Gefühl von Sicherheit und Vertrauen zu entwickeln. Da das Problem darüber hinaus von den meisten Eltern geleugnet wird, lernt das Kind, jene Gefühle, die sich bei ihm aufgrund der unsicheren Situation einstellen, ebenfalls zu verleugnen. Solche Kinder haben meist ein schwaches Selbstwertgefühl und keine klare Empfindung ihrer eigenen Identität. Glücklicherweise gibt es mittlerweile zahlreiche Selbsthilfegruppen für Betroffene. Wenn Sie derartige Erfahrungen gemacht haben, können Sie sich Rat in einschlägigen Büchern holen, etwa *Mir kann das nicht passieren* von Claudia Black oder *Um die Kindheit betrogen* von Janet Woititz. Adressen von Selbsthilfegruppen finden Sie im Internet oder bei Beratungsstellen wie Pro Familia bzw. bei der Caritas.

5. **Vernachlässigung**
   Manche Eltern sind nicht in der Lage, ihren Kindern die Aufmerksamkeit und Fürsorge zu geben, die sie brauchen. Sie sind einfach zu sehr mit ihren eigenen Angelegenheiten beschäftigt, ob es nun um die Arbeit oder andere Sorgen geht. Kinder, die sich selbst überlassen bleiben, fühlen sich meist unsicher, wertlos und einsam. Als Erwachsene vernachlässigen sie ihre eigenen Bedürfnisse.

6. **Zurückweisung**
   Andere Eltern wiederum vermitteln ihren Kindern auch ohne körperliche, sexuelle oder verbale Übergriffe das Gefühl, unerwünscht zu sein. Diese außerordentlich schädliche Haltung ist dafür verantwortlich, dass das Kind mit der Einstellung aufwächst, es habe kein Recht, auf dieser Welt zu sein. Solche Menschen neigen dazu, die eigene Person zu sabotieren oder abzulehnen. Gerade sie müssen lernen, sich als Erwachsene das zu geben, was sie als Kind von den Eltern nicht bekommen haben.

7. **Überängstliche Eltern**
   Ein Kind, das ständig »überbeschützt« wird, lernt nie, etwas für seine Unabhängigkeit zu riskieren und der Welt außerhalb seines unmittelbaren familiären Umfelds Vertrauen zu schenken. Solche Kinder sind als Erwachsene meist

ausgesprochen unsicher. Sie brauchen immer einen Sicherheitsgaranten, sei dies nun ein Mensch oder ein bestimmter Ort. Wenn die Betroffenen lernen, aus eigener Kraft für sich zu sorgen, gewinnen sie Stück um Stück an Selbstvertrauen, sodass sie sich ein selbstständiges Leben aufbauen können. Sie entdecken, dass nicht hinter jeder Ecke die schlimmsten Gefahren lauern.

8. **Verhätschelung**
   Das »verwöhnte« Kind hat in der Regel nicht gelernt, Grenzen zu achten und gegebenenfalls Verzicht zu üben. Diese Menschen langweilen sich als Erwachsene schnell. Es fehlt ihnen an Durchhaltevermögen: Sie haben Probleme damit, ein Projekt anzufangen und durchzuziehen. Gewöhnlich erwarten sie, dass die Welt ihnen alles auf einem silbernen Tablett serviert; und sie schaffen es nicht, sich ein eigenes Leben aufzubauen. Bis sie nicht gelernt haben, persönliche Verantwortung zu übernehmen, fühlen sie sich immer um ihr Glück betrogen, weil das Umfeld ihnen nicht gibt, was sie als Kinder zu erwarten gelernt haben.

Trifft eine dieser Beschreibungen auf Sie zu? Oder gar mehr als eine? Vielleicht fällt es Ihnen anfangs schwer, Ihre Kindheitsprobleme nicht mehr zu leugnen. Unsere Erinnerungen an diese Zeit fallen häufig vage und verschwommen aus, vor allem dann, wenn wir uns nicht erinnern *wollen*.

Dabei geht es uns nicht darum, den Eltern die Schuld für unsere Lebensumstände zuzuschieben. Vermutlich taten sie angesichts der Gegebenheiten »ihr Bestes«. Man darf bei alledem nicht vergessen, dass natürlich auch sie unter Umständen als Kinder nicht unbedingt das bekommen haben, was sie gebraucht hätten. Wenn wir Sie bitten, sich an Ihre Kindheit zu erinnern, dann geht es uns vielmehr darum, *loszulassen*, um sich *eine neue Gegenwart aufzubauen*. Denn die alten »Filme« oder Verhaltensmuster, die wir immer wieder abspielen, beruhen auf Angst, Schuldgefühlen oder Ärger. Bis wir sie nicht losgelassen haben, hindern sie uns daran, das Leben zu leben, das wir uns wünschen. Wenn Sie erst erkannt haben, was Sie entbehren mussten, und Ihren Eltern vergeben können, wissen Sie, was Sie sich selbst geben müssen. Dreierlei ist wichtig, wenn man lernen will, eigenverantwortlich für sich selbst zu sorgen:

1. die eigenen Grundbedürfnisse zu identifizieren und zu erfüllen,
2. eine Beziehung zum inneren Kind aufzubauen und
3. sich täglich etwas Gutes zu tun.

BASIC NEEDS – IHRE GRUNDBEDÜRFNISSE

Der Begriff »Grundbedürfnisse« weckt in uns Assoziationen von Nahrung, Wohnung, Kleidung, Schlaf, Sauerstoff und so weiter – kurz gesagt: alles, was der Mensch zum körperlichen Überleben braucht. Erst in den letzten Jahrzehnten erkannte man, dass der Mensch auch psychische Bedürfnisse hat, die ebenfalls befriedigt werden müssen, damit er sich wohl fühlt und sein Leben leben kann. Der Psychologe Abraham Maslow entwarf die sogenannte »Bedürfnispyramide«, welche die Grundbedürfnisse des Menschen hierarchisch anordnet.

Nach Maslows Modell kann man sich um seine höheren Bedürfnisse erst kümmern, wenn die unteren Ebenen befriedigt worden sind. Es ist schwierig, sich um Anerkennung und soziale Beziehungen zu bemühen, wenn man hungert. Auch das Gefühl der Selbstverwirklichung stellt sich kaum ein, wenn man sich isoliert fühlt. Maslow schrieb seine Bücher in den sechziger Jahren des letzten Jahrhunderts. Er schätzte damals, dass etwa 90 Prozent der körperlichen Bedürfnisse des Menschen Erfüllung finden, 70 Prozent der Sicherheitsbedürfnisse, 50 Prozent des Bedürfnisses nach sozialen Beziehungen, 40 Prozent des Bedürfnisses nach sozialer Anerkennung und nur 10 Prozent des Bedürfnisses nach Selbstverwirklichung.

DIE BEDÜRFNISPYRAMIDE NACH ABRAHAM MASLOW

Selbstverwirklichung (Verwirklichung des eigenen Potenzials, Ganzheit)

↑

Soziale Anerkennung (Respekt, Kompetenz, ein Gefühl der Erfüllung)

↑

Soziale Beziehungen (Unterstützung und Zuwendung von anderen, Intimität, Zugehörigkeitsgefühl)

↑

Sicherheit (Wohnung, stabile Umgebung)

↑

Körperliche Bedürfnisse (Nahrung, Wasser, Schlaf, Sauerstoff)

SEINE GRUNDBEDÜRFNISSE ERKENNEN

Und wie finden wir jetzt heraus, was wir wirklich brauchen? Wie viele der unten aufgeführten Grundbedürfnisse kennen Sie von sich?

1. Sicherheit und Geborgenheit,
2. finanzielle Sicherheit,
3. Freundschaft,
4. Beachtung vonseiten anderer Menschen,
5. das Bedürfnis, dass andere uns zuhören,
6. Führung,
7. Respekt,
8. Anerkennung,
9. das Bedürfnis, die eigenen Gefühle auszudrücken,
10. Zugehörigkeit,
11. Fürsorge,
12. körperliche Berührung,
13. Intimität,
14. sexueller Selbstausdruck,
15. Treue und Vertrauen,
16. das Gefühl, etwas erreicht zu haben,
17. ein Ziel haben,
18. das Gefühl der Kompetenz,
19. das Gefühl, einen wichtigen Beitrag zu leisten,
20. Spiel und Spaß,
21. Freiheit und Unabhängigkeit,
22. Kreativität,
23. spirituelles Bewusstsein, Gefühl der Verbindung zu einer höheren Kraft,
24. bedingungslose Liebe.

Gehen Sie nun die Liste nochmals durch, und fragen Sie sich, wie viele dieser Bedürfnisse in Ihrem gegenwärtigen Leben Erfüllung finden. Welche Bereiche kommen im Moment etwas zu kurz? Welche konkreten Schritte können Sie in den nächsten Wochen und Monaten unternehmen, um diese Bedürfnisse zu befriedigen? An Ihren phobischen Gefühlen zu arbeiten kann beispielsweise das Bedürfnis nach Kompetenz und einem Ziel (17 und 18) befriedigen. Tanzen erfüllt das Bedürfnis nach Spiel und Spaß. Für sich selbst zu sorgen bedeutet, dass Sie Ihre Grundbedürfnisse erstens *erkennen* und zweitens *befriedigen* lernen. Die obige Liste hilft Ihnen, jene Lebensbereiche zu identifizieren, in denen Sie einen Mangel empfinden. Mithilfe des Arbeitsblatts können Sie planen, wie Sie hier Abhilfe schaffen.

Maslow selbst definierte das Bedürfnis nach sozialer Anerkennung (auf dessen Ebene die Selbstachtung angesiedelt ist) relativ eng. Für ihn umfasste es letztlich nur das Gefühl, etwas erreicht zu haben, und das Gefühl der Kompetenz. Ich hingegen glaube, dass Selbstachtung sich erst dann einstellt, wenn wir gelernt haben, all unsere Bedürfnisse zu befriedigen.

WIE SIE EINE BEZIEHUNG ZUM INNEREN KIND HERSTELLEN

Das innere Kind ist der kindliche Teil unserer Persönlichkeit. Diesen Begriff gibt es in der Psychologie schon seit einigen Jahrzehnten. C. G. Jung beispielsweise sprach vom »Kindarchetypus«, Emmet Fox vom »Kind der Wunder«. Nur, was heißt das jetzt? Und wie nehmen Sie mit dem inneren Kind Kontakt auf?

ARBEITSBLATT »BEFRIEDIGUNG DER GRUNDBEDÜRFNISSE«

Bedürfnis	**Was kann ich im nächsten Monat tun, um dieses Bedürfnis zu befriedigen?**

Das innere Kind ist der Teil von Ihnen,

- der sich wie ein kleiner Junge oder ein kleines Mädchen fühlt,
- der Ihr tiefinneres Bedürfnis nach Sicherheit, Vertrauen, Fürsorge, Zuwendung, Berührung und dergleichen fühlt,
- der lebendig, kreativ, spielerisch und voller Energie ist (wie Kinder eben sind, wenn man sie Kind sein lässt),
- der die Traumata und Schmerzen der Kindheit gespeichert hat. Starke Gefühle der Unsicherheit, Einsamkeit, Angst, Wut, Scham oder Schuld gehören zum inneren Kind, selbst wenn der Auslöser in der Gegenwart liegt. Gerade wenn Gefühle sehr stark sind, ist die Wahrscheinlichkeit groß, dass wir kindliche Reaktionsmuster wiederholen.

Wie lebt man nun mit seinem inneren Kind? Je mehr Freiraum Sie ihm geben, desto mehr Spaß, Spontaneität und Kreativität werden Sie in Ihrem Leben erfahren. Wer mit seinem inneren Kind im Reinen ist, kann Zuwendung geben und empfangen. Er kann sich verletzlich zeigen, weil er Vertrauen hat. Er ist eng mit seinen Gefühlen verbunden und hat die Freiheit, zu wachsen und sich zu entwickeln. Je mehr Sie allerdings Ihr inneres Kind unterdrücken – und damit Ihre natürlichen Bedürfnisse –, desto weniger Freude und spielerische Leichtigkeit empfinden Sie im Leben. Sie agieren immer wieder alte, schmerzhafte Muster aus, fühlen sich gehemmt, können nicht loslassen und dementsprechend auch nicht wachsen. Die eigenen Gefühle sind meist abgespalten. Wer sein inneres Kind leugnet, versucht, alles mithilfe der Logik zu klären und dementsprechend unter Kontrolle zu halten.

Wie bauen Sie eine gesunde Beziehung zum inneren Kind auf? Meiner Erfahrung nach haben sich diese vier Schritte bewährt:

1. lernen, das innere Kind ohne Kritik, Zurückweisung oder Verleugnung zu akzeptieren,
2. es zum Vorschein kommen lassen,
3. negative Gefühle so ausdrücken, dass das Bedürfnis dahinter sichtbar wird, und dieses dann positiv formulieren,
4. täglich für das innere Kind sorgen.

DAS INNERE KIND AKZEPTIEREN

Häufig behandeln wir unser inneres Kind so, wie unsere Eltern uns behandelt haben. Kinder kopieren nun einmal die Haltung ihrer Eltern. Wenn sie Ihnen gegenüber ständig Kritik übten, dann haben Sie gelernt, sich selbst zu kritisieren. Und diese Verurteilung galt nicht selten den »kindischen« und irrationalen Impulsen. Haben Ihre Eltern Sie vernachlässigt, dann kümmern Sie sich jetzt »zum

Ausgleich« nicht um die Bedürfnisse Ihres inneren Kindes. Wenn Vater oder Mutter nie Zeit für Sie hatten, dann sind Sie als Erwachsener so beschäftigt, dass für Ihr inneres Kind keine Zeit bleibt. Mussten Sie als Kind mit elterlicher Gewalt leben, dann haben Sie im Normalfall eine gewisse Neigung zur Autoaggression oder zur Aggression gegenüber anderen Menschen. Doch ebendiese verinnerlichte Einstellung, die Sie von Ihren Eltern übernommen haben, müssen Sie überwinden, um Ihr inneres Kind ans Licht zu bringen.

LASSEN SIE IHR INNERES KIND ZUM VORSCHEIN KOMMEN

Um Ihr inneres Kind zu befreien, müssen Sie nicht erst alle »ererbten« negativen Einstellungen ablegen. Die Erfolgsaussichten sind besser, wenn Sie schon eine Beziehung zu ihm aufgebaut haben, bevor Sie an Ihren diesbezüglichen negativen Glaubenssätzen zu arbeiten beginnen. Dazu gibt es einige sinnvolle Techniken, die Sie teilweise schon kennen: Visualisierung, einen Brief ans innere Kind schreiben, alte Fotos ansehen und etwas tun, woran das innere Kind Spaß hat. In jedem Fall werden Sie bald merken, dass die Sorge für Ihr inneres Kind nicht halb so anstrengend ist wie für ein »äußeres«.

VISUALISIERUNG

Im Folgenden finden Sie eine ausführliche Visualisierungsübung, die Ihnen helfen soll, eine engere Beziehung zu Ihrem inneren Kind herzustellen. Sprechen Sie die Übung auf einen Tonträger. Wenn es in der Anleitung heißt: »Pause«, dann lassen Sie eine Pause von zehn bis zwanzig Sekunden. Natürlich kann das Aufsprechen auch jemand anderes für Sie übernehmen. Bevor Sie die Visualisierungsübung beginnen, sollten Sie sich zehn bis fünfzehn Minuten entspannen. Die Tiefenentspannung (siehe Kapitel 4) fördert unsere Fähigkeit, uns als Kind zu sehen.

NEGATIVE GEFÜHLE ALS BEDÜRFNISSE DES INNEREN KINDES ERKENNEN

Wenn Sie auf ein Kleinkind treffen, das ganz allein ist und Angst hat, würden Sie vermutlich alles tun, um es zu trösten. Und wie gehen Sie mit sich selbst um, wenn Sie sich traurig, unsicher, ängstlich, einsam oder verlassen fühlen? In den meisten Fällen leugnen wir diese Gefühle. Oder wir kritisieren uns deshalb. Einer der wichtigsten Schritte auf dem Weg zu mehr Selbstachtung ist daher, Gefühle der Unsicherheit und Inkompetenz als Bitte um Aufmerksamkeit vonseiten Ihres inneren Kindes zu sehen und nicht als Schwäche, die man schleunigst loswerden muss. Sie werden sehr viel schneller wieder gesund werden, wenn Sie hinter Ihren negativen Gefühlszuständen das kleine Kind sehen, dessen Bedürfnisse nicht erfüllt wurden. Wenn Sie also beim nächsten Mal unsicher oder wütend sind, fragen

VISUALISIERUNG: HEILUNG FÜR DAS INNERE KIND

Stellen Sie sich vor, Sie sitzen im Schaukelstuhl und machen es sich so richtig bequem. Langsam schaukeln Sie vor und zurück. Das Schaukeln lullt sie allmählich ein. Ihre Gedanken beginnen zu wandern ... immer weiter und weiter zurück in der Zeit. Sie schaukeln und gehen im Geist immer weiter zurück in die Vergangenheit ... Jahr um Jahr lassen Sie hinter sich. Sie werden immer jünger. Sie durchmessen die neunziger Jahre ... die achtziger Jahre ... Das Schaukeln trägt Sie in der Zeit immer weiter zurück. Sie werden jünger und jünger. Ein kleines Kind. Stellen Sie sich vor, Sie sehen nun das kleine Kind, das Sie einst waren. Sie sind dieses kleine Kind. Wie sieht es aus? Was hat es an? Wie alt ist es? Wo ist es? Draußen oder drinnen? Sehen Sie, was es tut? Können Sie sein Gesicht sehen? Oder gar den Ausdruck darauf erkennen? Wie fühlt sich das Kind im Moment? *(Pause.)* Können Sie, wenn Sie das Kind ansehen, erkennen, was in seinem Leben fehlt? Was hindert das Kind daran, vollkommen glücklich zu sein? *(Pause.)* Wenn es etwas gibt, das dem Kind im Weg steht, können Sie dieser Person oder dieser Situation eine Gestalt geben? *(Pause.)* Wenn es nichts gibt, dann stellen Sie sich nun Ihren Vater, Ihre Mutter oder eine andere Person vor, wie sie vor dem Kind steht. *(Pause.)* Wie fühlt sich das Kind nun? ... Gibt es etwas, was das Kind dieser Person sagen möchte? Wenn ja, dann sprechen Sie aus, was Sie als Kind diesem Menschen immer schon sagen wollten. Sagen Sie es jetzt. *(Pause.)* Wenn das Kind nun Angst bekommt, stellen Sie sich vor, wie Sie als Erwachsener die Szene betreten. Sie stellen sich neben das Kind und sprechen für das Kind mit der Person, die anwesend ist. Ihr erwachsenes Selbst ist in der Lage zu sagen, was immer es sagen möchte. Sagen Sie dem Menschen, der vor Ihnen steht, was nötig ist ... und was nie gesagt wurde. *(Pause von dreißig Sekunden oder mehr.)* Wenn Sie möchten, können Sie auch folgenden Satz vervollständigen:

- »Was dachtest du denn, wie ich mich fühle, wenn ...?« *(Pause von zwanzig Sekunden oder länger.)*
- Oder: »Ich wünschte, du hättest ...« *(Pause von zwanzig Sekunden oder länger.)*

Sagen Sie Ihren Eltern oder der betreffenden Person, was Sie sich von ihnen gewünscht hätten. Sprechen Sie klar und deutlich, sodass Ihr Gegenüber Sie auch verstehen kann. *(Pause von zwanzig Sekunden oder länger.)* Antwortet der Betreffende Ihnen in irgendeiner Form? Hören Sie zu. *(Pause von zwanzig Sekunden oder länger.)* Wenn ja, können Sie natürlich etwas entgegnen. Wenn nicht, schließen Sie einfach ab, was Sie zu sagen haben. *(Pause.)* Wenn Sie zu Ende gesprochen haben, können Sie die Person bitten, wegzugehen und Sie allein zu lassen ... oder so lange wegzugehen, bis Sie wieder sprechen möchten ... oder zu bleiben ... Sie akzeptieren diesen Menschen so, wie er ist, und umarmen ihn. *(Pause.)*

Gehen Sie nun zurück, und sehen Sie Ihr Erwachsenen-Selbst neben dem kleinen Kind stehen. *(Pause.)* Wenn Sie möchten, können Sie das Kind auf den Arm nehmen und ihm Liebe schenken. Nehmen Sie es in die Arme, und sagen Sie ihm, dass alles gut ist. Sagen Sie ihm, dass Sie genau wissen, wie ihm zumute ist. Dass Sie es verstehen. Dass Sie da sind und ihm helfen werden. Dass Sie es sehr lieben. *(Pause.)* Wenn Sie der Liebe, die Sie empfinden, eine Farbe geben müssten, welche wäre es? *(Pause.)* Hüllen Sie das Kind in Licht mit dieser Farbe, damit es den Frieden genießen kann, den es in Ihren Armen findet. *(Pause.)* Sagen Sie ihm, dass es ein wunderbares Kind ist ... dass Sie von der Art, wie es geht, spricht, lacht und alle anderen Dinge tut, bezaubert sind ... Sagen Sie ihm, dass es Ihnen am Herzen liegt und Ihnen viel bedeutet ... *(Pause von dreißig Sekunden oder länger.)*

ALTERNATIVE

Setzen Sie das Kind auf Ihren Schoß, und sprechen Sie mit ihm. Es ist ziemlich klug, und wenn man ihm etwas erklärt, begreift es schnell. Sagen Sie ihm, dass Mutter und Vater in ihrer eigenen Kindheit viele Probleme hatten. Dass sie aus diesem Grund nicht richtig für ihr Kind sorgen und ihm nicht die Liebe geben konnten, die es verdient hätte. Das lag aber nicht daran, dass sie es nicht hätten lieben wollen ... Sie hatten nur so viele Probleme, dass sie es nicht lieben konnten, wie das Kind sich das wünschte ... Das Kind braucht nur jemanden, der ihm das eingehend erklärt ... Niemand hat ihm je von den Problemen seiner Eltern erzählt. *(Pause.)*

Versteht es denn, dass Vater und Mutter es nur deshalb nicht so lieben können, wie es das verdient, weil sie eigene Probleme hatten? Ist Ihr Kind bereit, Vater und Mutter zu vergeben? *(Pause.)* Wenn dies jetzt noch nicht der Fall ist, lassen Sie ihm Zeit. Vielleicht kommt das ja später. Ist es hingegen bereit, dann stellen Sie sich Mutter und Vater vor, wie sie vor Ihnen beiden stehen. *(Pause.)* Jetzt können Sie ihnen sagen, dass Sie ihnen vergeben. Sie sind bereit, Ihnen für all das zu vergeben, was Sie nicht bekommen haben, weil Sie wissen, dass nur ihre eigenen Probleme sie davon abgehalten haben, die Elternrolle bestmöglich auszufüllen. Verzeihen Sie ihnen jetzt ... *(Pause von dreißig Sekunden oder länger.)*

Nun schalten Sie eine Aufwachphase ein. Bewegen Sie Arme und Beine und atmen tief durch. Es fällt Ihnen vielleicht leichter, wieder in die Realität zurückzukehren, wenn Sie sich selbst ermuntern, wieder aufzuwachen. Sie können dies auch laut aussprechen.

SCHREIBEN SIE IHREM INNEREN KIND EINEN BRIEF

Nach der Visualisierungsübung oder nachdem Sie Fotos von sich als Kind betrachtet haben (siehe die nächste »Übung«), möchten Sie Ihrem inneren Kind vielleicht einen Brief schreiben. Erzählen Sie ihm,

- wie Sie zu ihm stehen,
- wie Sie das, was dem Kind geschehen ist, sehen,
- dass Sie es gern näher kennenlernen würden und
- was Sie von ihm lernen möchten.

Wenn Sie den Brief vollendet haben, spüren Sie in sich hinein und versuchen Sie, in die Rolle des Kindes zu schlüpfen. Dann antworten Sie Ihrem Erwachsenen-Selbst in einem Brief und teilen ihm mit, wie es Ihnen mit diesem Erwachsenen geht und was Sie sich von ihm wünschen. Wenn Sie möchten, können Sie die Handschrift des Kindes nachahmen, um ihm näherzukommen. Sie werden erstaunt sein, wie gut diese Methode funktioniert, um zwischen Ihrem Erwachsenen- und Ihrem kindlichen Selbst einen Kommunikationskanal zu öffnen.

Hier ist ein Beispiel, wie der Brief an Ihr inneres Kind aussehen könnte:

»Liebes Kind,

ich habe lange damit gewartet, Dir endlich zu sagen, wie sehr ich Dich liebe und wie gern ich Dich vor allem Leid und Schmerz hätte beschützen wollen, die Du erfahren hast. Du warst viel zu klein, um solchen Kummer ganz allein durchzustehen. Du sollst wissen, dass ich von nun an immer auf Deiner Seite sein werde. Wann immer Du Angst empfindest, kannst du zu mir kommen. Ich werde da sein, um Dich zu halten, zu trösten und zu beschützen.

Ich weiß, dass die Wellen der Angst hochschlagen, wenn man sieht, wie der eigene Vater die Beherrschung verliert. Er macht so viel Krach, und manchmal schlägt er auf die Mutter oder den

Bruder ein. Dich schlägt er nicht, und schon deshalb fühlst Du Dich schuldig. Es sieht einfach so aus, als stündest Du auf seiner Seite und wärest mitverantwortlich, wenn seine Hand auf die Mutter oder den Bruder herniedersaust.

Ich wünschte, Du würdest mir mehr über Dich erzählen, über Deinen Vater, Deine Mutter, Deinen Bruder. Wahrscheinlich ist Dir viel passiert, woran Du Dich nicht erinnern kannst – entweder weil Du es Dir zum damaligen Zeitpunkt nicht erklären konntest oder weil die Ereignisse einfach zu schrecklich waren. Es ist ziemlich schwierig, sich an Dinge zu erinnern, die noch nicht mit Bildern, Worten oder Gedanken verbunden sind. Das ist, als würde man versuchen, sich an Träume zu erinnern.

Doch wenn Du anfängst, Dich zu erinnern, werde ich begreifen, wer ich bin. Ich werde verstehen, warum ich wie handle und was ich empfinde. Ich weiß, dass die Erinnerung mitunter schmerzhaft sein wird, daher möchte ich Dir sagen, wie dankbar ich Dir bin, dass Du es wenigstens versuchst. Vergiss nicht: Von nun an sind wir immer zusammen.

In Liebe

(Unterschreiben Sie mit Ihrem Namen)«

FOTOS

Tragen Sie eine Woche lang ein Foto mit sich, das Sie als kleines Kind zeigt. Nehmen Sie es immer wieder heraus, um sich an Ihr inneres Kind zu erinnern. Spüren Sie allem nach, was zu jener Zeit passiert ist. Wie ging es Ihnen, als dieses Foto aufgenommen wurde?

Nachdem Sie sich eine Woche lang mit diesem Bild auseinandergesetzt haben, machen Sie dasselbe mit einem zweiten.

UND IM WIRKLICHEN LEBEN

Bestimmte Aktivitäten fördern die Verbindung mit dem inneren Kind, zum Beispiel zehn Minuten täglich

- einen Teddybären oder ein anderes Kuscheltier an sich drücken,
- auf den Spielplatz gehen und schaukeln oder die Rutsche hinunterrutschen,
- mit dem inneren Kind spielen, als wären Sie gleichaltrig,
- Eis in der Waffel essen,
- in den Zoo gehen,
- auf einen Baum klettern oder
- etwas anderes tun, was Sie als Kind gern getan haben.

Versuchen Sie, sich in Ihr inneres Kind hineinzuversetzen. Was fühlen Sie dabei? Ihre Empfindungen zeigen Ihnen, welche Haltung Sie gegenüber Ihrem inneren Kind haben.

Sie sich: »Welches Bedürfnis steht hinter diesem Gefühl?« Und dann nehmen Sie sich ausreichend Zeit, um Ihrem inneren Kind die Aufmerksamkeit zukommen zu lassen, die es braucht. Kümmern Sie sich um das Kleine! Sie werden erstaunt sein, wie viel besser es Ihnen danach geht.

WIE SIE SICH TAG FÜR TAG UM IHR INNERES KIND KÜMMERN KÖNNEN

Weiter oben in diesem Kapitel haben Sie die 24 Grundbedürfnisse des Menschen kennengelernt. Sich diesen Bedürfnissen zu widmen, ist sicher ein guter Anfang, um eine engere Bindung zu Ihrem inneren Kind aufzubauen. Doch um Ihr Selbstwertgefühl dauerhaft zu steigern, sollten Sie lernen, sich öfter etwas Gutes zu tun und so eine tiefe Verbindung zu sich selbst herzustellen. Gönnen Sie sich selbst, was Sie mit Ihrem Liebsten, Ihrem Kind oder Ihrem besten Freund tun würden, damit es ihm gut geht – viele kleine Gesten der Liebe, die Sie sich selbst gönnen. Die folgende Liste gibt Ihnen dazu Anregungen.

TEIL II: WIE SIE IHR SOZIALES NETZ PFLEGEN

Selbstachtung fließt uns aus dem Innern zu, unser Selbstwertgefühl aber hängt nicht zuletzt davon ab, wie es um unser Netz an sozialen Beziehungen bestellt ist. Andere Menschen können uns zwar nicht das Gefühl der Kompetenz oder des Selbstvertrauens vermitteln, doch ihre Wertschätzung und ihr Respekt stärken unsere positive Haltung uns selbst gegenüber. Uns selbst zu lieben wird außerdem nur dann zu Narzissmus, wenn wir uns nicht auch um andere kümmern, sondern uns von sozialen Kontakten isolieren. Folgende Themen sind wichtig, wenn Sie Selbstachtung im Zusammenspiel mit anderen Menschen entwickeln wollen:

- enge Freunde und ihre Unterstützung,
- die Paarbeziehung,
- Grenzen setzen sowie
- Selbstbehauptung bzw. Durchsetzungsvermögen.

ENGE FREUNDE UND IHRE UNTERSTÜTZUNG

Nach dem Wichtigsten im Leben befragt, stufen die meisten Menschen Freunde ganz oben ein – neben dem Beruf, dem Familienleben und der Gesundheit. Jeder Mensch braucht mindestens zwei oder drei gute Freunde. Ein guter Freund ist ein Mensch, dem Sie zutiefst vertrauen. Jemand, der Sie akzeptiert, ganz egal, in

TUN SIE SICH ETWAS GUTES!

Folgende Aktivitäten haben vielen meiner Patienten geholfen, die unter Angststörungen litten. Gönnen Sie sich jeden Tag eine oder zwei dieser kleinen Aufmerksamkeiten. Sie werden sehen, dass es gar nicht so schwer ist, sich selbst ein guter Vater oder eine gute Mutter zu sein. Sie haben nichts zu verlieren – außer Ihrer inneren Unsicher –, aber allerhand Selbstachtung zu gewinnen:

1. Ein warmes Bad nehmen.
2. Im Bett frühstücken.
3. In die Sauna gehen.
4. Sich massieren lassen.
5. Sich eine Rose kaufen.
6. Ein Schaumbad nehmen.
7. In der Tierhandlung mit den Tieren spielen.
8. Im Park auf einem Pfad mit schöner Aussicht spazieren gehen.
9. Den Zoo besuchen.
10. Sich eine Maniküre oder Pediküre gönnen.
11. Innehalten und an einer Rose schnuppern.
12. Aufwachen und den Sonnenaufgang genießen.
13. Den Sonnenuntergang betrachten.
14. Sich mit einem guten Buch oder schöner Musik entspannen.
15. Ein lustiges Video ausleihen.
16. Ihren Lieblingssong auflegen und dazu tanzen.
17. Früh zu Bett gehen.
18. Draußen unter dem Sternenhimmel schlafen.
19. Sich einen Tag freinehmen – zur Förderung der geistigen Gesundheit.
20. Kochen Sie sich selbst ein formidables Abendessen, das Sie bei Kerzenlicht einnehmen.
21. Spazieren gehen.
22. Rufen Sie einen guten Freund an – oder mehrere.
23. Ins Restaurant gehen.
24. An den Strand fahren.
25. Eine Straße mit Panoramablick nehmen.
26. Meditieren.
27. Neue Kleider kaufen.
28. Verbringen Sie so viel Zeit in einem Buch- oder Schallplattenladen, wie Sie möchten.
29. Kaufen Sie sich ein Stofftier, um damit zu spielen.
30. Schreiben Sie sich selbst einen Liebesbrief, und schicken Sie ihn sich mit der Post.
31. Bitten Sie einen guten Freund, Sie zu verwöhnen (essen gehen, zärtlich sein, vorlesen).
32. Kaufen Sie sich etwas Schönes, das Sie sich leisten können.
33. Einen guten Film oder eine gute Show ansehen.
34. Gehen Sie in den Park, Enten füttern oder schaukeln oder …
35. Ins Museum oder in eine Galerie gehen.
36. Nehmen Sie sich mehr Zeit, um das zu erledigen, was Sie erledigen müssen (Sie dürfen ruhig mal trödeln!).
37. An Ihrem Lieblingspuzzle arbeiten.
38. Gehen Sie in ein Bad mit Whirlpool.
39. Affirmationen aufnehmen.
40. Setzen Sie sich ein Ziel, und schreiben Sie dazu ein Erfolgsszenario, das Sie im Anschluss visualisieren.
41. Ein inspirierendes Buch lesen.
42. Einem alten Freund schreiben.
43. Etwas Besonderes kochen oder backen.
44. Schaufenster anschauen.
45. Eine neue Meditations-CD kaufen.
46. Eine CD mit positiven Affirmationen zum Thema Selbstachtung kaufen.
47. Im Tagebuch die eigenen Leistungen festhalten.
48. Sich mit Duftöl eincremen.
49. Masturbieren.
50. Sport treiben.
51. Mit dem Lieblingsstofftier spielen.

welcher Stimmung Sie sind, wie Sie sich verhalten und welche Rolle Sie gerade spielen. Ein Mensch, der zu Ihnen hält, ganz gleich, was passiert.

Einen guten Freund zu haben bedeutet, dass Sie auch außerhalb Ihrer unmittelbaren Familie über Ihr Leben reden können. Hier können Sie Aspekte Ihrer Persönlichkeit ausleben, die in der Beziehung zu Kindern, Eltern oder Partnern keinen Raum finden. Ein tragfähiges soziales Netz bedeutet, dass Sie mindestens zwei oder drei enge Freunde haben, die Ihnen auch in schweren Zeiten (wie bei Scheidungen, Tod von Angehörigen oder Umzügen) ein Gefühl der Beständigkeit im Leben geben. Wie viele solche Freunde haben Sie? Und was können Sie tun, um solche Freundschaften zu fördern?

DIE PAARBEZIEHUNG

Einigen Menschen scheint es durchaus zu genügen, gute Freunde zu haben. Die meisten aber wünschen sich eine ganz besondere Beziehung mit einer bestimmten Person. In Beziehungen haben wir die Chance, die tiefinnersten Aspekte unserer Persönlichkeit zu entdecken. Leben wir ohne Partner, so stellt sich – wie selbstständig und stark wir auch sein mögen – häufig ein gewisses Gefühl des Alleinseins ein, während wir mit einem Partner ein tiefes Gefühl der Zusammengehörigkeit entwickeln können, das unser Selbstwertgefühl stärkt. Gerade aus dem Grund aber soll an dieser Stelle noch einmal deutlich gesagt werden, dass Selbstachtung und Selbstwert niemals von außen kommen können: Eine gesunde Partnerbeziehung stärkt nur die bereits vorhandene Selbstachtung.

Was nun eine gesunde Beziehung ausmacht, ist seit jeher Gegenstand der psychologischen Forschung. Folgende Punkte haben sich dabei als wichtig erwiesen:

1. *Gemeinsame Interessen*, vor allem, was Freizeitgestaltung und Erholung betrifft, sind von großer Bedeutung. (Wenn nicht alles deckungsgleich ist, trägt dies wesentlich dazu bei, die Beziehung spannend und lebendig zu erhalten.)
2. *Ein Gefühl der »Magie« und Romantik zwischen Ihnen und Ihrem Partner:* Diese ungreifbare Art der Anziehung geht weit über die körperliche Ebene hinaus. Sie ist gerade in den ersten drei bis sechs Monaten einer Beziehung enorm stark. Wie weit die Beziehung danach noch tragfähig ist, hängt davon ab, ob die Partner die Magie am Leben erhalten können.
3. *Sie und Ihr Partner müssen im Hinblick auf das wechselseitige Bedürfnis nach Nähe und Distanz zusammenpassen:* Konflikte entstehen meist dann, wenn einer ein stärkeres Verlangen nach Freiheit und »Raum« hat als der andere. Vorsicht vor Doppelbödigkeit: Manche Partner reklamieren für sich viel Zeit vom anderen, erlauben andererseits aber nicht, dass dieser sich dieselben Rechte nimmt.

4. *Gegenseitige Achtung und Unterstützung für den inneren Wachstumsprozess des anderen:* Wenn nur einer in der Beziehung wachsen kann, endet die Partnerschaft meist bald.
5. *Gegenseitige Akzeptanz der Fehler und Schwächen:* Nach den ersten romantischen Wochen und Monaten muss jeder Partner so viel Positives im anderen sehen, dass er auch dessen Schwächen und Fehler tolerieren kann.
6. *Gegenseitige Berührung und regelmäßiger Ausdruck der wechselseitigen Gefühle:* Eine Partnerbeziehung kann nicht bestehen bleiben, wenn nicht beide Partner bereit sind, sich gegenseitig immer wieder ihrer Gefühle zu versichern – auch auf körperlicher Ebene. Dabei sind primär nichtsexuelle Berührungen wie Streicheln und Knuddeln ebenso wichtig wie die sexuelle Begegnung.
7. *Emotionale Offenheit:* Nähe entsteht nur, wenn beide Partner sich dem anderen öffnen. Damit sind Sie freilich verletzlich, aber nur so können Sie Ihre tiefsten Gefühle miteinander teilen.
8. *Gute Kommunikation:* Zu diesem Thema gibt es eine große Anzahl guter Bücher. Die Frage, was gute Kommunikation ausmacht, ist vergleichsweise komplex, doch zwei wichtige Aspekte sind zweifellos diese:
   - Die Partner sind bereit, einander zuzuhören.
   - Sie sind fähig, ihre Gefühle und Bedürfnisse auszudrücken, und versuchen nicht, sie mittels Druck oder Manipulation durchzusetzen.
9. *Gegenseitiges Vertrauen:* Beide Partner müssen das Gefühl haben, sich bedingungslos auf den anderen verlassen zu können. Außerdem muss so viel Vertrauen da sein, dass man dem anderen Einblick in seine tiefsten Gefühle erlaubt. Dieses Vertrauen kommt nicht von selbst. Es baut sich langsam auf und muss über die Jahre gepflegt werden.
10. *Gemeinsame Wertvorstellungen und ein gemeinsames Lebensziel:* Partnerbeziehungen erweisen sich meist dann als dauerhaft, wenn zwei Menschen in wichtigen Bereichen ihres Lebens gemeinsame Wertvorstellungen haben: Freundschaft, Bildung, Religion, Finanzen, Sex, Gesundheit, Familienleben und so weiter. Die stärkste Bindung entsteht gewöhnlich dann, wenn die Partner ein gemeinsames Lebensziel teilen, das über die Erfüllung persönlicher Bedürfnisse hinausgeht. Das kann die Erziehung der Kinder, ein zu zweit geführtes Unternehmen oder ein gemeinsames spirituelles Ideal sein.

Wie viele der oben angesprochenen Punkte sehen Sie in Ihrer Beziehung erfüllt? Gibt es Aspekte, an denen Sie gern arbeiten würden?

GRENZEN SETZEN

Nähe in Beziehungen ist letztlich von der Fähigkeit der Partner abhängig, Grenzen zu setzen. Grenzen in Beziehungen heißt, dass Sie wissen, wo Sie aufhören und der andere anfängt. Es bedeutet, dass Sie Ihre Identität nicht nach den Wünschen des anderen definieren. Ihr Selbstwertgefühl darf nicht davon abhängen, dass Sie Ihren Partner versorgen, retten, verändern oder kontrollieren. Durch solche co-abhängigen Verhaltensweisen versuchen Menschen, die kein besonders starkes Selbstwertgefühl haben, sich aufzuwerten.

Der klassische Fall ist der Partner, der versucht, einen Alkoholabhängigen oder Süchtigen zu »retten«. Doch dieser Grenzverlust kann sich in jeder Beziehung einstellen, in der ein Partner Sicherheit und Selbstwert gewinnt, indem er seine eigenen Bedürfnisse denen des Partners unterordnet. Ein klares Indiz dafür ist es, wenn Sie mehr über die Probleme Ihres Partners nachdenken als über Ihre eigenen.

In dem Buch *Wenn Frauen zu sehr lieben* zeigt Robin Norwood einen Weg aus der Co-Abhängigkeit in Partnerbeziehungen:

1. *Suchen Sie Hilfe:* Glauben Sie nicht, dass Sie es allein schaffen können.
2. *Die Co-Abhängigkeit abzulegen* muss für Sie der wichtigste Schritt in Ihrem gegenwärtigen Leben werden.
3. *Suchen Sie sich eine Gruppe von Gleichgesinnten*, die Ihnen weiterhelfen: Es gibt viele Selbsthilfegruppen für Co-Abhängige.
4. *Entwickeln Sie eine starke spirituelle Bindung*, die Ihnen erlaubt, Ihre Probleme einer höheren Macht zu überantworten.
5. Hören Sie auf, weiter *das Leben Ihrer Lieben managen* zu wollen.
6. Hören Sie auf, *sich selbst als »Retter« aufzuspielen* und den anderen als »Opfer« zu sehen.
7. Stellen Sie sich *Ihren* Problemen und *Ihrem* Schmerz.
8. *Feiern Sie sich selbst:* Schaffen Sie sich ein eigenes Leben. Verfolgen Sie Ihre eigenen Interessen.
9. *Werden Sie »selbstsüchtig«:* Es geht hier nicht um Ellbogenmentalität, sondern einfach darum, dass Sie lernen, Ihre Wünsche, Arbeit, Pläne und Aktivitäten an die erste Stelle zu setzen statt an die letzte.
10. Lassen Sie *andere teilhaben* an dem, was Sie gelernt haben.

Ein weiteres ausgezeichnetes Buch zum Thema Co-Abhängigkeit ist Melody Beatties *Die Sucht, gebraucht zu werden.* Die Autorin empfiehlt folgende Schritte:

1. *Loslassen:* Hören Sie auf, sich ständig um andere zu sorgen.
2. *Keine Kontrolle mehr:* Respektieren Sie den anderen so, dass Sie ihn in die Verantwortung für sich selbst entlassen.

3. *Kümmern Sie sich um sich selbst:* Dazu gehört auch, dass Sie »unerledigte Themen« aus der Vergangenheit bearbeiten und die Bedürfnisse Ihres inneren Kindes erfüllen.
4. *Verbessern Sie Ihre Kommunikation:* Lernen Sie zu sagen, was Sie wollen oder nicht wollen.
5. *Lernen Sie, mit Ärger umzugehen:* Erlauben Sie sich, auf Ihre Lieben wütend zu sein, wenn Sie das brauchen.
6. *Pflegen Sie Ihre spirituelle Seite:* Treten Sie in Verbindung mit jener höheren Macht, die für Sie sorgt.

Wenn Co-Abhängigkeit ein Thema ist, das in Ihrem Leben eine Rolle spielt, dann suchen Sie sich eine Gruppe Gleichgesinnter. Adressen von Selbsthilfegruppen erhalten Sie beispielsweise bei den Anonymen Alkoholikern.

SELBSTBEHAUPTUNG

Unsere Selbstachtung hängt auch von unserer Fähigkeit zur Selbstbehauptung ab. Wenn Sie nicht lernen, anderen klarzumachen, was Sie wollen, ist die Gefahr groß, dass Sie sich zunehmend frustriert, hilflos und erschöpft fühlen. Lernen Sie aber, sich durchzusetzen, steigt nicht nur Ihre Selbstachtung, sondern auch der Respekt, den andere für Sie empfinden, sodass sie erst gar nicht mehr in Versuchung geraten, Sie auszunutzen. Wenn Sie am Thema Selbstbehauptung arbeiten wollen, sollten Sie sich mit Kapitel 13 beschäftigen.

TEIL III: ANDERE WEGE ZU MEHR SELBSTACHTUNG

In den ersten beiden Teilen dieses Kapitels ging es darum, wie Sie mehr Selbstachtung gewinnen, indem Sie die Beziehung zu Ihrem inneren Kind pflegen und sich ein tragfähiges soziales Netz schaffen. Doch es gibt noch weitere Punkte, an denen Sie arbeiten können:

- *Körper:* Fitness und Körperbild.
- *Psyche:* emotionaler Selbstausdruck.
- *Denken:* positive Affirmationen, positiver innerer Monolog.
- *Selbst:* persönliche Ziele setzen und so ein Gefühl der inneren Erfüllung schaffen.

Da die meisten dieser Punkte bereits thematisiert wurden, seien sie hier nur kurz im Hinblick auf das Thema »Selbstachtung« angesprochen.

WOHLBEFINDEN UND KÖRPERBILD

Gesundheit, Vitalität und Fitness sind wichtige Kriterien für unsere Selbstachtung. Es ist schwierig, mit sich zufrieden zu sein, wenn man sich schwach, krank oder müde fühlt. Gerade bei Ängsten spielt die Körperchemie eine gewichtige Rolle. Wenn Sie sich um mehr Fitness bemühen, werden Ihre Ängste abnehmen, und Ihre Selbstachtung wird steigen. Lesen Sie die Kapitel über Entspannung, Sport und Ernährung und setzen Sie die dort beschriebenen Empfehlungen um. Der »Fragebogen zum persönlichen Wohlbefinden« hilft Ihnen, Ihren aktuellen Stand festzustellen.

EMOTIONALER SELBSTAUSDRUCK

Wenn Sie Ihre Gefühle nicht spüren, werden Sie nie wissen, was Ihre Ängste verstärkt. Je mehr Sie in der Lage sind, Ihre Gefühle wahrzunehmen, desto besser wissen Sie über Ihre Bedürfnisse Bescheid. Sie fühlen sich – in der Grundbedeutung des Wortes! Und Sie verlieren sich nicht mehr in einer Wolke von Befürchtungen, Fantasien und Gedanken. Wenn Sie an Ihrem emotionalen Selbstausdruck arbeiten wollen, lesen Sie Kapitel 12, und arbeiten Sie die dort vorgeschlagenen Schritte durch.

POSITIVER INNERER MONOLOG

Ihre Selbstachtung fußt auf dem, was sich in Ihrem Kopf abspielt. Wenn Sie sich als Versager fühlen, dann glauben Sie ganz einfach, dass Sie einer sind. Daher steigt Ihre Selbstachtung ganz schnell, wenn Sie solche Gedanken ausmustern können. Übungen dazu finden Sie in den Kapiteln 8 und 9. Daher möchte ich Ihnen hier nur ein Soforthilfeprogramm vorstellen, das Sie dann anwenden sollten, wenn Sie sich zwischendrin ertappen, wie Sie sich gerade selbst fertig machen:

1. Durchbrechen Sie die Kette negativer Gedanken: Tun Sie etwas, was Ihre Aufmerksamkeit auf den Körper und die Emotionen lenkt:
   - Jede körperliche Aktivität wie Sport oder Hausarbeit ist geeignet.
   - Gehen Sie spazieren.
   - Üben Sie Tiefenatmung.
   - Machen Sie fünf Minuten lang progressive Muskelentspannung.
   - Schreien Sie »Stopp!« – laut oder leise.
   - Zupfen Sie an einem Gummiband, das Sie um Ihr Handgelenk tragen.
2. Tun Sie etwas, was Sie zur Ruhe bringt und Ihnen ein wenig Distanz zu Ihren negativen Gedanken schafft. Wenn Sie angespannt sind und die Gedanken nur so dahinjagen, ist es schwierig, sie zu bremsen.

FRAGEBOGEN ZUM PERSÖNLICHEN WOHLBEFINDEN

1. Treiben Sie drei- bis fünfmal pro Woche mindestens eine halbe Stunde Sport?
2. Macht es Ihnen Spaß?
3. Nutzen Sie einmal täglich die Gelegenheit, sich tief zu entspannen?
4. Gönnen Sie sich jeden Tag mindestens eine Stunde Auszeit?
5. Teilen Sie Ihre Zeit so ein, dass Sie nicht ständig hetzen müssen?
6. Haben Sie Ihr Stresspotenzial im Griff oder wächst Ihnen des Öfteren alles über den Kopf?
7. Verbringen Sie auch gelegentlich Zeit allein, um nachzudenken?
8. Schlafen Sie jede Nacht mindestens sieben Stunden?
9. Ist Ihr Schlaf tief und erholsam?
10. Nehmen Sie mindestens dreimal täglich eine gute Mahlzeit zu sich, vor allem auch ein ordentliches Frühstück?
11. Achten Sie darauf, nicht zu viele stressfördernde Genussmittel zu sich zu nehmen (Kaffee, Zucker, Salz oder Fertignahrung)?
12. Nehmen Sie regelmäßig Vitamine, um Ihre Ernährung zu ergänzen (zum Beispiel einen Vitamin-B-Komplex, Vitamin C), wenn Sie unter Stress stehen?
13. Schätzen Sie den Ort, an dem Sie leben? Fühlen Sie sich in Ihrer Wohnung wohl?
14. Rauchen Sie?
15. Trinken Sie zu viel? Nehmen Sie Drogen oder Medikamente zur Entspannung?
16. Sind Sie mit Ihrem Gewicht zufrieden? Wenn nicht, was könnten Sie dagegen unternehmen?
17. Drücken Sie die Wertschätzung, die Sie Ihrem Körper gegenüber empfinden, aus? Zum Beispiel durch Körperhygiene, einen guten Haarschnitt, Kleidung, in der Sie sich wohl fühlen?
18. Mögen Sie Ihren Körper und Ihre äußere Erscheinung?

3. *Unterziehen Sie Ihr negatives Denken einer kritischen Untersuchung:* Stellen Sie Fragen wie »Gibt es dafür irgendwelche Beweise?«, »Trifft dies wirklich immer zu?« und »Habe ich auch alle Aspekte gebührend berücksichtigt?«. Solche »sokratischen« Fragen finden Sie in Kapitel 8.
4. *Setzen Sie den negativen Gedanken positive Aussagen entgegen:* Arbeiten Sie an eigenen Affirmationen, oder stützen Sie sich auf die Beispiele in den Listen auf den folgenden Seiten. Es gibt verschiedene Methoden, wie Sie mit diesen Listen arbeiten können. Am besten schlagen Sie nochmals in Kapitel 9 nach.

PERSÖNLICHE ZIELE UND WIE MAN SIE VERWIRKLICHT

Indem wir unsere persönlichen Ziele verwirklichen, steigt unsere Selbstachtung automatisch. Während Sie auf Ihr Leben zurückblicken und sich fragen, wann Sie am meisten Selbstvertrauen empfunden haben, werden Sie feststellen, dass dies meist dann der Fall war, wenn Sie Erfolge feiern konnten. Natürlich sollten äußere

AFFIRMATIONEN ZUR STEIGERUNG DER SELBSTACHTUNG

WAS BIN ICH?

- »Ich bin liebenswert und kompetent.«
- »Ich akzeptiere mich so, wie ich bin.«
- »Ich glaube an mich.«
- »Ich bin ein einzigartiger Mensch. Niemand auf dieser Welt ist genauso wie ich.«
- »Ich akzeptiere alle Aspekte meiner selbst.«
- »Ich besitze als Mensch einen einzigartigen Wert. Ich muss mir nichts beweisen.«
- »Meine Gefühle und Bedürfnisse sind wichtig.«
- »Es ist wichtig, über meine Bedürfnisse nachzudenken.«
- »Es ist gut, wenn ich mir Zeit für mich selbst nehme.«
- »Ich habe viele gute Eigenschaften.«
- »Ich glaube an meine Fähigkeiten und Talente. Ich habe der Welt etwas zu bieten.«
- »Ich bin ein vollkommen integrer Mensch und erfülle im Leben eine Aufgabe, die nur ich erfüllen kann.«
- »Ich vertraue auf meine Fähigkeit, meine Ziele zu verwirklichen.«
- »Ich bin wichtig. Ich habe den Respekt anderer verdient.«
- »Andere Menschen empfinden mich als nett und liebenswert.«
- »Wenn andere mich gut kennenlernen, mögen sie mich meistens.«
- »Andere Menschen sind gern mit mir zusammen. Sie hören gern, was ich denke und zu sagen habe.«
- »Andere Menschen finden, dass ich viel zu geben habe.«
- »Ich verdiene es, von Menschen, denen ich etwas bedeute, unterstützt zu werden.«
- »Ich verdiene den Respekt anderer.«
- »Ich vertraue mir und respektiere mich. Ich sehe ein, dass ich den Respekt anderer verdiene.«
- »Andere Menschen helfen mir und unterstützen mich.«
- »Ich stehe dem Leben optimistisch gegenüber. Ich freue mich auf jede neue Herausforderung.«
- »Ich weiß, was ich will, und vertraue meinen Entscheidungen.«
- »Ich akzeptiere Lob und Komplimente von anderen Menschen.«
- »Ich bin stolz auf meine Leistung und freue mich auf die nächste Herausforderung.«
- »Ich glaube an meinen Erfolg.«
- »Ich mag mich so, wie ich bin.«
- »Ich muss nicht vollkommen sein, um geliebt zu werden.«
- »Je mehr Liebe ich mir selbst gebe, desto mehr kann ich anderen schenken.«

WAS ICH NOCH LERNEN WERDE!

- »Ich lerne, mich Tag für Tag mehr zu lieben.«
- »Ich lerne, an meine einzigartigen Fähigkeiten zu glauben.«
- »Ich lerne, mir selbst (und anderen) zu vertrauen.«
- »Ich lerne, meine Bedürfnisse zu erkennen und zu befriedigen.«
- »Ich lerne, meine Gefühle ebenso wichtig zu nehmen wie die anderer Menschen.«
- »Ich lerne, andere um das zu bitten, was ich möchte.«
- »Ich lerne, dass es in Ordnung ist, nein zu sagen, wenn mir danach ist.«
- »Ich lerne, das Leben Tag für Tag anzunehmen.«
- »Ich lerne, meinen Zielen Tag für Tag näherzukommen.«
- »Ich lerne, besser auf mich aufzupassen.«
- »Ich lerne, mir Tag für Tag mehr Zeit für mich zu nehmen.«
- »Ich lerne, Ängste und Zweifel loszulassen.«
- »Ich lerne, Sorgen loszulassen.«

- »Ich lerne, Schuldgefühle (oder Scham) loszulassen.«
- »Ich lerne, dass andere mich mögen und respektieren.«
- »Ich lerne, mich unter anderen Menschen wohl zu fühlen.«
- »Ich lerne, wie ich mich bei ______ [hier setzen Sie die Situation ein, die Ihnen Probleme bereitet] wohl fühle.«
- »Ich lerne, dass ich das Recht habe zu [hier setzen Sie ein, was für Sie wichtig ist].«
- »Ich lerne, dass es in Ordnung ist, Fehler zu machen.«
- »Ich lerne, dass ich nicht vollkommen sein muss, um geliebt zu werden.«
- »Ich lerne, mich so zu akzeptieren, wie ich bin.«

Erfolge nicht das einzige Fundament sein, auf dem unser Selbstbewusstsein fußt, andererseits tragen sie ganz wesentlich dazu bei.

Wenn Sie unter Phobien oder Panikattacken leiden, ist eines Ihrer wichtigsten Ziele die Fähigkeit, Situationen auszuhalten, die Sie bislang vermieden haben. Später wird daraus die unerschütterliche Überzeugung, dass Sie mit Paniksituationen jeder Art umgehen können. Wie das geht, erfahren Sie in Kapitel 6 und 7. Nachdem Sie sich von Ihrer Angststörung völlig erholt haben, wissen Sie, wie viel Selbstvertrauen es gibt, wenn man sich bewusst seinen Ängsten gestellt hat. Falls Sie sich also der kontrollierten Konfrontation aussetzen, wird Ihre Selbstachtung steigen.

Aber sicherlich ist der Umgang mit Ihren Ängsten nicht Ihr einziges Lebensziel. Unsere Selbstachtung steht erst dann auf einem tragfähigen Fundament, wenn wir das Gefühl haben, dass wir uns unseren Zielen zumindest annähern. Wenn wir hingegen »feststecken«, stellen sich bald Selbstzweifel ein. Daher sollten Sie sich mit zwei Fragen auseinandersetzen:

1. »Was will ich vom Leben – jetzt und in der Zukunft?«
2. »Was kann ich tun, um diese Ziele zu verwirklichen?«

Siehe dazu auch Kapitel 19 (Lebenssinn) unter »Finden Sie Ihren Lebenssinn«.

Erinnern Sie sich an frühere Leistungen

Wenn Sie persönliche Werte und Ziele für die Zukunft formulieren, sollten Sie sich immer wieder das, was Sie bislang erreicht haben, vor Augen halten. Gerade in Zeiten der Unzufriedenheit neigen wir dazu, unsere bisherigen Leistungen zu vergessen. Denken Sie über Ihr Leben nach, und machen Sie sich bewusst, was Sie alles schon geschafft haben. So heben Sie Ihr Selbstwertgefühl mehr oder weniger schlagartig.

Das Ausfüllen der »Liste persönlicher Errungenschaften« kann Ihnen dabei helfen. Wenn Sie über die einzelnen Lebensbereiche nachdenken, sollten Sie nicht vergessen, dass die bedeutsamsten Fortschritte, die wir machen können, nicht im Außen stattfinden, sondern innere Vorgänge sind. Was wir anderen geben (Liebe, Unterstützung, Führung) und was wir auf dem Weg zu Weisheit und Reife lernen, sind die wahren Errungenschaften unseres Lebens.

WAS ZU TUN IST

In diesem Kapitel wurden so viele Strategien zur Steigerung des Selbstwertgefühls vorgestellt, dass es unmöglich wäre, sie hier alle noch einmal zusammenzufassen.

Das folgende Arbeitsblatt soll Ihnen helfen, konkrete Maßnahmen für die unmittelbare Zukunft zu ergreifen.

LITERATUR

Beattie, Melody: Die Sucht, gebraucht zu werden, München 1995.
Black, Claudia: Mir kann das nicht passieren, Wildberg 1988.
Bradshaw, John: Das Kind in uns, München 1995.
Brandon, Nathaniel: The Psychology of Self-Esteem, New York 1969.
Deerfield Beach: FL, Health Communications 1983.
Gravitz, Herbert; Bowden, Julie: Recovery – A Guide for Adult Children of Alcoholics, New York 1985.
Jeffers, Susan: Selbstvertrauen gewinnen. Die Angst vor der Angst verlieren, München 1995.
Maslow, Abraham: Psychologie des Seins, Frankfurt a. M. [11]1994.
McKay, Matthew; Fanning, Patrick: Self-Esteem, Oakland 2000.
Missildine, Hugh: In dir lebt das Kind, das du warst, Stuttgart 1998.
Norwood, Robin: Wenn Frauen zu sehr lieben. Die heimliche Sucht, gebraucht zu werden, Reinbek 2006.
Whitfield, Charles: Healing the Child Within, Pompano Beach 1987.
Woititz, Janet: Um die Kindheit betrogen, München 2000.

LISTE PERSÖNLICHER ERRUNGENSCHAFTEN

Führen Sie in jedem Bereich alles auf, was Sie bislang geschafft haben. Benutzen Sie, wenn nötig, ein separates Blatt oder Ihr Notebook:

Ausbildung: ______________________________

____

Arbeit und Beruf: ______________________________

____

Heim und Familie (Kindererziehung oder Pflege kranker Angehöriger): ______________________________

____

Sport: ______________________________

____

Kunst und Hobbys: ______________________________

____

Führungsqualitäten: ______________________________

____

Preise: ______________________________

____

Persönliche Entwicklung: ______________________________

____

Freiwilliges Engagement und Wohltätigkeit: ______________________________

____

»Immaterielle« Güter, die Sie anderen schenken: ______________________________

____

Wichtige Lebenslektionen, die Sie gelernt haben: ______________________________

____

Anderes: ______________________________

____

STRATEGIEN ZUR STEIGERUNG DER SELBSTACHTUNG

Gehen Sie das Kapitel noch einmal durch, und wählen Sie (höchstens) drei bis vier Punkte aus, die Sie in den nächsten vier Wochen trainieren wollen. Üben Sie jede der Strategien nacheinander für etwa eine Woche:

1. Wählen Sie für sich passende Strategien aus. Was genau wollen Sie unternehmen, um mehr Selbstachtung aufzubauen?

2. Arbeit am inneren Kind:
   - Visualisierungsübung
   - Brief ans innere Kind
   - Kinderfoto einstecke
   - Lernen Sie spielen! Welche Spiele fallen Ihnen ein?

3. Formulieren Sie negative Gefühlszustände als Bitte um Aufmerksamkeit vonseiten Ihres inneren Kindes. Halten Sie ein oder zwei Beispiele schriftlich auf Papier oder Ihrem Notebook fest.

4. Was können Sie sich Gutes tun? Denken Sie sich für jeden Tag der Übungswoche etwas aus.

5. Arbeiten Sie an Ihrem sozialen Netz. Was können Sie dafür tun?

6. Was können Sie tun, um Ihre Partnerbeziehung zu stärken (dem Partner Zeit und Aufmerksamkeit schenken, einen Kurs zur Verbesserung der partnerschaftlichen Kommunikation machen, eine Eheberatung aufsuchen)?

7. Wie könnten Sie Ihre Fähigkeit, anderen Grenzen zu setzen, trainieren (entsprechende Bücher lesen, eine Selbsthilfegruppe besuchen etc.)? Was wollen Sie konkret unternehmen?

8. Üben Sie sich in Selbstbehauptung (siehe Kapitel 13). Was genau wollen Sie tun?

9. Was können Sie für Ihre Fitness und Ihr körperliches Wohlbefinden unternehmen (siehe Kapitel 4, 5 und 15)?

10. Arbeiten Sie an Ihrer Fähigkeit zum Gefühlsausdruck (siehe Kapitel 12). Was wollen Sie konkret tun?

11. Wie können Sie Ihren inneren Kritiker ruhigstellen oder Ihre Opfermentalität ablegen (siehe Kapitel 8)?

12. Arbeiten Sie mit Affirmationen:

- Wählen Sie eine oder zwei Affirmationen aus und schreiben Sie diese mehrmals täglich auf.
- Lesen Sie sich jeden Tag eine Liste mit positiven Affirmationen durch.
- Sie können auch eine Audiodatei erstellen und die Affirmationen anhören.

13. Welche Fortschritte haben Sie bislang im Leben gemacht? Welche Ihrer Leistungen vergessen Sie mitunter?

15

ERNÄHRUNG

ÜBER DIE BEDEUTUNG der Ernährung bei Angststörungen gibt es bisher kaum Informationen. Doch wenn wir davon ausgehen, dass Angststörungen zumindest teilweise physiologische Ursachen haben, dann gebührt der Ernährung ein höheres Maß an Aufmerksamkeit. Denn was wir essen, wirkt sich direkt auf die biochemischen Vorgänge in unserem Körper aus.
In den letzten zwanzig Jahren wurden Zusammenhängen zwischen Stress, Ernährung und Stimmungsschwankungen immer besser dokumentiert, es gibt mittlerweile dazu zahlreiche wissenschaftliche Untersuchungen. Wir wissen, dass bestimmte Nahrungsmittel Stress und damit Angstzustände fördern können. Andere hingegen haben beruhigende Wirkung auf das Nervensystem. Es gibt natürliche Stoffe, die beruhigend wirken, andere, die sich gegen Depressionen einsetzen lassen. Möglicherweise haben Sie sich mit der Frage, ob und wie Ihr Kaffee- oder Colakonsum sich auf Ihre Angsterkrankung auswirkt, noch nie beschäftigt. Oder welche Rolle Ihr Zuckerverzehr bei der Ausbildung von Angststörungen, Depressionen oder prämenstruellem Syndrom spielt. Auf diese Wechselwirkungen soll nachfolgend eingegangen werden, speziell werden wir drei verschiedene Themenbereiche näher betrachten:

- Nahrungsmittel und ihre Inhaltsstoffe sowie Essgewohnheiten, die Angstzustände verstärken können,
- gesunde Ernährung bei Angststörungen und
- Nahrungsergänzungsmittel, die Angststörungen reduzieren können.

Die folgenden Informationen entstammen der Fachliteratur bzw. wurden durch persönliche Erfahrung gewonnen. Nehmen Sie sie als Orientierung, nicht als Vorschrift. Wenn Sie Ihre Ernährung gezielt umstellen möchten, sollten Sie einen professionellen Ernährungsberater oder einen ganzheitlich arbeitenden Arzt konsultieren.

SUBSTANZEN, DIE ANGSTZUSTÄNDE VERSTÄRKEN

STIMULANZIEN: KOFFEIN

Koffein ist von allen Substanzen, die Angstzustände verstärken können, wohl die am weitesten verbreitete. Bei einigen meiner Patienten gehen Panikstörungen allein auf das Konto ihres überhöhten Koffeinkonsums. Viele Menschen werden schon dadurch gelassener, dass sie die Menge des konsumierten Koffeins reduzieren. Koffein stimuliert verschiedene Körperbereiche direkt. So lässt es die Menge des Neurotransmitters Norepinephrin im Gehirn ansteigen, was dazu führt, dass wir uns aufmerksamer und wacher fühlen, dieser Stoff erzeugt aber auch dieselben körperlichen Symptome wie Stress: Erregung des Sympathikus und Ausstoß von Adrenalin.

Zu viel Koffein kann also zu chronischer Anspannung und Erregung führen, was Sie für Panikattacken und generalisierte Formen der Angst anfälliger macht. Außerdem setzt Koffein unsere Versorgung mit Vitamin B_1 (Thiamin) herab, das zu den sogenannten Anti-Stress-Vitaminen gehört.

Wir dürfen an dieser Stelle nicht außer Acht lassen, dass Koffein keineswegs nur in Kaffee enthalten ist, sondern auch in Tee, Colagetränken, Schokolade, Kakao und bestimmten frei erhältlichen Medikamenten. Mithilfe der Koffeintabelle »Wie viel Koffein nehme ich täglich zu mir« können Sie Ihren ungefähren täglichen Koffeinkonsum abschätzen.

Wenn Sie unter einer generalisierten Angststörung oder Panikattacken leiden, sollten Sie *nicht mehr als 100 Milligramm Koffein pro Tag* zu sich nehmen, das entspricht einer Tasse Maschinenkaffee pro Tag. Für Kaffeeliebhaber ist dies natürlich ein echtes Opfer, doch ich bitte Sie zu bedenken, wie viel besser Sie sich auf Dauer fühlen werden, wenn Sie nur eine Tasse Kaffee am Morgen trinken. Ist die Tatsache, dass Sie dann weniger Panikattacken haben werden, dies nicht wert? Vertragen Sie von Natur aus Koffein schlecht, dann wäre es ohnehin besser, Sie verzichteten ganz darauf. Jeder Mensch reagiert individuell unterschiedlich auf Koffein. Wie bei allen anregenden Substanzen führt der Konsum zu einer gewissen Toleranz und damit letztlich auch zu Entzugserscheinungen, wenn er eingestellt wird: Sofern Sie täglich fünf Tassen Kaffee gewohnt sind und von einem Tag auf

WIE VIEL KOFFEIN NEHME ICH TÄGLICH ZU MIR?

Kaffee	______	Tassen	à	______ mg	=	______ mg
Tee	______	Tassen	à	______ mg	=	______ mg
Colagetränke	______	Tassen	à	______ mg	=	______ mg
Koffeintabletten	______	Tassen	à	______ mg	=	______ mg

ANDERE KOFFEINQUELLEN:

Schokolade: 25 mg pro Riegel	______ mg
Kakao: 13 mg pro Tasse (durchschnittlich)	______ mg
Gesamtkonsum	______ mg

DURCHSCHNITTLICHER KOFFEINGEHALT VON KAFFEE, TEE UND KAKAO (mg PRO TASSE)

Instantkaffee	66 mg
Maschinenkaffee	110 mg
Filterkaffee	146 mg
Schwarztee/Beutel – 5 Minuten gezogen	46 mg
Schwarztee/Beutel – 1 Minute gezogen	28 mg
Schwarztee/offen – 5 Minuten gezogen	40 mg
Kakao	13 mg
Koffeinfreier Kaffee	4 mg

DURCHSCHNITTLICHER KOFFEINGEHALT VON COLAGETRÄNKEN (mg)

Colagetränke (0,33-l-Dose)	35 mg
Red Bull (0,25-l-Dose)	80 mg

DURCHSCHNITTLICHER KOFFEINGEHALT FREI VERKÄUFLICHER KOFFEINPRODUKTE

Aspirin forte	50 mg/Tablette
Airwaves Active	5 mg/Dragee
Schoka-kola	200 mg/Dose
Powerbar	50 mg/Riegel
Wick Energie	25 mg/Bonbon

den anderen keinen mehr trinken, kann es zu Müdigkeit, depressiver Verstimmung oder Kopfschmerzen kommen. Reduzieren Sie die Koffeinmenge also langsam: in den ersten vier Wochen von fünf Tassen auf vier, im nächsten Monat auf drei und so weiter. Man kann aber auch auf entkoffeinierten Kaffee umsteigen, der nur etwa 3 bis 4 Milligramm Koffein pro Tasse enthält. Oder Sie trinken künftig anregende Kräutertees oder grünen Tee. Doch es gibt auch Menschen, die schon von einer Cola oder einer Tasse Tee zittrig werden. Einige meiner Patienten haben festgestellt, dass sie bereits mit einer kleinen Menge Kaffee eine gewisse Neigung zur Schlaflosigkeit oder zu Panikattacken verspüren. Probieren Sie also aus, was für Sie am besten funktioniert. Viele Angstpatienten müssen allerdings ihren Koffeinkonsum auf 100 Milligramm pro Tag reduzieren oder ganz darauf verzichten.

NIKOTIN

Nikotin ist ebenfalls ein starkes Stimulans. Es wirkt anregend auf das Zentralnervensystem und beschleunigt den Herzschlag, die Gefäße verengen sich. Die meisten Raucher allerdings behaupten, Zigaretten beruhigten sie. Doch wissenschaftliche Untersuchungen belegen, dass sie im Allgemeinen nervöser sind als Nichtraucher, auch wenn man andere Substanzen wie Kaffee dabei außen vor lässt. Darüber hinaus schlafen sie schlechter als Nichtraucher.

Die meisten Raucher fühlen sich nicht nur gesünder, nachdem sie ihrem Laster abgeschworen haben, sondern sie sind auch weniger anfällig für Angstzustände. Wenn Sie also immer schon einen Grund gesucht haben, sich das Rauchen abzugewöhnen, dann haben Sie hier einen ziemlich triftigen.

STIMULIERENDE MEDIKAMENTE UND DROGEN

Von frei verkäuflichen Produkten war bereits die Rede. Doch natürlich sollten Sie auch darauf achten, welche Medikamente Sie ansonsten einnehmen. Sind in irgendeinem Ihrer Arzneimittel anregende Substanzen wie Benzedrin, Dexedrin, Methedrin oder Ritalin und Concerta (kurz- bzw. langfristig wirkendes Methylphenidat) enthalten? Früher wurden gerade diese Mittel häufig anstelle von Antidepressiva oder als Appetitzügler verschrieben. Heute sind sie eher selten geworden. Ritalin allerdings wird bei Jugendlichen, die unter einem Aufmerksamkeitsdefizitsyndrom leiden, immer noch gern verschrieben. Da diese Substanzen hoch stimulierend wirken, sollten Sie Ersatz finden, wenn Sie unter einer Angststörung leiden.

Dasselbe gilt natürlich für Kokain, das ja nicht nur als Arzneimittel gebraucht wird. Es gibt viele Menschen, deren Panikanfälle auf Kokainmissbrauch zurückzuführen sind. Wenn Sie also eine Panikstörung haben, sollten Sie auf Kokain und andere Drogen unbedingt verzichten.

SUBSTANZEN, DIE DEN KÖRPER BELASTEN

Salz

Der übermäßige Konsum von Salz (Natriumchlorid) belastet den Körper in zweifacher Hinsicht:

- Es raubt dem Körper Kalium, ein Mineral, das für die Funktion des Nervensystems wichtig ist.
- Es erhöht den Blutdruck, was Herz und Arterien so belastet, dass es zur Arteriosklerose kommen kann.

Versuchen Sie, Ihren Salzkonsum einzuschränken, indem Sie so weit wie möglich auf Speisesalz verzichten. Reduzieren Sie auch Ihren Konsum an salzhaltigen Snacks wie Erdnüssen, Chips und so weiter. Als Faustregel gilt, dass wir nicht mehr als einen Teelöffel (3 bis 10 Gramm) Salz täglich zu uns nehmen sollten. Wenn Sie also auf Fertiggerichte ausweichen müssen, achten Sie darauf, dass diese salzarm sind.

Konservierungsstoffe

Heute sind bei der Herstellung von Nahrungsmitteln zahlreiche verschiedene Konservierungsmittel erlaubt. Dazu gehören verschiedene Nitrite bzw. Nitrate, Essigsäure, Milchsäure, Maissirup sowie diverse Farb- und Geschmacksstoffe. Unser Körper allerdings ist den Umgang mit dieser Stoffansammlung nicht gewohnt. Über die Langzeitwirkungen der Einzelsubstanzen ist bisher ebenso wenig bekannt wie über ihre Wechselwirkungen in unserem Körper. Nicht wenige der bislang getesteten Substanzen haben sich außerdem als krebserregend erwiesen und wurden deshalb verboten. Andere wie Natriumglutamat bzw. Nitrite oder Nitrate können Allergien auslösen. Schlimmer noch: Nach neuen Erkenntnissen stehen diese Zusatzstoffe im Verdacht, Diabetes und neurodegenerative Erkrankungen zu fördern. Traditionell lebende Völker, die keine konservierten oder industriell aufbereiteten Nahrungsmittel zu sich nehmen, haben jedenfalls eine deutlich niedrigere Krebserkrankungsrate und leiden seltener an anderen chronischen Krankheiten als wir in den Industrieländern. Versuchen Sie also, sich ebenfalls mit weitgehend naturbelassenen Lebensmitteln zu ernähren. Muten Sie Ihrem Körper nichts zu, was er unter Umständen nicht verarbeiten kann. Kaufen Sie nur Obst und Gemüse, das nicht mit Pestiziden behandelt wurde und möglichst aus Ihrer Region stammt. Biologisch-organisch angebaute Nahrungsmittel ist am gesündesten.

Hormone im Fleisch

Rote Fleischsorten, Schweine- und Hühnerfleisch können von Tieren stammen, die – trotz Verbots – mit Steroidhormonen behandelt wurden, um ihr Wachstum zu beeinflussen. Es gibt zahlreiche Hinweise darauf, dass dies den Gesundheitszustand der Tiere übermäßig belastet. (So sterben zum Beispiel Mastochsen und -schweine häufig schon im Transporter, wenn sie zum Schlachthof gebracht werden.) Es gibt dafür zwar noch keinen ausreichend abgesicherten wissenschaftlichen Beleg, doch viele Menschen sind der Auffassung, dass sich diese Hormone auf den Fleischkonsumenten ebenfalls negativ auswirken. Ein bestimmtes Hormon, Diethylstilbestrol (DES), scheint bei der Ausbildung von Brustkrebs und Fibromen eine Rolle zu spielen.

Versuchen Sie also, Ihren Konsum von solchen Fleischsorten zu verringern, oder kaufen Sie Produkte aus artgerechter Tierhaltung und Schlachtung. Auch auf Fisch und Meerestiere aus nicht ökologischer Aquakultur sollten Sie verzichten.

NEGATIVE ESSGEWOHNHEITEN

Doch nicht nur was wir essen, macht uns anfälliger für Stress und Angstsymptome, sondern auch wie wir unsere Nahrung zu uns nehmen. Denn aufgrund der Hektik in unserer modernen Gesellschaft lassen sich die meisten Menschen nicht mehr genug Zeit beim Essen. Folgende negative Gewohnheiten tragen zu vermehrtem Stress bei:

- zu schnell oder im Gehen zu essen,
- jeden Bissen weniger als fünfzehnmal zu kauen (unsere Nahrung muss im Mund vorverdaut werden, damit der Magen sie aufschließen kann),
- zu viel zu essen, was zu Völlegefühl und Blähungen führt, und
- während des Essens zu viel zu trinken (Magensäure und Verdauungsenzyme werden zu stark verdünnt). Ein Glas Flüssigkeit (0,2 Liter) zum Essen ist völlig ausreichend.

Diese negativen Gewohnheiten belasten unseren Magen, sodass er nicht mehr ordentlich verdauen kann. Dies erhöht unser Stressniveau

- direkt durch Verdauungsstörungen und
- indirekt durch die mangelhafte Aufnahme essenzieller Nährstoffe.

Sofern unsere Nahrung nicht im Mund und Magen ordentlich vorverdaut wird, fängt sie im Darm zu gären an. Die Folge sind Blähungen und Krämpfe. Dadurch nimmt Ihr Körper nur einen Teil der zugeführten Nährstoffe auf. Es kommt also zu einer schwachen Form der Unterversorgung, die Sie vermutlich gar nicht bemerken.

Wenn Sie sich zum Essen genug Zeit nehmen, gründlich kauen und nicht zu viel essen, reduzieren Sie Ihr Stressniveau.

ZUCKER, UNTERZUCKER UND ANGST

Unter ernährungsbewussten Menschen ist Zucker mittlerweile ja verpönt. Tatsache aber ist, dass unser Körper, vor allem unser Gehirn, Glukose – das natürlich vorkommende Endprodukt des Zuckerstoffwechsels – braucht.

Glukose stellt uns die lebensnotwendige Energie zur Verfügung. Die im Körper verarbeitete Glukose stammt weitgehend aus den komplexen Kohlehydraten, die wir verzehren: Brot, Getreideflocken und -körner, Kartoffeln, Gemüse, Obst und Nudeln. Die Stärke in diesen Lebensmitteln wird im Verdauungsprozess langsam in Glukose umgewandelt. Andererseits gibt es einfache Kohlehydrate wie weißer Industriezucker, brauner Zucker oder Honig, die relativ schnell in Glukose umgewandelt werden können. Das Problematische daran ist, dass hierbei der Körper zu rasch mit zu viel Zucker überschwemmt wird. Unser Organismus ist einfach nicht darauf eingestellt, so große Menge in kurzer Zeit zu verarbeiten. Denn bis zum 20. Jahrhundert konnten nur besonders reiche Menschen große Mengen raffinierten Zucker essen. Heute ist in den meisten Getränken Zucker enthalten, im Fertigmüsli, im Salatdressing, in Fleischfertiggerichten und so weiter. Dazu kommen noch Nachspeisen oder die Quarktasche zwischendurch. Der Zuckerstoffwechsel unseres Körpers ist dadurch dauerhaft in Unordnung geraten. Bei manchen Menschen führt dies zu *extrem hohen Blutzuckerwerten* oder gar zu *Diabetes* (eine Krankheit, die im 20. Jahrhundert geradezu epidemische Ausmaße angenommen hat, fast jeder Fünfte ist davon betroffen). Viele Menschen allerdings leiden auch an *Unterzucker* oder Hypoglykämie. Unterzucker tritt auf, wenn der Blutzuckerspiegel unter etwa 50 Milligramm pro Deziliter sinkt. Oder wenn er generell sehr schnell absinkt. Normalerweise passiert dies etwa zwei bis drei Stunden nach einer Mahlzeit. Doch auch Stress raubt uns Zucker.

Unterzucker macht sich durch folgende Symptome bemerkbar:

- Schwindelgefühl,
- Angst,

- Zittern,
- Schwächegefühl,
- Reizbarkeit oder
- unregelmäßigen Herzschlag.

Kommen Ihnen diese Symptome nicht bekannt vor? Ja, tatsächlich: Sie gehören zum typischen Bild einer Panikattacke. Bei einigen Menschen ist Unterzucker die Ursache für Panikstörungen. Ob dies auch bei Ihnen zutrifft, können Sie ganz leicht feststellen: Wenn die Symptome etwa drei bis vier Stunden nach der letzten Mahlzeit auftreten und dadurch vergehen, dass Sie etwas essen, dann hatten Sie Unterzucker.

Meistens allerdings sind Panikattacken oder generalisierte Ängste nicht darauf zurückzuführen, auch wenn Unterzucker derartige Störungen natürlich verschärfen kann.

Der Blutzuckerspiegel sinkt, wenn die Bauchspeicheldrüse Insulin ausschüttet, denn das Hormon Insulin sorgt dafür, dass Blutzucker von den Zellen aufgenommen werden kann. (Daher müssen Diabetiker Insulin spritzen, um ihre zu hohen Blutzuckerwerte zu verringern.) Bei der Hypoglykämie allerdings produziert die Bauchspeicheldrüse zu viel Insulin. Dies geschieht beispielsweise, wenn man zu viel Zucker zu sich genommen hat. Dem anfänglichen »Zuckerhoch« im Blut folgt ein relativ rascher Abfall. Dieser Vorgang ist auch bei chronischem Stress vergleichsweise häufig, da bei Stress viel Blutzucker verbraucht wird. Dann kommt es zu Symptomen wie Verwirrung, Angst, Schwindelgefühl und Zittern, weil das Gehirn nicht genug Zucker erhält und es zu einer sekundären Stressreaktion kommt. Wenn der Blutzuckerspiegel zu stark abfällt, werden Adrenalin und Kortisol ausgeschüttet, was die Unruhezustände noch verstärkt. Die beiden Stoffe regen die Leber an, den dort gespeicherten Zucker freizusetzen, damit der Blutzuckerspiegel wieder den Normalwert erreicht. Die Symptome der Hypoglykämie werden also sowohl vom zu niedrigen Blutzuckerspiegel als auch von der sekundären Stressreaktion ausgelöst.

Letztlich kann Hypoglykämie nur durch einen Glukosetoleranztest festgestellt werden. Sie fasten zwölf Stunden lang und trinken dann hochkonzentrierte Zuckerlösung. Dann wird der Blutzuckerspiegel während der nächsten sechs Stunden alle dreißig Minuten gemessen. Dadurch lassen sich gravierende Formen der Hypoglykämie ohne Weiteres diagnostizieren. Bei milden Formen jedoch greift der Test nicht. Daher können Sie durchaus Unterzuckersymptome aufweisen und beim Glukosetoleranztest negative Ergebnisse erhalten. Symptome einer leichten Hypoglykämie sind:

- *Einige Stunden nach einer Mahlzeit (oder in der Nacht) fühlen Sie sich nervös, schwindlig, schwach oder gereizt:* Wenn Sie etwas gegessen haben, verschwinden die Symptome innerhalb weniger Minuten.

- *Zuckerkonsum versetzt Sie in beste Stimmung:* Etwa zwanzig bis dreißig Minuten später reagieren Sie jedoch gereizt und niedergeschlagen.
- *In den frühen Morgenstunden zwischen 4.00 und 7.00 Uhr fühlen Sie sich ruhelos, nervös und haben Herzklopfen oder Panikattacken:* An diesem Punkt ist der Blutzucker am niedrigsten, weil Sie während der Nacht keine Nahrung zu sich genommen haben.

Wie aber geht man nun mit einer Hypoglykämie um? Glücklicherweise ist ein niedriger Blutzuckerspiegel leicht zu behandeln. Sie können einige Ernährungsregeln beachten und bestimmte Nahrungsergänzungsmittel zu sich nehmen. Wenn Sie also tatsächlich unter Hypoglykämie leiden und sich an die folgenden Ratschläge halten, werden Sie allgemein ruhiger werden und weniger anfällig für Ängste sein. Auch sonstige Stimmungsschwankungen sollten sich dadurch abschwächen.

ERNÄHRUNGSTIPPS BEI HYPOGLYKÄMIE

- *Lassen Sie weg, was einfache Kohlehydrate enthält:* Dazu gehört alles, worin offensichtlich Zucker vorhanden ist: Süßigkeiten, Speiseeis, Fertigjoghurt, Colagetränke und so weiter. Auch andere Zuckerformen wie Honig, brauner Zucker, Maissirup, Melasse, Rübenzucker und Fruchtzucker gehören zu den einfachen Kohlehydraten. Studieren Sie die Inhaltsangaben auf den Verpackungen.
- *Essen Sie Früchte statt Süßigkeiten (aber keine Trockenfrüchte, die konzentrierten Zucker enthalten):* Fruchtsäfte sollten Sie zur Hälfte mit Wasser verdünnen. Auf keinen Fall sollten Sie Getränke oder Nahrungsmittel verzehren, die reine Fruktose enthalten. (Biologisch angebaute Früchte, die von Natur aus Fruktose enthalten, sind in Ordnung).
- *Auch auf bestimmte Kohlehydratformen wie Nudeln, Cornflakes, Pommes frites und weißes Brot sollten Sie verzichten:* Besser sind Vollkornbrot, Getreideflocken aus dem vollen Korn, Kleie, Vollreis und Gemüse. Aber Achtung: Auch der Anteil an komplexen Kohlehydraten in der Ernährung sollte nicht zu hoch sein.
- *Achten Sie darauf, dass Sie zwischen den Mahlzeiten einen Snack aus Proteinen zu sich nehmen (beispielsweise Nüsse oder Käse):* am besten zwischen 10.30 Uhr und 11.00 Uhr, besonders aber zwischen 16.00 und 17.00 Uhr. Wenn Sie häufig um 4.00 oder 5.00 Uhr aufwachen, sollten Sie auch dann eine Kleinigkeit essen, was Ihnen vermutlich noch ein paar Stunden Schlaf beschert.

Alternativ können Sie auch vier bis fünf kleinere Mahlzeiten pro Tag essen, also etwa alle zwei bis drei Stunden etwas zu sich nehmen. Auf diese Weise können Sie Ihren Blutzuckerspiegel einigermaßen konstant halten.

NAHRUNGSERGÄNZUNGSMITTEL

Beispielsweise sind folgende Mengen an Nahrungsergänzungsmitteln für den täglichen Gebrauch empfohlen:

1. *Vitamin-B-Komplex:* 50 bis 100 Milligramm aller elf B-Vitamine einmal am Tag zu den Mahlzeiten.
2. *Vitamin C:* ein- bis zweimal pro Tag 1000 Milligramm.
3. *Chrompicolinat (Glukosetoleranzfaktor GTF):* 200 Mikrogramm pro Tag.
4. *Glutamin:* ein- oder zweimal pro Tag 500 Milligramm.

Vitamin-B-Komplexpräparate und Vitamin C erhöhen Ihre Stressresistenz und sorgen für einen ausgeglicheneren Blutzuckerspiegel. Glutamin wirkt gegen Heißhunger auf Süßigkeiten. (Wenn Sie ein Alkoholproblem haben, hilft Glutamin Ihnen auch, das Verlangen nach Alkohol zu verringern. Es ist als L-Glutamin in der Apotheke erhältlich.)

Genaueres über den Zuckerstoffwechsel können Sie in William Duftys Buch *Zucker Blues* nachlesen.

ANGSTZUSTÄNDE UND NAHRUNGSMITTELALLERGIEN

Zu allergischen Reaktionen kommt es, wenn das Immunsystem versucht, das Eindringen einer Fremdsubstanz zu verhindern. Einige Menschen sind gegen bestimmte Substanzen besonders empfindlich. Zu den Symptomen können neben den klassischen allergischen Reaktionen wie laufende Nase, Husten und tränende Augen auch einige psychische Auswirkungen kommen:

- Angst oder Panik,
- Depressionen oder Stimmungsschwankungen,
- Schwindelgefühl,
- Reizbarkeit,
- Schlaflosigkeit,
- Kopfschmerzen,
- Verwirrung und Desorientierung sowie
- Müdigkeit.

Diese Reaktionen treten meist nur dann auf, wenn große Mengen eines bestimmten Nahrungsmittels verzehrt wurden, die Substanzen, auf die man allergisch reagiert (Allergene), in Kombination auftreten oder das Immunsystem aufgrund einer anderen Erkrankung bereits geschwächt ist. Manche Menschen allerdings ist die Allergie so stark, dass schon kleine Mengen des Allergens genügen. Gerade die subtileren psychischen Reaktionen jedoch stellen sich häufig mit einiger Verzögerung ein, sodass es schwierig werden kann, das Allergen zu finden. In unseren Breiten sind vergleichsweise viele Menschen allergisch gegen Milchprodukte und Weizen. In der Milch ist es das Kasein, das allergische Reaktionen provoziert, im Weizen das Gluten. Doch auch Alkohol, Schokolade, Nüsse, Zitrusfrüchte, Roggen, Eier, Knoblauch, Hefe, Muscheln, Sojaprodukte und Tomaten können Allergien auslösen. Eines der auffälligsten Symptome für eine Nahrungsmittelallergie ist paradoxerweise das heftige Verlangen nach eben diesem Produkt. Das beste Beispiel ist zweifellos Schokolade, aber auch wenn Sie mitunter Heißhunger auf Brot (Weizen), Milchprodukte oder andere Nahrungsmittel empfinden, kann dies bedeuten, dass sich dahinter eine Allergie verbirgt. Viele Menschen bemerken nicht, dass das, was sie am liebsten essen, einen – wenn auch schwachen – toxischen Einfluss auf sie ausübt.

Wie aber lässt sich feststellen, ob eventuelle Allergien Ihre Angststörung verschlimmern? Es gibt mehrere aussagekräftige Allergietests, wie zum Beispiel der Radio-Allergo-Sorbent-Test (RAST) und der ImmunoCap-Test, die einen verlässlichen Überblick über alle Nahrungsmittel geben, gegen die Sie allergisch sind. Am besten gehen Sie zu einem versierten Allergologen und lassen sich untersuchen. Er sagt Ihnen auch, wie Sie am besten mit einer Allergie umgehen. Natürlich gibt es nicht nur Nahrungsmittelallergien, auch wenn diese recht verbreitet sind. Achten Sie also darauf, dass Ihr Spezialist Sie gründlich untersucht.

VEGETARISCHE ERNÄHRUNG

Vegetarier gelten im Allgemeinen als gelassener als ihre Fleisch essenden Zeitgenossen. Natürlich könnte man auch meinen, dass Menschen, die ohnehin zu einem ruhigen, stressfreien Lebensstil neigen, häufiger vegetarisch essen als andere. Meine persönlichen Erfahrungen mit Patienten allerdings legen einen anderen Schluss nahe. Stellen diese nämlich auf einen vegetarischen Lebensstil um, lässt mitunter auch die Neigung zu Nervosität und Ängsten nach.

Wenn Sie an die Ernährung mit Fleisch, Milchprodukten, Käse und Eiern gewöhnt sind, müssen Sie ja nicht alle tierischen Proteinquellen von Ihrem Speiseplan streichen, was ohnehin nicht ratsam wäre. Es genügt bereits, weitgehend auf sogenanntes »rotes Fleisch« zu verzichten oder den Verzehr von Kuhmilch einzuschränken (und stattdessen Reis- oder Mandelmilch zu trinken), um positive Effekte zu erzielen. Wieso aber kommt es zu einer ruhigeren Grundstimmung, wenn man auf Fleisch verzichtet? Ein Grund dafür ist beispielsweise, dass Fleisch, Geflügel, Milchprodukte, Käse und Eier – zusammen mit Zucker und Nahrungsmitteln aus weißem Mehl – im menschlichen Körper Säuren bilden. Das bedeutet nicht, dass sie in ihrer Zusammensetzung *Säuren* enthalten müssen, doch der Stoffwechsel verarbeitet sie so, dass im Körper Säurereste verbleiben. Damit sind nun zweierlei Probleme verbunden:

- *Wenn der Körper übersäuert ist, wird der Nahrungsbrei so schnell durch den Verdauungstrakt geschleust, dass Vitamine und Mineralstoffe nicht mehr in ausreichendem Maß aufgenommen werden:* Gerade bei Vitamin C, den Vitaminen der B-Gruppe und den Mineralstoffen führt dies zu einer höheren Stressanfälligkeit und zur mangelhaften Versorgung mit Vitalstoffen. In diesem Fall sind auch Nahrungsergänzungsmittel sinnlos, weil sie ebenso wenig vom Körper aufgenommen werden können.
- *Säurebildende Nahrungsmittel, vor allem Fleisch, hinterlassen bei der Verstoffwechselung im Körper Abbauprodukte, die dieser nicht mehr so leicht loswird:* Dies ist vor allem dann der Fall, wenn Sie ohnehin schon unter Stress stehen und Proteine nur schlecht verdauen. Sie fühlen sich schlapp, müde und haben zu viel Schleim im Körper, was sich häufig in Nebenhöhlenproblemen niederschlägt. Diese Art der »Verstopfung« führt natürlich nicht direkt zu Ängsten, doch sie überlastet den Körper, was Spannung und Nervosität ansteigen lässt. Je weniger unverdauliche Abbauprodukte sich in Ihrem Körper ansammeln, desto leichter werden Sie sich fühlen, und desto klarer sind Sie auch im Kopf. Viele Medikamente verursachen übrigens ebenfalls eine saure Reaktion des Körpers.

Wenn Sie künftig vermehrt darauf achten wollen, dass Ihr Körper im Säure-Basen-Gleichgewicht bleibt, sollten Sie Säurebildner in Ihrer Nahrung reduzieren. Dazu gehören fast alle tierischen Lebensmittel sowie Zucker und Produkte aus weißem Mehl, nicht aber solche aus Vollkornmehl. Gegenspieler der Säurebildner sind die sogenannten »Basenbildner« wie Gemüse, Obst (außer Pflaumen und Zwetschgen), Vollkornprodukte, Vollreis, Hirse und Buchweizen sowie Bohnensprossen. Idealerweise sollten etwa 50 bis 60 Prozent unserer Nahrung aus solchen Lebensmitteln bestehen. Im Winter allerdings verträgt der Organismus einen höheren Anteil tierischer Lebensmittel. Probieren Sie einfach aus, womit Sie sich am wohlsten fühlen.

MEHR PROTEIN ALS KOHLEHYDRATE

Bis vor wenigen Jahren hieß es noch in den Empfehlungen der Ernährungsgesellschaften, wir sollten unseren Kalorienbedarf zu 70 Prozent aus komplexen Kohlehydraten (Vollkornbrot, -flocken und -nudeln) decken. Dahinter stand die Vorstellung, dass zu viel Fett allerlei Herz-Kreislauf-Erkrankungen nach sich zieht und zu viel Proteine den Körper übersäuern. Die ideale Ernährung, so hieß es, bestünde aus 15 bis 20 Prozent Fett, 15 bis 20 Prozent Proteinen und der Rest aus Kohlehydraten.

In den letzten Jahren allerdings zeigte sich, dass ein hoher Kohlehydratanteil auch nicht so gesund ist. Der Körper verarbeitet Kohlehydrate zu Glukose, die Gehirn und Muskeln als Brennstoff brauchen. Um die Glukose in die Zellen zu schaffen, setzt die Bauchspeicheldrüse Insulin frei. Wer viele Kohlehydrate zu sich nimmt, produziert also auch viel Insulin. Doch gerade dies wirkt sich hemmend auf die Versorgung mit einigen wichtigen Stoffen wie zum Beispiel Prostaglandinen (Hormone) und Serotonin (Neurotransmitter) aus.

Kurz gesagt: Der übermäßige Konsum von Kohlehydraten (Brot, Nudeln, Kartoffeln und so weiter) kann dazu führen, dass andere für den Körper wichtige Regelkreise gestört werden. Nun hat es freilich keinen Sinn, komplexe Kohlehydrate von der Speisekarte zu streichen. Sie müssen vielmehr so reduziert werden, dass sie in gesundem Gleichgewicht zu Proteinen und Fetten stehen. *Natürlich darf durch die Umstellung auch der Gesamtkaloriengehalt der Nahrung nicht ansteigen.* Heute empfiehlt man etwa 40 Prozent Kohlehydrate, 30 Prozent Proteine und 30 Prozent Fett. Dr. Barry Sears führt in seinem Buch *Das Optimum* den Nachweis, dass es besser ist, den Kohlehydratanteil der Nahrung zu senken. Viele meiner Patienten berichten, dass es ihnen anschließend besser ging. Das verwundert weiter nicht, denn gerade Angststörungen und andere Stimmungsschwankungen stehen in engem Zusammenhang mit einem Mangel an Neurotransmittern. Der Körper kann Neurotransmitter (vor allem Serotonin) nicht herstellen ohne eine gleichmäßige Versorgung mit Aminosäuren, den Bausteinen der Proteine. Aber ob Sie nun Sears' Empfehlung (40 zu 30 zu 30) für sich praktikabel finden oder nicht, auf jeden Fall ist es empfehlenswert, bei allen Mahlzeiten Proteine (möglichst in Form von fangfrischem Fisch, Bio-Geflügel, Eiern, Tofu, Tempeh oder Hülsenfrüchten) zu sich zu nehmen. Andererseits sollten diese nicht mehr als 30 Prozent des Nahrungsanteils ausmachen, weil zu viel Proteine den Körper übersäuern – mit den bereits genannten Auswirkungen.

UND IM RESTAURANT?

Viele Menschen nehmen mehrere Mahlzeiten pro Woche nicht zu Hause ein. Bedauerlicherweise ist das Essen in manchen Restaurants nicht besonders gesund: Die Mahlzeiten enthalten zu viele Kalorien, zu viel Salz, zu viele gesättigte Fette oder werden mit altem Fett zubereitet. Außerdem sind die Zutaten häufig nicht so frisch wie zu Hause.

Wenn Sie also des Öfteren ins Restaurant müssen, sollten Sie sich an folgende Grundregeln halten:

- Essen Sie kein Fast Food (»Imbiss«).
- Gehen Sie nach Möglichkeit in Restaurants, die Ihnen frische Bio-Lebensmittel anbieten.
- Ist dies nicht möglich, dann suchen Sie sich ein gutes Fischrestaurant aus und bestellen Sie fangfrischen Fisch, der nur in Butter oder Öl gegart wurde. Essen Sie dazu frisches Saisongemüse, Kartoffeln oder Reis und grünen Salat, aber kein Sahne- oder Sauerrahmdressing.
- Sie können auch ein gutes japanisches oder chinesisches Restaurant aufsuchen und dort ein Gericht mit Reis, Gemüse, frischem Fisch oder Tofu zu sich nehmen. In chinesischen Restaurants sollten Sie verlangen, dass Ihre Mahlzeit ohne Glutamat zubereitet wird. Auf diesen Geschmacksverstärker reagieren viele Menschen allergisch.
- Essen Sie grundsätzlich zur Mahlzeit nicht mehr als ein Brötchen – ohne Butter natürlich. Beim Frühstück beschränken Sie sich auf eine kleine Portionspackung Butter. Und bestellen Sie keine Sahnesaucen oder -suppen. Lassen Sie sich den Salat mit Essig und Öl servieren, sodass Sie selbst bestimmen, wie viel Sie davon nehmen. Auch bei Vor- und Nachspeisen sollten Sie darauf achten, dass diese nicht zu fett ausfallen. Bitten Sie den Kellner ruhig darum, dass man die Mahlzeiten nach Ihren Vorstellungen zubereitet. Je einfacher, umso besser. Sie werden feststellen, dass es Ihnen besser geht, wenn Sie üppige, fette und zuckerreiche Speisen weglassen.

Bei all unseren Ernährungstipps ist vor allem eines wichtig: Versuchen Sie nicht, alle auf einmal umzusetzen. Fangen Sie erst einmal an, Ihren Koffein- und Zuckerkonsum zu reduzieren, da diese beiden Stoffe einen direkten Einfluss darauf haben, wie anfällig Sie für Stress und Angstgefühle sind. Ansonsten gilt: Sie werden die gewählte Ernährungsform nur dann beibehalten, wenn Sie wirklich Lust darauf haben. Also machen Sie sich keinen Druck!

ZUSAMMENFASSUNG: ANTI-STRESS-ERNÄHRUNG

Alle Ratschläge in diesem Kapitel sollten Sie als Empfehlung, nicht als Vorschrift betrachten. Natürlich besitzt jede einzelne eine gewisse Bedeutung, trotzdem habe ich sie hier noch einmal hierarchisch geordnet. Punkt 1 bringt, was die Angstreduktion angeht, am meisten, Punkt 12 am wenigsten:

1. *Stimulanzien reduzieren oder ganz weglassen:* Koffein, Nikotin, Salz und Konservierungsmittel. Versuchen Sie, schwarzen Tee gegen grünen Tee auszutauschen, der weniger Koffein enthält. Auch Kräutertees sind gesund.
2. *Zucker reduzieren oder ganz eliminieren:* weißen und braunen Zucker, Honig, Traubenzucker, Rohrzucker, Maissirup, Fruchtzucker, Ahornsirup, Melasse. Steigen Sie auf zuckerfreie Getränke um. Ersetzen Sie zuckerhaltige Nachspeisen durch Obst. Auch Ihren Alkoholkonsum sollten Sie im Auge behalten. Der Körper wandelt Alkohol nämlich in Zucker um. Verzichten Sie vollends auf künstliche Süßstoffe wie Aspartam (Nutrasweet) und Saccharin. Besonders Aspartam kann Panikanfälle fördern und langfristig das Nervensystem schädigen. Wenn Sie Süßstoffe nicht ganz verbannen wollen, versuchen Sie es mit Stevia, einem natürlichen Süßstoff, von dem keine negativen Nebenwirkungen bekannt sind.
3. *Verzichten Sie weitgehend auf Fertignahrung:* Ersetzen Sie alles, was industriell verarbeitet ist, durch möglichst naturbelassene, frische Lebensmittel aus biologischem Anbau. Selbst sogenannte »gesundheitsfördernde Nahrungsergänzungsmittel« wie Proteinpulver sind natürliche Lebensmittel, die aber stark verarbeitet wurden. Ersetzen Sie Limonaden und andere Softdrinks durch frisch gepresste Obstsäfte. Noch gesünder ist frisches, unbehandeltes Obst.
4. *Machen Sie einen Allergietest, und lassen Sie alles weg, wogegen Sie allergisch sind:* Achten Sie darauf, wie Sie sich fühlen, wenn Sie Milch- und Weizenprodukte vom Speisezettel streichen. Vermeiden Sie Lebensmittel, von denen Sie wissen, dass diese Sie müde und abgeschlagen machen oder bei Ihnen nach dem Verzehr zu einer starken Schleimbildung führen.
5. *Streichen Sie rotes Fleisch und Geflügel aus Massentierhaltung vom Speiseplan:* Greifen Sie stattdessen zu Bio-Hühnchen oder frischem Fisch aus Wildfang (besonders zu Heilbutt, Lachs, Schnapper, Seezunge, Forelle und Steinbutt). Auch große Meeresfische wie Schwertfisch, Marlin und Thunfisch sind wegen des hohen Quecksilbergehalts nur bedingt empfehlenswert.
6. *Nehmen Sie genügend Ballaststoffe zu sich:* Vollkornflocken, Rohkost und ballaststoffreiches Obst, wie zum Beispiel Äpfel (zu viele Ballaststoffe allerdings führen zu Blähungen und reduzieren die Fähigkeit des Körpers, Proteine aufzunehmen).

7. *Trinken Sie täglich mindestens 1,5 Liter gutes, gefiltertes Wasser.* Gute Filtermethoden für Wasser sind Umkehrosmose und Aktivkohle. Meiden Sie in Plastikflaschen abgefülltes Trinkwasser. Können Sie dies nicht ganz vermeiden, sollten Sie die Flasche gleich nach dem Öffnen leertrinken – lassen Sie das Wasser nicht tagelang in der Plastikflasche stehen, auch wenn Sie es im Kühlschrank lagern.
8. *Essen Sie mehr Gemüse:* Ein gemischter Salat täglich und einmal pro Tag gegartes Gemüse sollten im Speiseplan nicht fehlen.
9. *Kaufen Sie möglichst biologisch-organisch angebaute Nahrungsmittel.*
10. *Der Anteil an Fett in Ihrer Nahrung (Öle, Nüsse, Salatdressing usw.) sollte 30 Prozent der gesamten Kalorienzufuhr nicht überschreiten.* Der Anteil an tierischen Fetten und Cholesterin-lastigen Lebensmitteln wie rotes Fleisch, Innereien, fette Saucen, Käse, Butter, Eier, Vollmilch und Krustentiere sollte bei unter 10 Prozent liegen. Achten Sie darauf, dass Sie keine Lebensmittel mit hohem Gehalt an Transfettsäuren zu sich nehmen. Diese sind in allen frittierten Lebensmitteln, in Pommes frites, Mayonnaise, Margarine und anderen Lebensmitteln mit gehärteten Ölen enthalten.
11. *Halten Sie nach Möglichkeit Ihr Gewicht, was bedeutet, dass Sie nicht mehr Kalorien zu sich nehmen, als Sie verbrauchen:* Wenn Sie Übergewicht haben, nehmen Sie ab: Weniger essen und mehr Bewegung ist hier der Königsweg.
12. *Nehmen Sie hauptsächlich Nahrungsmittel aus folgenden Gruppen zu sich:*
    - Obst und Gemüse (vier bis fünf Portionen täglich),
    - Vollkornprodukte (zwei bis drei Portionen täglich),
    - tierisches Eiweiß, vorzugsweise als Bio-Geflügel, Fisch und Eier oder Hülsenfrüchte (zwei bis drei Portionen täglich),
    - Milchprodukte, möglichst fettarm (ein bis zwei Portionen täglich). Wenn Sie Kuhmilch nicht vertragen, greifen Sie stattdessen zu Reis- oder Mandelmilch.

Aus den ersten beiden Gruppen dürfen Sie sich reichlich, aus den anderen beiden spärlich bedienen. Generell sollten Sie sich überwiegend vegetarisch ernähren und auf große Mengen Fleisch verzichten. Außerdem lohnt es sich, weniger Kohlehydrate zu essen und dafür mehr gesundes Protein. Proteine sollten 30 Prozent Ihrer Ernährung ausmachen, gesunde Fette 20 bis 30 Prozent (oder weniger, wenn Ihr Cholesterin-Wert bei über 250 liegt) und komplexe Kohlehydrate 40 bis 50 Prozent.

Mithilfe des »Esstagebuch«-Arbeitsblatts können Sie Ihren täglichen Nahrungsmittelkonsum kontrollieren. Wo sollten Sie Ihre Ernährungsweise verbessern? Welche Maßnahmen könnten Sie schon im nächsten Monat in Angriff nehmen?

ESSTAGEBUCH

Dokumentieren Sie mithilfe des Arbeitsblatts drei Tage lang Ihre Essgewohnheiten. Idealerweise greifen Sie dort ein, wo Ihre Nährstoffaufnahme am stärksten von der Empfehlung abweicht. Kopieren Sie sich das Blatt, damit Sie eventuelle Veränderungen protokollieren können.

Datum ____________________	Erster Tag	Zweiter Tag	Dritter Tag	Durch-schnitt	Ideal-wert
Koffein 1 Portion = 1 Tasse Kaffee oder 1 Tasse schwarzer Tee oder 1 Glas koffeinhaltiges Getränk					0
Süßigkeiten 1 Portion = 1 Schokoriegel, 1 Stück Kuchen oder 1 Eisbecher					0
Alkohol 1 Portion = 1 Glas Bier, 1 Glas Wein oder 1 Cocktail					0–1
Gemüse und Obst 1 Portion = 1 Tasse Stangen-bohnen, 1 Apfel, 1 Orange oder 1 mittelgroße Kartoffel					5
Vollkornbrot und Vollkorn-getreideprodukte 1 Portion = 1 Scheibe Brot oder ¾ Tasse Getreideflocken					2–3
Milch, Käse, Joghurt 1 Portion = 1 Tasse Milch oder 1 mittlere Scheibe Käse					1–2
Fleisch, Geflügel, Fisch, Eier, Bohnen und Nüsse 1 Portion = 100 g mageres Fleisch, 100 g Fisch, 1¼ Tassen gekochte Bohnen oder ¾ Tasse Nüse					3–4

NÜTZLICHE NAHRUNGSERGÄNZUNGSMITTEL BEI ANGSTZUSTÄNDEN

VITAMIN-B-KOMPLEX UND VITAMIN C

In Stresszeiten verbraucht der Körper viel Vitamine, vor allem Vitamin C und den B-Komplex.[14] Daher empfiehlt es sich, täglich 2 Gramm Vitamin C und ein hochwertiges Vitamin-B-Komplexpräparat einzunehmen. Dadurch verbessert sich die Stressresistenz meist deutlich.

Der Vitamin-B-Komplex sorgt für ein einwandfreies Funktionieren des Nervensystems. Mangelerscheinungen, vor allem soweit sie die Vitamine B1, B2, B6 und B12 betreffen, führen zu Nervosität, Reizbarkeit, Ruhelosigkeit, Müdigkeit und Unausgeglichenheit. Am besten nimmt man alle elf B-Vitamine in einem Komplexpräparat, da diese ihre positive Wirkung im Zusammenspiel besser entfalten können.

Vitamin C stärkt das Immunsystem und ist deshalb bei Infekten wichtig, aber auch bei Verletzungen und anderen Erkrankungen. Weniger bekannt ist die Tatsache, dass Vitamin C die Nebennieren unterstützt, die gerade im Umgang mit Stress von Bedeutung sind. Auch Vitamin B5 (Pantothensäure) fördert die Arbeit der Nebennieren. Daher hat eine hohe Dosierung (etwa 1000 Milligramm) auf viele Menschen eine beruhigende Wirkung.

Folgende Dosierung ist empfehlenswert:

- 25 bis 50 Milligramm aller B-Vitamine einmal täglich (zweimal pro Tag, wenn das Stressniveau sehr hoch ist),
- 1000 Milligramm Vitamin C, zweimal täglich (auch hier können Sie unter starkem Stress die Dosierung verdoppeln). Vitamin C nehmen Sie am besten in Kombination mit den Bioflavonoiden Rutin und Hesperidin.

Steigt die Belastung, dann kann auch eine Extradosis Vitamin B5 (Pantothensäure) nicht schaden. Versuchen Sie, Retardpräparate zu bekommen (auch für Vitamin C), da diese langsam abgebaut und daher vom Körper nicht gleich wieder ausgeschieden werden. Manche Ernährungswissenschaftler empfehlen auch die zusätzliche Einnahme von Folat, um die Wirkung der Folsäure im Vitamin-B-Komplex zu ergänzen.

Sie können den Vitamin-B-Komplex nicht überdosieren, da die B-Vitamine – mit Ausnahme von B6 – wasserlöslich sind. Vom Vitamin B6 sollten Sie auf lange Sicht nicht mehr als 100 Milligramm pro Tag zu sich nehmen. (Kurzfristig können Sie, zum Beispiel wenn Sie unter dem prämenstruellem Syndrom leiden,

[14] Zum Vitamin-B-Komplex gehören Thiamin (B1), Riboflavin (B2), Niacin (B3), Pantothensäure (B5), Pyridoxin (B6), Biotin (B7), Folsäure (B8), Cholin, Inositol, Cobalamin (B12) und PABA (Para-Aminobenzoesäure).

eine höhere Dosis einnehmen.) Hohe Dosen Vitamin C sind im Allgemeinen harmlos und schützen Sie auch vor Erkältungen. Bei einer Dosierung von über 5000 Milligramm pro Tag allerdings kommt es gewöhnlich zu Verdauungsproblemen. Längerfristig können sich Nierensteine bilden.

Bitte nehmen Sie sämtliche Vitaminpräparate *zu den Mahlzeiten* ein. Enzyme und Magensäure helfen, die Vitamine aufzuschließen. Nehmen Sie Vitamine möglichst nicht auf nüchternen Magen zu sich (von Aminosäuren einmal abgesehen, doch dazu weiter unten). Vitaminkapseln sind leichter zu verdauen als Tabletten.

CALCIUM

Auch Calcium wirkt beruhigend auf das Nervensystem. Es trägt dazu bei, dass sich die Nervenimpulse von Zelle zu Zelle fortpflanzen können. Zu wenig Calcium führt zur Überaktivität in den Nervenzellen. Ein solches physiologisches Ungleichgewicht kann Angstzustände begünstigen. Daher sollten Sie täglich mindestens 1000 Milligramm Calcium zu sich nehmen. Zu diesem Zweck können Sie calciumreiche Nahrungsmittel wie Milchprodukte, Eier und Blattgemüse verzehren. Und Sie können Calciumpräparate einnehmen, wobei die sogenannten »Chelate« den Calciumcarbonatpräparaten vorzuziehen sind. Wenn Sie Calcium einnehmen, sollten Sie es auf jeden Fall in einem Kombipräparat mit Magnesium tun, denn die beiden Mineralstoffe unterstützen einander in der Wirkung. Bei einigen Menschen wirkt Magnesium ebenso entspannend wie Calcium. Das Verhältnis von Calcium und Magnesium sollte bei Kombipräparaten entweder zwei zu eins oder eins zu eins betragen. Es gibt auch Flüssigpräparate. Wenn Sie fürchten, unter Mineralstoffmangel zu leiden, können Sie Ihren Arzt oder Ernährungsberater um eine Haaranalyse bitten, die Sie allerdings selbst bezahlen müssen. Ein Mangel an bestimmten Mineralstoffen kann häufig als Signal für das Vorliegen einer gesundheitlichen Störung gelten. Zu wenig Chrom beispielsweise zeigt eine mögliche Neigung zu Unterzucker und damit im Kohlehydratstoffwechsel an. Zu wenig Kobalt signalisiert einen Vitamin-B12-Mangel. Mit der Haaranalyse lassen sich auch Schwermetalle wie Aluminium, Blei oder Quecksilber im Körper feststellen. Ein Übermaß an Quecksilber zum Beispiel kann Angstzustände auslösen.

ANTIOXIDANTIEN

Der Körper braucht Antioxidantien um entzündliche Vorgänge in Schach zu halten, die eine ganze Reihe von Krankheiten auslösen können. Herzkreislauferkrankungen stehen hier an erster Stelle. Zu den guten, antioxidativen Lebensmittel gehören Bohnen (Kidney- und Pintobohnen), Beeren (biologisch angebaute Blaubeeren, Himbeeren und Erdbeeren), Äpfel, Walnüsse, Pekannüsse und Artischocken. Empfehlenswerte Nahrungsergänzungsmittel sind Vitamin C (2 Gramm täglich), Vitamin

E (400 IU täglich), Selen (100 Milligramm täglich), Koenzym Q10 (200 Milligramm täglich), Resveratrol (unter anderem in Rotwein) und natürliches Astaxanthin (beginnend mit 4 Milligramm täglich und langsam auf 10 Milligramm täglich steigern).

RELAXENDE KRÄUTER

Kräuter werden seit Jahrhunderten zur Entspannung eingesetzt. Sie sind meist nicht so stark in der Wirkung wie ärztlich verordnete Tranquilizer, haben allerdings auch weniger Nebenwirkungen. Ein weiterer Vorteil ist, dass sie nicht süchtig machen. Für leichte bis mittelschwere Ängste sind Kräuterpräparate ausgezeichnet geeignet.

Kava: Entspannung von den Fidschiinseln

Kava (auch: Kava-Kava) ist ein natürlicher Tranquilizer, der in den letzten Jahren recht populär geworden ist. Kava gehört zur Familie der Pfeffergewächse und kommt aus dem Südpazifik. In Polynesien wird das Gewächs zu Ritualzwecken verwendet. Kleine Dosen führen zu einem tiefen Wohlgefühl, während hohe Dosierungen Antriebslosigkeit und Schwindel zur Folge haben, aber auch die Muskeln weitgehend entspannen.

In Europa wurde Kava zur Behandlung von Angstzuständen und Schlaflosigkeit zugelassen. Allerdings wurde die Zulassung wegen aufgetretener Leberschäden widerrufen. Seit 2005 dürfen Pharmaunternehmen sie wieder beantragen. Kava wirkt anscheinend beruhigend auf das limbische System, vor allem auf die Amygdala. Wie genau Kava wirkt, wurde bislang nicht erforscht.

Kava beruhigt, ohne abhängig zu machen. Darüber hinaus hat es keinen verstärkenden Einfluss auf Depressionen und führt auch nicht zur Gedächtnisschwäche, wie dies bei Tranquilizern manchmal der Fall ist. Über die Dosierung sprechen Sie am besten mit Ihrem Arzt.

Baldrian

Baldrian ist als pflanzliches Beruhigungsmittel vor allem in Europa weit verbreitet. Klinische Studien haben erwiesen, dass es bei leichten bis mittelschweren Angstzuständen ebenso wirksam ist wie verschreibungspflichtige Tranquilizer.

Baldrian stört die Konzentration weniger, verursacht weniger Gedächtnisprobleme und führt nicht so leicht zu Antriebslosigkeit und Schwindel. Als Einschlafhilfe führt es kaum zum gefürchteten Hangover am nächsten Morgen, bei dem es zu Müdigkeit und Konzentrationsschwäche kommt. Im Allgemeinen wirkt Baldrian gut bei leichten bis mittelschweren Ängsten, in schweren Fällen sollte man zu anderen Mitteln greifen.

In Baldrian (*Valeriana officinalis*) sind zahlreiche Wirkstoffe wie ätherische Öle, Alkaloide, Iridoide enthalten. Für die beruhigende Wirkung allerdings lässt sich kein isolierbarer Stoff verantwortlich machen. Es scheint, dass sie nur »im Team« funktionieren. Daher ist es eher unwahrscheinlich, dass aus der Pflanze ein einzelner Wirkstoff extrahiert und synthetisch hergestellt werden wird.

Baldrian ist vor allem als schlafförderndes Mittel bekannt. Wissenschaftliche Untersuchungen haben nachgewiesen, dass Baldrian die Einschlafzeit signifikant verkürzt und die Schlafqualität verbessert. Wenn Sie mit der Einnahme beginnen und nicht sofort besser schlafen können, sollten Sie das Präparat trotzdem nicht absetzen. Einige Untersuchungen legen nahe, dass es bis zu drei Wochen dauern kann, bis die schlaffördernde Wirkung einsetzt. Dasselbe gilt auch für die Linderung von Angstzuständen.

Sie können Baldrian als Tropfen, Tee, Kapseln oder Dragees kaufen. Kapseln und Dragees sind magenfreundlicher als Tropfen oder Tee. Beachten Sie bitte genauestens die Hinweise auf der Packungsbeilage. Häufig gibt es Kombinationspräparate mit anderen entspannenden Kräutern wie Passionsblume, Hopfen, Helmkraut oder Kamille. Einige Menschen kommen mit diesen Präparaten besser zurecht.

200 bis 400 Milligramm Baldrian leisten zur Beruhigung von Angstzuständen tagsüber gute Dienste. Als Ein- und Durchschlafhilfe sollten Sie am Abend, etwa eine Stunde vor dem Schlafengehen, ein hochdosiertes Präparat von 400 bis 800 Milligramm einnehmen. Bei leichten bis mittelschweren Angstzuständen können Sie die Tagesdosis von 200 bis 400 Milligramm bis zu dreimal täglich nehmen. Achten Sie darauf, dass Sie auch wirklich ein hochdosiertes Präparat kaufen. Normalerweise gibt Ihnen die Packung darüber Auskunft. Schauen Sie auf das Verfallsdatum, denn ältere Produkte sind meist weniger wirksam. Am besten lassen Sie sich in der Apotheke beraten.

Im Allgemeinen sollte man Baldrian tagsüber nicht länger als sechs Monate einnehmen. Die Langzeiteinnahme in hohen Dosen kann Nebenwirkungen wie Kopfschmerzen, Erregbarkeit, Unruhezustände und Herzklopfen verursachen. Ohne zeitliche Begrenzung können Sie Baldrian einnehmen, wenn Sie dies nicht öfter als drei- bis viermal pro Woche tun. Achten Sie darauf, dass Sie Baldrian nicht zusammen mit Benzodiazepinen wie Lorazepam, Klonazepam, Temazepam, Zolpidem oder Zopiclon einnehmen. Die Kombination mit anderen Kräuterpräparaten wie Johanniskraut, Hopfen, Passionsblume oder Kava hat sich dagegen als besonders hilfreich erwiesen. Langzeitstudien haben ergeben, dass Baldrian eine hohe Medikamentensicherheit besitzt. Trotzdem gibt es auch hier Berichte über paradoxe Reaktionen. Wenn sich nach Baldrianeinnahme Herzklopfen, Angstzustände oder Ruhelosigkeit verstärken sollten, dann sind Sie möglicherweise gegen dieses Mittel allergisch. Versuchen Sie herauszufinden, ob es sich nicht um einen anderen Bestandteil des eingenommenen Präparats handelt (falls es ein Kombipräparat ist). Wenn nicht, dann setzen Sie es ab.

Johanniskraut

Johanniskraut (*Hypericum perforatum*) ist als Heilpflanze schon seit dem Altertum bekannt. Hippokrates empfahl es bei Nervosität bereits vor nahezu 2500 Jahren. Auch heute wird es bei leichten bis mittelschweren Depressionen und Angstzuständen eingesetzt. In Deutschland ist es das meistverordnete Mittel gegen Stimmungsschwankungen, was seine Wirksamkeit unterstreicht.

Johanniskraut lindert Depressionen, was in der Folge zur Verringerung von Angstzuständen führt. Wissenschaftliche Untersuchungen ergaben, dass die Angst lösende Wirkung des Johanniskrauts mit der von Tranquilizern vergleichbar ist. Scheinbar wirkt sich Johanniskraut förderlicher auf alle drei Neurotransmitter aus, die bei der Angststörung eine Rolle spielen: Serotonin, Noradrenalin und Dopamin. Insofern ist es, bei guter Verträglichkeit, den Serotonin-Wiederaufnahmehemmern (SSRI) vorzuziehen, die sich nur auf den Serotoninspiegel auswirken.

Johanniskraut ist in Apotheken, im Drogeriemarkt und sogar in Lebensmittelgeschäften erhältlich. Achten Sie jedoch stets darauf, dass Sie ein Präparat erwerben, das ausreichend hoch dosiert ist. Die Standarddosis beträgt 900 Milligramm pro Tag, die Sie auf mehrere Einnahmen verteilen können.

Zu Beginn sollten Sie 600 Milligramm am Tag einnehmen, unter Umständen verteilt auf zwei Dragees. Wenn Sie Magenprobleme haben, nehmen Sie das Mittel zu den Mahlzeiten ein. Unter Umständen lässt sich die Dosis auch noch steigern, doch darüber sollten Sie unbedingt mit Ihrem behandelnden Arzt sprechen.

Die volle Wirkung des Johanniskrauts setzt allerdings erst nach zwei bis sechs Wochen ein. Wenn Sie also anfangs noch keinen Effekt verspüren, sollten Sie sich nicht entmutigen lassen, sondern weiter Ihre Tagesdosis einnehmen.

Auch Johanniskraut hat eine hohe Medikamentensicherheit. Bei einigen Menschen löst es photosensitive Reaktionen aus, was bedeutet, dass sie gegen Sonnenlicht empfindlicher werden. Wenn Sie sich also für Johanniskraut entschieden haben und aus beruflichen oder anderen Gründen viel an der Sonne sind, verwenden Sie eine Sonnencreme mit hohem Lichtschutzfaktor (30 bis 50 SF). Andere Nebenwirkungen können sein: Magenprobleme, Schwindelgefühl oder Mundtrockenheit. Dies kommt allerdings nur sehr selten vor, auf jeden Fall weniger häufig als bei den übrigen Antidepressiva.

Andere Antidepressiva sollten nicht mit Johanniskraut kombiniert werden. Wenn Sie also trizyklische Antidepressiva oder SSRI-Präparate bekommen, besprechen Sie mit Ihrem Arzt, ob Sie diese langsam absetzen können, sofern Sie stattdessen Johanniskraut nehmen wollen.

Johanniskraut und Baldrian verstärken sich gegenseitig in der Wirkung. Des Weiteren lässt sich Johanniskraut problemlos mit Beruhigungsmitteln vom Benzodiazepin-Typus kombinieren. Werden Sie hingegen mit MAO-Hemmern wie Tranylcypromin oder Phenelzin behandelt, dann dürfen Sie Johanniskraut *keinesfalls* einnehmen.

Zusammengefasst lässt sich sagen, dass Johanniskraut bei leichten bis mittelschweren Depressionen gute Erfolge erzielt. Nach zwei- bis sechswöchiger Einnahme reduzieren sich gewöhnlich auch Angstzustände. Weniger wirksam ist es bei Panikanfällen, Zwangsstörungen oder posttraumatischer Belastungsstörung. Bei schwerwiegenderen Angststörungen, bei denen beispielweise auch eine kognitive Verhaltenstherapie oder andere nicht medikamentöse Behandlungen keine nachhaltige Besserung brachten, sollten Sie einen Psychiater aufsuchen und sich dort beraten lassen. Weitere Informationen über die Wirksamkeit von Johanniskraut finden Sie in Harold Bloomfields Buch *Trost für die Seele – Johanniskraut, der natürliche Weg aus der Depression*.

ANDERE HEILKRÄUTER

- Die *Passionsblume* ist ein ausgezeichnetes Beruhigungsmittel, das bei manchen Menschen genauso gut wirkt wie Baldrian. In höheren Dosen wird es zur Behandlung von Schlafstörungen eingesetzt. Es lindert nervöse Spannungszustände und wirkt relaxierend auf die Muskeln. Gute Präparate erhalten Sie in Ihrer Apotheke. Häufig gibt es die Passionsblume in Kombination mit Baldrian oder anderen beruhigenden Kräutern.
- *Gotu kola* (Centella asiatica, deutsch: Indischer Wassernabel) wird seit Jahrtausenden in der ayurvedischen Medizin genutzt. Es revitalisiert das geschwächte Nervensystem, verbessert das Gedächtnis sowie den Blutkreislauf. Auch die Heilvorgänge nach der Geburt beeinflusst es positiv. Es ist in den Darreichungsformen Pulver, Tinktur sowie als Kapseln oder Tabletten erhältlich.
- *Ginkgo biloba* ist der Extrakt der Blätter und Samen des Ginkgobaumes. Er hilft, Angstzustände zu reduzieren, indem er die Konzentrationsfähigkeit und geistige Klarheit verbessert. Dies geschieht vor allem durch eine bessere Durchblutung des Gehirns, das so besser mit Sauerstoff und Nährstoffen versorgt wird. Bei älteren Menschen verbessert der Extrakt nachgewiesenermaßen die Gedächtnisleistung. Außerdem wirkt er sich positiv bei Tinnituspatienten aus, die unter dem »Pfeifen im Ohr« leiden. Ich empfehle eine Dosis von 60 bis 180 Milligramm, verteilt auf bis zu drei Tabletten. Wenn Sie regelmäßig Aspirin nehmen, sollten Sie mit Ginkgo vorsichtig sein, weil beides die Blutgerinnungsfähigkeit herabsetzt. Unter Umständen können Sie auf ein anderes Schmerzmittel zurückgreifen. Sprechen Sie mit Ihrem Arzt.

Bitte achten Sie darauf, die angegebene Höchstdosis der hier vorgestellten Kräuter nie zu überschreiten. Auch Naturheilmittel können überdosiert werden. Fragen Sie Ihren Arzt oder informieren Sie sich in den Büchern von Harold Bloomfield, die ich am Ende des Kapitels aufgelistet habe.

SAM-E: EIN SCHNELL WIRKENDES, NATÜRLICHES ANTIDEPRESSIVUM

S-Adenosylmethionin (abgekürzt SAM-e, ausgesprochen »Sammy«) ist eine Aminosäure, die auch natürlich im Körper vorkommt. In Europa wird das Mittel schon seit über zwanzig Jahren eingesetzt, in den USA ist es erst seit 1999 erhältlich. Wissenschaftliche Untersuchungen haben gezeigt, dass es bei der Behandlung von Depressionen gute Ergebnisse erzielt.

SAM-e scheint die Serotonin- und Dopaminaktivität im Gehirn zu erhöhen. Gesunde Menschen produzieren ausreichend SAM-e, bei Depressionen jedoch sinkt der Spiegel häufig ab.

SAM-e ist praktisch nebenwirkungsfrei. Da es im Körper auch natürlich vorkommt, gibt es keine Unverträglichkeitsreaktionen. Manche Menschen allerdings berichten über anfängliche Übelkeit nach Aufnahme der Behandlung. Im Allgemeinen verschwindet diese bereits nach wenigen Tagen. SAM-e hat den Vorteil, dass es sehr schnell wirkt. Anders als bei verschreibungspflichtigen Antidepressiva und Johanniskraut sind die positiven Effekte schon nach wenigen Tagen zu spüren.

SAM-e wird auch zur Behandlung von Osteoarthritis und Fibromyalgie eingesetzt. Es scheint zur Regeneration des Knorpelgewebes in den Gelenken beizutragen. Darüber hinaus entfaltet SAM-e starke antioxidative Wirkung und schützt so die Zellen vor freien Radikalen. Im Körper wird es zur Synthese von Glutathion eingesetzt, einem wichtigen Antioxidans. Auch zur Entgiftung hat sich SAM-e als hilfreich erwiesen, da es die Leber unterstützt. Es kann den Körper von den Abbauprodukten von Alkohol- oder Drogenmissbrauch sowie von Umweltgiften befreien.

Ob SAM-e auch bei Angstzuständen positiv wirkt, lässt sich im Moment noch nicht zweifelsfrei sagen. Seine Qualitäten als Antidepressivum allerdings sind belegt. Da es ähnlich wirkt wie ein Serotonin-Wiederaufnahmehemmer, wird angenommen, dass es auch angstlösende Wirkung zeigen sollte.

SAM-e ist in Deutschland übers Internet sowie in der Apotheke erhältlich. Die bei depressiver Verstimmung empfohlene Dosis liegt bei 400 bis 1200 Milligramm täglich. Da es zu Anfang durchaus zu Übelkeit und Magenproblemen kommen kann, sollten Sie eine Einstiegsdosis von 200 Milligramm wählen. Achten Sie darauf, dass Sie nur Tabletten mit Überzug kaufen, die den Magen weniger belasten. Nach zwei Tagen steigern Sie die Dosis auf zweimal täglich 200 Milligramm. Wenn Sie bei dieser Dosierung nach einer Woche noch keine positive Wirkung verspüren, gehen Sie auf 800 bis 1200 Milligramm täglich. Bei Arthritis oder Fibromyalgie ist eine Tagesdosis von 800 Milligramm völlig ausreichend.

Menschen mit bipolarer Störung sollten SAM-e nur unter Aufsicht ihres Arztes nehmen, da es die manischen Phasen verstärken kann.

AMINOSÄUREN

In den letzten Jahren hat man entdeckt, dass auch Aminosäuren, also die natürlichen Bausteine der Proteine, bei Angststörungen und Depressionen positive Wirkung entfalten können. Da sie nicht abhängig machen und weniger Nebenwirkungen zeigen, ziehen viele Menschen sie der Behandlung mit verschreibungspflichtigen Antidepressiva vor.

Ausführliche Informationen dazu erhalten Sie bei einem qualifizierten Heilpraktiker oder einem Arzt mit entsprechender Zusatzausbildung.

Tryptophan

Die Aminosäure Tryptophan ist eine natürliche Vorstufe des Neurotransmitters Serotonin. Serotonin steuert viele Körperprozesse wie Stimmung, Schlaf, Appetit und Schmerzempfinden. Eine Serotoninausschüttung geht mit dem Gefühl der Ruhe und des Wohlbefindens einher. Produziert der Körper zu wenig davon, treten Ängste auf.

Einige wissenschaftliche Studien haben nun ergeben, dass Tryptophan bei der Behandlung von Schlaflosigkeit, generalisierter Angststörung und Depression genauso wirksam ist wie Beruhigungsmittel oder verschreibungspflichtige Antidepressiva.

Tryptophan liegt in zwei Formen vor: 5Hydroxytryptophan (5-HTP) und L-Tryptophan. 5-HTP bekommen Sie in Drogeriemärkten oder über das Internet. Empfohlen wird eine Dosis von 50 bis 100 Milligramm nicht öfter als zwei- bis dreimal am Tag (oder die Gesamtdosis auf einmal vor dem Schlafengehen). Sie können die Aminosäure vor, nach oder zu den Mahlzeiten einnehmen. L-Tryptophan hingegen wurde in den achtziger Jahren des letzten Jahrhunderts in den USA kurzfristig vom Markt genommen, weil es bei der Herstellung verunreinigt worden war. Mitte der neunziger Jahre wurde es wieder eingeführt und kann nun in der Apotheke erworben werden.

Viele Menschen empfinden L-Tryptophan als wirksamer denn 5-HTP und ziehen es daher zur Behandlung von Schlaflosigkeit vor. Die empfohlene Tagesdosis liegt bei 1000 bis 2000 Milligramm abends vor dem Schlafengehen. L-Tryptophan sollten Sie mit einem kohlehydrathaltigen Snack oder mit Fruchtsaft einnehmen. Beide Formen der Aminosäure werden in ihrer Wirkung verstärkt, wenn Sie dazu Vitamin B2 (100 bis 500 Milligramm Niacinamid) oder Vitamin B6 (100 Milligramm) nehmen. Wenn Sie trizyklische Antidepressiva, Serotonin-Wiederaufnahmehemmer oder MAO-Inhibitoren einnehmen, sollten Sie Tryptophan, egal, in welcher Form, nur unter ärztlicher Aufsicht einnehmen. Das Medikament Carbidopa erhöht die Wirksamkeit von 5-HTP, die Kombination sollte aber nur unter ärztlicher Aufsicht eingenommen werden.

Theanin

Die Amonosäure L-Theanin wurde 1949 als aktiver Wirkstoff des grünen Tees entdeckt und wird seither unter anderem als Nahrungsergänzungsmittel gehandelt.

L-Theanin passiert die Blut-Hirn-Schranke und reduziert durch seine hemmende Wirkung auf den Neurotransmitter GABA Angstzustände und Stressreaktionen. Außerdem fördert Theanin die Bildung von Alpha-Wellen im Gehirn. L-Theanin ist ein Vorläufer der Gamma-Amino-Buttersäure (GABA, siehe unten). Man geht davon aus, dass L-Theanin als Nahrungsergänzungsmittel das Gehirn schneller erreicht als GABA und deshalb effektiver wirken kann. Einige Studien weisen auch darauf hin, dass L-Theanin sich wahrscheinlich positiv auf die Immunfunktion auswirkt.

In einer 2007 vom NIH (National Institutes of Health) in den USA durchgeführten Studie wurde nachgewiesen, dass die orale Einnahme von Theanin die Erregung der kortikalen Neuronen hemmt und somit eine stressreduzierende Wirkung haben könnte.

Zurzeit wird Theanin als mildes Beruhigungsmittel auf natürlicher Basis eingesetzt. Es ist in Reformhäusern, Apotheken und im Internet erhältlich. Die empfohlene Tagesdosis für leichten bis mäßig starke Angststörungen liegt bei 100–200 Milligramm täglich. Manchen Menschen nehmen es auch als natürliches Schlafmittel ein, die Dosierung liegt in diesen Fällen bei 200 Milligramm täglich. In der angegebenen Dosierung kommt es nur sehr selten zu unerwünschten Nebenwirkungen.

GammaAminobuttersäure (GABA)

GABA ist eine gute Alternative zu Tryptophan und in Apotheken, Drogeriemärkten und im Internet erhältlich. Es hat leicht beruhigende Wirkung und wird von vielen Menschen statt der verschreibungspflichtigen Stoffe Alprazolam und Lorazepam eingesetzt. Es wirkt nicht ganz so stark, ist dafür aber völlig nebenwirkungsfrei und nicht suchterzeugend.

Um einen Beruhigungseffekt zu erzielen, müssen Sie etwa 200 bis 500 Milligramm GABA einnehmen. Sie können diese Menge auf ein bis zwei Dosen verteilen. (Nehmen Sie innerhalb von 24 Stunden nicht mehr als 1000 Milligramm ein.) GABA sollte mit einem kohlehydrathaltigen Snack (ein Stück Toast, Kräcker, Getreideflocken, Kleie oder Reiswaffeln) genommen werden, da so der beruhigenden Effekt verstärkt wird. Mit Proteinen sollten Sie GABA hingegen nicht einnehmen. Das ist zwar nicht schädlich, doch das Protein (das selbst aus Aminosäuren besteht) wird bei der Absorption mit GABA in Konkurrenz treten.

Tyrosin als natürliches Antidepressivum

Häufig werden Ängste von Depressionen begleitet. Die bereits genannten Aminosäuren haben sich bei der Behandlung von depressiven Verstimmungen als besonders wirksam erwiesen. Tyrosin erhöht den Noradrenalinspiegel des Körpers. Bei manchen Menschen gehen Depressionen auf einen Mangel an Noradrenalin zurück. Die meisten Patienten (nicht alle) reagieren daher positiv auf Tyrosin. Auch hier haben Sie keinerlei Nebenwirkungen zu befürchten.

Tyrosin ist in verschiedenen Dosierungen erhältlich, meist in 250 oder 500 Milligramm. Bitte beachten Sie bei der Einnahme folgende Regeln:

- Nehmen Sie Tyrosin nicht ein, wenn Sie schwanger sind, unter Phenylketonurie (PKU) leiden oder *MAO-Hemmer* wie Phenelzin oder Tranylcypromin einnehmen. Leiden Sie unter hohem Blutdruck, sollten Sie mit Ihrem Arzt sprechen, bevor Sie mit der Einnahme beginnen.

  Nehmen Sie 250 bis 500 Milligramm Tyrosin am Morgen ein. Tyrosin sollte nicht direkt nach einer eiweißhaltigen Mahlzeit eingenommen werden, da es die Blut-Hirn-Schranke nicht so gut überwinden kann, wenn andere Aminosäuren (Bestandteile des Proteins) in Konkurrenz dazu treten. Am besten nehmen Sie Tyrosin nüchtern ein und beginnen mit 250 Milligramm, bevor Sie es mit der höheren Dosierung (500 Milligramm) versuchen. Sollten Sie nach der Einnahme von Tyrosin unangenehme Nebenwirkungen wie Kopfschmerzen, Übelkeit oder Unruhe verspüren, setzen Sie das Nahrungsergänzungsmittel wieder ab.
- Wenn Sie die richtige Dosierung gefunden haben, sollten Sie nach einigen Wochen die positive Wirkung von Tyrosin spüren. Nehmen Sie, vor allem bei der Selbstbehandlung, nie mehr als 500 Milligramm täglich ein. Nur ein Arzt, der Erfahrung in der Behandlung von Depressionen mit Aminosäuren hat, kann Ihnen auch einmal mehr geben. Bei schweren Depressionen und/oder auftretenden Suizidgedanken sollten Sie sich nicht auf Aminosäuren verlassen, sondern auf jeden Fall einen qualifizierten Psychiater aufsuchen.

OMEGA-3-FETTSÄUREN

Omega-3-Fettsäuren, besonders DHA (Docosahexaensäure) und EPA (Eicosapentaensäure), sind wichtig für den Stoffwechsel der Nervenzellen. Ist die Versorgung mit Omega-3-Fettsäuren nicht gesichert, reagiert die Zellmembran der Nervenzellen weniger geschmeidig, was die Ansprechbarkeit der Nervenzelle herabsetzt und sozusagen zu »Fehlzündungen« führt. Einige neuere wissenschaftliche Untersuchungen belegen einen reduzierenden Effekt von Omega-3-Fettsäuren auf depressive Verstimmungen. Die beste Quelle dieser Fettsäuren sind zweifelsohne Fisch aus Wildfang (vor allem Lachs und Sardinen). Aktuellen Studien zufolge lindert die Einnahme von Fischöl, das es in Kapselform gibt, Depressionen.

Wer keine tierischen Produkte mag, kann Omega-3-Fettsäuren auch als Lein- oder Hanföl einnehmen. Beides gibt es ebenfalls in Kapselform. Achten Sie nur darauf, dass Sie mindestens 1000 bis 2000 Milligramm pro Tag zu sich nehmen. Wenn Sie die Öle direkt einnehmen, sollten Sie sie im Kühlschrank aufbewahren, damit sie nicht oxidieren, was den Wirkstoffgehalt beeinträchtigt.

HORMONE

Manche Hormone wirken sich ebenfalls positiv auf unser Entspannungsniveau aus und fördern den Schlaf.

Melatonin

Melatonin wird nachts von der Zirbeldrüse produziert. Es signalisiert dem Gehirn, dass nun Schlafenszeit ist. Melatonin als Nahrungsergänzungsmittel kann also dazu beitragen, den Schlafzyklus wiederherzustellen. Man nimmt es in einer Dosierung von 0,5 bis 5 Milligramm täglich. Viele Menschen empfinden die Einnahme von Melatonin als hilfreiche Unterstützung, während andere berichten, sie seien am nächsten Morgen überdurchschnittlich müde gewesen.

In Deutschland erhalten Sie Melatonin im Internethandel oder auf Rezept in der Apotheke, da das entsprechende Präparat verschreibungspflichtig ist. Am besten sprechen Sie vor der Einnahme mit Ihrem Arzt. Keinesfalls darf das Hormon mit MAO-Hemmern kombiniert werden.

WAS ZU TUN IST

1. Ermitteln Sie, wie viel Koffein Sie zu sich nehmen, und reduzieren Sie die Menge, wenn nötig, auf 100 Milligramm pro Tag. Falls Sie stark auf Koffein reagieren, lassen Sie es ganz weg. Steigen Sie auf koffeinfreie Produkte um. Grüner Tee oder Kräutertees bieten hier eine hervorragende Alternative.
2. Stellen Sie das Rauchen ein. Sie werden nicht nur Ihr Krebs-, Schlaganfall- und Infarktrisiko verringern, sondern auch Ihre Bereitschaft zu Angst- und Panikattacken.
3. Lassen Sie alles weg, was Ihren Körper belastet. Reduzieren Sie Ihren Salzkonsum. Essen Sie vorzugsweise biologisch angebautes Obst und Gemüse sowie Vollkornprodukte. Auch Fleisch, Fisch und Geflügel sollten möglichst aus artgerechter Haltung stammen. Vermeiden Sie Fertiggerichte.
4. Die Aufnahme von Nahrung sollte mit Entspannung verbunden sein. Essen Sie nicht zu viel oder gar hastig. Kauen Sie gründlich, und trinken Sie zu den Mahlzeiten nicht mehr als 200 Milliliter Flüssigkeit.

5. Stellen Sie fest, ob Sie drei bis vier Stunden nach dem Essen (oder in den frühen Morgenstunden) unter den klassischen Symptomen der Hypoglykämie leiden. Machen Sie, wenn nötig, einen Glukosetoleranztest. Befolgen Sie die entsprechenden Ernährungsempfehlungen, wenn Sie Probleme mit dem Blutzucker haben.
6. Lassen Sie einen Allergietest durchführen und halten Sie sich an die entsprechenden Empfehlungen.
7. Versuchen Sie, möglichst viele der hier beschriebenen Ernährungsregeln in Ihr Leben zu integrieren, ohne sich dabei unter Druck zu setzen. Werfen Sie vor allem nicht alle Ernährungsgewohnheiten auf einmal über den Haufen.
8. Nehmen Sie, wenn es angezeigt ist, Nahrungsergänzungsmittel und Antioxidantien wie Vitamin C, Calcium, Magnesium und einen Vitamin-B-Komplex ein. Fragen Sie einen Ernährungsberater um Rat, wenn es um hohe Dosierungen von Vitaminen geht. Nicht jeder Arzt bzw. Berater befürwortet diese Art der Behandlung.
9. Versuchen Sie es mit natürlichen Alternativen zu verschreibungspflichtigen Medikamenten. Baldrian, Johanniskraut, SAM-e oder Omega-3-Fettsäuren sind hilfreich. Nehmen Sie nie mehr als auf der Packung als Dosis angegeben ist.
10. Probieren Sie Aminosäuren aus: GABA und Tryptophan bei Angstzuständen, Tyrosin bei Depressionen. Lesen Sie in einschlägigen Büchern nach, was Sie dabei beachten sollten.
11. Ihr Gehirn braucht zahlreiche Stoffe, um richtig zu funktionieren. Bei Menschen, die unter Angststörungen leiden, sind folgende Punkte besonders wichtig:
    - *Ein ausreichender Serotoninspiegel* kann durch selektive Serotonin-Wiederaufnahmehemmer hergestellt werden (siehe Kapitel 17). Natürliche Alternativen zur Anhebung des Serotoninspiegels sind Johanniskraut, S-Adenosyl-Methionin (SAM-e) oder die Aminosäure Tryptophan. Nehmen Sie tryptophanhaltige Speisen zu sich: Truthahn, Thunfisch, Eier oder Milch. Sorgen Sie für ausreichend Sport und mindestens eine Stunde Aufenthalt unter freiem Himmel. Am wichtigsten aber ist ein Zaubermittel, das Liebe und Zuneigung heißt.
    - *Ein konstanter Blutzuckerspiegel:* Lesen Sie den Abschnitt über Hypoglykämie nochmals durch. Streichen Sie stark zuckerhaltige Speisen (außer biologisch angebautes Obst) von Ihrem Speisezettel. Achten Sie darauf, immer einen nichtzuckerhaltigen Snack wie ungesalzene Nüsse, Kräcker oder Käse dabeizuhaben (im Auto, im Büro und so weiter). Nehmen Sie Chrom und einen Vitamin-B-Komplex ein.
    - *Genügend Licht:* Lesen Sie den Abschnitt über die Winterdepression in Kapitel 16, wenn Sie unter Lichtmangel leiden. Auch das unten vorgestellte Buch von Norman Rosenthal ist sehr interessant. Achten Sie darauf, dass Sie sich auch bei schlechtem Wetter mindestens zwanzig Minuten pro Tag im Freien aufhalten.

LITERATUR

Balch, James: Die zehn Heiler – Nutzen Sie die Kraft der wichtigsten Naturheilmittel, München 2000.
Bloomfield, Harold: Gegen jede Angst ist ein Kraut gewachsen, New York 1998.
Bloomfield, Harold; Nordfors, Mikael; McWilliams, Peter: Trost für die Seele – Johanniskraut – der natürliche Weg aus der Depression, München 1998.
Bourne, Edmund; Brownstein; Arlen, Garano, Lorna: Natural Relief for Anxiety, Oakland (CA) 2004.
Brown, Richard: Stop Depression Now, New York 1999.
Crook, William: Sind Sie allergisch?, Heidelberg 1991.
Davidson, Jonathan; Connor, Kathryn: Herbs for the Mind, New York 2000.
Dufty, William: Zucker Blues, Frankfurt a. M. 1996.
Haas, Elson: Staying Healthy with Nutrition, Berkeley (CA) 1992.
Haas, Elson: Gesund durch alle vier Jahreszeiten, München 1988.
Mandell, Marshall: Dr. Mandell's Five-Day Allergy Relief System, New York 1980.
Mathews-Larson, Joan: Depression-Free, Naturally, New York 1999.
Mindell, Earl: Earl Mindells Kräuterbibel, München 2001.
Mindell, Earl: Die neue Vitamin-Bibel, München 2007
Robbins, John: Ernährung für ein neues Jahrtausend, Waldfeucht 1995.
Rosenthal, Norman: Lichttherapie, München 2006.
Ross, Julia: The Mood Cure, New York 2002.
Sears, Barry: Das Optimum, Berlin 2003.
Tierra, Michael: The Way of Herbs, New York 1990.
Weil, Andrew: Natürliche Gesundheit, natürliche Medizin, Düsseldorf 1993.
Weil, Andrew: Das 8-Wochen-Programm zur Aktivierung der inneren Heilkräfte, München 1998.

16

GESUNDHEITLICHE PROBLEME, DIE ANGSTSTÖRUNGEN FÖRDERN KÖNNEN

IM ALLGEMEINEN haben Angststörungen nicht nur einen Grund, sondern resultieren aus vielen verschiedenen Ursachen wie Lebensstil, körperlichen und psychischen Faktoren. In diesem Kapitel betrachten wir gesundheitliche Probleme, die eine Angststörung entweder verstärken oder Sie überhaupt erst anfällig dafür machen. Hier sind zu nennen: Nebennierenschwäche (Adrenal Fatigue), Schilddrüsenerkrankungen, Candida-Infektionen, Verschlackung des Körpers, prämenstruelles Syndrom, Wechseljahre, Winterdepression und Schlaflosigkeit. Die Effekte von Hypoglykämie und Nahrungsmittelunverträglichkeiten haben wir bereits in Kapitel 15 besprochen. Warum die genannten gesundheitlichen Beeinträchtigungen Angstzustände verschlimmern können, ist in manchen Fällen offensichtlich, zum

Beispiel bei Schlaflosigkeit. Wieso aber die Infektion mit dem Candidapilz oder eine Schilddrüsenerkrankung Angstzustände verstärken können, ist vielleicht nicht sofort einsichtig. Daher möchte ich in der Folge diese Zusammenhänge sowie mögliche Behandlungsmethoden vorstellen.

NEBENNIERENSCHWÄCHE (ADRENAL FATIGUE)

Dauerstress belastet die Nebennieren. In dem Buch *Stress beherrscht unser Leben* beschreibt Hans Selye, der Pionier auf diesem Gebiet, wie Dauerstress zur chronischen Unterfunktion der Nebennieren führen kann. Dies aber beeinträchtigt unsere Fähigkeit, mit Belastungen umzugehen. Der Stress beginnt, uns nervös zu machen. Wenig Schlaf, starke Hitze oder Kälte, Umweltgifte, Schadstoffe oder allergene Substanzen sowie eine längere Einnahme von Kortison können die Funktionsfähigkeit der Nebennieren weiter vermindern. Auch traumatische Erfahrungen oder schwere körperliche Krankheiten haben eine ähnliche Auswirkung. Traumatische Erfahrungen wie der Verlust eines Lebenspartners oder andere belastende Lebenssituationen gehen natürlich nicht nur an die (Neben-)Nieren, sondern spielen auch bei der Ausbildung von Ängsten eine entscheidende Rolle. Häufig entstehen Angststörungen und Adrenal Fatigue zur selben Zeit.

Erschöpfungszustände der Nebennieren entwickeln sich langsam über einen längeren Zeitraum. Wenn Sie viel Stress ausgesetzt sind, arbeiten Ihre Nebennieren auf Hochtouren und produzieren große Mengen Adrenalin und Noradrenalin sowie Steroidhormone wie Cortisol. Je länger die Stresssituation andauert, desto stärker werden die Drüsen überlastet. Plötzlich beginnen sie, ihre Funktion zeitweilig einzustellen. Sind Sie einigermaßen gesund, dann versuchen die Nebennieren, die Funktionsminderung auszugleichen, indem sie größer werden (Hypertrophie). Hält der Stress aber weiter an, werden die Drüsen noch mehr erschöpft, und die Unterfunktion wird chronisch. An diesem Punkt wird entweder zu viel Adrenalin produziert (was Stimmungsschwankungen und Panik bewirken kann) oder zu wenig. Am Ende stehen chronische Erschöpfung, Fibromyalgie, chronische Bronchitis oder Nebenhöhlenentzündungen und Autoimmunkrankheiten wie Lupus erythematodes oder rheumatoide Arthritis. Zu den Symptomen der Adrenal Fatigue gehören:

- niedrige Stresstoleranz (Kleinigkeiten, die Sie früher gar nicht bemerkt haben, regen Sie jetzt auf),
- Müdigkeit und Lethargie (Schwierigkeiten, morgens aufzustehen),
- Schwindelgefühl, wenn Sie zu schnell aufstehen (*orthostatische Dysregulation*),

- erhöhte Lichtempfindlichkeit (Schwierigkeiten, sich ans Sonnenlicht zu gewöhnen, wenn man aus dem Haus tritt),
- Konzentrations- und Gedächtnisstörungen,
- Schlaflosigkeit,
- Hypoglykämie,
- Allergien (Nahrungsmittel, Pollen, Schimmelpilze, Umweltgifte),
- verstärkte Symptomatik beim prämenstruellen Syndrom und
- häufige Erkältungen oder Atemwegsprobleme.

Hypoglykämie und Adrenal Fatigue gehen nicht selten Hand in Hand. Nebennieren und Bauchspeicheldrüse halten gemeinsam den Blutzuckerspiegel konstant. Bei einer Unterfunktion der Nebennieren fängt dieser nämlich an zu schwanken. Verschlimmert sich der Zustand, leidet das Immunsystem, was zu einer vermehrten Anfälligkeit für Allergien, Asthma, Atemwegserkrankungen und Erkältungen führt.

Suchtverhalten, ob es sich nun auf Koffein, Tabak, Alkohol oder die sogenannten »Rekreationsdrogen« bezieht, geht ebenfalls häufig mit einer Nebennierenschwäche einher. Dasselbe gilt übrigens auch für die körperliche Abhängigkeit von Zucker. Wenn Sie diese Substanzen weiterhin zu sich nehmen, wird sich Ihr Zustand unweigerlich verschlechtern. Wenn Sie solche Suchtmittel zu sich nehmen, ohne bereits an Nebennierenschwäche zu leiden, ist Ihr Erkrankungsrisiko höher als bei nicht suchtgefährdeten Menschen.

Perfektionismus und der daraus resultierende *hohe Stressfaktor im Alltag* sorgen natürlich auch dafür, dass die Adrenalin und Noradrenalin produzierenden Organe eher erschöpft sind als bei gelasseneren Menschen.

WAS SIE DAGEGEN TUN KÖNNEN

Wenn Sie unter Adrenal Fatigue leiden, sollten Sie das Problem von mehreren Seiten angehen. So sind zum Beispiel Veränderungen im Lebensstil und in den Ernährungsgewohnheiten ebenso nützlich wie die Einnahme von Nahrungsergänzungsmitteln. Halten Sie sich an folgende Punkte:

- *Vereinfachen Sie Ihr Leben:* Fragen Sie sich, welche Gewohnheiten Ihr Dasein eher anstrengender machen, statt es zu vereinfachen.
- *Regelmäßige Entspannung ist angesagt:* Welche Form der Entspannung Sie auch immer für sich gewählt haben, achten Sie darauf, Sie täglich zu praktizieren.
- *Täglich eine Auszeit:* Eine Pause ist kein Luxus, sondern absolut notwendig für ein erfülltes Leben, das seinen Schwung behält (siehe Kapitel 4). Nicht vergessen: Lockern Sie Ihren Stundenplan zwei- bis dreimal täglich durch Pausen von zwanzig bis dreißig Minuten Dauer auf.

- *Acht Stunden Nachtschlaf:* Auch Schlaf ist wichtig. Gehen Sie um 22.00 oder 23.00 Uhr zu Bett. Wenn Sie morgens lange schlafen können, sollten Sie das ausnutzen.
- *Regelmäßiger Sport:* Täglich zwanzig bis dreißig Minuten mäßige körperliche Bewegung, möglichst an der frischen Luft, tut Ihnen gut.
- *Kein Kaffee, kein Nikotin, kein Alkohol, keine Rekreationsdrogen:* Statt koffeinhaltiger Getränke sollten Sie Kräutertee zu sich nehmen. Für Hypoglykämiker ist Süßholzwurzeltee gut geeignet.
- *Verzichten Sie drei Monate lang auf jede Art von Zucker außer auf Xylitol oder Stevia:* Dazu gehören weißer und brauner sowie Rohrzucker, Honig, Melasse, High-Fructose-Corn-Sirup, Mais- und Ahornsirup, Schokolade und Trockenfrüchte. Greifen Sie stattdessen auf frisches Obst in kleineren Mengen zurück. Xylitol ist ein Zuckeraustauschstoff, der natürlich zum Beispiel in Birkenrinde vorkommt. Er beeinflusst den Blutzucker- und Insulinspiegel kaum. Stevia ist eine Pflanze aus Südamerika, die um ein Vielfaches stärker süßt als Zucker. Es ist kalorienfrei und sicherer in der Anwendung als künstliche Süßstoffe wie Aspartam oder Saccharin. Xylitol und Stevia erhalten Sie im Naturkostladen oder im Reformhaus. Nach drei Monaten können Sie langsam wieder anfangen, andere Zuckerarten zu essen, wobei Sie sich auch auf möglichst natürliche Alternativen (Honig) in kleinen Mengen beschränken sollten.
- *Gesunde, abwechslungsreiche Ernährung ist wichtig:* Lassen Sie alles weg, wogegen Sie allergisch sind. Streichen Sie industriell verarbeitete Nahrungsmittel vom Speisezettel. Essen Sie stattdessen Vollkornprodukte und frisches Obst sowie Gemüse der Saison. Proteine sollten Sie möglichst als Hülsenfrüchte, Eier, Getreide, Fisch aus Wildfang sowie Geflügel und anderes Fleisch aus artgerechter Tierhaltung zu sich nehmen. Reduzieren Sie Ihren Konsum an Kohlehydraten. Produkte aus Stärkemehl wie Kartoffelchips, Weißbrot, Semmeln und so weiter sollten Sie ganz meiden. Stellen Sie sich all Ihre Mahlzeiten so zusammen, dass sie ein gesundes Verhältnis von Fett, Proteinen und komplexen Kohlehydraten aufweisen. Morgens sollten Sie nicht als Erstes Obst essen, Fruchtsäfte aus Fruchtsaftkonzentrat besser ganz streichen (siehe Kapitel 15).
- *Wenn Sie unter Hypoglykämie leiden, stellen Sie Ihre Ernährung entsprechend um:* Vor allem sollten Sie alle zwei bis drei Stunden einen Snack aus Protein und/oder Kohlehydraten zu sich nehmen (siehe Kapitel 15).

NAHRUNGSERGÄNZUNGSMITTEL BEI ADRENAL FATIGUE

Verschiedene Nahrungsergänzungsmittel haben sich hier als hilfreich erwiesen. Sprechen Sie mit Ihrem Arzt über die im Folgenden angegebene Dosierung:

- *Vitamin C mit Bioflavonoiden:* 500 bis 1000 Milligramm dreimal täglich zu den Mahlzeiten.
- *Zink-Picolinat:* 30 Milligramm täglich.
- *Vitamin B6:* 50 Milligramm zweimal täglich.
- *Calcium mit Magnesium (möglichst in Chelatform, also als Citrat oder Aspartat):* 1000 Milligramm Calcium und 500 bis 1000 Milligramm Magnesium.
- *Pantothensäure:* 100 bis 500 Milligramm täglich.

Ihr Naturheilpraktiker kann Ihnen Mittel empfehlen, welche die Nebennieren unterstützen. Süßholzwurzelextrakte beispielweise können zur Unterstützung beitragen. Allerdings sollten Sie diese nicht nehmen, wenn Sie unter zu hohem Östrogenspiegel oder Bluthochdruck leiden.

SCHILDDRÜSENERKRANKUNGEN

Ihre Schilddrüse sitzt oberhalb des Brustbeins und steuert bestimmte Stoffwechselvorgänge im Körper. Sie produziert zwei Hormone, das Thyroxin (T4) und das Triiodthyronin (T3), die unter anderem die Stoffwechselrate und die Körpertemperatur regeln.

Die Schilddrüse kann mit der Zeit träge werden, sodass sie nicht mehr genug Hormone produziert, was man »Hypothyreose« nennt. Andererseits kann sie auch überaktiv sein, was man als »Hyperthyreose« bezeichnet.

Dr. Ridha Arem, Autor des Buchs *The Thyroid Solution*, geht davon aus, dass etwa 10 bis 20 Prozent aller Erwachsenen unter einer Schilddrüsenerkrankung leiden.

Schilddrüsenunterfunktion kann zu Depressionen, Müdigkeit, Gewichtszunahme und Antriebslosigkeit führen. Meist hat man dabei kalte Hände und Füße. Frauen neigen zu Menstruationsproblemen und lagern leicht Wasser im Gewebe ein. Gedächtnis- und Konzentrationsleistung sind häufig schwach.

Zu den Symptomen der *Schilddrüsenüberfunktion* hingegen gehören Nervosität, Angstzustände, Hyperaktivität, Ruhelosigkeit, Schlafprobleme, Gewichtsverlust, beschleunigter Herzschlag und aufgrund einer erhöhten Körpertemperatur die Neigung zum Schwitzen. Fehldiagnosen der Schilddrüsenüberfunktion, die als generalisierte Angststörung missverstanden wird, kommen nicht selten vor. Wenn Sie also nicht nur unter Ängsten leiden, sondern überaktiv sind, Gewicht verlieren, ohne ihren Appetit eingebüßt zu haben, und viel schwitzen, sollten Sie Ihre Schilddrüsenwerte untersuchen lassen. Dazu gehört eine Blutuntersuchung, bei der die Konzentration der Schilddrüsenhormone im Blut gemessen werden:

- *TSH (Thyreoida stimulierendes Hormon):* Es wird von der Hirnanhangsdrüse produziert und signalisiert der Schilddrüse, wie viele Hormone sie herstellen soll. Ein TSH-Wert von 3 oder höher zeigt, dass die Schilddrüse zu wenig arbeitet. Ein Wert von unter 1 spricht für eine Überfunktion.
- *T4 (freies Thyroxin):* eine weniger aktive Form von Thyroxin, das in das aktivere T3 umgewandelt werden kann.
- *T3 (freies Triiodthyronin):* das aktivere der Schilddrüsenhormone. Ein niedriger T3-Wert ist ein Indikator für Schilddrüsenunterfunktion. Es gilt oft schon als bedenklich, wenn Ihr T3-Wert an der Untergrenze des normalen Spektrums liegt.
- *Antithyroglobulin und Antithyroperoxidase:* Diese beiden Werte zeigen an, ob Sie Antikörper produzieren, die Ihre Schilddrüse angreifen und ihre Funktion beeinträchtigen. Hohe Werte sprechen für die sogenannte Hashimoto-Thyreoditis, eine Autoimmunerkrankung der Schilddrüse, die zu Über- bzw. Unterfunktion führen kann, wenn sie nicht behandelt wird.

BEHANDLUNG

Wenn Ihre Schilddrüsenwerte auf eine Erkrankung hinweisen, gibt es mehrere Behandlungsmöglichkeiten. Liegt eine Unterfunktion vor, erhalten Sie 90 Tage lang Schilddrüsenhormone verschreiben. Dabei wird in den ersten vier bis acht Wochen der Behandlung die genaue Dosis eingestellt. Falls Sie von der Anfangsdosierung zu »zittrig« werden, wird Ihr Arzt die Dosis verringern, bis die minimale Dosis gefunden ist, bei der Symptome wie Verstimmung, Antriebslosigkeit und Müdigkeit verschwinden. Es kann dabei erforderlich sein, dass zunächst mehrere Präparate ausprobiert werden. Etwa zwei Drittel der Unterfunktionspatienten müssen die Hormone ihr Leben lang nehmen.

Wenn Sie unter Schilddrüsenunterfunktion leiden, sollten Sie folgende Nahrungsergänzungsmittel zu sich nehmen: Zink (15 bis 30 Milligramm pro Tag), Vitamin E (400 IE täglich) und Vitamin A (10 000 IE täglich). Alle drei werden bei der Produktion von Schilddrüsenhormonen gebraucht. Das Wichtigste für Hypothyreosepatienten sind Sport und körperliche Bewegung. Das stimuliert die Produktion der Schilddrüsenhormone und macht die Körperzellen dafür empfänglicher.

Wenn Sie unter Schilddrüsenüberfunktion leiden, wird Ihr Arzt mit Ihnen weitere Untersuchungen durchführen, um andere Erkrankungen wie zum Beispiel Morbus Basedow auszuschließen. Leichte Formen der Überfunktion gehen häufig von selbst zurück. Manchmal werden auch Betablocker verordnet, um Symptome wie Nervosität, Ängste, Herzrasen und übermäßiges Schwitzen in den Griff zu bekommen. In schweren Fällen geht man medikamentös vor und gibt schilddrüsenhemmende Medikamente oder radioaktive Jodisotope (die die Zellen des Schilddrüsengewebes zerstören und so für weniger Aktivität sorgen). Ein letzter

Schritt ist die chirurgische Entfernung eines Teils der Schilddrüse. Wenn sie ganz entfernt wird, muss der Betreffende sein Leben lang Schilddrüsenhormone einnehmen, um keine Unterfunktion zu bekommen.

CANDIDA-INFEKTION (SOOR)

Bei der Candida-Infektion wird der Körper von einem Hefepilz namens Candida albicans befallen, der sich im Verdauungs-, Urin- und Genitaltrakt ausbreitet. Normalerweise lebt er im Darm im Gleichgewicht mit den Bakterien der Darmflora. Unter bestimmten Umständen allerdings vermehrt er sich übermäßig und befällt den ganzen Körper. Bei Frauen tritt die Candida-Infektion relativ häufig auf.

Im Anfangsstadium des Soors kommt es zu örtlich begrenzten Infektionen, vor allem der Haut bzw. der Scheide. Andere Symptome:

- chronische Pilzinfektionen wie Fußpilz, Flechtengrind und Leistenpilz,
- Müdigkeit, ein Gefühl des Ausgelaugtseins,
- Depressionen oder Stimmungsschwankungen,
- Verdauungsprobleme wie Blähungen, Krämpfe, chronischer Durchfall, Verstopfung,
- chronische Angst- und Spannungszustände,
- Nahrungsmittelallergien,
- Gedächtnisschwäche,
- Kopfschmerzen,
- rektales Jucken,
- Empfindlichkeit gegenüber Chemikalien, Duftstoffen oder Zigarettenrauch,
- schweres prämenstruelles Syndrom,
- Muskel- oder Gelenkschmerzen und
- ein Verlangen nach Süßigkeiten, Brot oder Alkohol.

Charakteristisch für die Candida-Infektion ist es, wenn es Ihnen nach Alkohol- oder Zuckergenuss schlechter geht. Alle Zuckerformen (außer Xylitol und Stevia) sowie Alkohol geben dem Pilz neue Nahrung. In feuchtem, dampfigem Klima verschlimmern sich die Symptome. Wenn Sie mehr als fünf der oben genannten Symptome aufweisen, kann dies ein Anzeichen für eine Candida-Infektion sein. Selbst wenn Sie nur zwei oder drei davon zeigen, sollten Sie einen Spezialisten aufsuchen und sich testen lassen.

URSACHEN

Zu den Risikofaktoren gehören die häufige Einnahme von Breitbandantibiotika, der Antibabypille über mehr als ein Jahr, die häufige Einnahme von Steroidhormonen wie Kortison, Prednison oder anderen Kortikosteroiden, feuchte Umgebung, ein hoher Konsum von zuckerhaltigen Speisen und Alkohol sowie Krebs, Diabetes oder Aids.

DIAGNOSE

Wenn Sie den Verdacht haben, an einer Candida-Infektion zu leiden, sollten Sie den Arzt konsultieren. Der stellt mit einem Bluttest fest, ob Sie Antikörper gegen den Pilz (IgG, IgM und IgA) entwickelt haben. Ein hoher IgG-Wert zeigt, dass der Pilz sich im Darm angesiedelt hat. Ein hoher IgM-Wert zeigt, dass er bereits den ganzen Körper überschwemmt. Hohe IgA-Werte hingegen sind ein Hinweis darauf, dass die Schleimhäute befallen sind, wie dies bei der Scheideninfektion häufig vorkommt. Auch eine Stuhlprobe kann Candida anzeigen, doch diese fällt häufig noch negativ aus, obwohl der Pilz sich schon auszubreiten beginnt.

BEHANDLUNG

Zunächst einmal müssen Sie drei Monate lang auf alles verzichten, was der Candida-Pilz schätzt: alle Formen von Zucker bis auf Xylitol und Stevia (auch Trockenfrüchte und Fruchtsaft), Alkohol, Hefe, fermentierte Nahrungsmittel, Käse, Essig und Weißmehlprodukte. Nach drei Monaten können Sie wieder anfangen, kleine Mengen von diesen Nahrungsmitteln zu sich zu nehmen. Unten finden Sie weitere Hinweise zur Candidadiät.

Manchmal ist auch die Einnahme pilzbekämpfender Medikamente nötig, die vom behandelnden Arzt verschrieben werden und über mehrere Monate hinweg eingenommen werden müssen. Diese Medikamente sind nicht unumstritten und werden in der Regel von Ärzten in höheren Dosierungen verordnet. Eine natürliche Alternative zu diesen Medikamenten ist Caprinsäure, die auch auf systemisch auftretende Infektionen wirkt. Grapefruitsamen und Kanadische Gelbwurzel (*Hydrastis canadensis*) enthalten Berberin, einen Stoff, der ebenfalls gegen Candida-Infektionen wirksam ist. Wegen seiner antibakteriellen und fungiziden Eigenschaften wird auch Tee aus der Rinde des Lapacho-Baumes (*Tabebuia avellanedae*) geschätzt. Empfehlenswert ist außerdem, ein Multivitaminpräparat einzunehmen. Auch Zink sowie die zusätzliche Einnahme von essenziellen Fettsäuren kann hilfreich sein. Sprechen Sie mit Ihrem Arzt, und halten Sie sich ansonsten an unten aufgeführte die Diät.

Da der Candida-Pilz die Darmflora schädigt, müssen Sie diese wieder aufbauen. Zu diesem Zweck sollten sie Lactobacillus acidophilus und Lactobacillus bifidus zu sich nehmen. Essen Sie also viel probiotischen Joghurt oder nehmen Sie ein entsprechendes Präparat ein. Nach drei Monaten sollten Sie untersuchen lassen, ob Ihre Infektion zurückgegangen ist.

DIE CANDIDADIÄT

Die folgenden Tipps helfen Ihnen, die Infektion mit dem Candidapilz in den Griff zu bekommen. Diese Produkte sollten nicht auf Ihrem Speiseplan stehen:

- Milch und Milcherzeugnisse,
- Süßigkeiten und alle zuckerhaltigen Nahrungsmittel, außer sie sind mit Xylitol oder Stevia gesüßt,
- Alkohol,
- Obst und Fruchtsäfte (einzige Ausnahme: Grapefruit),
- Honig, Melasse, künstliche Süßstoffe,
- Schokolade,
- alle hefehaltigen Nahrungsmittel,
- reifen Käse,
- Erdnussbutter,
- geräucherte oder auf andere Weise industriell verarbeitete Nüsse,
- Essig,
- Pilze,
- Karottensaft,
- Erdnüsse,
- stärkehaltige Nahrungsmittel wie Nudeln, Kartoffeln, Pommes frites in größeren Mengen sowie Reste (wenn diese nicht eingefroren waren).

Folgende Nahrungsmittel sollten Sie vermehrt zu sich nehmen:

- Huhn oder Fisch,
- rohes oder gekochtes Gemüse,
- Getreidekörner (vor allem Vollreis),
- Eier,
- Bohnen,
- Salatdressing mit Öl oder Zitronensaft (ohne Essig),
- unverarbeitete Nüsse,
- hefefreies Brot (erhältlich im Naturkostladen oder Reformhaus),
- junger Käse, Frischkäse,
- Knoblauch und
- magensaftresistente Ölkapseln, zum Beispiel von Oreganoöl.

Auf den ersten Blick wirkt die Candidadiät sehr einschränkend und daher kaum durchzuhalten. Wenn Sie normalerweise viele Süßigkeiten essen, wird sie Ihnen anfangs vermutlich schwerfallen. Nach einigen Wochen aber werden Sie Ihre neue Art, sich zu ernähren, genießen. Dann lassen auch die Heißhungeranfälle allmählich nach.

Bald verfügen Sie über mehr Energie, sind weniger niedergeschlagen, haben weniger Verdauungsprobleme und sind viel vitaler als früher. Das macht es für Sie sicher leichter, die Diät einzuhalten.

SCHADSTOFFBELASTUNG DES KÖRPERS

Die Belastung des Körpers mit Schadstoffen wirkt sich nicht direkt auf Angsterkrankungen aus. Trotzdem kann man davon ausgehen, dass der Körper dabei stärker unter Stress gerät und den Angstsymptomen weniger entgegenzusetzen hat. Natürlich steigt dadurch auch die Wahrscheinlichkeit für Allergien und andere Überempfindlichkeitsreaktionen auf fremde Substanzen, die ihrerseits wiederum die Angstzustände verstärken. Die Schadstoffbelastung im Körper entsteht durch Chemikalien, die wir zu uns nehmen, zum Beispiel durch Lebensmittelzusätze oder Konservierungsmittel, aber auch durch Rückstände von Pestiziden, durch Umweltgifte in Luft und Wasser, ebenso durch die Chemikalien, die mittlerweile unseren Alltag prägen, wie Haushaltsreiniger, Deos, Haarsprays, Kosmetika oder Teppichböden (die Gase emittieren können). Dazu kommen noch die Einnahme von Medikamenten und die Abfallstoffe, die durch Stoffwechselvorgänge entstehen. Gerade diese nehmen ebenfalls zu, wenn wir unter Stress stehen.

Wenn derartige Schadstoffe sich im Körper ansammeln, kann es zu folgenden Symptomen kommen:

- Müdigkeit, niedriger Energiepegel,
- Muskel- oder Gelenkschmerzen,
- Kopfschmerzen,
- Verwirrung, das Gefühl, »benebelt« zu sein,
- Reizbarkeit und Launenhaftigkeit,
- Schlaflosigkeit,
- Empfindlichkeit gegenüber bestimmten Substanzen,
- Depression,
- stark belegte Zunge, starker Körpergeruch,
- übermäßige Schleimproduktion (häufiges Husten und Keuchen),
- Allergien sowie
- Nebenhöhlen- und Atemwegsprobleme.

Die stärkste Reaktion auf Umweltgifte zeigen erfahrungsgemäß Leber und Darm. Die Leber ist neben Gehirn und Herz wohl das wichtigste Körperorgan. Sie ist die »Stoffwechselfabrik«, in der Hunderte von lebenswichtigen Prozessen ablaufen, zum Beispiel folgende:

- die Blutreinigung,
- die Produktion der Gallenflüssigkeit, die zur Fettverdauung benötigt wird,
- die Gewinnung von Vitaminen aus dem Blutkreislauf und ihre Speicherung (vor allem Vitamin A, D und E),
- die Synthese von Fettsäuren aus Aminosäuren und Zucker,
- die Fettverbrennung zur Energiegewinnung,
- die Speicherung von Zucker als Glykogen, das zum Einsatz kommt, wenn der Blutzuckergehalt sinkt,
- der Abbau von Abfallprodukten der Verdauung (wie Ammoniak, der bei der Eiweißverdauung anfällt) und
- der Abbau der Abfallprodukte des Stoffwechsels sowie die Entsorgung von Gift- und Fremdsubstanzen im Körper.

Mangelernährung, Übergewicht, der Kontakt mit Giftstoffen und bestimmten Drogen führt dazu, dass die Fettdepots in der Leber zu stark anwachsen und ihre Funktion beeinträchtigen. Auch regelmäßiger Konsum großer Mengen Alkohols schädigt die Leber und kann eine Leberzirrhose verursachen. Ständiges Überessen zwingt die Leber zu Höchstleistungen, die sie auf Dauer ebenfalls schwächen, vor allem, wenn Sie Nahrungsmittel mit einem hohen Anteil an Zusatz- und Konservierungsstoffen zu sich nehmen. Auch Transfettsäuren, die sich vorzugsweise in industriell verarbeiteten Lebensmitteln finden, beeinträchtigen die Leber.

ENTGIFTEN SIE IHR LEBEN!

Um die Entgiftung des Körpers anzuregen, müssen Sie in erster Linie Ihren Lebensstil und Ihre Ernährung verändern:

- *Verwenden Sie naturbelassene Nahrungsmittel:* Versuchen Sie, so weit irgend möglich, nur naturbelassene, nicht industriell verarbeitete und mit Zusatz- und Konservierungsstoffen belastete Nahrungsmittel zu essen. Außerdem sollten Sie täglich fünf Portionen frisches Obst und Gemüse zu sich nehmen.
- *Kein Koffein und Nikotin, keinen Alkohol, keinen Zucker:* Neben anderen gesundheitlichen Problemen, die diese Suchtstoffe verursachen können, belasten sie den Körper auch mit Abbauprodukten.
- *Keine Medikamente, keine Drogen:* Nehmen Sie nur das ein, was Ihr Arzt Ihnen verschrieben hat. Lassen Sie Rekreationsdrogen konsequent weg.

- *Keine tierischen Proteine (vor allem rotes Fleisch):* Setzen Sie stattdessen auf vegetarische Proteinquellen wie Tofu, Tempeh und Hülsenfrüchte. Tierisches Eiweiß hinterlässt bei der Verstoffwechselung Schlacken, vor allem, wenn es nicht genügend verdaut wurde.
- *Trinken Sie abgekochtes oder gefiltertes Wasser:* Acht Gläser zu je 200 Milliliter pro Tag unterstützen die Nieren beim Ausscheidungsprozess. Auch die Nieren sorgen dafür, dass Giftstoffe und Abbauprodukte des Stoffwechsels ausgeleitet werden.
- *Ausreichend Ballaststoffe:* Achten Sie darauf, dass Ihre Ernährung viele Ballaststoffe enthält, also Getreidekörner, Kleie, frisches Obst, frisches, rohes Gemüse, Nüsse und Samen sowie Hülsenfrüchte wie Bohnen, Linsen oder Erbsen. Nötigenfalls nehmen Sie ein ballaststoffhaltiges Nahrungsergänzungsmittel ein. Erkundigen Sie sich in Ihrem Reformhaus.
- *Keine Säurebildner:* Richten Sie Ihre tägliche Ernährung auf Basenbildner aus. Essen Sie also kein rotes Fleisch, keine Süßigkeiten, frittierten Produkte, wenig Fett, Milch, Käse, Weißmehl und Salz. Nahrungsmittel, auf die Sie allergisch reagieren (etwa Milch oder Weizen), sollten Sie nicht verzehren.
- *Mehr Frischkost:* Frisches Obst und Gemüse tun dem Körper gut. Sie sollten zu jeder Mahlzeit etwas Frisches essen. Dazu noch Vollkorn, Hülsenfrüchte, Nüsse und Samen. Wenn Sie auf eine basische Ernährung umstellen wollen, sollten Sie dies Schritt für Schritt tun. Je »ungesünder« Ihre Ernährung vorher war, desto langsamer sollte die Umstellung erfolgen. Einen Tag pro Woche können Sie dann beispielweise alles essen, was Ihnen schmeckt.
- *Viel Sport:* Wenn Sie beim Sport so richtig ins Schwitzen geraten, unterstützen Sie Nieren, Verdauung und Lymphsystem.
- *Antioxidantien:* Sprechen Sie mit Ihrem Arzt darüber, was er Ihnen diesbezüglich empfiehlt. Gute antioxidative Nahrungsergänzungsmittel sind Vitamin C, Vitamin E, Betakarotin, Selen, Zink, Alpha-Liponsäure, Koenzym Q10 sowie die Aminosäuren Cystein und Methionin.
- *Kräuter zur Entschlackung:* Hier hilft Ihnen der Heilpraktiker oder Phytotherapeut weiter. Bekannt für ihre entgiftende Wirkung sind Mariendistel, Löwenzahnwurzel, Klette, Cayennepfeffer, Ingwer, Süßholz, Echinacea und kanadische Gelbwurzel. Auch ein hochdosiertes Multivitaminpräparat und Mineralstoffe unterstützen die Leber.
- *Entgiften Sie Ihren Darm:* Nehmen Sie ein natürliches Abführmittel wie Heilerde, Sennesblätter oder die Rinde von *Cascara sagrada* (Amerikanischer Faulbaum) ein. Flohsamenschalen reinigen den Darm ebenfalls. Sprechen Sie vorher mit Ihrem Arzt. Da auch natürliche Abführmittel Darmträgheit verursachen können, sollten Sie sie nicht regelmäßig konsumieren. Manche Heilpraktiker machen zur Darmreinigung auch Spülungen. Der Nutzen einer Darmreinigung ist bei Schulmediziner allerdings nicht unumstritten.

- *Entgiften Sie Ihre Leber:* Die Leber wird unterstützt durch Kohlgerichte wie Weißkohl, Brokkoli und Rosenkohl, aber auch durch schwefelhaltige Nahrungsmittel wie Knoblauch, Zwiebeln, Eier und Hülsenfrüchte. Kräuter wie Löwenzahnwurzel, Mariendistel und Klette werden zur Entgiftung eingesetzt.

PRÄMENSTRUELLES SYNDROM (PMS)

Als »prämenstruelles Syndrom« bezeichnet man Befindlichkeitsstörungen, die bei Frauen kurz vor ihrer Regelblutung auftreten. Dazu gehören als körperliche Symptome vermehrte Wassereinlagerungen, schmerzende Brüste, Blähungen, Hautunreinheiten, Kopfschmerzen, vermehrter Appetit und ein starkes Verlangen nach Süßigkeiten. Auf psychischer Ebene kann es zu Reizbarkeit, Depressionen, Ängsten und nervösen Spannungen kommen. Dazu treten Stimmungsschwankungen auf wie auch Konzentrationsschwierigkeiten, Vergesslichkeit, Erschöpfung und die Angst, »verrückt zu werden«. Fast die Hälfte aller Frauen ist vor der Regelblutung niedergeschlagen oder reizbar. Auch Panikzustände können auftreten. Kommen Ihre Panikanfälle vorzugsweise in den Tagen vor der Regelblutung? Dann beeinflusst die Behandlung des PMS vermutlich auch Ihre Angstzustände positiv. Man geht davon aus, dass das PMS auf hormonelle Schwankungen in der zweiten Hälfte des Zyklus zurückgeht. Dann ist meist der Östrogenspiegel erhöht, während der Progesteronspiegel absinkt. Dies führt zur Einlagerung von Wasser im Gewebe. Im Gehirn wird weniger Serotonin produziert, die Endorphinproduktion ist eingeschränkt. Vitamin B6 kann nicht wie üblich wirken, was wiederum andere Hormone ungünstig beeinflusst.

Eine andere Theorie geht davon aus, dass der Körper sich während der Menstruation von abgelagerten Schadstoffen befreit. Das prämenstruelle Syndrom wäre dann nichts weiter als eine Reaktion auf die zunehmende Schlackenansammlung im Körper vor deren Abbau. In diesem Fall wäre eine gesunde Ernährung und die Vermeidung von Schadstoffen im Alltag die beste Lösung.

Möglicherweise treffen ja beide Theorien zu. Denn PMS lässt sich tatsächlich durch eine Diät und die Einnahme bestimmter Nahrungsergänzungsmittel positiv beeinflussen. Entsprechende Empfehlungen finden Sie unten. Bitte sprechen Sie mit Ihrem Arzt, bevor Sie ein Selbsthilfeprogramm zusammenstellen.

ERNÄHRUNG BEI PMS

Wenn Sie unter dem prämenstruellen Syndrom leiden, sollten Sie folgende Produkte nach Möglichkeit meiden:

- *stark zuckerhaltige Speisen*, Produkte aus *Weißmehl* oder *Stärke* (Weißbrot, Pommes frites, Nudeln), etwa eine Woche bevor Sie die Symptome wieder erwarten, auch Süßigkeiten wie *Schokolade*,
- *salzige Speisen und Speisesalz*, um auf diese Weise der Wasseransammlung im Gewebe sowie Blähungen entgegenzuwirken,
- *fette Speisen*, denn je weniger Fett Sie zu sich nehmen, desto niedriger ist Ihr Östrogenspiegel,
- *koffeinhaltige Getränke*, also Kaffee, Tee und Colagetränke, weil Koffein zum Spannungsgefühl in der Brust beiträgt und einige der psychischen Symptome wie Nervosität, Ängste, Depressionen, Reizbarkeit verstärkt, sowie
- *Alkohol*.

Essen Sie viel frisches Obst und Gemüse, dazu Vollkornprodukte wie Brot oder Flocken, Hülsenfrüchte, Nüsse, Geflügel aus artgerechter Haltung sowie Fisch. Nehmen Sie in Maßen auch Sojaprodukte zu sich.

VITAMINE UND SPURENELEMENTE

- *Vitamin B6:* Nehmen Sie in der Woche vor Eintreten der Menstruation täglich 200 Milligramm Vitamin B6. Achtung: In dieser hohen Dosierung dürfen Sie das Vitamin nicht länger als eine Woche pro Monat einnehmen.
- *Betakarotin (Provitamin A):* Nehmen Sie 25 000 IE während des ganzen Monats.
- *B-Komplex, Calcium und Magnesium:* Auf 500 Milligramm Magnesium kommen 1000 Milligramm Calcium. Der Vitamin-B-Komplex sollte ausreichend dosiert sein. Calcium und Magnesium wirken gegen Menstruationskrämpfe.
- *Zink:* Nehmen Sie 15 bis 20 Milligramm täglich während des ganzen Monats.
- *Essenzielle Fettsäuren:* In Fischölen finden sich sowohl die Omega-3-Fettsäuren EPA als auch DHA. Nehmen Sie 500 bis 2000 Milligramm pro Tag in der Form von Fischölkapseln. Eine gute Alternative sind Leinölkapseln, in denen ebenfalls viele Omega-3-Fettsäuren enthalten sind. Allerdings ist Fischöl wirklich die effizienteste Quelle für EPA und DHA. Gamma-Linolensäure (GLA), eine spezielle Form der Omega-6-Fettsäure, findet sich in Borretschöl, Nachtkerzenöl und in den Samen der Schwarzen Johannisbeere. Von diesen Präparaten können Sie 300 bis 600 Milligramm täglich einnehmen.

KRÄUTER BEI PMS

Folgende Kräuter reduzieren die körperlichen und seelischen Beschwerden bei PMS:

- *Die Traubensilberkerze wird oft bei PMS und Wechseljahresbeschwerden eingesetzt. Die empfohlene Dosierung liegt bei 40–80 Milligramm täglich. Diese Pflanze hilft bei zyklusbedingten Kopfschmerzen, Stimmungsschwankungen und Schlafstörungen.*
- *Chinesische Engelwurz* schenkt Ihnen Energie und stabilisiert Ihre Stimmungslage während des prämenstruellen Syndroms. Außerdem lindert es Menstruationskrämpfe.
- *Süßholzwurzel* als Pulver, Tee oder Extrakt, dreimal täglich eingenommen, stabilisiert den Hormonspiegel und lindert Krämpfe.
- *Rosmarin* und *Kava* reduzieren Krämpfe. Mehr über Kava erfahren Sie in Kapitel 15.
- *Kombuchatee* schenkt Ihnen Energie und stimuliert das Immunsystem.

SPORT

Regelmäßiger Sport stärkt Ihren Stoffwechsel, bessert Ihre Stimmung und reduziert Ihr Stressniveau. Wenn Sie nicht intensiv Sport treiben können, sollten Sie täglich mindestens fünfzehn bis zwanzig Minuten spazieren gehen (siehe auch Kapitel 5).

MEDIKAMENTÖSE BEHANDLUNG DES PMS

- *Orale Kontrazeptiva:* Die »Pille« hilft, die Balance von Östrogen und Progesteron besser zu halten. Vergessen Sie nicht, dass die Wirkung der Pille als Verhütungsmittel von Antibiotika und Johanniskraut beeinträchtigt werden kann. Außerdem haben diese Medikamente nicht wenige Langzeitnebenwirkungen.
- *Diuretika* reduzieren die Wasseransammlung im Gewebe und damit das Anschwellen der Brüste.
- *Natürliches Progesteron:* Viele Frauen nutzen Progesteroncreme vor der Menstruation. Diese Cremes sind normalerweise rezeptfrei erhältlich, trotzdem sollten Sie mit Ihrem Frauenarzt darüber sprechen. Lassen Sie nach einem Monat Ihre Progesteronwerte überprüfen, um die richtige Dosierung zu finden. Mehr zur Behandlung von PMS finden Sie in den Büchern Natürliches Progesteron (München 2000) und PMS – Probleme vor der Regel (München 1998) von Anna Rushton.
- *Antidepressiva:* Manche Ärzte verordnen Antidepressiva zur Behandlung zyklusabhängiger Stimmungsschwankungen. Empfehlenswerte Bücher zu diesem Thema sind *Taking Back the Month* und *Jump off the Hormone Swing* (siehe Literaturempfehlungen am Ende des Kapitels).

WECHSELJAHRE

Medizinisch definiert man die Menopause als das Aussetzen der Regelblutung für mindestens sechs Monate. Im Durchschnitt beginnt sie mit 50 oder 51 Jahren, doch kann sie auch schon mit 40 einsetzen oder sich erst um das 55. Lebensjahr einstellen. Zu den Symptomen, die die Menopause begleiten können, gehören:

- Hitzewallungen,
- Kopfschmerzen, Stimmungsschwankungen,
- Scheidentrockenheit,
- Schlafstörungen,
- Blasen- oder Harnwegsinfekte,
- kalte Hände und Füße,
- Vergesslichkeit und mangelnde Konzentrationsfähigkeit,
- reduzierte Libido sowie
- Angst und/oder Depressionen.

Die Menopause setzt ein, wenn die Produktion von Östrogen und Progesteron nachlässt. Interessanterweise treten die Symptome nur in Kulturen auf, in denen die alternde Frau keine besondere Stellung einnimmt, also vor allem in den USA und in Westeuropa. In Kulturen, in denen die Frau weniger nach ihrer »Jugendlichkeit« und ihrem »Sex-Appeal« betrachtet und im Alter für ihre Weisheit geehrt wird, sind die Symptome der Wechseljahre kein Thema. Dies ist ein klarer Beleg dafür, dass viele Symptome kulturell bedingt sind, selbst wenn sie physiologische Ursachen haben. In den USA berichten 60 bis 85 Prozent der Frauen über Hitzewallungen. Unter den indianischen Mayafrauen ist dieses Symptom völlig unbekannt.

In den fünfziger und sechziger Jahren des letzten Jahrhunderts entschied das medizinische Establishment, die Menopause als Krankheit zu betrachten. In seinem 1965 erschienenen Buch *Feminine Forever* bezeichnet Robert A. Wilson die Frau nach der Menopause als asexuell, als »Karikatur ihres früheren Selbst, das Gegenstück zum männlichen Eunuchen«. Diese Meinung hielt sich lange Zeit unter westlichen Ärzten. Die Antwort der Schulmedizin auf jenen Zustand ist die Hormonersatztherapie.

Die Hormonersatztherapie wird seit den fünfziger Jahren praktiziert. Damals verabreichte man Frauen noch synthetisch hergestellte Östrogene. Nach etwa zwanzig Jahren stellte die Ärzteschaft fest, dass die Östrogenersatztherapie das Risiko, an Gebärmutterkrebs zu erkranken, um etwa 13 Prozent erhöht. So setzte man dem synthetischen Östrogen in den siebziger Jahren synthetisches Progesteron zu. Seitdem heißt die Behandlung Hormonersatztherapie. Diese reduziert tatsächlich Hitzewallungen und andere Wechseljahrssymptome. Darüber hinaus verringert sie das Risiko, an Osteoporose (dem altersbedingten »Ausdünnen« der Knochensubstanz) zu erkranken. Dummerweise fand man nach weiteren zwanzig Jahren aber heraus, dass die Hormonersatztherapie ein erhöhtes Brustkrebsrisiko mit sich bringt, und zwar vor allem bei an sich schon gefährdeten Frauen. Und was noch schlimmer ist: Eine weitere wissenschaftliche Untersuchung (Women's Health Initiative 2002) konnte nachweisen, dass auch das Risiko für Herz- und Kreislauferkrankungen enorm ansteigt. Die Studie wurde daraufhin sofort abgebrochen. Die Ärzte rieten ihren Patientinnen, ab sofort kein Premarin und Provera (Östrogen- und Progesteronpräparate) mehr einzunehmen. Zu den weniger gravierenden Nebenwirkungen gehören Übelkeit, Empfindlichkeit der Brüste, Depressionen, Leberstörungen, Wasseransammlungen und Blutzuckerprobleme. Aus diesem Grund empfehlen die Ärzte die Hormonersatztherapie heute nur noch zur kurzfristigen Behandlung.

Doch auch die Symptome der Menopause lassen sich mit einer Kombination aus Ernährungsumstellung, Sport, Nahrungsergänzungsmitteln (darunter natürliche Hormone) und Kräutern lindern.

NATÜRLICHE HORMONE

Unter bioidentischen Hormonen versteht man aus Pflanzen hergestellte Hormone, die mit den vom menschlichen Körper produzierten Hormonen chemisch ähnlich sind. Sie werden nicht aus tierischem Gewebe gewonnen, sondern aus der Sojabohne oder der wilden Yamswurzel. Der Glaube, diese natürlich gewonnenen Hormone wirkten natürlicher als künstliche Hormone, ist nach wie vor weitverbreitet.

Viele Frauen berichten von den positiven Wirkungen der bioidentischen Hormone bei Wechseljahresbeschwerden. Nach Angaben der Mayo Clinic konnte klinisch bislang nicht nachgewiesen werden, ob bioidentische Hormone tatsächlich effektiver und sicherer sind als die synthetische Variante. Bevor Sie bioidentische Hormone einnehmen, sollten Sie auf jeden Fall Ihren Arzt konsultieren.

Andere Medikamente, die zur Behandlung von Wechseljahresbeschwerden eingesetzt werden, sind niedrig dosierte Antidepressiva, Neurontin und Arzneimittel zur Vorbeugung der Osteoporose.

KRÄUTER

Traubensilberkerze (*Cimicifuga racemosa*), ein pflanzliches Östrogen, wird von vielen Frauen als angenehm empfunden. Seit Jahrhunderten von den Indianern Nordamerikas eingesetzt, reduziert es Hitzewallungen, Scheidentrockenheit und andere Wechseljahrssymptome. Achten Sie darauf, dass Sie ein standardisiertes Produkt kaufen, in dem mindestens 1 Milligramm Triterpenglykoside enthalten sind. Lassen Sie sich in Ihrer Apotheke dazu beraten.

Auch Chinesische Engelwurz (*Angelica sinensis*) hat sich als hilfreich erwiesen. Mönchspfeffer (*Agnus castus*) und Süßholz stabilisieren den Hormonspiegel, obwohl bislang nicht klar ist, inwieweit Kräuter Östrogen- oder Progesteronspiegel beeinflussen können.

NAHRUNGSERGÄNZUNGSMITTEL

Folgende Mittel haben sich bei vielen Frauen mit Problemen während der Menopause als sinnvoll erwiesen:

- *Vitamin D:* Einnahme einer Tagesdosis von 400 bis 800 IE.
- *Leinsamenöl*
- *Calcium* und *Magnesium* (1000 bzw. 500 Milligramm täglich)
- *Rotklee*

ERNÄHRUNG

Neben den Ernährungsempfehlungen aus Kapitel 15 möchte ich Ihnen hier noch den Verzehr von Phytoöstrogenen ans Herz legen, die sich an Östrogenrezeptoren anlagern wie echte Östrogene. Dazu gehören alle Sojaprodukte, Leinsamenöl, Äpfel, Getreidekörner, Staudensellerie, Petersilie und Alfalfa.

Normalerweise finden sich Phytoöstrogene eher in pflanzlicher Nahrung als in tierischer. Das erklärt vielleicht, weshalb es in Kulturen, deren Grundnahrungsmittel pflanzlicher Natur sind (und eventuell sogar noch Soja enthalten), normalerweise nicht zur Ausbildung von Wechseljahressymptomen kommt.

SPORT

Regelmäßiger Sport vermindert nicht nur Ängste und Depressionen, sondern auch Hitzewallungen.

Mehr über die Menopause erfahren Sie in den Büchern von Christiane Northrup und John Lee, die Sie am Ende des Kapitels aufgelistet finden.

SAD (WINTERDEPRESSION)

Die Winterdepression oder saisonal-affektive Störung (auch »SAD [Seasonal Affective Disorder]« genannt) tritt vorzugsweise im Herbst und Winter auf. Zu den typischen Symptomen zählen zum Beispiel:

- Antriebslosigkeit,
- Müdigkeit schon beim Aufwachen, obwohl man mehr schläft als sonst,
- Stimmungsschwankungen (man ist ängstlicher, reizbarer, traurig oder niedergeschlagen),
- Nachlassen von Kreativität und Produktivität,
- das Gefühl, Gewicht und Appetit nicht mehr unter Kontrolle zu haben,
- Gedächtnis- und Konzentrationsprobleme,
- nachlassendes Interesse an sozialen Aktivitäten,
- reduzierte Fähigkeit zur Stressbewältigung,
- weniger Freude am Leben und
- kein Zutrauen in die Zukunft.

Wenn Sie sich in mehr als zwei Punkten wiedererkennen, dann leiden Sie vielleicht unter SAD. Diese Art der Depression kehrt zyklisch wieder und macht sich vor allem von November bis März bemerkbar. Sie wird hervorgerufen durch den jahreszeitlichen Lichtmangel. Die Tage werden kürzer, der Einstrahlwinkel der Sonne verändert sich, und schon treten die Symptome von SAD auf. Je weiter weg vom Äquator der Mensch lebt, desto anfälliger ist er für SAD.

ANGST UND SAD

Viele Menschen, die mit Angststörungen kämpfen, machen die Erfahrung, dass diese sich im Spätherbst und Winter verschlimmern. Es kommt zu vermehrten Panikattacken, auch die generalisierte Angst nimmt zu. Das ist weiter nicht verwunderlich, denn der veränderte Neurotransmitter-Stoffwechsel (Noradrenalin und Serotonin), der die Depression auslöst, spielt auch im Angstgeschehen eine Rolle, vor allem bei der Panikstörung, der generalisierten Angststörung und der Zwangsstörung.

Ob SAD sich nun als Depression oder als Angststörung äußert, verursacht wird sie vom Lichtmangel. Doch SAD ist nicht nur saisonal bedingt, die Krankheit kann genauso gut Menschen befallen, die in fensterlosen Räumen arbeiten. Wer dafür anfällig ist, leidet auch im Sommer darunter, wenn es zum Beispiel mehrere Tage hintereinander regnet.

Früher gingen die Mediziner davon aus, dass SAD von einem Übermaß des Hormons Melatonin im Gehirn verursacht würde. Die Zirbeldrüse schüttet Melatonin nach Einbruch der Dunkelheit aus. Auf diese Weise signalisiert uns der Körper, dass es nun an der Zeit ist, schlafen zu gehen. Sobald es morgens wieder hell wird, wird die Melatoninproduktion eingestellt, und wir erwachen. Sämtliche Untersuchungen waren allerdings nicht in der Lage, diese These wissenschaftlich zu erhärten. Daher sucht die medizinische Forschung jetzt auch in anderen Richtungen. Einer neueren Hypothese zufolge soll der Lichtmangel den Serotoninspiegel im Gehirn vermindern. Norman Rosenthal, einer der führenden Forscher auf diesem Gebiet, schreibt in dem Buch *Lichttherapie*, dass die Serotoninproduktion SAD-anfälliger Menschen sich durch den Lichtmangel verringert. Dies aber sei der eigentliche Grund für die Symptomatik von SAD.

Serotoninmangel spielt auch bei anderen Formen der Depression bzw. Angst eine Rolle. Daher setzt man zur Behandlung Substanzen ein, die den Abbau von Serotonin im Gehirn hemmen. Dazu gehören Fluoxetin, Sertralin und Paroxetin. Diese beeinflussen den Großteil der Depressionen positiv, nicht selten auch Angstzustände. Wie aber kommt es, dass die vorhandene Lichtmenge bei manchen Menschen den Serotoninspiegel beeinflusst? Es gibt Hinweise darauf, dass von SAD Betroffene Licht nicht so gut »verwerten« können wie andere.

Solche Menschen verlangt es in den Wintermonaten nach Süßigkeiten und Kohlehydraten. Dadurch steigt der Tryptophanspiegel (Tryptophan ist eine essenzielle Aminosäure, die in Proteinen natürlich vorkommt). Im Gehirn wird Tryptophan zu Serotonin verarbeitet, in jenen Neurotransmitter, der für unser seelisches Wohlbefinden so wichtig ist. Wenn man viele Süßigkeiten und Kohlehydrate zu sich nimmt, gelangt mehr Tryptophan ins Gehirn. Falls Sie also im Winter mehr Appetit auf Süßigkeiten und Kohlehydrate haben, ist dies ein Versuch Ihres Körpers, den Serotoninspiegel zu steigern.

LICHTTHERAPIE BEI SAD

Die Lichttherapie reduziert wirksam die Symptome von SAD. Im Prinzip wäre es möglich, dies durch stundenlange Bewegung im Freien zu erreichen. Doch wenn Sie nicht gerade Skilehrer oder Schneepflugfahrer sind, ist dies selten in ausreichendem Maß zu bewerkstelligen. Bei der Lichttherapie nehmen Sie regelmäßig Tageslichtbestrahlungen. Manche Menschen reagieren auch schon positiv auf mehr Lichtquellen oder hellere Glühbirnen in den Wohn- und Arbeitsräumen. Viele allerdings brauchen eine ganz bestimmte Art von Licht.

Normalerweise benutzt man dazu eine künstliche Lichtquelle, bei der mehrere Lampen oder Röhren hinter einer Streuscheibe angeordnet sind. Die meisten geben zwischen 2500 und 10 000 Lux an Lichtenergie ab. Zum Vergleich: Die normale Innenraumbeleuchtung hat höchstens zwischen 200 und 1000 Lux. Bei einer Lichttherapiesitzung befinden Sie sich morgens zwischen einer halben Stunde und zwei Stunden in einer Entfernung von 60 bis 90 Zentimeter vor dem Gerät und lassen sich bestrahlen. Sie brauchen nicht direkt in das Licht zu sehen, es muss allerdings Ihre Netzhaut erreichen. Sie können also ruhig lesen, schreiben, essen, nähen und so weiter. Wie viel Licht man benötigt, um die Symptome von SAD effektiv zu reduzieren, ist bei jedem Menschen anders. Experimentieren Sie ruhig, bis Sie Ihre Dosis gefunden haben. Doch es gibt noch andere Geräte zur Behandlung der SAD: Lichtwecker (Sonnenaufgangssimulator) und Lichtvisoren (Light visor). Der Lichtwecker schafft einen künstlichen Sonnenaufgang im Schlafzimmer. Dabei setzt das Licht zuerst ganz schwach ein, um sich in der folgenden Stunde dann allmählich zu verstärken. Der Lichtvisor hingegen ist eine tragbare Lichtquelle, die aussieht wie der Schirm einer Mütze. Damit sind Sie nicht mehr von den ortsfesten Bestrahlungsgeräten abhängig.

Wenn die Lichttherapie richtig angewandt wird, ist sie sehr effektiv, wie Norman Rosenthal in seinem Buch beschreibt. In Versuchen half sie 75 bis 80 Prozent aller Patienten. Sprechen Sie mit einem in Lichttherapie erfahrenen Arzt, bevor Sie sich ein Gerät kaufen. In den meisten Praxen können Sie erst einmal ausprobieren, ob Sie positiv darauf ansprechen. Der Arzt wird Ihnen erklären, wie Sie vorgehen müssen. Auf diese Weise verhindern Sie Nebenwirkungen wie Kopfschmerzen, Augenprobleme, Reizbarkeit oder gar Schlaflosigkeit.

WAS TUN BEI SAD?

Die amerikanische National Organization for Seasonal Affective Disorder (NOSAD) gibt folgende Empfehlungen:

- *Sprechen Sie über die Symptome mit dem Hausarzt:* Dieser überweist Sie vermutlich zu einem Neurologen, der die Diagnose abklärt. Wenn Sie unter SAD leiden, wird er Ihnen entweder Lichttherapie oder die Behandlung mit Serotonin-Wiederaufnahmehemmern verordnen.
- *Es kann zu Rückfällen kommen:* Falls Sie unter SAD leiden und bereits eine Lichttherapie verordnet bekommen haben, dann sollten Sie die Sitzungen nicht abbrechen oder verkürzen, weil es Ihnen jetzt besser geht. Sprechen Sie mit Ihrem Arzt, wenn Sie die Dauer und Häufigkeit der Bestrahlung verändern wollen.
- *Sorgen Sie dafür, dass Sie so viel Tageslicht wie möglich bekommen:* Achten Sie darauf, dass Sie gerade in den Wintermonaten den Tag nicht in einer tageslichtfreien Umgebung verbringen.
- *Leichten Symptomen können Sie entgegenwirken, indem Sie regelmäßig Sport treiben*, möglichst im Freien, um so viel natürliches Licht wie möglich »einzufangen«.
- *Sollte das nicht zu bewerkstelligen sein, treiben Sie drinnen Sport.* Wenn Sie eine Wohnung oder ein Büro mit Südfenster haben, sollten Sie sich des Öfteren für ein paar Minuten davorsetzen.
- *Richten Sie Ihren Arbeitsplatz so ein, dass Sie vor einem Fenster sitzen.* Achten Sie auf helles Licht am Arbeitsplatz.
- *Halten Sie sich an Ihren Schlaf-wach-Rhythmus:* Menschen mit SAD berichten, dass Sie weniger müde sind, wenn Sie zu festgesetzten Zeiten zu Bett gehen bzw. aufstehen.
- *Ziehen Sie sich warm an, damit Sie nicht auskühlen:* Viele Menschen, die unter SAD leiden, geben an, dass Sie extremen Temperaturen gegenüber empfindlich sind.

- *Legen Sie Familientreffen und andere soziale Ereignisse auf den Tag oder den frühen Abend:* Bleiben Sie nicht zu lange auf, sodass Ihre biologische Uhr nicht durcheinanderkommt.
- *Sparen Sie Energie, indem Sie Ihre Zeit klug einteilen* und unnötigen Stress vermeiden.
- *Kaufen Sie sich einen Lichtwecker,* der sich etwa eine halbe Stunde vor dem Zeitpunkt, an dem Sie gewöhnlich erwachen, einschaltet. Viele Menschen mit SAD haben die Erfahrung gemacht, dass dies ihre Depressionen erheblich verringert.
- *Legen Sie wichtige Lebensentscheidungen möglichst nicht in den Herbst oder Winter.*
- *Schließen Sie sich einer Selbsthilfegruppe an:* Profitieren Sie von den Erfahrungen anderer Patienten, die Ihnen bei der Bewältigung Ihrer eigenen Problematik helfen können.
- *Wenn es möglich ist, sollten Sie Ihren Winterurlaub in einer sonnenreichen Gegend verbringen.*

Natürlich können Sie Ihren Serotoninspiegel auch mithilfe von Medikamenten steigern. Auf natürliche Weise geht dies mit der Aminosäure 5-Hydroxytryptophan (5-HTP). Fangen Sie mit einer Dosis von 50 Milligramm täglich an, um diese dann auf 300 Milligramm zu steigern. (In Kapitel 15 finden Sie mehr Informationen zu Tryptophan.) Wenn Sie das Gefühl haben, dass dies Ihnen nicht hilft, dann sprechen Sie mit Ihrem Arzt, und fragen Sie, ob er Ihnen nicht einen Serotonin-Wiederaufnahmehemmer verschreiben will. Natürlich leistet auch Johanniskraut hier gute Dienste. Achten Sie darauf, Johanniskraut nicht mit anderen Mitteln zu kombinieren, die den Serotoninspiegel beeinflussen (siehe Kapitel 17).

SCHLAFLOSIGKEIT

Etwa 30 Prozent aller Erwachsenen leiden unter Schlaflosigkeit. Nach einer ganz oder teils durchwachten Nacht verschlimmern sich fast alle Angststörungen.

Die meisten Menschen brauchen etwa sieben Stunden Schlaf pro Tag, davon mindestens sechs am Stück. Die Tiefschlafphasen, die wir benötigen, um uns körperlich vollständig zu erholen, fallen in die frühen Nachtstunden. Während der späten Nachtstunden hingegen weist unser Schlaf mehr sogenannte REM-Phasen (Rapid Eye Movements [schnelle Augenbewegungen]) auf, während deren unser Gehirn alles verarbeitet, was uns noch vom Tag her beschäftigt. Tatsächlich hat der Nachtschlaf fünf Phasen: vier Phasen von immer tieferem Schlaf, gefolgt von einer Phase REM-Schlaf. Dieser Fünfphasenzyklus wiederholt sich jede Nacht drei- oder viermal. Wenn Sie nicht schlafen, mag das daran liegen, dass Sie nicht *einschlafen* können, was bedeutet, dass Sie mehr als zwanzig Minuten brauchen, um Morpheus in die Arme zu sinken. Oder daran, dass Sie nicht durchschlafen können, was heißt, dass Sie in den frühen Morgenstunden erwachen und bis zum Morgengrauen wach liegen. Normalerweise gehen Angststörungen eher mit Einschlafproblemen einher, während Depressionen häufiger von Durchschlafstörungen begleitet sind. Viele Patienten kennen aber auch beide Formen der Schlafstörung.

ZEHN HÄUFIG AUFTRETENDE PROBLEME

Warum »flieht uns der Schlaf«, wie der Dichter so poetisch schreibt? Schlaflosigkeit ist ein recht vielschichtiges Phänomen und kann daher zahlreiche Gründe haben. Zehn der häufigsten sind diese:

1. *Zu viel Koffein:* Die meisten Menschen können nicht schlafen, wenn sie zu viel Kaffee, Tee, Colagetränke und andere koffeinhaltige Nahrungsmittel oder Getränke zu sich genommen haben. Natürlich ist jeder in dieser Hinsicht anders. Wenn Sie sehr empfindlich auf Koffein reagieren, dann genügt eine Tasse Kaffee am Morgen manchmal schon, um Sie die ganze Nacht über wach zu halten. Andere Menschen können vor dem Schlafengehen noch Kaffee trinken, ohne dass es ihnen auch nur das Geringste ausmacht. Wenn Sie Schlafprobleme haben, sollten Sie Kaffee in der zweiten Tageshälfte weglassen. Möglicherweise sollten Sie auch am Morgen etwas weniger trinken. (Mithilfe der Koffeintabelle in Kapitel 15 können Sie herausfinden, wie viel Koffein Sie täglich konsumieren.)
2. *Zu wenig Bewegung:* Eins der besten Mittel gegen Schlafprobleme ist mindestens einmal pro Tag ein aerobes Training durchzuführen. Schweißtreibende Übungen verringern die Muskelspannung und reduzieren ein Übermaß an Stresshormonen (wie Adrenalin und Thyroxin), die sich beide negativ auf unser Schlafvermögen auswirken. Auch Ärger und Enttäuschung, die den Kopf über Nacht auf Trab halten, können so leicht abgebaut werden. Wenn Sie bislang keinen Sport betreiben, werden Sie erstaunt feststellen, wie hilfreich regelmäßiges Training ist, ob es nun ums Einschlafen oder generell um Angstbewältigung geht (siehe Kapitel 5). Etwa drei Stunden vor dem Zubettgehen sollten Sie allerdings keinen Intensivsport mehr betreiben, weil dies den Körper gewöhnlich zu stark stimuliert, sodass Sie erst recht nicht mehr abschalten können.
3. *Zu viel Anregung am Abend:* Alles, was Sie nach 20.00 Uhr anregt, hält Sie davon ab, später ein- oder durchzuschlafen. Das kann eine dramatische Fernsehsendung ebenso sein wie eine Surfsitzung im Internet, schwere Hausarbeit,

ein kompliziertes Buch, ein aufregendes Telefongespräch oder ein Streit mit dem Partner. Setzen Sie sich nachts nicht zu hellem Licht aus (zum Beispiel am Bildschirm). Während der letzten zwei bis drei Stunden des Tages sollten Sie sich weder beim Lesen noch beim Fernsehen mit aufregenden Dingen beschäftigen. Nehmen Sie lieber ein warmes Bad oder duschen Sie vor dem Schlafengehen, das entspannt.

4. *Zu viel Nachdenken über den Schlaf:* Schlaf ist ein automatischer Prozess, bei dem wir loslassen müssen. Je verbissener Sie schlafen möchten, desto weniger klappt es. Dabei hilft es auch nichts, wenn Sie sich das Sorgenmachen verbieten. Das bewirkt normalerweise nur das Gegenteil. Die beste Lösung ist hier zweifellos Ablenkung. So sind beispielsweise alle in diesem Buch beschriebenen Entspannungstechniken wirksam. Wenn Ihre Muskulatur zu angespannt ist, sollten Sie es mit progressiver Muskelentspannung versuchen. Das Rezitieren von Mantras oder eine Visualisierung beruhigt die sich jagenden Gedanken. Manche Menschen schlafen ein, wenn nebenbei der Fernseher läuft oder sie sich von sanfter Musik berieseln lassen, andere lesen ein langweiliges Buch. Wenn Sie sich also Sorgen machen, dass Sie vielleicht nicht einschlafen können, versuchen Sie es mit einer dieser Methoden.

   Ein über die Jahrhunderte hinweg erprobter Trick ist es, einfach aufzustehen, wenn sich der Schlaf nach mehr als dreißig Minuten im Bett nicht einstellen will. Setzen Sie sich aufs Sofa, meditieren Sie, entspannen Sie sich, lesen Sie, bis Sie wirklich müde sind. Erst dann gehen Sie wieder ins Bett. Auf diese Weise sorgen Sie dafür, dass Ihr Geist das Bett mit Schlaf assoziiert – nicht mit Büchern oder anderem.

5. *Serotonin- oder Melatoninmangel:* Wenn Stress länger andauert, kann er unseren Serotonin- und Melatoninspiegel erheblich reduzieren. Beide aber spielen eine wichtige Rolle für gesunden Schlaf: Serotonin aktiviert jene Gehirnteile, die fürs Einschlafen wichtig sind, und ist außerdem zur Melatoninproduktion nötig. Melatonin wird bei einsetzender Dunkelheit von der Zirbeldrüse aus Serotonin produziert und signalisiert unserem Gehirn, dass Schlafenszeit ist. Kurz gesagt: Ohne Melatonin ist es schwer einzuschlafen, und ohne Serotonin gibt's kein Melatonin.

   Der Serotonin- und-Melatonin-Spiegel lässt sich auf natürliche Weise positiv beeinflussen. Da ist zum einen die Aminosäure Tryptophan in der Form von 5-Hydroxytryptophan (50 bis 150 Milligramm) oder L-Tryptophan (500 bis 1500 Milligramm), die vom Gehirn zu Serotonin umgewandelt wird. Versuchen Sie es zuerst mit 5-HTP am Abend. Sollten Sie mit dem Effekt nicht zufrieden sein, greifen Sie zu L-Tryptophan, das Sie übers Internet bekommen. Nehmen Sie es mit einem kohlehydratreichen Snack (wie Kräcker oder Orangensaft) zu sich. Gleichzeitig nehmen Sie 100 Milligramm Vitamin B6 und 100 Milligramm Vitamin B3. Auch Melatonin ist als Nahrungsergänzungsmittel über das Internet erhältlich. Sprechen Sie vor der Einnahme von Melatonin wie von L-Tryptophan jedoch mit Ihrem Arzt, und halten Sie sich an die vorgegebenen Dosierungsempfehlungen. Abends können Sie sowohl Melatonin als auch Tryptophan nehmen, um Ihren Schlaf zu fördern.

Wenn Ihnen Naturheilmittel nicht genügen, dann konsultieren Sie ebenfalls Ihren Arzt. Er kann Ihnen Medikamente verschreiben, die Ihren Serotoninspiegel erhöhen. So sind beispielsweise viele Serotonin-Wiederaufnahmehemmer wie Citalopram oder Fluoxetin sinnvoll bei Schlaflosigkeit. (In Kapitel 17 finden Sie eine detaillierte Beschreibung der Wirkungsweise.) Wenn Sie unter einer länger anhaltenden Depression mit Schlaflosigkeit leiden, können SSRI-Medikamente Ihnen wirksam helfen. Im Allgemeinen nimmt man sie sechs bis zwölf Monate täglich ein. Wenn Sie nach einem Schlafmittel suchen, das keine suchterzeugenden Effekte wie die meisten Benzodiazepinderivate hat, versuchen Sie es mit Trazodon (verschreibungspflichtig).

6. *Zu viele Stresshormone:* Nebennieren produzieren zwei Arten von Stresshormonen. Adrenalin und Noradrenalin stellen uns die Energie zur Verfügung, die wir brauchen, um angemessen auf Gefahr zu reagieren. Wie in Kapitel 2 bereits beschrieben wurde, spielen beide bei der Entstehung von Panikattacken eine wichtige Rolle. Doch es gibt noch weitere Stresshormone, meist Steroidhormone wie das Cortisol. Es hilft uns, morgens aufzuwachen und uns den Herausforderungen des Lebens zu stellen. Problematisch dabei ist, dass der Cortisolspiegel unter Stress nicht mehr zurückgeht, sodass Sie Tag und Nacht einen erhöhten Cortisolspiegel haben. Sie sind also einfach zu aktiv zum Schlafen. Wenn der Cortisolspiegel abends zu hoch ist, können Sie nicht einschlafen. Ist er nachts erhöht, wachen Sie zu früh auf.

   Der Arzt kann Ihren Cortisolspiegel über 24 Stunden messen. Ist er zu lange erhöht, können Sie phosphoryliertes Serin einnehmen (nicht Phospatidylserin). Ihr Arzt sagt Ihnen, wie Sie es einnehmen sollen. Zusätzlich können Sie mit den in diesem Buch beschriebenen Stressreduktionstechniken arbeiten.

   Sehr häufig leiden Menschen, deren Cortisolspiegel nachts erhöht ist, unter nächtlicher Hypoglykämie. Wenn nachts der Blutzuckerspiegel absinkt, werden Hormone freigesetzt, die diesen regulieren sollen, unter anderem Adrenalin, Glucagon, Cortisol und Wachstumshormone. Bei einem entsprechend hohen Hormonspiegel wachen Sie dann nachts auf. In diesem Fall halten Sie sich bitte an die Ratschläge zur Hypoglykämie in Kapitel 15. Wenn Sie in den frühen Morgenstunden stets hungrig aufwachen oder Symptome von Unterzucker zeigen, nehmen Sie einen kleinen Snack aus Kohlehydraten und Proteinen zu sich wie ein Butterbrot oder ein wenig Käse mit Kräckern.

7. *Unregelmäßige Schlafenszeiten:* Viele Menschen, die unter Schlafstörungen leiden, gehen nicht regelmäßig zur selben Zeit zu Bett. Wir schlafen besser, wenn wir einen gleichmäßigen Schlaf-wach-Rhythmus haben. Wenn Sie

einmal später ins Bett gehen als gewöhnlich, haben Sie am nächsten Tag Schwierigkeiten mit dem Einschlafen. Aus diesem Grund haben viele Menschen am Sonntag Einschlafprobleme, weil sie am Wochenende länger als üblich aufgeblieben sind. Der Extremfall ist hier zweifelsohne der Schichtdienst, bei dem man mehrere Tage am Stück seinen Schlaf nach der Stechuhr ausrichten muss. Wenn es irgend geht, sollten Sie Schichtarbeit vermeiden.

Der Körper hat einen Schlaf-wach-Zyklus, den man auch den »zirkadianen Rhythmus« nennt. Normalerweise erstreckt er sich über sechzehn bis siebzehn Stunden Wachzeit und sieben bis acht Stunden Schlafenszeit. Wenn Sie Tag für Tag um dieselbe Zeit zu Bett gehen und aufstehen, funktioniert dieser Rhythmus besser.

8. *Schlafhemmende Umgebung:* Möglicherweise finden sich in Ihrer Umgebung schlafhemmende Faktoren, deren Sie sich nicht bewusst sind. Ein häufiges Problem sind zu harte oder zu weiche Matratzen. Investieren Sie möglichst in eine Qualitätsmatratze, auf der Sie sich wirklich wohl fühlen. Dasselbe gilt natürlich für das Kopfkissen. Die Raumtemperatur ist ebenso wichtig. Viele Menschen können in Räumen mit einer Temperatur von über 20 Grad Celsius nicht einschlafen. Lüften Sie regelmäßig, und lassen Sie nachts möglichst die Fenster offen. Natürlich sollte es dadurch nicht zu hell oder zu laut werden. Ist es zu hell, kaufen Sie dunkle Vorhänge oder tragen Sie eine Schlafbrille.
9. *Laute Partner:* Natürlich ist es wichtig, mit wem Sie Ihr Bett teilen, wenn es um den Schlaf geht. Schnarchen des Partners ist ein Problem, das schon Millionen Menschen um den Schlaf gebracht hat. Auch hier gibt es erstklassige Ratgeber und Tricks von der Schnarchschiene bis zur veränderten Schlafposition.
10. *Schlafmittel:* Schlaf- und Beruhigungsmittel, vor allem solche auf Benzodiazepinbasis, sind in manchen Situationen eine gute Lösung. Dies gilt vor allem für Nachtflüge oder kurze Stressperioden. Problematisch werden sie erst, wenn sie über einen längeren Zeitraum benutzt werden. Zunächst einmal verlieren Schlafmittel schnell ihre Wirksamkeit, wenn sie jede Nacht zum Einsatz kommen. Früher oder später werden Sie feststellen, dass Sie nicht mehr einschlafen können. Des Weiteren reduzieren sie die Schlafqualität, sodass Ihnen weniger Traumphasen zur Verarbeitung des Tagesgeschehens zur Verfügung stehen. Und zum Dritten sind alle Schlafmittel hochgradig suchterzeugend. Wenn Sie über mehr als ein paar Wochen ein Schlafmittel einnehmen, werden Sie davon höchstwahrscheinlich abhängig. Dann müssen Sie sich mühsam entwöhnen. Auf die Dauer nämlich verliert das Nervensystem die Fähigkeit, die für den Schlaf nötigen Neurotransmitter selbst zu produzieren. Daher sollte man Schlafmittel nur »diskontinuierlich«, also gelegentlich, einnehmen.

Dies sind einige der am häufigsten auftretenden Schlafprobleme. Natürlich gibt es noch andere Krankheiten, die den Schlaf negativ beeinflussen können, zum Beispiel die Schlafapnoe, das Restless-Leg-Syndrom, Asthma, Allergien, Refluxösophagitis oder chronische Schmerzen. Gute Bücher zum Thema sind *Das große Buch vom gesunden Schlaf* von Peter Hauri und Shirley Linde sowie *Der Schlaf und unsere Gesundheit* von William Dement.

WIE SICHERN SIE SICH EINEN GESUNDEN SCHLAF?

Schlaf ist für unsere geistige und körperliche Gesundheit ebenso wichtig wie richtige Ernährung und regelmäßiger Sport. Wenn Sie den unten aufgeführten Tipps Folge leisten, sollten Sie einen gesunden Schlaf-wach-Rhythmus entwickeln.

Was Sie tun sollten

- *Sport nur tagsüber:* Zwanzig Minuten aerobes Training mittags oder am späten Nachmittag vor dem Abendessen sind optimal. Auch ein 45-minütiger Spaziergang ist ausreichend. Viele Menschen gehen allerdings zusätzlich vor dem Schlafengehen gern noch ein bisschen spazieren (zwanzig bis dreißig Minuten).
- *Gewöhnen Sie sich einen regelmäßigen Schlaf-wach-Rhythmus an:* Stehen Sie auch dann einigermaßen pünktlich auf, wenn Sie morgens müde sind. Zu Bett gehen sollten Sie stets um dieselbe Zeit. Am nächsten Tag können Sie immer noch nachholen, wozu Sie an diesem nicht gekommen sind. Ihr Körper braucht seine regelmäßige Schlafenszeit.
- *Während der letzten ein bis zwei Stunden vor dem Schlafengehen sollten Sie abschalten:* keine anstrengenden körperlichen oder geistigen Arbeiten, keine emotionalen Hochs oder Tiefs am späten Abend.
- Wie wäre es mit *einem heißen Bad* oder einer *warmen Dusche* vor dem Schlafengehen?
- Entwickeln Sie ein eigenes *Schlafritual*, irgendetwas Schönes, was Sie sich vor dem Zubettgehen noch gönnen können.
- *Schalten Sie allen Lärm nach Möglichkeit aus:* Benutzen Sie Ohrstöpsel aus Wachs oder einen Tongenerator für weißes Rauschen.
- *Dunkeln Sie Ihren Schlafraum ab.*
- *Halten Sie Ihre Raumtemperatur unter 20 Grad Celsius:* Ein zu warmer oder zu kalter Raum stört uns beim Einschlafen. Benutzen Sie in zu heißen Räumen einen Deckenventilator. Ihr Schlafraum sollte gut durchlüftet und nicht stickig sein.
- *Besorgen Sie sich eine gute Matratze:* Versuchen Sie es mit verschiedenen Härtegraden. Wenn Ihre Matratze zu weich ist, können Sie auch ein Brett unterlegen. Ist sie hingegen zu hart, können Sie eine Schaumstoffauflage benutzen, die Dellen hat wie Eierbecher.
- *Ihre Kopfkissen sollten weder zu hoch noch zu stark gefüllt sein:* Am besten sind Federkissen, die sich der Form von Schulter und Nacken gut anpassen.

- Wenn Ihr Partner sich häufig im Bett herumdreht, schnarcht oder andere schlafstörende Angewohnheiten hat, sollten Sie *in getrennten Betten oder Zimmern schlafen*. Sprechen Sie mit ihm, und finden Sie gemeinsam eine akzeptable Distanz.
- Wie wäre es mit *befriedigendem Sex* vor dem Einschlafen? Danach schläft man meist besser.
- *Gehen Sie, wenn nötig, zum Psychologen:* Angststörungen und Depressionen bringen häufig Schlaflosigkeit mit sich. Sprechen Sie mit einem kompetenten Fachmann. Sorgen Sie für emotionale Unterstützung. Weihen Sie einen Menschen Ihres Vertrauens in Ihre Gefühle ein. Auch das verhilft manchmal zu gesünderem Schlaf.

Was Sie lassen sollten

- Sich zum Schlafen zwingen wollen: Wenn Sie nach zwanzig bis dreißig Minuten im Bett noch nicht einschlafen können, tun Sie etwas, was Sie entspannt (fernsehen, in den Lieblingssessel setzen und entspannende Musik hören, meditieren, eine Tasse Kräutertee trinken). Gehen Sie erst wieder zu Bett, wenn Sie schläfrig werden. Dasselbe gilt, wenn Sie mitten in der Nacht aufwachen und nicht mehr einschlafen können.
- *Hungrig oder mit vollem Magen zu Bett gehen:* Ein kleiner, gesunder Snack kurz vor dem Schlafengehen ist gut.
- *Vor dem Schlafengehen viel Alkohol trinken:* Manchen Menschen hilft es, vor dem Einschlafen eine kleine Menge Alkohol zu trinken. Aber wirklich sparsam dosieren!
- *Zu viel Koffein zu sich nehmen:* Schränken Sie den Genuss koffeinhaltiger Speisen und Getränke auf den Vormittag ein. Wenn Sie auf Koffein sehr sensibel reagieren, sollten Sie es ganz weglassen und koffeinfreien Kaffee oder Kräutertee trinken.
- *Rauchen:* Nikotin ist ebenfalls ein mildes Stimulans. Neben den bekannten gesundheitlichen Schäden, die es hervorruft, beeinflusst es auch den Schlaf häufig negativ. Wenn Sie Raucher sind, sollten Sie mit Ihrem Arzt über Wege sprechen, diese Angewohnheit aufzugeben.
- *Im Bett etwas tun, was nichts mit Schlafen zu tun hat:* Vermeiden Sie alles außer Ihrem Einschlafritual – keine schwere Lektüre, keine Arbeit im Bett. So assoziieren Sie das Bett immer mehr mit Schlaf.
- *Machen Sie auch tagsüber gelegentlich ein kleines Nickerchen:* Fünfzehn bis zwanzig Minuten sind am besten. Länger sollte der Tagesschlaf aber nicht dauern, da Sie sonst am Abend nicht mehr müde sind.
- *Sich vor Schlaflosigkeit fürchten:* Akzeptieren Sie einfach, dass es Nächte gibt, in denen Sie nicht so gut schlafen. Selbst wenn Sie nur wenige Stunden Schlaf hatten, sind Sie am nächsten Tag immer noch in der Lage, etwas zu

tun. Je weniger Sie gegen die Schlaflosigkeit ankämpfen, desto eher verschwindet sie.

Und allgemein

- *Sprechen Sie mit Ihrem Arzt über natürliche Schlafmittel:* Kräuter wie Kava oder Baldrian fördern in höheren Dosierungen ebenfalls den Schlaf (siehe Kapitel 15). Nehmen Sie nie mehr als auf der Packung angegeben.
- Manche Menschen können besser schlafen, wenn sie kurz vor dem Zubettgehen noch 0,5 bis 3 Milligramm *Melatonin* einnehmen. Probieren Sie nach Rücksprache mit Ihrem Arzt aus, mit welcher Dosis Sie sich am wohlsten fühlen.
- Andere reagieren positiv auf *Tryptophan*, das in zwei Formen auf dem Markt erhältlich ist (siehe den vorherigen Abschnitt), oder GABA.
- Um Körper und Geist zu entspannen, setzen Sie die in diesem Buch vorgestellten *Entspannungstechniken* ein.
- Wenn Schmerzen Sie am Einschlafen hindern, versuchen Sie es mit einem Schmerzmittel.
- *Den regelmäßigen Gebrauch von Schlaftabletten sollten Sie meiden:* Sie sind nur zum gelegentlichen Konsum gedacht und verschlimmern die Schlaflosigkeit auf Dauer noch. Lassen Sie sich Trazodon verschreiben, wenn Sie das Gefühl haben, Unterstützung zu brauchen.
- Wenn Sie finden, Ihre *Schlaftabletten* beeinflussen Ihren Schlaf negativ, dann sprechen Sie mit einem Arzt.

WAS ZU TUN IST

1. Wenn Sie an Nebennierenschwäche leiden, streichen Sie Koffein und Zucker vom Speiseplan und lassen Sie überprüfen, ob Sie unter Allergien leiden. Achten Sie auf eine Ernährung mit viel Protein und wenig Kohlehydraten. Industriell verarbeitete Lebensmittel lassen Sie besser weg. Auch um Fertiggerichte sollten Sie einen großen Bogen machen. Vereinfachen Sie Ihr Leben, um dem Stress den Boden zu entziehen. Sorgen Sie für tägliche Bewegung. Nehmen Sie die Nahrungsergänzungsmittel ein, die ich Ihnen vorgestellt habe, und sprechen Sie mit Ihrem Arzt über Mittel, welche die Nebennieren unterstützen.
2. Wenn Sie unter Schilddrüsenfehlfunktionen leiden, sollten Sie dies von Ihrem Arzt abklären lassen. Er wird Ihnen die nötige Behandlung verordnen. Unterstützend wirkt Sport.
3. Möglicherweise liegt eine Candida-Infektion vor, wenn Sie unter Müdigkeit, Scheiden- oder Fußpilz, Blähungen und Krämpfen leiden. Lassen Sie Ihr Blut

auf Candida-Antikörper untersuchen. Wenn Sie eine Infektion haben, befolgen Sie die Diätregeln im entsprechenden Abschnitt. Unterstützend können Sie Nystatin, Caprinsäure, Oreganoölkapseln oder Grapefruitsamenextrakt nehmen.

4. Übersäuerung und Schadstoffbelastung zeigen sich in häufiger Müdigkeit, Kopfschmerzen, Verwirrung, Muskelschmerzen, Sensibilität gegenüber chemischen Stoffen und Ausschlägen. Halten Sie sich an die im entsprechenden Kapitel gegebenen Empfehlungen, vor allem zur richtigen Ernährung. Nehmen Sie Antioxidantien. Leben Sie eine Woche lang nur von Rohkost oder Säften.
5. PMS lässt sich günstig beeinflussen, indem Sie Zucker und komplexe Kohlehydrate vom Speisezettel streichen. Auch Alkohol, Salz und Koffein sollten Sie weglassen. Nehmen Sie die im entsprechenden Abschnitt beschriebenen Nahrungsergänzungsmittel und sprechen Sie mit Ihrem Arzt über den Einsatz von Progesteron.
6. In den Wechseljahren sollten Sie über eine Hormonersatztherapie mit bioidentischen Hormonen nachdenken. Sprechen Sie mit einem versierten Arzt darüber. Als besonders hilfreich haben sich die Traubensilberkerze und die Chinesische Engelwurz erwiesen. Auch Sport ist hilfreich.
7. Wenn Sie unter einer saisonal-affektiven Störung (SAD) leiden, sollten Sie so viel Licht wie irgend möglich tanken: Spaziergänge im Freien, Tageslichtbestrahlungen, Visoren, Lichtwecker und so weiter sind eine gute Wahl, um den Körper in den Wintermonaten mit Tageslicht zu versorgen. Mit Johanniskraut oder Tryptophan lässt sich die Aufnahmefähigkeit des Körpers steigern. Sprechen Sie mit Ihrem Arzt. Er kann Ihnen auch mit verschreibungspflichtigen Medikamenten wie zum Beispiel Serotonin-Wiederaufnahmehemmern helfen.
8. Schlaflosigkeit ist ein so vielgestaltiges Problem, dass es auch eine Unzahl von Lösungen gibt. Eine der wichtigsten ist die Einhaltung eines gesunden Schlaf-wach-Rhythmus. Lesen Sie den entsprechenden Abschnitt nochmals durch.

LITERATUR

Arem, Ridha: The Thyroid Solution, New York 2000.
Bourne, Edmund; Brownstein; Arlen, Garano, Lorna: Natural Relief for Anxiety, Oakland (CA) 2004.
Crook, William: The Yeast Connection, Jackson (TN) 1989.
Crook, William: Sind Sie allergisch?, Heidelberg 1991.
Dement, William: Der Schlaf und unsere Gesundheit, Bergisch Gladbach 2002.
Hahn, Linaya; Warschowsky, Allan: PMS – Solving the Puzzle – Sixteen Causes of PMS and What to Do About It, Chicago 1995.
Hauri, Peter; Linde, Shirley: Das große Buch vom gesunden Schlaf, Rastatt 1994.
Hoffstein, Victor; Linde, Shirley: No More Snoring. New York, John Wiley and Sons 1998.
Lee, John R.: What Your Doctor May Not Tell You About Menopause. Revised edition, New York, Warner 2004.
Lipman, Derek S.: Snoring from A to ZZzz, Portland, OR, Spencer Press 2002.
Lee, John: What Your Doctor May Not Tell You about Menopause, New York 1996.
Lipman, Derek: Schnarchen – die Säge an der Liebe, Landsberg a. L. 1999.
Murry, Michael; Pizzorno, Joseph: Encyclopedia of Natural Medicine, New York 1998.
Northrup, Christiane: Weisheit der Wechseljahre, München 2005.
Rosenthal, Norman: Lichttherapie, München 2006.
Selye, Hans: Stress, München 1988.
Taylor, Diana; Colino, Stacey: Taking Back the Month – A Personalized Solution for Managing PMS and Enhancing Your Health, New York 2002.
Wilson, James: Adrenal Fatigue, Petaluma (CA) 2001.
Women's Health Initiative: Risks and Benefits of Estrogen Plus Progestin in Healthy Postmenopausal Women, in: Journal of the American Medical Association 2002, 288: 321–333.

17

MEDIKAMENTE BEI ANGSTSTÖRUNGEN

Der Einsatz von Medikamenten bei Angststörungen ist nicht unumstritten, sowohl bei den Betroffenen selbst als auch bei Ärzten und Therapeuten. Für viele Menschen ist der Beginn der medikamentösen Behandlung der erste Schritt zur Besserung. Bei anderen verzögern die Medikamente den Heilungsprozess, vor allem, wenn Angstfreiheit nur durch den längerfristigen Einsatz von Tranquilizern gewährleistet ist. Wieder andere schließen Medikamente selbst dann aus, wenn sie eigentlich angezeigt wären. Dies ist vor allem der Fall, wenn grundsätzliche Bedenken gegen den Einsatz von Psychopharmaka bestehen oder der Patient vor dem Medikament Angst hat. Eines aber liegt klar auf der Hand: Ob der Einsatz solcher Mittel nutzt oder nicht, lässt sich nur von Fall zu Fall entscheiden.

In diesem Arbeitsbuch haben Sie zahlreiche nichtmedikamentöse Hilfsmittel zur Linderung und Beseitigung Ihrer Ängste kennengelernt. Mein Rat ist daher, dass Sie immer zuerst mit natürlichen Methoden versuchen, eine Heilung zu erzielen, bevor Sie sich für verschreibungspflichtige Medikamenten entscheiden. Denn dabei können immer Nebenwirkungen auftreten, auch wenn diese nicht unbedingt gravierend sein müssen.

Haben Sie aber ein schwerwiegenderes Angstproblem, dann können Ihnen Medikamente – *richtig eingesetzt* – helfen. Dies trifft vor allem auf die Panikstörung, die Agoraphobie und die Zwangsstörung zu, aber auch auf soziale Phobien oder generalisierte Angstzustände, wenn diese Ängste Ihr soziales Leben stärker beeinträchtigen. Etwa 50 bis 60 Prozent meiner Patienten nehmen Medikamente. Für sie hat sich die Kombination von natürlichen Methoden und einer vorsichtigen Medikation als bester Weg zur Heilung erwiesen. Bedenken Sie, dass Sie diese Medikamente nicht ewig nehmen müssen. Doch die richtige Arznei zum rechten Zeitpunkt kann gerade bei Angststörungen eine Wende im Krankheitsverlauf einleiten. Ich werde Ihnen also zunächst einmal die einzelnen Medikamente vorstellen. Außerdem möchte ich Ihnen einige Anhaltspunkte geben, anhand deren Sie herausfinden können, ob Medikamente für Sie sinnvoll sind.

WANN MAN MEDIKAMENTE IN ERWÄGUNG ZIEHEN SOLLTE

Die Frage, wann eine medikamentöse Behandlung angezeigt ist, hängt sowohl von der Persönlichkeit des Betroffenen als auch von der jeweiligen Situation ab, in der Angst- oder Panikattacken auftreten. In folgenden Fällen ist eine Medikation durch einen Facharzt aber angeraten:

1. Ihre *Panikattacken* treten so *häufig* auf (öfter als einmal pro Tag) und sind so intensiv, dass sie Ihre Arbeitsfähigkeit beeinträchtigen, Ihre wichtigsten persönlichen Beziehungen belasten und Ihnen das Gefühl vermitteln, Ihr Leben nicht mehr unter Kontrolle zu haben oder nicht mehr über genügend Sicherheit zu verfügen. Wenn die Symptome einer schweren Panik sich über zwei bis drei Wochen nicht abschwächen, sind Medikamente angebracht. Dann nämlich »lernt« Ihr Nervensystem die Angstbereitschaft und Sie können sich ohne medikamentöse Unterstützung nur noch schwer davon befreien.

   In diesem Fall werden entweder Antidepressiva oder Tranquilizer verschrieben. Antidepressiva reduzieren nämlich im Normalfall auch Ängste. Die am häufigsten eingesetzte Medikamentengruppe sind die Serotonin-Wiederaufnahmehemmer (SSRI) wie Sertralin, Paroxetin, Fluvoxamin, Citalopram und Escitalopram. Manchmal aber werden auch trizyklische Antidepressiva wie Imipramin oder Nortriptylin eingesetzt, wenn der Patient auf SSRI nicht anspricht.

   Tranquilizer auf Benzodiazepinbasis beruhigen den Patienten unmittelbar. Zu dieser Gruppe gehören: Alprazolam, Clonazepam oder Lorazepam. Sie werden 6 bis 24 Monate lang in einer angemessenen Dosierung genommen, die Panikanfälle sowie die Angst vor der Panik wirksam reduzieren.

2. *Sie sind Agoraphobiker und haben Schwierigkeiten, sich der Konfrontation mit Ihren phobischen Situationen zu stellen:* Sie haben es ohne Medikamente versucht, sind aber nicht weit gekommen (siehe Kapitel 7). Niedrige Dosen eines Benzodiazepin-Beruhigungsmittels versetzen Sie in die Lage, die ersten Schritte der Konfrontation anzugehen. Die positiven Effekte der Konfrontation wirken nach, wenn das Medikament schleichend abgesetzt wird. Bei hohen Dosen (mehr als 2 Milligramm täglich) ist das eher unwahrscheinlich, denn Sie müssen in der Lage sein, zumindest geringe Ängste zu verspüren, damit die Technik der Konfrontation wirksam werden kann. Wenn Sie also Ihre »Konfrontationspyramide« mit Medikamentenunterstützung durchgearbeitet haben, durchlaufen Sie den gesamten Prozess noch einmal ohne Beruhigungsmittel, um die Heilung von Ihrer Phobie dauerhaft zu erreichen.

   Auch Serotonin-Wiederaufnahmehemmer (siehe auch das entsprechende Kapitel) sind nützlich, wenn es darum geht, eine Konfrontationstherapie zu beginnen. Manche Psychiater halten SSRI für die beste Behandlung bei Agoraphobiepatienten.
3. *Sie haben Angstzustände, weil Sie aktuell in einer Krise stecken:* Hier können Sie kurzfristig durchaus Benzodiazepine einnehmen (zum Beispiel wenn Sie ein Vorstellungsgespräch haben, eine gesundheitliche Krise meistern müssen oder ein Ihnen nahestehender Mensch gestorben ist). Andere Sedativa wie Temazepam oder Zolpidem verhelfen Ihnen in solchen Extremsituationen kurzfristig, schlafen zu können.
4. Wenn Sie unter *chronischer Depression leiden, die mit Ihrer Angststörung einhergeht*, kann sich der Einsatz eines Antidepressivums positiv auswirken. Leichte Formen der Depression (Sie haben einen gesunden Appetit, können schlafen, haben keine Suizidgedanken und auch das Interesse an den einfachen Freuden des Lebens nicht verloren) reagieren gut auf Johanniskrautpräparate, SAM-e oder Aminosäuren wie Tryptophan (in Form von Tryptophan oder 5-HTP), Tyrosin oder DL-Phenylalanin. Mittlere bis schwere Fälle werden am besten mit SSRI oder gelegentlich auch SNRI behandelt, die Depression, Panik und Angst gleichzeitig lösen.
5. *Sie haben Angst, vor der Öffentlichkeit zu sprechen:* In diesem Fall können Betablocker gute Dienste erweisen, vor allem, wenn Herzrasen zu Ihren Symptomen gehört. Gelegentlich (nicht regelmäßig) können Sie auch Benzodiazepine wie Clorazepam oder Lorazepam einnehmen, um solche Situationen zu meistern.
6. *Schwere Fälle von sozialer Phobie* (in denen Sie sich kaum noch aus dem Haus trauen, soziale Ereignisse gewöhnlich meiden und aufgrund Ihrer Phobie wichtige berufliche Meetings absagen müssen) werden von SSRI und MAO-Hemmern positiv beeinflusst. Trotz der Medikation sollten Sie auf eine kognitive Verhaltenstherapie, im Einzel- oder Gruppensetting, nicht verzichten (siehe den Abschnitt über die soziale Phobie in Kapitel 1).

7. Auch *Zwangsstörungen* sprechen gut auf Antidepressiva an, allerdings sollte die medikamentöse Behandlung hier ebenfalls von Verhaltens-, Konfrontationstherapie und Reaktionsprävention begleitet werden. Häufig kommen Medikamente wie Clomipramin, Fluoxetin, Paroxetin und Fluvoxamin zum Einsatz. 60 bis 70 Prozent der Patienten mit Zwangsstörungen erfahren eine schlagartige Besserung ihrer Symptome, wenn sie mit diesen Medikamenten behandelt werden. Unerwünschte Nebenwirkungen weist unter den oben genannten potenziell nur Clomipramin auf.

Weitere Informationen darüber, welche Faktoren Ihre Entscheidung für oder gegen eine Medikation beeinflussen können, erhalten Sie im Abschnitt »Wann Medikamente sinnvoll sind«.

MEDIKAMENTE BEI ANGSTSTÖRUNGEN

In der Folge finden Sie eine Beschreibung der hauptsächlich eingesetzten Arzneimittelgruppen bei der Therapie von Angststörungen und anderen Stimmungsschwankungen.

SEROTONIN-WIEDERAUFNAHMEHEMMER (SSRI)

Selektive Serotonin-Wiederaufnahmehemmer sind Antidepressiva. Zu ihnen gehören Fluoxetin, Sertralin, Paroxetin, Fluvoxamin, Citalopram und Escitalopram. In den letzten Jahren werden sie verstärkt auch zur Behandlung von Angstzuständen eingesetzt. SSRI sorgen dafür, dass der Serotoninspiegel im Gehirn steigt, indem sie die Synapsen, also die Kontaktstellen zwischen den Nervenzellen, in der Form beeinflussen, dass sie kein Serotonin mehr aufnehmen. Da nun mehr Serotonin vorhanden ist, kann die Anzahl der Serotoninrezeptoren im Gehirn bzw. deren Empfindlichkeit verringert werden. Dieser Vorgang erstreckt sich über die ersten vier bis sechs Wochen der Einnahme. Der Patient ist weniger anfällig für Ängste und Stress.

SSRI haben sich als ebenso wirksam erwiesen wie die früher in erster Linie verwendete Medikamentengruppe der trizyklischen Antidepressiva (wie Imipramin, Desipramin und Nortriptylin). Außerdem haben sie weniger Nebenwirkungen. Meist werden sie bei Panikzuständen, Agoraphobie mit Panikzuständen und Zwangsstörungen verschrieben. Auch bei sozialer Phobie und generalisierter sozialer Phobie, bei der der Betroffene auf den Großteil der sozialen Interaktionen phobisch reagiert, haben sie sich als nützlich erwiesen. Werden generalisierte Angststörungen und posttraumatische Belastungsstörung von Depressionen begleitet, sind SSRI meist das Mittel der Wahl. Da die individuelle Reaktion auf diese Medikamente sich stark unterscheidet, sollten Sie nicht gleich aufgeben, wenn sich das erste als unwirksam erweist. Die volle Wirkung entwickelt sich ohnehin nur, wenn das Medikament *ein bis zwei Jahre* lang eingenommen wird. Bei einer Einnahmedauer von mehr als achtzehn Monaten scheinen Rückfälle nur selten aufzutreten. Verlässliche Daten über die Rückfallquote sind im Moment allerdings noch nicht vorhanden. Sprechen Sie die Dosierung mit Ihrem Arzt ab. Patienten mit Zwangsstörungen reagieren gewöhnlich besser auf niedrige Dosierungen.

Vorteile

Serotonin-Wiederaufnahmehemmer sind bei Angststörungen und Depressionen das Mittel der Wahl. Auch Patienten mit Zwangsstörungen reagieren häufig positiv darauf. Die Medikamente werden gut vertragen und bedeuten auch für alte oder kranke Menschen kein Risiko. Sie bergen keine Suchtgefahr, sodass sie längerfristig eingenommen werden können. In den meisten Fällen verursachen sie keine Gewichtszunahme.

Nebenwirkungen

Obwohl SSRI weniger Nebenwirkungen aufweisen als trizyklische Antidepressiva, klagen manche Menschen über Zittrigkeit, allgemeine körperliche Unruhe, innere Ruhelosigkeit, Schwindelgefühle, Benommenheit, Kopfschmerzen, Übelkeit, Magen-Darm- und sexuelle Probleme. Die Nebenwirkungen hören gewöhnlich nach zwei Wochen Einnahme auf, deshalb ist es wichtig, die Einnahme nicht zu unterbrechen. *Die Nebenwirkungen können reduziert werden, wenn man mit einer sehr niedrigen Dosierung beginnt und diese dann langsam steigert.* Für eine so niedere Tagesdosis ist es manchmal nötig, mit einer Viertel oder einer halben Tablette des jeweiligen Medikaments anzufangen. Ihr Arzt wird mit Ihnen die genaue Menge besprechen. Erhöht wird die Dosis dann alle acht bis zehn Tage. (Unmittelbar nach dem Erhöhen der eingenommenen Menge können sich ebenfalls Nebenwirkungen einstellen, die jedoch nach ein bis zwei Tagen abklingen.)

Die sexuelle Lustlosigkeit oder Potenzstörungen, die von den Medikamenten ausgelöst werden, können sich zum Problem entwickeln, was viele Menschen dazu bringt, die Medikamente nur sporadisch einzunehmen. Bei den meisten Patienten legt sich diese Nebenwirkung spätestens nach zwei bis drei Monaten. Sollte das nicht der Fall sein, gibt es folgende Lösungswege (diese sollten Sie aber auf jeden Fall mit Ihrem Arzt absprechen):

- An Tagen, an denen Sie sexuelle Aktivitäten erwarten, können Sie die Dosis um die Hälfte reduzieren,
- zusätzlich zu SSRI täglich 5 bis 10 Milligramm Buspiron nehmen,

- SSRI durch Amantidin oder Cyproheptadin ersetzen oder
- das Nahrungsergänzungsmittel DHEA einnehmen, das im Reformhaus und übers Internet erhältlich ist.

Viele Betroffene bestätigten wieder ein befriedigenderes Sexualleben trotz der Einnahme von SSRI, nachdem sie eine oder zwei dieser Maßnahmen befolgten.

Ein weiterer Nachteil ist es, dass die Wirkung dieser Medikamente erst nach drei bis vier Wochen eintritt. Zuweilen wird der volle therapeutische Nutzen erst nach zwölf Wochen erreicht. (Manche Untersuchungen lassen vermuten, dass sich nach einem Jahr der Einnahme weitere therapeutische Erfolge einstellen.) Wenn Sie schwere Panikattacken haben, wird Ihr Arzt Ihnen vielleicht einen Benzodiazepin-Tranquilizer verschreiben, bis das andere Medikament wirkt.

Viele Menschen haben in den letzten Jahren die Erfahrung gemacht, dass Paroxetin sich nur schwer absetzen lässt. Etwa 5 bis 10 Prozent der Patienten, die mit Paroxetin behandelt wurden, leiden beim Absetzen unter Panikattacken, Stimmungsschwankungen, Schweißausbrüchen, Depersonalisierungserfahrung und körperlichen Empfindungen wie bei einem Elektroschock. Sprechen Sie also mit Ihrem Arzt darüber, wenn er Ihnen Paroxetin verschreibt.

Anmerkung: Menschen mit einer bipolaren Störung sollten SSRI nur auf Anweisung eines qualifizierten Psychiaters oder Neurologen einnehmen, da diese manische Zustände verstärken können.

BENZODIAZEPINE

Die Benzodiazepine Alprazolam, Lorazepam und Clonazepam werden häufig zur Behandlung von Angststörungen eingesetzt. Ältere Medikamente aus dieser Wirkstoffgruppe sind Valium® oder Librium®. Sie kommen vor allem dann zum Einsatz, wenn ein Patient die Nebenwirkungen der Neuentwicklungen nicht verträgt. Die Benzodiazepine werden häufig zusammen mit antizyklischen oder SSRI-Antidepressiva verschrieben, um schwere Panikstörungen zu behandeln. Oft können diese Medikamente abgesetzt werden, wenn die Antidepressiva greifen (also etwa drei bis vier Wochen nach Beginn der Einnahme). Benzodiazepine dämpfen die Aktivität des zentralen Nervensystems und vermindern so direkt und wirksam die Angst. Sie setzen sich auf bestimmte Rezeptoren im Gehirn, welche die Aktivität in jenen Gehirnteilen dämpft, die normalerweise für die Erregung der Angst verantwortlich sind – Amygdala, Locus caeruleus und limbisches System. In höheren Dosen wirken Benzodiazepine beruhigend und schlaffördernd. Niedrige Dosierungen hingegen dämpfen nur die Angst ohne zentral beruhigenden Effekt. Der Hauptunterschied zwischen den einzelnen Benzodiazepinen ist ihre »Halbwertzeit«, also die Zeit, in der der Wirkstoff im Körper verbleibt. (Alprazolam beispielsweise wirkt acht Stunden, Clonazepam 18 bis 24 Stunden und Valium 48 bis 72 Stunden.)

Im Moment sind die am häufigsten verschriebenen Mittel Alprazolam und Lorazepam. Alprazolam löst nicht nur Ängste, sondern hat darüber hinaus auch antidepressive Wirkung. Außerdem wirkt es weniger dämpfend als andere Benzodiazepine. Da das Mittel eine geringe Halbwertzeit hat, werden normalerweise zwei bis drei Dosen täglich verschrieben. Nehmen Sie nur eine Dosis pro Tag, kann es zu Rebound-Ängsten kommen, was bedeutet, dass die Angst zunimmt wenn die Wirkung des Medikaments nachlässt. Benzodiazepine mit einer längeren Halbwertzeit können häufig in Einzeltagesdosen genommen werden, was die Gefahr des Rebounds verringert. Über die Dosierung sollten Sie mit Ihrem Psychiater oder Neurologen sprechen.

Vorteile

Benzodiazepine wirken sehr schnell und reduzieren Angstsymptome innerhalb von fünfzehn bis zwanzig Minuten. Sie müssen also nicht regelmäßig eingenommen werden wie die Antidepressiva, sondern werden fallweise eingesetzt. Folglich können Sie ein solches Mittel gezielt nehmen, wenn Sie eine schwierige Situation zu erwarten haben.

Benzodiazepine haben weniger Nebenwirkungen als Antidepressiva (vor allem die trizyklischen). Wenn jemand also kein Antidepressivum verträgt, bleibt nur die Verschreibung von Benzodiazepinen.

Nachteile

Anders als bei Antidepressiva ist die Suchtgefahr bei dieser Wirkstoffgruppe hoch. Je höher die Dosis (mehr als 1 Milligramm täglich) und je länger Sie das Medikament nehmen (länger als einen Monat), desto wahrscheinlicher wird die körperliche Abhängigkeit. Körperliche Abhängigkeit bedeutet in diesem Fall, dass sich nach dem Absetzen schwere Angstsymptome einstellen. Viele Menschen berichten, dass es schwer sei, von dem Medikament wieder wegzukommen, wenn man es erst einmal über mehrere Monate eingenommen hat. (Wissenschaftliche Untersuchungen haben ergeben, dass dies bei Alprazolam aufgrund der geringeren Halbwertzeit leichter fällt als bei Clonazepam.) Abruptes Absetzen ist gefährlich. Es kann Panikattacken, Angstzustände, Verwirrung, Muskelanspannung, Reizbarkeit, Schlaflosigkeit und Krampfanfälle auslösen. Die beste Methode ist hier das sogenannte Ausschleichen: Man verringert die Dosis über Wochen und Monate immer mehr bis zum völligen Absetzen. Am besten ist es, sich dabei ein bis vier Monate Zeit zu lassen. Sprechen Sie darüber mit Ihrem Arzt. Möglicherweise steigen während dieser Zeit die Angstsymptome nochmals kurzfristig an.

Wenn die Benzodiazepine zu abrupt abgesetzt werden, kann es zur Rebound-Angst kommen, die stärker ist als jene Angstzustände, derentwegen das

Medikament ursprünglich verschrieben wurde. Der Rebound führt unter Umständen zum Rückfall. Auch aus diesem Grund ist die ausschleichende Herunterdosierung wichtig. (Haben Sie beispielsweise sechs Monate täglich 1,5 Milligramm Alprazolam eingenommen, dann sollte die Dosis alle zwei bis drei Wochen um 0,25 Milligramm verringert werden.)

Ein anderer Nachteil der Benzodiazepine ist es, dass sie nur wirken, solange sie eingenommen werden. Nach Absetzen können Ihre Ängste unvermindert wiederkehren, wenn Sie während der Medikation nicht gelernt haben, damit umzugehen und Ihr Leben stressfreier zu gestalten. Nur ein Beruhigungsmittel zu nehmen, ohne sein Leben auf den Prüfstand zu stellen, heißt, lediglich die Symptome zu behandeln, ohne dem Problem tatsächlich auf den Grund zu gehen.

Schließlich berichten viele Patienten, die mit Benzodiazepinen behandelt werden, dass ihre emotionale Befindlichkeit im Allgemeinen gedämpft ist. Benzodiazepine vermindern somit nicht nur Ängste, sondern auch angemessene Wut oder Trauer. Wenn Ihre Ängste sich also aus unterdrückten Gefühlen speisen, dann nehmen Sie sich damit die Möglichkeit, diese in ihrer Tiefe zu erfahren. (Manche Menschen berichten auch von paradoxen Reaktionen. Sie werden emotionaler als sonst. Doch dies kommt eher selten vor.) Mit Antidepressiva kann es ebenfalls zu dieser Art gedämpfter Reaktion kommen, auch wenn dies nur selten der Fall ist.

Allein wenn Angstzustände auf keine anderen Medikamente ansprechen, sollten Benzodiazepine über einen längeren Zeitraum gegeben werden, obwohl dies nicht wenige Probleme mit sich bringt. So berichten Patienten, dass sie sich deprimiert und weniger vital fühlten als üblich. Es scheint, als raube das Medikament ihnen Energie. Wenn sie dann auf die Behandlung mit Antidepressiva umsteigen, verspüren sie einen deutlichen Energieschub. Viele Ärzte bewerten Benzodiazepine als sehr effektiv, wenn man sie auf den kurzfristigen Einsatz beschränken kann, also bei akuten Ängsten. Bei allen chronischen Formen wie Agoraphobie, posttraumatischer Belastungsstörung oder Zwangsstörung ist die Behandlung nicht angebracht. Einige Menschen allerdings lernen, mit der Benzodiazepinsucht zu leben. Sie akzeptieren die Nebenwirkungen für die Angstfreiheit, die das Medikament ihnen schenkt. Wenn Sie über fünfzig Jahre alt sind und seit mehr als zwei Jahren Benzodiazepine nehmen, sollten Sie sich (vor allem Ihre Leberwerte) regelmäßig medizinisch durchchecken lassen.

SEROTONIN-NORADRENALIN-WIEDERAUFNAHMEHEMMER (SNRI)

Antidepressiva vom Typ SNRI blockieren die Wiederaufnahme von zwei wichtigen Neurotransmittern gleichzeitig: Noradrenalin und Serotonin. Zu dieser Medikamentengruppe gehören Venlafaxin, Duloxetin und Desvenlafaxin. Desvenlafaxin ist der aktive Hauptmetabolit von Venlafaxin und soll besser verträglich sein.

Systematische Studien hierzu sind jedoch nicht bekannt. Venlafaxin gibt es auch als Retardform, die ihre Wirksamkeit länger entfaltet.

Venlafaxin sollte probiert werden, wenn sich der Effekt von Serotonin-Wiederaufnahmehemmern als nicht ausreichend erweist. Es wird bei Depressionen und generalisierter Angststörung verschrieben, kann aber auch bei Zwangsstörungen und Panikstörung gute Dienste leisten.

Der große Vorteil, den die SNRI gegenüber den SSRI haben, ist, dass sie als Noradrenalin- und Serotonin-Wiederaufnahmehemmer wirken, also nicht nur die Aufnahme von Serotonin beeinflussen. Bei manchen Menschen wirken sie stärker angstlösend als die Serotonin-Wiederaufnahmehemmer. Wie bei den SSRI können auch hier unerwünschte Nebenwirkungen wie Schwindel, Übelkeit, Schwächegefühl, trockene Mundschleimhaut, Schlafstörungen und sexuelle Funktionsstörungen auftreten. Auch die Serotonin-Noradrenalin-Wiederaufnahmehemmer müssen langsam ausgeschlichen werden, weil sonst die Gefahr von Entzugserscheinungen zu groß ist.

SEROTONINMODULATOREN UND -STIMULATOREN (SMS)

Bei den Serotoninstimulatoren handelt es sich um eine relativ neue Medikamentengruppe, die nicht nur die Wiederaufnahme von Serotonin hemmen, sondern die Übertragung des Botenstoffes an einen oder mehreren Rezeptoren aktiv stimuliert.

Vilazodon (Vilazodonhydrochlorid) besetzt den Serotoninrezeptor 5-HT1A, ein Mechanismus, den das Medikament mit dem angstlösenden Wirkstoff Buspiron und dem atypischen Neuroleptikum Aripiprazol gemeinsam hat. Vilazodon wird in einer Tagesdosis von 10 bis 40 Milligramm eingenommen.

In den USA wurde das Medikament erstmals Anfang 2011 zugelassen. Im September 2011 äußerte die FDA Zweifel an dem Zusatznutzen dieses Medikaments gegenüber den bekannten selektiven Serotonin-Wiederaufnahmehemmer. Während manche Patienten die angstlösende und antidepressive Wirkung von Vilazodon als positiv bewerten, berichten andere von unerwünschten Nebenwirkungen wie Übelkeit, Durchfall, Schlafproblemen und Gewichtszunahme. Die meisten dieser Patienten setzten das Medikament wieder ab. Vilazodon wurde ursprünglich mit dem Hinweis vermarktet, dass es – anders als die herkömmlichen SSRI – die sexuelle Funktion nicht beeinträchtigte, was aber durchgehend der Fall war.

Vortioxetin ist ein multimodaler Serotoninmodulator und wurde 2013 für den US-amerikanischen Markt zugelassen. Als Serotoninmodulator vereint Vortioxetin zwei sich ergänzende (komplementäre) pharmakologische Wirkweisen: die Inhibition des 5-HT-Transporters der Rezeptoren 5-HT3A und 5-HT7 und die direkte Modulation der komplexen serotonergen Rezeptoraktivität an den

Rezeptoren 5-HT1A und 5-HT1B. Außerdem ist es ein starker selektiver Serotonin-Wiederaufnahmehemmer im klassischen Sinne. Die empfohlene Tagesdosis für das Medikament liegt bei 5 bis 20 Milligramm.

Vorläufige Studienergebnisse deuten darauf hin, dass dieser multimodale Wirkmechanismus auf unterschiedliche Serotoninrezeptoren sich positiv auf den Noradrenalin- und Dopamin-Spiegel auswirken könnte. Vermutlich kommt es auch zu einer Erhöhung des Glutamat-Spiegels. Das Medikament fungiert also nicht nur als Serotonin-Wiederaufnahmehemmer, sondern besitzt ein vermutlich deutlich umfangreicheres Wirkspektrum. Der Wirkstoff wurde bis 2016 in Deutschland unter dem Handelsnamen Brintellix vertrieben. Derzeit ist das Medikament zwar in der Schweiz, nicht aber in Deutschland erhältlich.

TRIZYKLISCHE ANTIDEPRESSIVA

Zu den trizyklischen Antidepressiva zählen unter anderen Imipramin, Trimipramin, Clomipramin, Nortriptylin, Doxepin und Opipramol. Sie werden häufig zur Behandlung von Panikattacken eingesetzt, ob sie nun als eigenständige Erkrankung oder im Verlauf einer Agoraphobie auftauchen. Sie reduzieren bei vielen Menschen die Häufigkeit und Intensität von Panikattacken. Gleichzeitig wirken sie auf die Depressionen, die die Panikstörung und Agoraphobie oft begleiten. Lange Zeit hielt man Imipramin für das wirksamste Mittel auf dem Markt, mittlerweile hat man jedoch erkannt, dass jedes Mittel individuell ganz verschieden wirkt. Clomipramin erweist sich vor allem bei Zwangsstörungen als wirksam.

Aufgrund ihrer häufig auftretenden Nebenwirkungen kommen trizyklische Antidepressiva heute weniger zum Einsatz als früher. So haben Studien mit Imipramin gezeigt, dass bei etwa 30 Prozent der Patienten starke Nebenwirkungen auftreten, bei Untersuchungen zum Einsatz von SSRI waren es nur etwa 10 Prozent. In Einzelfällen werden trizyklische Antidepressiva aber besser vertragen, weil sie nicht auf den Serotoninspiegel, sondern auf das noradrenerge System wirken. Die Einnahme sollte wie bei den SSRI mit einer niedrigen Dosierung beginnen und dann langsam gesteigert werden. Sprechen Sie über die Dosis mit Ihrem Arzt.

Vorteile

Trizyklische Antidepressiva führen nicht zur Abhängigkeit. Sie wirken auf Depressionen und auf Ängste. Auch wenn Sie keine Depressionen haben, werden Panikattacken wirksam gestoppt.

Nachteile

Trizyklische Antidepressiva können anticholinerge Nebenwirkungen wie Mundtrockenheit, Sehstörungen, Schwindelgefühle oder posturale Hypotension hervorrufen. Es kann auch zu sexueller Lustlosigkeit und Gewichtszunahme kommen.

Imipramin kann zu Beginn der Einnahme zu einem Anstieg der Ängste führen. Clomipramin (zur Behandlung von Zwangsstörungen) scheint besonders viele Nebenwirkungen hervorzurufen.

Die Nebenwirkungen lassen nach zwei bis drei Wochen nach. Bei etwa 25 bis 30 Prozent aller Patienten bleiben sie allerdings auch nach der Anfangsphase bestehen. Die therapeutische Wirkung stellt sich wie bei den SSRI erst nach etwa drei bis vier Wochen ein. Trizyklische Antidepressiva blockieren zwar Panikattacken, aber die Furcht vor der Attacke lässt deshalb nicht nach (anders als bei SSRI und Benzodiazepinen). Einige Menschen zeigen Rückfälle, sobald die Medikation abgesetzt wird. Doch die Rückfallrate von 30 bis 50 Prozent ist weit niedriger als mit Benzodiazepinen.

Trizyklische Antidepressiva dürfen nicht mit anderen Antidepressiva, insbesondere nicht mit MAO-Hemmern, kombiniert werden.

MAO-HEMMER

Wenn Sie sowohl SSRI als auch trizyklische Antidepressiva ausprobiert und keinerlei positive Wirkung erfahren haben, dann wird Ihr Arzt vermutlich zu den ältesten Antidepressiva greifen – den Monoaminooxidase-Hemmern (MAO-Inhibitoren). Phenelzin und Tranylcypromin waren lange Zeit häufig verschriebene Wirkstoffe, allerdings sind die meisten nicht-selektiven MAO-Hemmer, darunter auch Phenelzin, inzwischen vom deutschen Markt zurückgezogen worden. MAO-Hemmer sind hochwirksame Medikamente, werden aber selten eingesetzt, weil sie mitunter einen drastischen Blutdruckanstieg bewirken. Dies geschieht vor allem dann,

- wenn sie mit Nahrungsmitteln kombiniert werden, welche die Aminosäuren Tyramin oder Tyrosin enthalten (Wein, alter Käse, Bananen, Schokolade, Joghurt, Fisch, Leber, geräuchertes Fleisch und Tomaten), oder
- wenn sie mit bestimmten anderen Antidepressiva oder rezeptfreien Medikamenten wie Schmerzmitteln kombiniert werden.

Halten Sie sich also genauestens an die Anweisungen Ihres Arztes, falls Sie einen MAO-Hemmer einnehmen.

Vorteile

MAO-Hemmer wirken der Panik entgegen. Sie greifen, wenn andere Antidepressiva keine Wirkung erzielen. Auch bei sozialen Phobien (vor allem in der generalisierten Form) ist ihr Einsatz sinnvoll. Wenn Menschen mit Depressionen auf andere Medikamente nicht ansprechen, kann der MAO-Hemmer die letzte Rettung sein.

Nachteile
Zu den Nebenwirkungen gehören Gewichtszunahme, niedriger Blutdruck, sexuelle Lustlosigkeit, Kopfschmerzen, Müdigkeit, Schlaflosigkeit. Sie sind meist in der dritten und vierten Woche nach Beginn der Medikation am stärksten und klingen dann ab.

Befolgen Sie die Diätanweisungen Ihres Arztes. Meiden Sie rezeptfreie Medikamente, Diätpillen und Antihistaminika, ebenso Amphetamine, SSRI oder zyklische Antidepressiva.

ANDERE ANTIDEPRESSIVA

Andere Antidepressiva, die zur Behandlung von Angststörungen zum Einsatz kommen, sind Mirtazapin, Bupropion und Trazodon. Mirtazapin ist ein spezifisch serotonerg und noradrenerg wirkendes Antidepressivum (NaSSA) und steuert wie Venlafaxin zwei Neurotransmitter, sodass es sowohl den Noradrenalin- als auch den Serotoninspiegel positiv beeinflusst. In niedrigen Dosen wirkt es schlaffördernd. Hochdosiert erweist es sich als wirksames Antidepressivum und wird eingesetzt, wenn Venlafaxin schlecht vertragen wird. Manchmal wird es zusammen mit SSRI verschrieben, um deren Effekt zu steigern.

Bupropion erweist sich bei Depressionen meist als hilfreich. Weniger nützlich ist es bei Angstzuständen, da es solche auch auslösen kann. Andererseits ist Bupropion ein neueres Antidepressivum ohne sexuell dämpfende Wirkung. Mirtazapin und Bupropion sind in Deutschland und der Schweiz ausschließlich zur Behandlung von depressiven Erkrankungen zugelassen.

Trazodon ist ein Antidepressivum, das seit den frühen achtziger Jahren des letzten Jahrhunderts verschrieben wird. Es wird zwar bei Angstzuständen selten verordnet, hat jedoch auf manche Menschen einen stark beruhigenden Effekt. Anders als Benzodiazepine ist es nicht suchterzeugend und zeigt sich wirksamer als natürliche Alternativen wie Melatonin oder Tryptophan. Seine Nebenwirkungen gleichen denen der trizyklischen Antidepressiva.

BETABLOCKER

Obwohl es mehrere sogenannte Beta-Adrenorezeptorenblocker, kurz Betablocker, gibt, werden bei Angststörungen fast immer Propranolol oder Atenolol verordnet. Diese sind vor allem dann angezeigt, wenn die Angstzustände eine stark körperbetonte Symptomatik aufweisen, besonders wenn Herzrasen und Schweißausbrüche auftreten. Diese Symptome stoppen Betablocker recht effektiv. Auf die begleitenden psychischen Vorgänge haben sie jedoch keinerlei Auswirkung. Manchmal werden Propranolol und Atenolol zusammen mit einem Medikament aus der Benzodiazepingruppe eingesetzt. Zuweilen verwendet man auch Betablocker als Einmalgabe, um die körperlichen Symptome vor einer Stresssituation wie einem Vorstellungsgespräch in den Griff zu bekommen. Und sie werden zur Behandlung des Mitralklappenvorfalls eingesetzt, eine leichte Form der kardialen Arrhythmie, die mitunter die Panikstörung begleitet.

Normalerweise handelt es sich bei den Betablockern um eine Medikamentengruppe mit hoher Arzneimittelsicherheit, auch wenn hier ebenfalls gewisse Nebenwirkungen wie zu niedriger Blutdruck, Erschöpfung und Schwindelgefühle auftreten können. Bei manchen Menschen lösen sie allerdings Depressionen aus. Anders als Tranquilizer machen sie nicht anhängig. Wenn Sie allerdings über einen längeren Zeitraum Betablocker eingenommen haben und diese nun absetzen möchten, sollten Sie die Dosis langsam herabsetzen, damit es nicht zu unvermitteltem Blutdruckanstieg kommt. Bei Asthma und anderen Erkrankungen, die zur Verkrampfung der Atemwege führen können, sowie bei Diabetes dürfen Betablocker nicht angewandt werden.

BUSPIRON

Buspiron ist seit etwa zwanzig Jahren auf dem Markt. Es hat sich bei generalisierten Angststörungen als sehr wirksam erwiesen, wirkt allerdings nicht gegen akute Panikanfälle. Die Resultate jüngerer Forschungsarbeiten lassen vermuten, dass Buspiron auch bei sozialen Phobien gut funktioniert und bei Zwangsstörungen die Effektivität der SSRI-Medikation steigert. Manche Ärzte ziehen Buspiron schon deshalb der Behandlung mit Benzodiazepinen vor, weil es nicht abhängig macht. Andere wissenschaftliche Untersuchungen allerdings haben ergeben, dass Buspiron in der Behandlung von generalisierten Angststörungen auch nicht effektiver ist als SSRI.

Die Dosierung sollten Sie mit Ihrem Arzt absprechen. Es dauert zwei bis drei Wochen, bis sich die angstlösende Wirkung vollentfaltet. Im Allgemeinen wird Buspiron gut vertragen, es werden aber auch Nebenwirkungen wie Antriebslosigkeit, Übelkeit, Schwindelgefühl oder paradoxe Angstzustände berichtet.

ANDERE MEDIKAMENTE ZUR BEHANDLUNG VON ANGSTSTÖRUNGEN

Wenn Antidepressiva und Benzodiazepine nicht den gewünschten Effekt erzielen oder nicht vertragen werden, verordnen manche Ärzte bei Panikstörungen auch Valproinsäure, Gabapentin, Tiagabin oder Pregabalin. Diese Medikamente werden im Normalfall bei Epilepsie und der bipolaren Störung eingesetzt, sind aber auch zur Behandlung von Angsterkrankungen geeignet, da sie einen starken angstlösenden Effekt haben. Sie steigern den GABA-Spiegel im Gehirn (Tiagabin ist ein selektiver GABA-Wiederaufnahmehemmer). Vor allem Patienten mit einer generalisierten Angststörung kommen mit dieser Medikation, teils in Verbindung mit SSRI-Gaben, in der Regel sehr gut zurecht. Über die Dosierung sprechen Sie am besten mit Ihrem Psychiater oder Neurologen. Alle drei Medikamente wirken schnell und nicht suchterzeugend. Außerdem wirken sie nicht dämpfend auf das Sexualleben. Sie haben vielen Menschen schnell und effektiv geholfen. Einige allerdings berichten auch hier über Nebenwirkungen wie Müdigkeit, Antriebslosigkeit oder Übelkeit. Valproinsäure wird im Allgemeinen gut vertragen, ist aber bei manchen Patienten mit Leberschäden in Verbindung gebracht worden, was weiter beobachtet werden sollte. Wenn Sie auf Antidepressiva schlecht ansprechen und Benzodiazepine wegen ihrer Suchtgefahr ablehnen, sollten Sie mit Ihrem behandelnden Arzt über einen möglichen Einsatz dieser Medikamentengruppen sprechen.

WANN MEDIKAMENTE SINNVOLL SIND

Ob Sie Ihre Angststörung medikamentös behandeln sollten oder nicht, ist eine komplexe Frage, die Sie zuallererst mit Ihrem Arzt klären sollten. Suchen Sie auf jeden Fall einen Neurologen oder Psychiater auf, der mit Angststörungen Erfahrung hat und Sie partizipativ in die Behandlung einbindet.

Doch natürlich müssen Sie zuerst herausfinden, wie Sie selbst zur medikamentösen Behandlung stehen. Dabei sollten folgende Punkte Berücksichtigung finden: die Schwere Ihrer Störung, Ihre persönlichen Vorstellungen zum Thema Psychopharmaka und Ihre Fähigkeit zur Geduld, die durchaus erforderlich sein kann, wenn Sie verschiedene Medikamente ausprobieren müssen.

Dabei sollten Sie sich nicht mit irgendwelchen schnellen Antworten zufriedengeben. Damit Sie Ihren eigenen Standpunkt finden und vertreten können, möchte ich Ihnen in der Folge zwölf Situationen beschreiben, in denen ein Patient sich für oder gegen Medikamente entscheiden muss:

1. *Ein hochbeschäftigter Arzt* hat viele Pflichten zu Hause, im Beruf und im Gemeindeleben. Er nimmt sich durchaus Zeit, zu meditieren und zu joggen. Er weiß, wie er seine Gefühle ausdrücken kann und seinem inneren Monolog auf die Spur kommt. Trotzdem hat er Panikattacken, die ihn in seiner Leistung schwächen. Mit einem SSRI-Medikament schläft er gut und kann seinen täglichen Pflichten besser nachkommen.
2. *Die Mutter zweier Kinder war lange Zeit durch eine Agoraphobie ans Haus gefesselt:* Jetzt will sie eine Konfrontationstherapie beginnen, hat damit aber Probleme. Die regelmäßige Einnahme eines Antidepressivums hilft ihr, über die anfänglichen Schwierigkeiten hinwegzukommen. Nach einem Jahr ist sie so sicher geworden, dass sie ohne das Medikament auskommt.

3. *Eine Sekretärin, die seit einem Jahr Medikamente gegen Angststörungen und Depressionen einnimmt, wird schwanger:* Sie setzt die Medikamente ab, obwohl sich die Krankheitssymptome dadurch in den nächsten neun Monaten verstärken werden, doch sie möchte natürlich, dass ihr Baby gesund auf die Welt kommt.
4. *Ein Mann lebt in Scheidung:* Er reagiert darauf mit einem Herzinfarkt sowie einer Angst- und Depressionssymptomatik. Obwohl er bislang Medikamente immer ablehnte, akzeptiert er Benzodiazepine, um diese Krise zu bewältigen.
5. *Eine Frau ist eben befördert worden und hat nun mehr Stress zu bewältigen; gleichzeitig erfährt sie, dass ihre Mutter gestorben ist:* Auch sie entscheidet sich, in den nächsten Monaten Medikamente zu nehmen, um der Stresssituation besser begegnen zu können.
6. *Ein Chiropraktiker, der Kurse in gesunder Ernährung gibt und sich stark in Sachen Alternativmedizin engagiert, hat eine Zwangsstörung:* Mit einem SSRI-Antidepressivum kann er seiner Arbeit ohne Probleme nachkommen.
7. *Eine Studentin macht eine Ausbildung zur Shiatsu-Therapeutin.* Obwohl sie Panikanfälle hat, will sie nur naturheilkundliche Methoden benutzen. Sie entscheidet sich gegen Medikamente.
8. Ein Mann, der seit fünf Jahren verschiedene SSRI-Antidepressiva nimmt, will *ausprobieren, wie es ihm ohne Medikamente geht.* Er setzt sie über einen Zeitraum von zwei Monaten ab und erleidet keinen Rückfall.
9. Eine Frau, die seit Langem Benzodiazepine nimmt, beschließt, *dass sie sich nun die stärkere emotionale Intensität ohne Beruhigungsmittel zutraut.* Sie möchte sich nicht mehr vom Tranquilizer betäuben lassen. Sie lässt ihre Benzodiazepine ausschleichen.
10. *Ein Seelsorger mit Panikstörung verträgt kein einziges Antidepressivum:* Er kommt mit seiner Erkrankung am besten zurecht, wenn er täglich eine niedrige Dosis Tranquilizer (auch längerfristig) einnimmt.
11. Eine Frau, die Mitglied einer religiösen Gemeinschaft ist, in der Gebet und ein korrekter Lebenswandel als beste Antwort auf die Irrungen und Wirrungen des Alltags betrachtet werden, ist voller Selbstvertrauen, *dass sie keine Medikamente brauchen wird, um ihre Panikstörung zu überwinden.* Sie nimmt nichts.
12. *Ein Alkoholiker, der seit zwei Jahren trocken ist, nimmt Alprazolam, um mit seinen Ängsten besser zurechtzukommen:* Innerhalb von zwei Monaten setzt er die Dosis viel zu hoch hinauf. Sein Arzt und seine Freunde von den Anonymen Alkoholikern raten ihm klar und deutlich, das Medikament wieder abzusetzen. Um seine Sucht nicht erneut aufleben zu lassen, folgt er ihrem Rat.

Ob Sie nun darüber nachdenken, Medikamente zu nehmen oder sie abzusetzen, Ihre Entscheidung sollte auf jeden Fall zwei Punkte berücksichtigen: Ihre *persönlichen Wertvorstellungen* und die *Schwere Ihrer Erkrankung.*

PERSÖNLICHE WERTVORSTELLUNGEN

Wie denken Sie über Medikamente? Gehören Sie zu jenen Menschen, die Medikamente als Teil eines Behandlungsplans akzeptieren oder verlassen Sie sich lieber ausschließlich auf naturheilkundliche und alternative Heilmethoden?

Selbst wenn Ihre Symptome eine medikamentöse Behandlung nahelegen und Ihr Arzt Ihnen dazu rät, liegt die Entscheidung letztlich bei Ihnen. Falls Sie lieber auf alternative Methoden setzen, dann ist das völlig in Ordnung. Viele Menschen erholen sich von Angststörungen ganz ohne Medikamente, vor allem dann, wenn sie genug Entschlossenheit aufbringen, die auch in diesem Buch vorgestellten natürlichen und alternativen Heilmethoden anzuwenden. Andere Menschen wollen weder von Entspannung noch von Sport oder Konfrontation etwas wissen. Sie möchten eine Soforthilfe und greifen lieber zum Medikament. Dies ist in zahlreichen Fällen auch eine gute Entscheidung, denn für viele Menschen sind Medikamente tatsächlich sehr hilfreich.

Informieren Sie sich auf jeden Fall ausreichend, bevor Sie sich für oder gegen Psychopharmaka entscheiden. Sie sollten nicht aus einem Augenblicksimpuls heraus handeln, zum Beispiel aus dem Wunsch heraus, das alles möge doch endlich aufhören, oder aus Angst vor dem Medikament. Gerade dieses Kapitel soll Ihnen vermitteln, wie Sie Ihre Entscheidung als informierter Patient treffen können.

WIE ERNST SIND IHRE SYMPTOME?

Im Allgemeinen gilt: Je schwerer die Symptomatik ist, desto eher profitieren Sie von einer medikamentösen Behandlung. Die Schwere der Erkrankung wird an zwei Faktoren gemessen: Ihrer Fähigkeit, Ihr Leben weiterzuführen, und Ihrer seelischen Belastung.

Wie empfinden Sie selbst Ihre Situation? Beeinträchtigt Ihr Angstproblem Ihren Alltag? Verursacht es berufliche Probleme? Können Sie vielleicht nicht mehr arbeiten? Beeinflusst die Angst Ihre Beziehung zum Partner oder zu den Kindern negativ? Können Sie sich kaum noch auf ganz simple Tätigkeiten wie Kochen oder das Bezahlen von Rechnungen konzentrieren? Belastet die Angsterkrankung Sie über Gebühr? Fühlen Sie sich mehr als zwei Stunden am Tag *sehr unwohl*? Kommen Sie nur unter Schwierigkeiten durch den Tag? Wachen Sie jeden Morgen voller Angst auf? Wenn Sie eine dieser Fragen mit Ja beantworten, sollten Sie die medikamentöse Behandlung ernsthaft in Betracht ziehen.

Auch bei Depressionen sollten Sie handeln. Etwa 50 Prozent der Angsterkrankungen werden von Depressionen begleitet. Vor allem bei generalisierten Angststörungen, Panikstörungen und Zwangsstörungen ist dies der Fall, während dies bei den spezifischen Phobien so gut wie nicht zutrifft. Außerdem gibt es ein neues Krankheitsbild, bei dem die Patienten gleichermaßen unter Ängsten wie unter Depressionen leiden. Die Symptome der Depression umfassen Energiemangel, ständige Niedergeschlagenheit, Antriebslosigkeit, Appetitlosigkeit, Schlafstörungen, übermäßige Selbstkritik, Konzentrationsprobleme und Suizidgedanken. In diesem Fall sollten Sie mit Ihrem Arzt über die Einnahme eines Antidepressivums sprechen, denn das gibt Ihnen häufig erst die Kraft, die Sie brauchen, um den Weg zu gehen, den dieses Buch Ihnen vorschlägt. Bei Suizidgedanken sind Medikamente in der Regel ohnehin Teil der Behandlung.

Neben der Schwere der Symptome ist auch ihre Dauer von Bedeutung. Ist Ihre Angsterkrankung noch nicht ausgeprägt und auf eine akute Stresssituation in Ihrem Leben zurückzuführen, vergeht sie möglicherweise dadurch, dass Sie die entsprechenden Stressbewältigungstechniken lernen und Ihre Lebensprobleme aufarbeiten. Sind Sie jedoch schon länger als ein Jahr krank und die psychotherapeutische Behandlung hat Ihnen nicht in ausreichendem Maße geholfen, sollten Sie es mit Medikamenten versuchen. Kurz gesagt: Je schwerer Ihre Erkrankung ist und je länger sie bereits andauert, desto wahrscheinlicher ist es, dass Sie auf Medikamente positiv ansprechen werden.

WIE LANGE SOLLTEN MEDIKAMENTE EINGENOMMEN WERDEN?

Auch darauf gibt es keine Standardantwort, denn die Dauer der Einnahme hängt von drei Faktoren ab:

- Welche Art Medikament nehme ich (Antidepressiva oder Tranquilizer)?
- Welche Art der Angststörung habe ich?
- Wie hoch ist meine Motivation, es mit natürlichen Mitteln zu versuchen?

WELCHE ART MEDIKAMENT NEHME ICH?

Manche Medikamente – wie Tranquilizer oder Betablocker – lassen sich nach Bedarf verwenden. Sie nehmen also nur dann etwas ein, wenn Sie ein akutes Problem haben oder sich ein solches abzeichnet (wie bei der Konfrontationstherapie). Tranquilizer können mehrere Wochen genommen werden, falls der Patient in einer besonders schwierigen Lebenssituation steckt. Wenn Sie Antidepressiva nicht vertragen, können Sie Tranquilizer ein bis zwei Jahre einnehmen. In bestimmten, eng umgrenzten Fällen auch länger. Antidepressiva werden täglich eingenommen, und zwar für mindestens sechs Monate. *Meiner Erfahrung nach sind sie am effektivsten, wenn man sie ein bis zwei Jahre lang nimmt.* Bei so langer Einnahmedauer reduziert sich das Rückfallrisiko beträchtlich. Manche Menschen nehmen diese Medikamente auch länger als zwei Jahre ein, weil sie ihnen eine optimale Lebensqualität sichern.

WELCHE ART DER ANGSTSTÖRUNG HABE ICH?

Sofern Sie eine eher leichte Form der Agoraphobie haben, genügt es vermutlich, wenn Sie im ersten Stadium der Expositionstherapie ein Medikament nehmen. Später sollten Sie die Konfrontationspyramide ohnehin ohne Medikament durcharbeiten, damit Sie lernen, dass Sie die phobische Situation aus eigener Kraft meistern können. Leiden Sie jedoch unter häufigen Panikanfällen und können das Haus kaum noch verlassen, sollten Sie sich nicht scheuen, über einen längeren Zeitraum ein Medikament einzunehmen. Bei SSRI-Antidepressiva ist eine Einnahmedauer von 12 bis 24 Monaten ein optimaler Zeitrahmen. Möglicherweise sollten Sie auch darüber hinaus ein niedrig dosiertes Präparat wählen.

Bei sozialen Phobien sollten Sie ein Antidepressivum (SSRI oder SNRI) oder ein Mittel der Benzodiazepingruppe nehmen, vor allem, wenn die soziale Phobie bereits eine generalisierte Form angenommen hat. Eine medikamentöse Behandlung über ein oder zwei Jahre wird Ihr Problem erheblich verringern. Auch hier kann eine Langzeitbehandlung mit Niedrigdosierung angebracht sein.

Bei der Zwangsstörung ist die beste Strategie der langfristige Einsatz von Serotonin-Wiederaufnahmehemmern. Nach zwei Jahren kann die Dosis gegebenenfalls herabgesetzt und ein neues optimales Dosierungsniveau gefunden werden. Gerade bei Zwangsstörungen greift vielfach die Verhaltenstherapie, und die Betroffenen brauchen überhaupt kein Medikament mehr – manchmal gleich zu Beginn der Erkrankung, mitunter aber auch erst, nachdem sie ein oder zwei Jahre mit Medikamenten gelebt haben (siehe dazu das Buch *Zwangshandlungen und wie man sich davon befreit* von Jeffrey Schwartz). Die generalisierte Angststörung erfordert nur in mittelschweren bis schweren Fällen Medikamente, besonders wenn die Betroffenen nicht bereit sind, ihr Leben in eine positive Richtung zu verändern.

Bei der posttraumatischen Belastungsstörung können Antidepressiva zusammen mit Verhaltenstherapie helfen. In schweren Fällen ist eine langfristige Medikamentengabe in geringer Dosierung vonnöten.

WIE HOCH IST MEINE MOTIVATION, ES OHNE MEDIKAMENTE ZU VERSUCHEN?

Wenn Sie sich für ein alternatives Heilprogramm entscheiden, können Sie damit Ihren Bedarf an Medikamenten deutlich verringern. Dem Gehirn ist die Fähigkeit eigen, sich selbst von den Folgen des durch Stress verursachten Ungleichgewichts zu heilen, das ursprüngliche zu einer Situation führte, in welcher der Einsatz von Medikamenten notwendig wurde. Möglicherweise braucht das Gehirn etwas länger als ein gebrochenes Bein oder ein Bänderriss, doch mit der nötigen Unterstützung durch Entspannung oder Sport hilft es sich am Ende selbst. Allein die Überzeugung, dass Sie sich auch ohne Medikamente erholen können, lässt diese Möglichkeit schon sehr viel wahrscheinlicher werden. Die Vorstellung, dass der Geist die

Materie regiert, gilt auch hier. Alle in diesem Buch vorgestellten Techniken werden Sie dabei unterstützen. Je mehr Sie davon in Ihre Alltagsroutine einbauen, desto eher werden Sie sich erholen und wieder zu natürlicher Kraft und Stärke finden.

MEDIKAMENTE ABSETZEN

Haben Sie sich entschieden, Ihre Angstprobleme künftig ohne Medikamente zu bearbeiten, sollten Sie folgende Punkte beachten:

1. *Haben Sie die Angstbewältigungstechniken dieses Buches verinnerlicht?* Sie sollten einmal täglich Tiefenentspannung üben und regelmäßig Sport treiben. Des Weiteren sollten Sie die eine oder andere Atemtechnik beherrschen und eine gewisse Achtsamkeit Ihren angsterzeugenden Gedanken gegenüber entwickelt haben. Wenn Sie ein Benzodiazepinmedikament absetzen, hilft Ihnen das, mit den möglicherweise wieder auftretenden Angstspitzen umzugehen. Achten Sie darauf, beim Absetzen des Medikaments langsam vorzugehen, dann erreichen die Angstspitzen auch nach dem Absetzen nicht die ursprüngliche Höhe.
2. *Besprechen Sie das Absetzen mit Ihrem Arzt:* Dies ist vor allem bei Benzodiazepinen wichtig. Hier dauert das Ausschleichen manchmal sechs Monate oder länger. Doch auch bei Antidepressiva oder Betablockern müssen Sie mit ein bis zwei Monaten rechnen. Als Faustregel gilt: Je länger Sie ein Medikament eingenommen haben, desto langsamer sollte es abgesetzt werden.
3. Viele Menschen finden es schwierig, Benzodiazepine abzusetzen. Ärzte verschreiben hier gewöhnlich eine Ersatzmedikation wie SSRI-Antidepressiva oder andere nicht suchterzeugende Medikamente wie Gabapentin (Antikonvulsiva), um eventuelle Entzugssymptome zu verringern. Wenn Sie diese Medikamente nicht vertragen, können Sie auf natürliche Alternativen wie die Aminosäuren Tryptophan, Theanin, GABA, Taurin und Glycin zurückgreifen.

   Es gibt zwei Möglichkeiten, Benzodiazepine abzusetzen. Zum einen können Sie die Dosis über einen Zeitraum von mehreren Monaten langsam reduzieren, möglicherweise mit unterstützender Ersatzmedikation. In einem Entzugsprogramm dagegen passiert die Entwöhnung schneller. Der Patient wird innerhalb von zwei bis drei Wochen an ein anderes Benzodiazepin (zum Beispiel Valium) oder an ein Phenobarbital gewöhnt. Bei der Entwöhnung von der Sekundärdroge wird ein Antidepressivum oder ein anderes angstlösendes Medikament ohne Suchtpotenz eingesetzt.
4. *Während der Zeit des Absetzens sollten Sie vermehrt auf die im Buch beschriebenen Techniken zurückgreifen:* Ihr freiwilliger Rückzug aus der medikamen-

tösen Behandlung ist eine gute Gelegenheit, Ihre erworbenen Fähigkeiten zu testen. Sie werden bald mehr Selbstbewusstsein entwickeln, wenn Sie Ihre Ängste ohne Medikamente meistern können.

5. *Seien Sie nicht enttäuscht, wenn Sie später wieder Medikamente nehmen müssen, falls neue Ängste aufkommen oder sich vermehrter Stress abzeichnet.* Dass Sie die regelmäßige Einnahme von Medikamenten einstellen, bedeutet nicht, dass Sie nicht von den Vorteilen profitieren können, die der *kurzfristige* Einsatz von solchen Mitteln bietet. Wenn Sie eine traumatische Erfahrung gemacht haben und deshalb eine oder zwei Wochen lang ein Schlafmittel nehmen, heißt das noch nicht, dass Sie abhängig sind. Auch falls Sie unter SAD (der saisonal-affektiven Störung) leiden, kann es sinnvoll sein, während der Wintermonate ein Antidepressivum zu nehmen. Es ist kein Zeichen von Schwäche, gelegentlich für eine begrenzte Zeit verschreibungspflichtige Medikamente zu nehmen. Nicht wenige tun das, um hin und wieder überhandnehmende Stressfaktoren zu bewältigen, denen wir in unserer modernen Gesellschaft ausgesetzt sind.

DIE ZUSAMMENARBEIT MIT DEM ARZT

In diesem Kapitel habe ich versucht, Ihnen einen möglichst ausgewogenen Blick auf die medikamentöse Behandlung von Angststörungen zu vermitteln, denn in vielen Situationen ist die medikamentöse Behandlung tatsächlich der Königsweg zur Heilung. Doch bevor Sie nun tatsächlich Medikamente nehmen, sollten Sie sich über die Konsequenzen informieren.

Ihr Arzt sollte Sie also

- eingehend über Ihre Symptome befragen,
- Sie über Nebenwirkungen und Grenzen der Wirksamkeit informieren und
- Sie *danach* um die Einwilligung zu einer bestimmten Form der medikamentösen Behandlung bitten.

Berichten Sie dem Arzt auch wirklich alles, was mit Ihren Symptomen zu tun hat. Lassen Sie ihn unbedingt auch wissen, ob Sie

- allergisch auf bestimmte Medikamente reagieren,
- schwanger sind oder
- regelmäßig andere Medikamente *oder Nahrungsergänzungsmittel* einnehmen.

Erst nachdem solch ein Gespräch stattgefunden hat, können Sie und Ihr Arzt entscheiden, welches Medikament für Sie geeignet ist. Sollte er Ihnen eine andere Form der Behandlung vorschreiben wollen, die Ihnen nicht richtig erscheint, ist es ratsam, den Arzt zu wechseln. Medikamente können Ihnen helfen, Ihren Symptomen die Spitze zu nehmen, doch sie sollten mit allergrößter Behutsamkeit eingesetzt werden.

Achtung! Im Internet können Sie zahlreiche angstlösende Medikamente bestellen, vor allem Tranquilizer (auf amerikanischen Webseiten). Meiden Sie diese Seiten! Erstens ist nicht sicher, dass Sie tatsächlich Ware bekommen, wenn Sie bezahlt haben. Zweitens wissen Sie nicht, ob das Medikament, das Sie erhalten, auch die Wirkstoffe enthält, die angegeben sind. Und drittens sollten Sie sich genug Zeit nehmen, um eine medikamentöse Behandlung mit einem guten Arzt abzusprechen, vorzugsweise einem Neurologen oder Psychiater.

ABSCHLIEßENDE BEMERKUNG

Der *angemessene* Einsatz von Medikamenten ist weder unnatürlich, noch widerspricht er einem ganzheitlichen Menschenbild. Auch Medikamente haben in der Behandlung von Angststörungen ihren Platz. Werden sie nicht eingesetzt, obwohl sie angebracht wären, dann bedeutet dies, dass Sie einmal mehr nicht für Ihre eigenen Bedürfnisse eintreten. Die entscheidende Frage ist letztlich doch, *was Sie in diesem Augenblick wirklich Gutes für sich selbst tun können*. In manchen Fällen lautet die Antwort: »Das Medikament absetzen.« Dann nämlich, wenn Sie das Gefühl haben, in Abhängigkeit geraten zu sein. In anderen Fällen aber heißt es, dass Sie für einen bestimmten Zeitraum Medikamente nehmen. Wichtig ist nur, dass Sie zuerst so viele Informationen wie möglich einholen – und dass Sie dann auf Ihre innere Stimme vertrauen, die Ihnen sagt, was für Sie das Beste ist.

NATÜRLICHE ALTERNATIVEN

In diesem Kapitel werden fast ausschließlich verschreibungspflichtige Medikamente beschrieben. Nichtsdestotrotz gibt es natürliche Alternativen, die in Kapitel 15 ausführlich beschrieben werden. Zunächst einmal kommen alle natürlichen Beruhigungsmittel infrage wie Kava, Baldrian, Passionsblume, Kamille und die Aminosäuren Theanin und GABA. Dann die natürlichen Antidepressiva, die angstlösende Wirkung entfalten können, wie Johanniskraut, SAM-e und die Aminosäuren Tryptophan und Tyrosin. Diese Nahrungsergänzungsmittel sind in

Biomärkten, Reformhäusern oder im Online-Handel erhältlich. Wenn die Angst in Ihrem Leben nur lästig ist, ohne Sie wirklich einzuschränken, sollten diese Mittel genügen. Falls Sie allerdings bereits ein verschreibungspflichtiges Medikament zur Angstlösung bekommen, sprechen Sie zuerst mit Ihrem Arzt, bevor Sie zu einer der natürlichen Alternativen greifen.

WAS ZU TUN IST

1. Verschaffen Sie sich mit diesem Kapitel einen guten Überblick über die vorhandenen verschreibungspflichtigen Medikamente.

   Wenn Sie augenblicklich keine Medikamente nehmen und sich fragen, ob dies für Sie ein gangbarer Weg ist, sprechen Sie mit einem Neurologen oder Psychiater, der in der Behandlung von Angststörungen Erfahrung hat. Ihr Hausarzt wird Ihnen mehrere gute Ansprechpartner nennen.

   Falls Sie im Moment medikamentös behandelt werden und das Medikament gern absetzen möchten, sollten Sie ebenfalls mit dem behandelnden Arzt sprechen. Bitte beachten Sie auch den Abschnitt über das Absetzen von Medikamenten in diesem Kapitel und Behandlungsmöglichkeiten, die in Kapitel 4 bis 15 beschrieben werden.
2. Wenn Ihre Angststörung nicht so gravierend ist, greifen Sie am besten auf eine der natürlichen Alternativen zurück, die in diesem Buch vorgestellt werden. Rat finden Sie auch in Harold Bloomfields Buch *Gegen jede Angst ist ein Kraut gewachsen* oder in meinem Buch *Natural Relief for Anxiety*.

LITERATUR

Ashton, Heather: Benzodiazepines – How They Work and How to Withdraw, Boston 2002.
Bloomfield, Harold: Gegen jede Angst ist ein Kraut gewachsen, München 1999.
Bourne, Edmund; Arlen Brownstein; Lorna Garano: Natural Relief for Anxiety, Oakland, CA, New Harbinger Publications 2004.
Norden, Michael: Zurück zur Natur – Wenn dem Gehirn Hormone fehlen, Reinbek 1996.
Preston, John; O'Neal, John; Talaga, Mary: Handbook of Clinical Psychopharmacology for Therapists, Oakland (CA) 42004.
Schwartz, Jeffrey: Zwangshandlungen und wie man sich davon befreit, Frankfurt a. M. 1999.
Trickett, Shirley: Free Yourself from Tranquilizers and Sleeping Pills, Berkeley (CA) 1997.
Wilson, Reid: Don't Panic – Taking Control of Anxiety Attacks, New York 1996.

18

MEDITATION

MEDITATION ALS METHODE, den Geist zu beruhigen, wird seit über dreitausend Jahren praktiziert. Wie Sie vielleicht wissen, wurde sie als spirituelle Praxis im Hinduismus und Buddhismus entwickelt und später von vielen anderen Religionen aufgegriffen. Das östliche Denken geht davon aus, dass *der Ursprung des Leidens in unserer zwanghaften, automatisierten Form zu denken liegt* (ähnlich dem automatischen Denken, wie wir es aus der kognitiven Therapie kennen). Nichts im Leben ist wirklich schlecht, *wenn wir es nicht so betrachten und entsprechend darauf reagieren*. Die Praxis der Meditation zeigt uns, wie wir gleichsam einen Schritt zurücktreten und unsere Gedankenmuster *beobachten* können, ohne sie zu bewerten oder zu verurteilen. Regelmäßige Meditation trägt dazu bei, dass wir uns Zug um Zug von unseren automatischen Denkmustern befreien, statt in ihnen verstrickt zu bleiben.

Wie verhilft uns Meditation nun zur Freiheit? In gewisser Weise durch die Erweiterung unseres Gewahrseins. Gewahrsein könnte man definieren als spontanen, nicht bedingten Zustand des Bewusstseins, den wir tief in uns selbst erfahren. Jener Bewusstseinszustand liegt »unter« den konditionierten, festgefahrenen Denkmustern und emotionalen Reaktionen, die wir im Laufe unseres Lebens entwickeln. Dieser unvoreingenommene Bewusstseinszustand ist für uns grundsätzlich jederzeit erreichbar wird aber meistens von dem unaufhörlichen Strom inneren »Geklappers« verdeckt, aus dem unsere Alltagserfahrung besteht. Erst wenn wir sehr ruhig und still werden, wenn wir bereit sind, *»einfach zu sein«, unsere innere Erfahrung im gegenwärtigen Augenblick zu beobachten, ohne darauf zu reagieren*, zeigt sich das unverstellte Gewahrsein hinter unseren Gedanken und Gefühlen.

Sobald Sie diesen spontanen Bewusstseinszustand erfahren, breitet sich in Ihnen tiefer Frieden aus. Aus diesem inneren Frieden entstehen andere spontane Bewusstseinszustände wie bedingungslose Liebe, Weisheit, Einsicht und Freude. Der innere Frieden muss nicht erzeugt werden. Er ist ganz einfach da, tief in Ihnen. Wir sind so zur Welt gekommen. Sie entdecken ihn, wenn Sie lange genug still bleiben, damit er in Erscheinung treten kann. Die Praxis der Meditation ist der direkteste und einfachste Weg dorthin. Meditation erlaubt Ihnen, das Gewahrsein auszudehnen, weit über Ihre Ängste und angstvollen Gedanken hinaus. Sobald Ihr Gewahrsein stärker ist als Ihre Angst, stehen Sie *über der Angst. Sie sehen ihr einfach zu.* Sie identifizieren sich nun mit einem Teil Ihrer selbst, der größer ist als die Furcht. Je länger Sie Meditation praktizieren, desto leichter wird es für Sie, die Gedanken und Gefühle zu beobachten, die Ihre Erfahrungswelt ausmachen. Sie verfangen sich nicht mehr so leicht darin. Möglicherweise ist Ihnen die Vorstellung, Ihre Gedanken und Gefühle zu beobachten, unangenehm. Viele Menschen befürchten, dass dies zu einer Art innerer Spaltung führen könnte. Doch das Gegenteil ist der Fall: Man nimmt erst richtig Kontakt zu sich selbst auf. Ihre automatischen Denk- und Reaktionsmuster bringen Sie aus dem Gleichgewicht, weg von Ihrem innersten Selbst. In der Meditation erfahren wir unsere Ganzheitlichkeit. Wir erweitern unser Gewahrsein und kommen uns selbst näher. Natürlich haben wir weiterhin reaktive Gedanken und Gefühle, doch wir lassen uns davon nicht mehr überfluten. Und wir können das Leben besser genießen, weil wir nicht mehr so viel Zeit damit zubringen, uns in negative Gefühlsmuster zu vergraben. Wir nehmen unsere Reaktion wahr, lassen zu, dass sie in unserem Gewahrsein auftaucht und dann wieder verschwindet. Wir halten sie nicht fest. Unser Geist bekommt den Raum, der es erlaubt, zum Beispiel einen sorgenvollen Gedanken wahrzunehmen und darauf angemessen zu reagieren, wenn er berechtigt ist, und ihn gehen zu lassen, sollte dies nicht der Fall sein. Immer mehr zeigt sich, dass wir die Wahl haben. Wir können uns aussuchen, was wir denken und empfinden. Die Gedanken und Gefühle treten nach wie vor auf, doch wir haben nun ein anderes *Verhältnis* zu ihnen. Unser Gewahrsein stellt uns viel Raum zur Verfügung. Wir können daneben stehen und ihnen zusehen, statt uns von ihnen mitreißen zu lassen.

VORTEILE DER MEDITATION

Der Begriff »Meditation« erlangte in den USA erst Mitte der sechziger Jahre des letzten Jahrhunderts einen gewissen Bekanntheitsgrad, als die Transzendentale Meditation dort eingeführt wurde. Bei der Transzendentalen Meditation wählt ein Lehrer für den Schüler ein Sanskrit-Mantra aus (ein Wort, einen Satz oder einen

Laut). Das kann zum Beispiel »Om Shanti« sein, aber auch »So Hung«. Dann zeigt er dem Schüler, wie er diesen Laut im Geist wiederholt, während er aufrecht an einem stillen Ort sitzt. Der Schüler sollte sich vollständig, doch ohne jede Anstrengung auf das Mantra konzentrieren. Ablenkungen nimmt er wahr, lässt sie jedoch einfach vorübergehen.

In den siebziger Jahren erforschte Herbert Benson die Transzendentale Meditation und veröffentlichte die Resultate in seinem Buch *Gesund im Stress*. Benson entwickelte eine eigene Form der Meditation, bei der man bei jedem Ausatmen das Wort »eins« wiederholt. Auch dokumentierte er die physiologischen Reaktionen auf die Meditation, zum Beispiel:

- abnehmende Herzfrequenz,
- abnehmender Blutdruck,
- abnehmender Sauerstoffbedarf,
- abnehmender Grundumsatz,
- abnehmende Konzentration von Milchsäure im Blut (was mit weniger Ängsten assoziiert ist),
- zunehmender Blutfluss im Unterarm, zunehmende Handtemperatur,
- zunehmender elektrischer Hautwiderstand (ein Zeichen für Tiefenentspannung) und
- mehr Alphawellen im Gehirn (ein Zeichen für Entspannung).

Benson stellte fest, dass die positiven Effekte der Meditation nicht nur bei der Transzendentalen Meditation auftreten und dass auch kein individuell ausgewähltes Mantra nötig ist, denn mit seiner eigenen Methode erzielte er denselben Effekt wie mit der Transzendentalen Meditation. Den Zustand tiefer Entspannung, der sich bei der Meditation einstellt, nannte er *relaxation response*, was der englische Titel seines Bestsellers ist. Seit dieser Zeit haben die Forschungsarbeiten zum Thema »Meditation« ergeben, dass *sie die Persönlichkeit, die eigenen Einstellungen und Verhaltensweisen verändert*. Wenn Sie an einer Angststörung leiden, kann Meditation Ihnen helfen, Ihre zwanghaften Denkmuster aufzubrechen und Ihren Geist so zu lenken, dass Sie sich nicht mehr selbst schaden. (Regelmäßige Meditation hat eine stärkere Auswirkung auf unsere Denkmuster als progressive Muskelentspannung, die mehr auf die Reduktion muskulärer Spannung abzielt.) Wenn es um die Verringerung chronischer Ängste und Sorgen geht, erweist sich die Meditation als außerordentlich wirksam. Fängt ein Patient an, jeden Tag zu meditieren, kann meist bald darauf die tägliche Medikamentendosis reduziert werden. Dazu kommen auf Dauer gesehen noch andere positive Veränderungen:

- mehr Achtsamkeit,
- mehr Energie und Produktivität,

- weniger Selbstkritik,
- erhöhte Objektivität (da man Situationen betrachten kann, ohne sie zu be- oder verurteilen),
- geringere Abhängigkeit von Alkohol und anderen Drogen oder Medikamenten,
- engerer Kontakt zu den eigenen Gefühlen sowie
- eine gestärkte Selbstachtung und Identität.

In den achtziger und neunziger Jahren des 20. Jahrhunderts entwickelte Jon Kabat-Zinn ein Programm, das Meditation als Mittel zur Stressbewältigung einsetzt und auf dem klassischen »Achtsamkeitstraining« beruht. Wir kennen es heute als MBSR – Mindfulness-Based Stress Reduction (Achtsamkeitsbasierte Stressreduktion). Dieses Programm wird in den USA an Universitäten und in Krankenhäusern gelehrt und gilt mittlerweile als anerkannte Methode des Umgangs mit Stress. (Mit »Achtsamkeit« bezeichnet man das grundlegende Erleben der Meditation, das all ihren Formen zugrunde liegt: das ruhige Beobachten des Stromes der inneren Erfahrung, in vollkommener Akzeptanz, ohne etwas zu bewerten oder zu verurteilen. Manche Menschen bevorzugen diesen Begriff, weil er auf einem rein psychologischen Konzept ohne östliche »Untertöne« beruht.) Kabat-Zinn hat zwei bekannte Bücher geschrieben: *Gesund und stressfrei durch Meditation (Full Catastrophe Living)* und *Stark aus eigener Kraft (Wherever You Go, There You Are)*.

In jüngerer Zeit ergaben einige Untersuchungen, dass Meditation auch Rückfälle bei Menschen verhindern kann, die drei oder vier Schübe starker Depression erlebt haben (Segal, Williams und Teasdale, 2002). Die Meditation ist also eine der wenigen nichtmedikamentösen Rückfallpräventionsmethoden, deren Wirksamkeit klinisch nachgewiesen ist.

Kurz gesagt: Meditation, vor allem Achtsamkeitspraxis, ist eine ausgesprochen effiziente psychologische Technik zur Beruhigung des Geistes. Sie hat ihre Wurzeln zwar in spirituellen Traditionen, doch man muss keinen neuen Glauben annehmen, um effektiv meditieren zu können.

ARTEN DER MEDITATION

Es gibt zwei grundlegend verschiedene Formen der Meditation: die *konzentrative* und die *nichtkonzentrative, auch spirituelle Meditation genannt*. Sie werden manchmal auch als »strukturierte« und »nichtstrukturierte Meditation« bezeichnet. Bei der konzentrativen Meditation geht es darum, die eigene Aufmerksamkeit auf ein bestimmtes Objekt zu richten. Wenn Ihr Geist beginnt, sich anderen Dingen zuzuwenden, bringen Sie ihn auf das Objekt der Meditation zurück. Dieses

Objekt kann ein bestimmtes Wort sein, welches Sie im Geiste immer wiederholen, zum Beispiel »eins«, »nun« oder »entspanne«. In einer weitverbreiteten Variante konzentriert man sich ganz auf den Atem. Sie richten Ihre Aufmerksamkeit auf die Atemluft, die durch Ihre Nase ein- und ausströmt und spüren, wie die Luft aus dem Bauch aufsteigt und Ihre Lungen füllt.

Bei der nichtkonzentrativen, nichtstrukturierten Methode wird die Aufmerksamkeit nicht auf ein bestimmtes Objekt gerichtet. Objekt der Meditation ist vielmehr der Strom der Erfahrung, wie er im Bewusstsein aufscheint. Sie beobachten einfach, welche Gedanken, Gefühle, Wünsche oder körperlichen Empfindungen sich in Ihrer Wahrnehmung bemerkbar machen, ohne ihnen Widerstände entgegenzusetzen oder sie in irgendeiner Weise zu beurteilen. Sie achten nur darauf, was sich im gegenwärtigen Moment abspielt, auf alles, was Ihre augenblickliche Erfahrung ausmacht – ohne dazu Stellung zu nehmen.

Häufig wird der Begriff »Achtsamkeit« auf die nichtkonzentrative Methode angewandt, die auch als »Achtsamkeitsmeditation« bezeichnet wird, weil die Aufmerksamkeit unvoreingenommen dem gilt, was sich im Moment zeigt (Kabat-Zinn, 2005). In diesem Buch allerdings verstehen wir Achtsamkeit mehr als allgemeine Haltung, die man in jede Form der Meditation einbringen kann, sei sie nun vom konzentrativen oder nichtkonzentrativen Typus. So können Sie Ihren Gedanken, Gefühlen und Empfindungen gegenüber achtsam sein, während Sie sich auf Ihren Atem konzentrieren oder auf ein bestimmtes Wort. Achtsamkeit ist eine innere Haltung der Akzeptanz, die sich auf jede Art der Erfahrung innerhalb und außerhalb der Meditation anwenden lässt. Die Meditation hingegen ist ein bewusst in Gang gesetzter Prozess, den man eine bestimmte Zeit lang ausführt.

MEDITIEREN LERNEN

Folgende drei Kriterien sind bei der Meditation bedeutsam: eine angemessene innere Haltung, die richtige Technik und Achtsamkeit.

Unsere *innere Haltung* ist etwas, was wir in die Meditation mitbringen. Sie zu entwickeln braucht Zeit und Hingabe. Glücklicherweise hilft die Meditation als Methode uns, allmählich eine angemessene innere Haltung zu erlangen. Der Begriff *Technik* bezieht sich auf Sitzhaltung, Atemtechnik und dergleichen.

Achtsamkeit ist eine grundlegend veränderte Einstellung unserer inneren Erfahrung gegenüber. Achtsam zu sein bedeutet, dass wir einen »inneren Beobachter« entwickeln, der uns in die Lage versetzt, das Auf und Ab unserer Gedanken und Gefühle gelassen hinzunehmen, ohne einzugreifen.

DIE RICHTIGE INNERE HALTUNG

Eine angemessene innere Haltung zu entwickeln, ist Teil der Praxis. Ihr Erfolg und Ihre Fähigkeit, aus der Meditation eine dauerhafte Übung zu machen, hängt entscheidend davon ab, ob Sie verstanden haben, worum es bei der Meditation geht. Die nun folgenden acht Punkte habe ich den Büchern des renommierten Lehrers der Achtsamkeitsmeditation, Jon Kabat-Zinn, entnommen, die am Ende des Kapitels aufgeführt werden.

Anfängergeist

Die Tatsache, dass wir unseren gegenwärtigen Erfahrungsstrom auch beobachten können, ohne unsere vorgeprägten Verarbeitungsmuster, unsere automatischen Werturteile und Projektionen einzubringen, wird auch als »Anfängergeist« bezeichnet. Wir sehen unsere Umgebung mit derselben Frische, als nähmen wir sie zum allerersten Mal wahr. Wir akzeptieren die Dinge, wie sie in diesem Moment sind, ohne den Schleier unserer Erwartungen darüberzuhängen. Wenn Sie das nächste Mal mit einem vertrauten Menschen zusammen sind, versuchen Sie doch einmal, diese Person zu sehen, wie sie ist – jenseits Ihrer Erfahrungen mit ihr. Wie würden Sie diesen Menschen wahrnehmen, wenn Sie ihn zum allerersten Mal sähen?

NichtBemühen

Fast alles, was wir im Laufe des Tages tun, hat ein Ziel. Meditation ist eines der wenigen Dinge, für die das nicht gilt. Obwohl sie Einsatz erfordert, hat sie kein anderes Ziel, als »einfach zu sein«. Wenn Sie also meditieren wollen, sollten Sie jede Zielsetzung vergessen. Sie versuchen *nicht*, sich zu entspannen, den Geist leer zu bekommen, Stress abzubauen oder die Erleuchtung zu erlangen. Sie schätzen die Qualität Ihrer Meditation *nicht* nach diesen Kriterien ein. Sie wollen nur sein, hier und jetzt, und Ihre Erfahrung beobachten, wie sie ist, vielleicht mithilfe eines Mantras oder des Atems, um Ihre Konzentration zu stärken. Wenn Sie angespannt, ängstlich oder voller Schmerz sind, versuchen Sie *nicht*, diese Gefühle loszuwerden. Nehmen Sie sie zur Kenntnis und leben Sie mit ihnen, so gut Sie eben können. Lassen Sie sie, wie sie sind. So hört der Kampf ganz von selbst auf.

Akzeptanz

Akzeptanz ist das Gegenteil von Anstrengung und Bemühung. Sie lernen, die Erfahrung des Augenblicks einfach hinzunehmen. Auf diese Weise steigt Ihre Fähigkeit, die Geschehnisse zu akzeptieren. Was sich da abspielt, muss Ihnen nicht gefallen. Sie lassen Ihre Erfahrung einfach sein und versuchen nicht, sie wegzuschieben. Denn was wir ablehnen, bleibt uns erhalten. Solange Sie gegen etwas ankämpfen, ob in der Meditation oder im Leben, schenken Sie diesem Objekt Energie und vergrößern seinen Einfluss auf Sie. Ihre Fähigkeit zur Akzeptanz aber versetzt Sie in die Lage, mit Problemen und unangenehmen Gefühlszuständen zu leben.

Wenn wir lernen, die Gegebenheiten anzunehmen, werden wir feststellen, dass sie sich im Normalfall sehr schnell verändern. Leisten wir aber Widerstand, erhalten wir sie aufrecht. Im Leben bedeutet das nun nicht etwa, dass wir alles über uns ergehen lassen sollen, ohne Einfluss zu nehmen. Ganz im Gegenteil. Wenn Sie bestimmte Gegebenheiten erst einmal akzeptiert haben, entsteht vielleicht Raum zum Nachdenken, Raum für Veränderung. Sie haben mehr Energie, wenn Sie diese nicht mehr benutzen, um gegen Ihr Dasein anzukämpfen. Und vergessen Sie nicht: Manchmal ist es nötig, emotionale Reaktionen zuzulassen, bevor man etwas akzeptieren kann.

NichtUrteilen

Die Grundvoraussetzung für jede Form der Akzeptanz ist es, dass wir unseren vorgefassten Urteilen und Meinungen nicht mehr auf den Leim gehen. Wenn Sie Ihre Aufmerksamkeit auf Ihren Geist richten, werden Sie feststellen, dass Sie sehr häufig beurteilen, einschätzen, auch verurteilen – und zwar sowohl die äußeren Umstände, in die Sie geraten, als auch Ihre Gefühlszustände und Gedanken. Diese Einschätzungen beruhen auf Ihren persönlichen Vorstellungen darüber, was »gut« und was »schlecht« ist. Beobachten Sie einmal fünf Minuten, was in Ihrem Kopf in dieser Zeit vorgeht. Allein in diesen wenigen Minuten fällen Sie zahllose Urteile. Meditation aber lehrt uns, diese Urteile nicht etwa zu unterdrücken, sondern ihnen mit mehr Abstand zu begegnen. Sehen Sie sich einfach beim Beurteilen zu, ohne zu reagieren. *Beobachten* Sie nur, ohne die Tätigkeit als solche wieder zu beurteilen. Lassen Sie die Gedanken kommen und gehen, während Sie sich weiter auf den Atem oder auf ein anderes, von Ihnen ausgewähltes Objekt konzentrieren.

Geduld

Geduld ist sozusagen die Schwester von Akzeptanz und Nicht-Bemühen. Geduld zu haben bedeutet, dass wir den Gegebenheiten erlauben, sich in ihrem natürlichen Rhythmus zu entfalten, unsere Meditationspraxis sich entwickeln zu lassen, ohne sie zu forcieren. Wir brauchen auch Geduld, um uns täglich eine halbe bis eine ganze Stunde in Meditation zu üben – und um tage- und wochenlang dabei zu bleiben, selbst wenn nichts Spannendes passiert. Geduldig zu sein heißt, dass wir die Eile sein lassen. Häufig bedeutet dies, dass wir in unserer hektischen Gesellschaft gegen den Strom schwimmen.

Je mehr Geduld Sie in Ihre Meditationspraxis einbringen, desto erfolgreicher und beständiger wird sie werden. Allein regelmäßig zu meditieren lässt uns schon mehr Geduld entwickeln – neben all den anderen Tugenden, die in diesem Abschnitt beschrieben sind.

Loslassen

Unser Geist verhält sich manchmal wie eine Affenhorde. Wir schnappen nach einem bestimmten Gedanken oder emotionalen Zustand, selbst wenn er schmerzhaft ist, und sind unfähig, ihn wieder loszulassen. Die Fähigkeit des Loslassens ist nicht nur für die Meditation vonnöten, sondern auch für ein angstfreies Leben. Halten wir an unseren Erfahrungen fest, so hindern wir unseren Geist daran, im Hier und Jetzt präsent zu sein. Loslassen und Akzeptieren sind zwei Seiten derselben Medaille. Wenn wir bereit sind, das Leben anzunehmen, wie es ist, gelingt uns auch das Loslassen. Falls Sie es vor der Meditation schwierig finden, einen bestimmten Gedanken loszulassen, können Sie die Meditation dazu nutzen, um jenen Gedanken und Gefühlen auf die Spur zu kommen, die Sie an dieses Thema geradezu fesseln, Ihrer Art des Festhaltens also. *Je genauer Sie die spezifischen Gedanken und Gefühle erkennen, die Sie um Ihr Problem kultivieren, desto schneller werden Sie Ihr Bewusstsein rund um das Problem weiten und es loslassen können.* Ist Ihr Problem stark mit Emotionen belastet, sollten Sie vielleicht vorher mit einer guten Freundin bzw. einem Freund darüber sprechen oder Tagebuch schreiben.

Hingabe und Selbstdisziplin

Der feste Entschluss, an sich selbst zu arbeiten, und die Disziplin, bei diesem Prozess zu bleiben, sind für die Meditation essenziell. Meditation ist dem Wesen nach simpel, doch nicht immer einfach umzusetzen. In einer Gesellschaft, die sich immer am *Tun* und an *Leistung* orientiert, fällt es nicht leicht, sich auf ein Sitzkissen zu setzen, um einfach *nur zu sein*. Leider sind nur wenige Menschen mit Wertvorstellungen aufgewachsen, in denen das Nicht-Bemühen ebenfalls zählt. Daher erfordert es Hingabe und Disziplin, sich für eine halbe Stunde pro Tag von der eigenen, stets zielgerichteten Aktivität abzuwenden. Eine ähnliche Disziplin brauchen Sportler. Auch sie trainieren nicht nur, wenn ihnen danach ist, sie gerade ein bisschen Zeit übrig haben oder beim Training nicht allein sind. Ein Sportler trainiert jeden Tag, egal, wie er sich fühlt und welche unmittelbare Befriedigung er aus dem Training zieht.

Um die Meditation in Ihrem Leben zu verankern, ist es sinnvoll, jeden Tag eine festgelegte Zeit lang zu üben, ganz gleich ob Ihnen gerade danach ist oder nicht. Tun Sie dies mindestens zwei Monate lang. (Wenn Sie sich dem anfangs noch nicht gewachsen fühlen, ist dies kein Grund für Strafpredigten. Tun Sie einfach Ihr Bestes.) Sie werden es leichter finden, wenn Sie sich täglich zu einer bestimmten Zeit hinsetzen, zum Beispiel morgens gleich nach dem Aufstehen oder abends vor dem Essen bzw. Schlafengehen. Am Ende der zwei Monate ist Ihnen dieser Vorgang zur Gewohnheit geworden und fällt Ihnen mit Sicherheit leichter. Die Meditationserfahrung verändert sich von Sitzung zu Sitzung: Manchmal fühlt man sich toll, manchmal normal und manchmal schrecklich.

Obwohl wir uns einerseits nicht mühen oder anstrengen sollen, kann eine regelmäßige und dauerhafte Meditationspraxis unser Leben grundlegend erneuern. Auch wenn Sie sonst in Ihrem Leben nichts ändern, wandelt sich doch die Beziehung zu Ihrem Erleben.

DIE RICHTIGE TECHNIK: PRAXIS DER MEDITATION

Auch Meditieren will gelernt sein. Der wesentlichste Aspekt dabei ist das richtige Sitzen: aufrecht mit geradem Rücken, entweder mit gekreuzten Beinen auf dem Boden oder auf einem Stuhl. Die Fußsohlen ruhen auf dem Boden. Diese Haltung scheint den Körper energetisch positiv auszurichten, was zum Beispiel im Liegen nicht passiert. Die liegende Haltung ist gut zur Entspannung, aber nicht unbedingt zur Meditation. Hier dient sie hauptsächlich dazu, die Muskeln vor der Meditation noch ein wenig zu entspannen. Natürlich können Sie auch ein paar Yogaübungen machen. Traditionell war die Vorbereitung auf die Meditation das Hauptziel des Yoga-Asana-Übenden. Die folgenden Tipps sollen Ihnen beim Einstieg in die Meditation helfen.

- *Suchen Sie sich einen ruhigen Ort:* Reduzieren Sie soweit wie möglich allen Umgebungslärm. Sollte dies nicht möglich sein, lassen Sie eine CD mit sanfter Instrumentalmusik oder Naturklängen abspielen. Auch der Klang der Ozeanwellen ist zur Meditation geeignet.
- *Bauen Sie Muskelspannung ab:* Wenn Sie angespannt sind, nehmen Sie sich Zeit (höchstens zehn Minuten) für einige Yogaübungen. Auf diese Weise können Sie Ihre Muskeln wunderbar lockern. Auch die Oberkörperübungen aus der progressiven Muskelentspannung helfen (siehe Kapitel 4).

  Wenn Sie das Gefühl haben, noch zu aufgedreht zu sein und Ihre Gedanken drehen sich im Kreis, können Sie sich auch erst körperlich betätigen oder ein paar Sportübungen machen, um die nötige Ruhe für eine Meditation zu haben.
- *Sitzen Sie aufrecht:* Nach der östlichen Methode setzen Sie sich im Schneidersitz auf ein Kissen. Legen Sie die Hände auf den Oberschenkeln ab. Lehnen Sie sich leicht nach vorn, sodass Ihr Gewicht nicht nur auf den Pobacken, sondern auch auf den Oberschenkeln ruht.

  Nach der *westlichen Methode* setzen Sie sich gerade auf einen Stuhl, Beine und Füße parallel nebeneinander. Die Fußsohlen ruhen flach auf dem Boden. Legen Sie die Hände auf den Oberschenkeln ab. Ob Sie die Handflächen nach oben oder nach unten weisen lassen, bleibt Ihnen überlassen.

  Achten Sie darauf, dass Sie *gerade* sitzen, ohne Ihren Rücken zu überdehnen. Bleiben Sie dabei geschmeidig, und spannen Sie die Muskeln nicht zu sehr an. Wenn Sie sich bewegen oder kratzen möchten, dann tun Sie das.

  Legen Sie sich nicht hin, und stützen Sie Ihren Kopf nirgends ab. Beides macht schläfrig.

- *Nehmen Sie sich mindestens zwanzig bis dreißig Minuten Zeit (Neulinge beginnen mit etwa zehn Minuten):* Stellen Sie einen Timer oder eine Eieruhr. Oder lassen Sie eine Musikaufnahme laufen, die genauso lang ist. Dann wissen Sie, wann Sie aufstehen können. Wenn Sie es einfacher finden, mit einer Uhr zu meditieren, dann ist das in Ordnung. Wenn Sie einige Wochen lang zwanzig bis dreißig Minuten am Tag meditiert haben, können Sie die Meditationsperiode auf eine Stunde ausdehnen.
- *Praktizieren Sie regelmäßig:* Selbst wenn Sie nur fünf Minuten meditieren, sollten Sie dies jeden Tag tun, und zwar möglichst immer zur selben Zeit. Einmal täglich ist das Minimum, zweimal ist optimal.
- *Meditieren Sie nicht mit vollem Bauch:* Es wird Ihnen leichter fallen zu meditieren, wenn Sie nicht gerade einen vollen Magen haben oder aus anderen Gründen müde sind. Sofern Sie nicht vor dem Essen meditieren können, lassen Sie danach mindestens eine halbe Stunde Zeit vergehen.
- *Wählen Sie sich einen Gegenstand, auf den Sie sich ausrichten:* Gewöhnlich richtet man die Aufmerksamkeit auf den Atem oder ein Mantra. Die unten beschriebenen Übungen zeigen Ihnen, wie beides geht. Doch Sie können natürlich auch über ein Bild bzw. einen Andachtsgegenstand meditieren, chanten oder meditative Musik hören.

Grundsätzlich ist es sinnvoll, bei der Meditation die Augen zu schließen, um die Außenwelt auszublenden. Manche allerdings finden es einfacher, die Augen ein wenig offen zu halten, gerade so viel, dass sie die Außenwelt wahrnehmen können. Dies hilft auch, sich nicht so sehr von Tagträumen davontragen zu lassen.

Beim Meditieren werden Sie wahrscheinlich feststellen, dass Sie häufig von belanglosen Gedanken, Gefühlen und körperlichen Empfindungen abgelenkt werden. Seien Sie nicht zu streng mit sich selbst und urteilen Sie nicht. Lenken Sie Ihre Aufmerksamkeit einfach wieder ganz behutsam zurück auf Ihren Fokus. Sollte sich ein unschöner Gedanke oder ein unangenehmes Gefühl in Ihr Bewusstsein schleichen, nehmen Sie es an und lassen es dann wieder ziehen. Sagen Sie sich »Das ist nur ein Gedanke« oder »Das ist nur ein Gefühl«. Sie nehmen davon Notiz, vertiefen Sie sich aber nicht weiter darin. Es wird nicht lange dauern, bis sich der Moment von allein wieder auflöst. Vielleicht ist es hilfreich, wenn Sie sich ab und zu folgende Fragen stellen: »Kann ich dem, was sich zeigt, einfach nur einen Raum geben?« und »Kann ich einfach sein und es akzeptieren?«

Nicht selten reagieren wir während einer Meditation mit Ablenkung, Langeweile, Unruhe, Müdigkeit und Ungeduld. Wenn diese Zustände und Empfindungen kommen, lassen Sie diese zu, nehmen Sie sie für das, was sie sind und wenden sich dann wieder dem gegenwärtigen Moment zu.

Wenn Sie Ihre tägliche Meditationsübung beendet haben, öffnen Sie langsam die Augen und strecken Sie Ihren Körper. Schauen Sie, wie Sie sich fühlen, bewerten

Sie Ihre Gefühle aber nicht. Jede Meditationsübung ist eine einzigartige Erfahrung und jede ist anders. Wenn Sie sich nach einer Meditation gut fühlen, sollten Sie nicht der Versuchung erliegen, das Gleiche von der nächsten Übung zu erwarten.

In der Meditation ist der Weg das Ziel, es geht schlicht und einfach um das Sein, darum, den gegenwärtigen Moment in vollem Bewusstsein zu erfahren. Regelmäßiges Meditieren bringt uns aber auch mehr Achtsamkeit: die Fähigkeit, sich selbst einen Schritt zurückzunehmen und die eigenen Bewusstseinsströme beobachten zu können, ohne darin gefangen zu sein.

Vermutlich werden Sie überrascht sein, wie ablenkbar sich Ihr Geist zeigt, wenn Sie sich zum ersten Mal auf das Kissen setzen. Zu Beginn unterstützen strukturierte Techniken Sie bei der Meditation. Später hingegen lässt man diese meist fallen und wendet sich der direkten Meditation auf die eigenen Bewusstseinsströme zu.

ACHTSAMKEIT ÜBEN

Bei Achtsamkeit geht es darum, dem, was in unserem Bewusstseinsstrom aufscheint, ohne Vorurteile und vorgefasste Meinungen zu begegnen. Wir beobachten unsere unmittelbare Erfahrung, wie sie ist, ohne darauf zu reagieren, ohne uns einzumischen, ohne sie verändern zu wollen. Achtsamkeit umfasst all die Tugenden, die wir in Bezug auf die innere Haltung in acht Punkten beschrieben haben: Anfängergeist, Nicht-Bemühen, Akzeptanz, Nicht-Urteilen, Geduld, Loslassen, Hingabe und Selbstdisziplin. Achtsamkeit ist nichts, für das wir uns anstrengen müssen. Im Gegenteil, je mehr wir uns anstrengen, umso mehr wird sie sich uns entziehen. Erst wenn wir es schaffen, uns zu entspannen, den Dingen ihren Lauf zu lassen, einfach vorbehaltlos zu beobachten, was in uns vorgeht, bekommen wir eine Ahnung davon, was Achtsamkeit wirklich ist. Achtsamkeit lässt sich nicht wirklich mit Worten erklären, erst Erfahrung lässt uns ihre Bedeutung begreifen.

Achtsamkeit verändert auch unseren Umgang mit Angst und Schmerz grundlegend. Wenn Ihre Praxis stärker wird, können Sie sich auch entspannen, wenn Angst und Schmerz Ihr gegenwärtiges Dasein prägen.

MEDITATIONSÜBUNGEN

Die im Folgenden dargestellten Methoden gehen auf die Bücher von Jon Kabat-Zinn, Jack Kornfield und andere Meditationslehrer zurück. Sie beruhen auf Grundprinzipien, die Meditierende zu allen Zeiten für sich zu nutzen wussten. Eine wichtige Grundlage ist die Atemmeditation, bei der wir unsere Aufmerksamkeit

BASISÜBUNG

1. Suchen Sie sich einen ruhigen Ort. Setzen Sie sich bequem, aber aufrecht hin. Konzentrieren Sie sich auf Ihren Atemrhythmus. Spüren Sie zehn Minuten lang in das Auf und Ab der Bauchdecke hinein. Die Empfindung des Atems ist der Gegenstand Ihrer Meditation.
2. Wenn Ihr Geist sich von der Konzentration auf den Atem abwendet (was ganz sicher passiert), lassen Sie dies zu, ohne sich zu verurteilen. Dann bringen Sie allmählich Ihre Aufmerksamkeit zum Atem zurück. Machen Sie das so oft, wie es im Rahmen der Meditationssitzung nötig ist. Versuchen Sie sich ganz entspannt und ohne Zwang auf Ihren Atem zu konzentrieren.
3. Wenn Sie zu sehr abgelenkt werden, können Sie die Übung zur Tiefenatmung zu Hilfe nehmen (siehe Kapitel 4). Haben Sie das Gefühl, jetzt entspannt genug zu sein, um beim Atem bleiben zu können, lassen Sie das Zählen wieder sein.
4. Machen Sie die Übung zunächst einmal für zehn Minuten. Steigern Sie sich dann langsam auf dreißig Minuten. Stellen Sie sich eine Eieruhr oder einen Timer, damit Sie wissen, wann die zeit um ist. Sie können auch eine dreißigminütige Meditationsmusik auflegen.

immer wieder auf den Atemrhythmus zurückbringen, wenn wir abgelenkt wurden. Am besten machen Sie die Übungen hintereinander. Wenn Sie mehr Erfahrung mit Meditieren haben, können Sie einzelne Übungen in Ihre tägliche Praxis aufnehmen.

Die Gehmeditation können Sie als einzelne Übung praktizieren oder als Abwechslung zur Meditation im Sitzen.

WIE SIE DIE MEDITATIONSPRAXIS LEBENDIG HALTEN

Über die Motivation, Hingabe und Selbstdisziplin, die man zum Erlernen der Meditation braucht, haben wir schon gesprochen. Der Einstieg in die Meditation lässt sich durchaus mit dem Erlernen eines neuen Sports vergleichen. Es erfordert einiges an Training, bevor erste Ergebnisse erzielt werden. So zum Beispiel, dass Sie sich auch an jenen Tagen aufs Kissen setzen, an denen Sie zunächst einmal keine Lust dazu haben. Wenn Sie jeden Tag dreißig Minuten zu einer festen Zeit einplanen, erleichtert dies die Konstanz der Praxis ganz erheblich. Am besten meditieren Sie am Morgen nach dem Aufstehen oder abends vor dem Schlafengehen, wenn Sie nicht zu müde sind. Auch vor den Essenszeiten wäre ein geeigneter Zeitpunkt.

ÜBUNGEN

DIE KÖRPERWAHRNEHMUNG WÄHREND DER MEDITATION

1. Beginnen Sie diese Übung, indem Sie sich auf Ihren Atem konzentrieren. Schließen Sie dann den Kreis der Aufmerksamkeit, indem Sie auch Ihren Körper miteinbeziehen. Lenken Sie Ihre Aufmerksamkeit neben Ihrem Atem insbesondere auch auf Ihre Arme und Beine. Sollten Ihre Gedanken abschweifen, bringen Sie Ihre Aufmerksamkeit einfach wieder zurück zu Ihren Armen und Beinen.
2. Machen Sie es wie bei den anderen Übungen auch und werten Sie Ihre Erfahrungen nicht. Jedes Mal, wenn Sie abgelenkt werden, holen Sie Ihre Aufmerksamkeit ganz behutsam zu Ihrem Atem und Ihren Armen und Beinen zurück. Anfangs müssen Sie das vielleicht sehr oft tun. Mit der Zeit wird sich Ihre Konzentrationsfähigkeit ganz von selbst steigern.
3. Üben Sie zu Beginn zehn Minuten lang und steigern Sie langsam auf dreißig Minuten.

DIE EIGENEN GEDANKEN UND GEFÜHLE BEOBACHTEN

1. Sobald Sie sich mit den ersten beiden Übungen wohl fühlen, können Sie Ihr Bewusstsein auch auf Ihre Gedanken und Gefühle lenken.
2. Beobachten Sie Ihre Gedanken und Gefühle so, wie sie sich zeigen. Schauen Sie einfach zu, so als würden Sie Autos beobachten, die an Ihnen vorbeifahren, oder Schiffe, die sich den Fluss hinabtreiben lassen. Jeder Gedanke ist ein neues Objekt, das Sie sich in Ruhe anschauen können.
3. Sollten Sie das Gefühl haben, an einer Stelle dieses Geschehens ›festzustecken‹, nehmen Sie einfach davon Notiz und lassen dann los.
4. Seien Sie sich bewusst, dass Ihre Gedanken und Gefühle vergänglich sind. Sie kommen und gehen wieder, außer, wenn man sie festhält.
5. Wehren Sie sich nicht gegen Gedanken, die immer wieder auftauchen. Beobachten Sie diese Gedanken so lange, bis sie von selbst wieder verschwinden.
6. Wenn Sie bestimmte Empfindungen wahrnehmen, wie zum Beispiel Unruhe, Ungeduld oder Reizbarkeit, oder wenn Sie die Sache »einfach hinter sich bringen wollen«, nehmen Sie auch diese Gefühle wahr, ohne sie zu bewerten. Lassen Sie sie zu, bis sie von allein vorüberziehen.
7. Sollten sich Angst, Nervosität, Wut, Traurigkeit oder Depressionen zeigen, gehen Sie nicht tiefer darauf ein. Nehmen Sie diese Gefühle wahr, ohne darauf zu fokussieren. Lenken Sie Ihre Aufmerksamkeit auf Ihren Atem und lassen Sie Ihre Empfindungen vorübergehen. Die Konzentration auf den Atem hilft Ihnen, diese Empfindungen auszuhalten und loszulassen.
8. Jedes Mal, wenn Sie sich an einem Gedanken oder einem Gefühl »aufhängen«, sollten Sie Ihre Aufmerksamkeit zurück auf Ihre Atmung und Ihre Arme und Beine lenken. Wenn Sie sehr abgelenkt sind, können Sie versuchen, synchron mit Ihrem Atem von zwanzig zurück auf eins zu zählen. Jede Ziffer steht für einmal ausatmen. Wiederholen Sie diese Übung so lange, bis Sie wieder in Ihrer Mitte ruhen.
9. Wenn diese Übung für Sie neu und ungewohnt ist, können Sie sie zu Beginn relativ kurzhalten und sie dann auf dreißig Minuten täglich steigern.

NEHMEN SIE DAS WAHR, WAS IN IHNEN INS BEWUSSTSEIN KOMMT

1. Achten Sie auf das, was sich zeigt, ohne es zu bewerten: Gedanken, Reaktionen, körperliches Unbehagen, Ungeduld, Unruhe, Müdigkeit, Wohlbefinden, Entspannung. Lassen Sie jeden Aspekt Ihres Bewusstseinsstromes zu, schauen Sie hin, aber schenken Sie keinem davon besondere Beachtung. Sobald Sie in einem Gedanken oder einem Gefühl feststecken, kehren Sie zu Ihrem gewählten Meditationsobjekt zurück – das kann ein Mantra, eine Kerze oder Ihr Atemrhythmus sein. Ihre ganze Aufmerksamkeit gilt Ihrem Atem. Üben Sie sich in Akzeptanz und Nicht-Bewertung, egal was sich während der Meditation zeigt. Versuchen Sie, jeden Tag dreißig Minuten lang so in Stille zu verbringen.

DIE GEHMEDITATION

1. Beginnen Sie die Gehmeditation bei sich zu Hause. Nehmen Sie sich fünf Minuten Zeit, um langsam und bewusst zu gehen. Sie können dabei auf und ab oder im Kreis gehen.
2. Machen Sie sich bewusst, dass Sie dabei nicht irgendwo hin gehen wollen, sondern die Bewegung des Gehens bewusst praktizieren.
3. Machen Sie jeden Schritt ganz bewusst. Fokussieren Sie auf die Empfindungen, die Sie beim Gehen in Ihren Füßen, Knöcheln, Waden, Knien und Oberschenkeln spüren. Gehen Sie so langsam wie Sie möchten. Wichtig ist, dass Ihre Aufmerksamkeit bei der Bewegung bleibt.
4. Sollten Sie mit Ihrer Aufmerksamkeit abschweifen und sich Gedanken, Gefühle und andere Ablenkungen einschleichen, nehmen Sie davon Notiz und bewerten Sie es nicht. Bringen Sie dann Ihre Aufmerksamkeit wieder ganz sanft zurück in Ihre Beine und Füße, während Sie weitergehen.
5. Üben Sie sich in der Gehmeditation anfangs nur fünf Minuten und steigern es allmählich auf fünfzehn Minuten.

Jede dieser Übungen wird Ihnen helfen, mehr Achtsamkeit im Leben zu entwickeln. Wichtig ist, dass Sie regelmäßig üben. Mit der Meditation zu beginnen, ist relativ einfach. Schwieriger wird es, diese auch regelmäßig zu praktizieren.

Der Besuch einer Meditationsgruppe kann die persönliche Praxis ebenfalls bereichern. Erkundigen Sie sich bei der Volkshochschule oder bei Instituten, die alternative Heilmethoden oder Yoga anbieten. Auch andere spirituelle Traditionen bieten Meditationskurse an. Die regelmäßigen Treffen machen es Ihnen leichter, auch allein zu Hause weiter zu praktizieren. Es gibt außerdem eine Reihe guter Bücher und andere Medien zu diesem Thema. Jeffrey Brantley zum Beispiel beschreibt in seinem Buch *Calming Your Anxious Mind* sehr anschaulich, wie Meditation helfen kann, Ängste, Stress und Sorgen zu überwinden (siehe auch unter »Literatur« am Ende des Kapitels).

WIE MAN HINDERNISSE ÜBERWINDET

Jeffrey Brantley listet in seinem Buch alle möglichen Vorbehalte auf, die es uns schwermachen, regelmäßig zu meditieren:

- *»Ich habe keine Zeit zum Meditieren«:* Wenn wir behaupten, keine Zeit für etwas Bestimmtes zu haben, bedeutet dies für gewöhnlich, dass wir der fraglichen Tätigkeit nicht unbedingt Priorität einräumen. Doch bedenken Sie: Die Meditation kann, wenn sie regelmäßig praktiziert wird, Ihr ganzes Dasein verändern. Sie hilft Ihnen, mit Ihrer Angst besser fertig zu werden. Wie hoch veranschlagen Sie also den Wert der Meditation für Ihr Leben? Und wie viel würden Sie dafür geben, dass sie einen regelmäßigen Platz in Ihrem Alltag erhält?
- *»Meditieren ist einfach schrecklich langweilig«:* Manchmal ist es öde, zu meditieren. Darauf kann man sich einstellen. Die Frage ist jedoch, ob Sie vielleicht unrealistische Erwartungen an Ihre Praxis haben. Wenn Sie achtsam sind, besteht die Lösung darin, dass Sie sich der Langeweile wirklich öffnen und sie genau »ansehen«. Je genauer Sie sie betrachten, desto mehr erfahren Sie darüber. Verdrießlichkeit ist beispielsweise immer mit einer Art negativem innerem Monolog verbunden. Schauen Sie sich die Langeweile an, dann ist sie auch nicht mehr langweilig.
- *»Wenn ich still sitze und meditiere, bekomme ich noch mehr Angst«:* Ist es wirklich die Meditation, die die Angst hervorruft? Oder ist es nicht vielmehr so, dass Sie sich durch das Innehalten Ihrer Angst überhaupt erst bewusst werden? Wenn Sie nicht abgelenkt sind, kommen alle Ängste zum Vorschein, die wir überdeckt haben. Dadurch erhalten Sie die Möglichkeit, mit Ihrer Angst zu arbeiten, statt vor ihr wegzulaufen oder sie zu bekämpfen. Sie können die Art Ihrer Beziehung zur Angst verändern. Bleiben Sie bei ihr, bis sie sich verändert. So schaffen Sie mehr Raum im Geist, sodass die Angst darin Platz hat und Sie nicht einfach reagieren müssen.
- *»Ich bin viel zu ängstlich und aufgeregt, um zu meditieren«:* Und wenn Sie durch die Meditation nicht ruhiger werden? Wenn Sie nach zehn oder mehr

Minuten immer noch total aufgeregt sind? Möglicherweise ist Ihr Körper dann zu angespannt zur Meditation. In diesem Fall sollten Sie einige Körperübungen machen, ein wenig aerobes Training (siehe Kapitel 5) oder zwanzig Minuten Yoga. Wenn Sie die Energie aus Ihrem Körper entladen haben, können Sie es nochmals mit Meditieren versuchen.

- *»Ich habe einfach nicht genug Disziplin, um regelmäßig zu meditieren«:* Sollte es Ihr Ziel sein, tagein, tagaus nur zu meditieren, dann mag dies für den Anfang zu viel sein. Versuchen Sie nicht, vollkommen zu sein. Tun Sie einfach Ihr Bestes. Wenn Sie mit der Meditation fortfahren, werden sich langsam die ersten positiven Auswirkungen einstellen. Dies schenkt Ihnen neue Motivation. Natürlich erfordert Meditation auch Disziplin. Das ist ähnlich, als würden Sie Klavier spielen lernen. Oder Fußball. Sie müssen über einen längeren Zeitraum hinweg jeden Tag üben. Kritisieren Sie sich nicht, wenn Sie es anfangs nicht wirklich täglich schaffen. Auch hier gilt: Tun Sie Ihr Bestes, das genügt.

MEDITATION UND MITGEFÜHL

Wenn Sie Ihren Geist beobachten, sollten Sie dies mit Mitgefühl tun. Es genügt nicht, einfach nur seine Gedanken und Gefühle zu registrieren. Ohne uns selbst mit Mitgefühl zu begegnen, bleiben wir mit unseren Gedanken und Gefühlen ewig in Konflikt. Lassen Sie bei Ihrer Selbstbeobachtung das Herz sprechen. Nur so erlangen Sie Frieden mit sich selbst.

Viele Menschen, besonders eingefleischte Perfektionisten, behandeln sich schlimmer als ein Feldwebel bei der Bundeswehr. Sie können sich das nicht vorstellen? Dann achten Sie doch einmal darauf, wie oft Sie sich am Tag kritisieren, niedermachen, antreiben und so weiter. Und wenn Sie nicht gerade mit Kritisieren oder Antreiben beschäftigt sind, dann verfallen Sie in Angst oder lassen Ihrer Opfermentalität freien Lauf. Und keine Therapie der Welt wird Ihnen helfen, wenn Sie damit nicht aufhören.

Haben Sie Mitgefühl mit sich selbst. So ändern Sie Ihre Beziehung zur eigenen Person. Sie lernen, sich selbst zu akzeptieren, ja, zu lieben. Mitgefühl heißt, dass Sie sich akzeptieren, wie Sie sind. Und natürlich auch den »Rest der Welt«. Mit unseren Mängeln und Grenzen leben zu lernen heißt, dass wir unser Menschsein akzeptieren. (Mehr zu diesem Thema finden Sie beispielsweise in Jack Kornfields Buch *Frag den Buddha und geh den Weg des Herzens*.)

MEDITATION UND MEDIKAMENTE

Leider wird auf die Frage, ob Medikamente die meditative Erfahrung beeinflussen, in kaum einem Buch eingegangen. Manche Schulen, wie die Transzendentale Meditation zum Beispiel, fordern von ihren Schülern, dass sie sämtliche Medikamente absetzen, bevor sie zu meditieren beginnen. Meiner Ansicht nach reagiert jeder Mensch auf Medikamente anders. Im Allgemeinen aber lässt sich feststellen:

1. *Benzodiazepine* wie Lorazepam, Clonazepam und Alprazolam führen dazu, dass wir uns beim Meditieren leichter ablenken lassen. Durch sie steigt die Betawellenaktivität im Gehirn an (schnelle, nicht synchronisierte Wellen, die mit begrifflichem Denken in Verbindung stehen), und die Alphawellenaktivität (synchrone Wellen, die in entspanntem und meditativem Zustand auftreten) wird reduziert. Natürlich können Sie auch meditieren, wenn Sie Benzodiazepine einnehmen, doch es fällt Ihnen vielleicht etwas schwerer.
2. *SSRI-Antidepressiva* wie Sertralin, Citalopram und Escitalopram scheinen die Meditation – bei den meisten Menschen jedenfalls – nicht zu beeinträchtigen. Nur wenige berichten, dass sie mit diesen Medikamenten mehr Schwierigkeiten beim Meditieren haben. Viele finden es sogar leichter, sich aufs Kissen zu setzen, weil sie sich ruhiger fühlen und dadurch weniger abgelenkt sind. Es scheint also, dass Serotonin-Wiederaufnahmehemmer sich nicht negativ auf die meditative Erfahrung auswirken.

Was die Behandlung mit trizyklischen Antidepressiva wie Imipramin oder Nortryptilin oder anderen Angsthemmern wie Gabapentin, Buspiron oder Tiagabin betrifft, gibt es leider nicht genügend Informationen. Falls Sie selbst ausprobieren wollen, ob es Zusammenhänge gibt, können Sie die Dosis ja für einige Tage verringern, wenn Sie meditieren, um dann wieder voll einzusteigen. Sprechen Sie solche Maßnahmen aber in jedem Fall mit Ihrem behandelnden Arzt ab.

ZUSAMMENFASSUNG

In diesem Kapitel wurde Ihnen Meditation als weitere Strategie vorgestellt, Ängsten auf natürliche Weise zu begegnen. Meditation ist ein wunderbarer Weg, der mit anderen Übungen kombiniert werden kann. Sie selbst müssen herausfinden, in welchem Maß Sie sie in Ihr Leben integrieren möchten. Wenn Sie allerdings meditieren wollen, achten Sie darauf, wirklich täglich zu üben und sich im Laufe der Zeit eine regelmäßige Praxis anzugewöhnen.

Der »Erfolg« besteht bei der Meditation einfach darin, dass wir uns hinsetzen und »es« tun. Je öfter uns das gelingt, umso besser gewöhnen wir den Geist daran, weniger stark zu reagieren. Er wird stabiler, und wir können ihn noch besser beobachten. Wir lernen, jeden Moment so zu nehmen, wie er ist. Regelmäßige Arbeit mit den eigenen inneren Widerständen lässt unsere innere Stärke wachsen. Dadurch entstehen Qualitäten in uns, die unsere Lebenspraxis erleichtern: Akzeptanz, Geduld, Vorurteilsfreiheit, Vertrauen und die Fähigkeit loszulassen.

WAS ZU TUN IST

1. Wenn Sie beginnen wollen zu meditieren, folgen Sie den Empfehlungen in dem Abschnitt über die richtige Technik und die richtige Konzentration. Fangen Sie mit zehnminütigen Sitzungen an, und steigern Sie die Dauer allmählich auf dreißig Minuten. Üben Sie täglich, am besten zur selben Zeit und am selben Ort. Lesen Sie vorher den Abschnitt über die richtige innere Haltung.
2. Nach einer oder zwei Wochen, oder sobald Sie sich in der Meditation wohl fühlen, können Sie zu den Meditationsübungen, wie sie im Abschnitt »Achtsamkeit« beschrieben werden, übergehen. Sie können verschiedene Übungen ausprobieren und schauen, welche Ihnen am besten liegt. Schließlich werden Sie aus all den Übungen, die Sie kennen, Ihre eigene Meditationspraxis zusammenstellen, die Sie dann jeden Tag üben können.
3. Zur Unterstützung sollten Sie sich eine Gruppe suchen, in der Sie regelmäßig meditieren können. Dies kann in einem buddhistischen oder hinduistischen Meditationszentrum geschehen, in Ihrer Volkshochschule oder in einem Yoga-Institut. Finden Sie keine Gruppe, die Ihnen gefällt, können Sie auch auf Audioaufnahmen oder Bücher zurückgreifen. Jeffrey Brantley, Jon Kabat-Zinn, Jack Kornfield und Joseph Goldstein sind empfehlenswerte Autoren.

LITERATUR

Brantley, Jeffrey: Calming Your Anxious Mind, Oakland (CA) 2003.
Goldstein, Joseph: Einsicht durch Meditation, Bern 31991.
Harp, David; Feldman, Nina: Meditieren in drei Minuten, Reinbek 2003.
Kabat-Zinn, Jon: Gesund und stressfrei durch Meditation, München 1991.
Kabat-Zinn, Jon: Stark aus eigener Kraft, München 1997.
Kabat-Zinn, Jon: Die heilende Kraft der Achtsamkeit, Freiamt 2006 (mit 2 CDs).
Kornfield, Jack: Frag den Buddha und geh den Weg des Herzens, Berlin 2004.
Salzberg, Sharon: Ein Herz so weit wie die Welt, Freiamt 1999.
Segal, Zindel; Williams, Mark; Teasdale, John: Mindfulness-Based Cognitive Therapy for Depression – A New Approach to Preventing Relapse, New York 2002.
Thich Nhat Hanh: Das Wunder der Achtsamkeit, Berlin 2001.
Thich Nhat Hanh: Innerer Friede, äußerer Friede, Berlin 2001.

19

LEBENSSINN

DIE EINZELNEN KAPITEL in diesem Buch decken fast alle Aspekte der Angst ab: ihre körperliche, emotionale, mentale und verhaltensrelevante Seite. Für die meisten Menschen genügen diese Hinweise, um mit ihren Ängsten fertig zu werden. Bei anderen hingegen bleibt ein Bodensatz zurück, der sich trotz aller Arbeit mit Therapeuten oder Selbsthilfetechniken nicht auflösen zu wollen scheint. Diese Angst rührt gewöhnlich daher, dass einige wichtige Fragen im Leben bislang nicht geklärt wurden.

Der Psychologe Rollo May hat dafür den Begriff der »existenziellen Angst« geprägt. Diese entsteht, wenn wir nicht in der Lage sind, im Leben unser höchstes Potenzial zu entfalten. Darunter verstehen wir eine vage Empfindung von Anspannung, Langeweile, vielleicht gar eine Art »stiller Verzweiflung«, die aus dem Glauben rührt, dass wir das, was wir können, nicht zu leben vermögen. Selbst wenn wir nicht genau wissen, was uns stört, so leben wir doch mit einem Gefühl mangelnder Befriedigung. Und wenn uns jemand fragt, was wir uns im Leben vorgenommen haben und was wir erreichen möchten, sind wir um eine Antwort verlegen. Oder es fallen uns Sachen ein, die – bei näherer Betrachtung – als Lebenssinn doch ein wenig dürftig wirken.

Für viele Menschen entwickelt sich dieser Mangel an Sinn im Leben zum Nährboden für die Entwicklung von allerlei Angststörungen. Panik kann viele Ursachen haben, manchmal aber entsteht sie auch aus der Einsicht, dass das eigene Leben keine Richtung hat. Das Gefühl, »in der Falle zu sitzen«, das Teil vieler Phobien ist, spiegelt dieses Lebensgefühl wider: Man ist in eine Sackgasse geraten, ob nun in beruflicher oder privater Hinsicht, und müsste viel riskieren, um sich daraus zu befreien. Das Vermeidungsverhalten des Phobikers ist nicht selten Ausdruck der Tatsache, dass man ebendiesem Problem tunlichst aus dem Weg geht. Bei einigen meiner Patienten löste die Angststörung sich erst vollkommen auf, als sie ihrem Leben einen neuen Sinn gegeben und sich auf die damit verbundenen Risiken eingelassen hatten. In einem Fall ging es um eine berufliche Veränderung, in einem anderen um die kreative Erfüllung durch Musik.

In diesem Kapitel haben Sie die Möglichkeit, sich mit diesen Fragen auseinanderzusetzen und darüber hinaus zu prüfen, ob etwa ein spiritueller Weg für Sie eine Alternative wäre. Mit Spiritualität ist hier keine bestimmte Religion gemeint, sondern einfach das Gefühl, dass es im Leben einen höheren Sinn gibt, eine höhere Macht, wenn Sie so wollen, welche die menschliche Ordnung übersteigt. Häufig trägt eine spirituelle Ausrichtung zur Überwindung von Ängsten bei, weil sie zu mehr Gelassenheit, innerem Frieden, Glauben und Liebe führt.

FINDEN SIE IHREN LEBENSSINN

Jeder Mensch hat seine besondere Aufgabe im Leben, die ihm ein Gefühl der Erfüllung gibt. Bei manchen sind es auch mehrere. Wer diesem »Leitstern« folgt, sagt von sich am Lebensende meist, er habe ein »erfülltes« Leben gehabt. Solche Aufgaben können vielerlei Gestalt annehmen. Der eine gründet eine Familie, der andere sucht im Beruf Erfüllung, wieder ein anderer engagiert sich in seiner Kirchengemeinde, bringt seine künstlerischen Gaben zur Entfaltung oder eignet sich Wissen an und nutzt dies dann, um anderen zu helfen. Auch die Überwindung von Suchtkrankheiten oder Missbrauchserfahrungen können Lebensthemen sein, vor allem, wenn wir die dabei gewonnene Einsicht danach anderen zur Verfügung stellen. Das Gefühl der inneren Erfüllung scheint zwei Funktionen zu haben: Erstens fühlen wir uns vollständig und ganzheitlich, wenn wir diesem Ruf folgen. Zweitens lernen wir meist, wie wir anderen dienen können. Denn wenn wir Erfüllung für uns selbst finden, entsteht häufig der Wunsch, diese weiterzugeben, damit auch andere Menschen dieses Glücksgefühl kennenlernen. Wir überwinden das Haften an unserer persönlichen Sicherheit und Befriedigung, um einen sinnvollen Beitrag zu dieser Welt zu leisten.

Und auf welche Weise findet man nun heraus, wie die eigene Erfüllung aussehen würde? Der »Fragebogen: Was ist mir wichtig?« soll Ihnen helfen, Ihre persönlichen Werte zu formulieren. Denken Sie über die einzelnen Fragen mindestens einen Tag lang nach, bevor Sie ihn ausfüllen. Wenn Sie für sich eine

FRAGEBOGEN: WAS IST MIR WICHTIG?

1. Repräsentiert Ihre Arbeit für Sie tatsächlich das, was Sie sein möchten? Wenn nicht: Was können Sie tun, um herauszufinden, was Ihnen mehr Befriedigung geben würde?

2. Sind Sie zufrieden mit Ihrer Schulbildung? Oder möchten Sie lieber noch einmal die Schulbank drücken? Würden Sie gern eine neue Berufsausbildung machen? Was können Sie tun, damit sich Ihr Leben diesbezüglich ändert?

3. Haben Sie die Möglichkeit, sich kreativ zu betätigen? Gibt es Lebensbereiche, in denen Sie gern kreativer wären? Wenn nicht: Was würde Ihre Kreativität anregen?

4. Für was können Sie sich begeistern? Was liegt Ihnen? Was machen Sie gerne, entweder allein oder zusammen mit Freunden und Familie? Im Haus oder in der freien Natur?

5. Wie würde Ihr Leben aussehen, wenn Sie tun könnten, was Sie möchten? (Stellen Sie sich vor, dass weder familiäre noch finanzielle Verpflichtungen Sie daran hindern.)

6. Was möchten Sie mit Ihrem Leben anfangen? Was möchten Sie erreicht haben, wenn Sie siebzig sind? Was würde Ihnen das Gefühl geben, ein erfülltes Leben zu haben?

7. Wie sehen Ihre Wertvorstellungen aus? Welche sind für Ihr Leben am wichtigsten? Hier ein paar Beispiele:
   - ein glückliches Familienleben,
   - materieller Erfolg,
   - Nähe,
   - beruflicher Erfolg,
   - Freundschaft,
   - kreativer Selbstausdruck,
   - Gesundheit,
   - persönliches Wachstum,
   - Seelenfrieden,
   - spirituelles Bewusstsein,
   - Dienst am Mitmenschen,
   - soziales Engagement.

8. Gibt es etwas, was Ihnen viel bedeutet, das Sie bislang aber noch nicht verwirklicht haben? Was müssten Sie unternehmen, damit Ihr Leben zumindest die für Sie wichtigsten Werte widerspiegelt? Welche Risiken müssten Sie eingehen?

____

____

9. Haben Sie besondere Talente oder Fähigkeiten, die Sie bislang noch nicht zum Ausdruck gebracht haben? Was müssten Sie tun, damit diese Fähigkeiten in Ihr Leben Eingang finden? Welche Risiken müssten Sie eingehen?

____

____

10. Was wären – vor dem Hintergrund der oben aufgeführten Fragen – die für Sie wichtigsten Ziele, die Sie im Leben verwirklichen möchten. Nehmen Sie folgende Liste zu Hilfe:

____

____

Antwort gefunden haben, versuchen Sie, mithilfe der Anleitungen in diesem Kapitel Ziele zu setzen und auszuarbeiten, wie Sie diese Ziele erreichen können. Falls Sie Gelegenheit haben, Ihre persönlichen Wertevorstellungen und Ziele mit einem nahen Freund oder Therapeuten durchzusprechen, sollten Sie das tun. Möglicherweise können Sie einen Berufsberater aufsuchen. Wollen Sie eine neue Ausbildung machen, dann holen Sie den Rat anderer Menschen ein, die bereits in diesem Berufsbild tätig sind.

VON DEN PERSÖNLICHEN WERTEN ZUM LEBENSZIEL

Der erste und kritischste Schritt besteht darin, herauszufinden, was Ihnen wirklich wichtig ist. Im nächsten Schritt gilt es herauszufinden, wie diese Werte in ein konkretes Ziel umgesetzt werden können.

ZIELE SETZEN UND ERREICHEN

Nehmen Sie sich Zeit – das kann mehrere Tage dauern – um herauszufinden, was Sie im Leben erreichen möchten. Orientieren Sie sich dabei an Ihren persönlichen Werten und Vorstellungen. Überlegen Sie, in welchem Zeitrahmen Sie diese Ziele umsetzen können. Notieren Sie anhand der untenstehenden Tabelle Ihre wichtigsten Ziele und bleiben Sie dabei realistisch.

Meine wichtigsten persönlichen Ziele

- Im nächsten Monat: ____________________
- In den nächsten sechs Monaten ____________________
- Im nächsten Jahr: ____________________
- In drei Jahren: ____________________

Lesen Sie noch einmal in Kapitel 10 unter »Sich realistische Ziele setzen« nach. Falls Sie unsicher sind, ob Sie mit einem bestimmten Ziel nicht zu hoch gegriffen haben, sprechen Sie mit einem Freund oder Therapeuten darüber. Gleichzeitig sollten Sie sich aber auch nicht selbst unterschätzen. Viele Ziele scheinen zuerst unerreichbar zu sein, entpuppen sich aber als durchaus machbar, sobald man sie in einzelne, konkrete Schritte unterteilt.

WIE MAN MIT HINDERNISSEN UMGEHT

Arbeiten Sie auch wirklich daran, Ihre Lebensziele zu erreichen? Oder erfinden Sie immer wieder Ausreden und legen sich selbst Steine in den Weg? Wir sprechen gerne davon, das Leben »in die eigene Hand zu nehmen« und wissen oft nicht, was das heißt. Es heißt ganz einfach, dass Sie Verantwortung übernehmen müssen, wenn Sie ein bestimmtes Ziel erreichen wollen. Eigenverantwortung heißt, Sie müssen handeln und nicht davon ausgehen, dass andere es für Sie tun werden. Sobald Sie der Verantwortung für sich selbst aus dem Weg gehen, werden Sie Hilflosigkeit, Minderwertigkeitsgefühlen und Hoffnungslosigkeit Tür und Tor öffnen.

Die *Angst* ist eines der größten Hindernisse, die wir uns selbst in den Weg legen können. Das zeigt sich auch immer wieder bei der Behandlung von Phobien. Wenn Sie sich überhaupt nicht vorstellen können, Ihre persönlichen Ziele zu erreichen, lohnt es sich, nachzuhaken und genau hinzuschauen. Vielleicht befürchten Sie ja, dass sich Ihnen eine der folgenden Ängste in den Weg stellen könnte:

- Angst, die jetzige Sicherheit zu verlieren (Sie möchten sich vielleicht beruflich verändern, sind aber auf ein regelmäßiges Einkommen angewiesen),
- Angst vor dem Versagen,
- Angst vor Ablehnung oder Kritik,
- Angst vor dem eigenen Erfolg (nicht wissen, was *dann* passieren würde),
- Angst, dass das persönliche Ziel nur schwer zu erreichen ist und Sie sich zu sehr anstrengen müssen,
- Angst, dass es zu viel Zeit in Anspruch nehmen könnte,
- Angst, dass es zu viel Energie kosten würde,
- Angst, dass die eigenen Ziele zu unrealistisch sind und dass andere Sie entmutigen könnten,
- Angst vor der Veränderung.

Die Antwort auf die Ängste, die es Ihnen schwer machen, ihre persönlichen Ziele zu erreichen, liegt im gleichen Lösungsansatz verborgen wie bei den Phobien: *Stellen Sie sich Ihrer Angst und gehen Sie schrittweise vor.* Der Weg selbst wird nie ganz ohne Risiko sein und manchmal auch unangenehm, aber es ist sinnvoll, ihn in kleinere Etappen aufzuteilen (vergleiche die Konfrontationspyramide in Kapitel 7), damit er gangbar wird.

Die Angst ist nicht das einzige Hindernis auf unserem Weg zum Ziel, auch Schuldgefühle können auftreten und den Weg nach vorne verstellen. Überlegen Sie, ob es Glaubenssätze gibt, die Sie davon abhalten, Ihre eigenen Wünsche und Bedürfnisse zu erfüllen:

- »Ich bin nicht gut genug, um ______________ .«
- »Ich verdiene es nicht ______________.«

- »Niemand aus meiner Familie hat so etwas jemals gemacht.«
- »Andere werden es nicht gutheißen, wenn ich ______________.«
- »Niemand wird diese Idee unterstützen, wenn ich sie in die Praxis umsetzen möchte.«

Die ersten beiden Glaubenssätze können genauso gut im Abschnitt über die Ängste aufgeführt werden, haben aber auch etwas mit Schuldgefühlen zu tun. Wenn Sie das Gefühl überwinden möchten, etwas nicht verdient zu haben, können Sie mit einer sehr einfachen, aber effektiven positiven Affirmation arbeiten. Sagen Sie sich »Ich verdiene es« oder »Ich verdiene es zu______________.« Seien Sie großzügig und wiederholen Sie diese Affirmation, so oft Sie möchten. Arbeiten Sie so lange mit diesem Satz, bis Sie ihn verinnerlicht haben. Wenn Sie innerlich davon überzeugt sind, dass Sie das, was Sie sich wünschen, auch verdient haben, werden Sie viel Selbstvertrauen und Selbstbewusstsein gewinnen.

ENTWERFEN SIE EINEN AKTIONSPLAN

Sobald Sie wissen, welche Hindernisse Sie auf Ihrem persönlichen Weg zum Ziel begleiten werden, können Sie einen Aktionsplan entwerfen. Teilen Sie Ihre Ziele in eine Reihe von kleineren Schritten auf. Denken Sie daran, dass Sie an einem langfristigen Plan arbeiten. Als Option können Sie für jeden Schritt ein eigenes Zeitfenster einplanen. Belohnen Sie sich nach jedem erfolgreich abgeschlossenen Schritt. Das ist wichtig! Das Gleiche tun Sie ja schließlich auch, wenn Sie mithilfe einer Konfrontationspyramide an einer Phobie arbeiten. Sie können auch ein Familienmitglied oder einen Freund/eine Freundin um Unterstützung bitten.

Erstellen Sie mithilfe des Arbeitsblattes »Aktionsplan: Der Weg zum Ziel« eine Liste der einzelnen Schritte, die Sie unternehmen wollen, um ein wichtiges persönliches Ziel zu erreichen. Fertigen Sie Kopien der Liste an, wenn Sie mehr als ein Ziel verfolgen. Vielleicht fällt es Ihnen leichter, bestimmte Schritte zu formulieren, wenn Sie mit einem Freund oder Therapeuten darüber sprechen.

Ein Aktionsplan ist wie ein Stadtplan oder eine Landkarte, die Ihnen Orientierung gibt. Sie können anhand des Planes Ihre Fortschritte verfolgen oder wieder auf den richtigen Weg finden, falls Sie sich doch einmal verlaufen. Sollte Ihnen ein bestimmter Schritt besondere Schwierigkeiten bereiten, lohnt es sich vielleicht, noch einmal nachzuforschen, ob es Ängste oder Gefühle gibt, die Sie auf Ihrem Weg behindern.

AKTIONSPLAN: DER WEG ZUM ZIEL

1. Ihr persönliches Ziel (bitte seien Sie so spezifisch wie möglich):

____

____

2. Welchen kleinen Schritt können Sie sofort unternehmen, um Ihrem Ziel näher zu kommen?

____

____

3. Welche anderen Schritte sind nötig, um Ihr Ziel zu erreichen? (Schätzen sie ab, wie viel Zeit jeder dieser Schritte in Anspruch nehmen wird.)

____

____

BEISPIEL

Vielleicht sind Sie an Ihrem jetzigen Arbeitsplatz unzufrieden und möchten sich beruflich verändern. Sie wissen aber nicht genau, was Sie tun möchten und welche Möglichkeiten zur Umschulung es gibt. Sie fühlen sich von Ihrem großen Ziel »sich beruflich zu verändern« vielleicht etwas überfordert, aber wenn Sie den Weg dorthin in kleine Schritte aufteilen, wird diese Vorstellung schon greifbarer:

1. Suchen Sie einen Berufsberater, der Ihnen sympathisch ist (oder Sie können auch einen Kurs zum Thema Berufsorientierung an Ihrer Volkshochschule belegen).

2. Loten Sie verschiedene Optionen aus:
   - Lassen Sie sich beraten oder besuchen Sie einen Kurs zu diesem Thema.
   - Lesen Sie sich in die entsprechende Literatur ein. Es gibt zahlreiche gute Bücher zum Thema Berufswahl und Weiterbildung.
   - Sprechen Sie mit Personen, die in Berufen arbeiten, die Sie interessant finden.

3. Grenzen Sie die Möglichkeiten ein, die Ihnen offenstehen und Ihnen zusagen. (Lassen Sie sich beraten, wenn Sie sich nicht sicher sind.) Es ist wichtig, ein konkretes Ziel vor Augen zu haben und darauf zu fokussieren.

4. Unternehmen Sie konkrete Schritte, um sich in Ihrem Wunschberuf weiterzubilden oder umschulen zu lassen.
   - Finden Sie heraus, wo Sie sich an Ihrem Wohnort weiterbilden oder umschulen lassen können (eine öffentliche Bibliothek ist der ideale Ort hierfür).
   - Bewerben Sie sich bei Weiterbildungsstätten Ihrer Wahl.
   - Wenn Sie eine Vollzeitausbildung machen möchten, können Sie Fördermittel oder einen Kredit beantragen, um Ihre Weiterbildung zu finanzieren.

5. Schließen Sie Ihre Aus- oder Weiterbildung ab (in den meisten Fällen ist es sinnvoll, sich in Teilzeit weiterzubilden, damit die finanzielle Unterstützung gewährleistet ist).

6. Fassen Sie Fuß in ihrem neuen Berufsfeld: Bewerben Sie sich für eine Stellenausschreibung oder unternehmen Sie erste Schritte zur Existenzgründung.
   - Suchen Sie nach Stellenausschreibungen in Fachzeitschriften, in der Tagespresse, online oder vor Ort in Ihrem Jobcenter.
   - Erstellen Sie einen professionellen Lebenslauf und eine aussagekräftige Bewerbung.
   - Schicken Sie Ihre Bewerbung ab.
   - Gehen Sie zum Vorstellungsgespräch.

7. Beginnen Sie Ihre neue Karriere.

MACHEN SIE ERNST!

Sie wissen nun, was Ihnen wichtig ist und haben klare Ziele formuliert, denen Sie Schritt für Schritt näherkommen möchten. Der letzte Schritt auf Ihrem Weg besteht darin, diesen Lebensentwurf nun in die Tat umzusetzen.

Sie haben jetzt ein Stück Arbeit vor sich, denn nur so werden Sie Ihre Ziele auch wirklich erreichen. Dafür müssen Sie Zeit einplanen und Ihren Alltag – oder gar Ihr ganzes Leben – umkrempeln. Sie benötigen auch eine Portion Mut, denn auf Ihrem Weg zum Ziel werden Sie immer wieder Situationen begegnen, die Ihnen Angst machen (ein Vorstellungsgespräch zum Beispiel, eine Abschlussprüfung oder auch eine Phobie, die sich Ihnen auf einem bestimmten Abschnitt des Wegs in die Quere stellt) und Sie vielleicht ins Stocken bringen werden. Dann heißt es hartnäckig bleiben und sich diesen Situationen stellen. Geben Sie Ihr Bestes, um das Ziel, das Sie sich gesetzt haben, zu erreichen. Sie werden auf Ihrem Weg Hindernissen und Rückschlägen begegnen, die sich nicht vermeiden lassen. Akzeptieren Sie diese, sie gehören zum Entwicklungsprozess dazu. Kämpfen Sie nicht dagegen an, sondern arbeiten Sie mit Ihren Ängsten und Frustrationen, bis Sie diese überwunden haben und den nächsten Schritt auf Ihrem Weg gehen können. Dieser Weg wird Sie zum Ziel führen. Die größte Belohnung für Ihre Mühen besteht in dem Wissen, dass Sie es geschafft haben, indem Sie Ihren Werten treu geblieben sind und Ihre einzigartige Aufgabe als Mensch, als Individuum, erfüllt haben – also den Sinn Ihres Lebens erfüllen.

In der Summe kann der Weg zu einem erfüllten und sinnvollen Leben in drei Abschnitte unterteilt werden: erstens *die eigenen wichtigsten Werte zu identifizieren*, zweitens *sich klare Ziele zu setzen* und diese Ziele mit einem konkreten Aktionsplan zu verfolgen und drittens *aktiv daran zu arbeiten*, die persönlichen Ziele auch zu erreichen.

Die Akzeptanz-und-Commitment-Therapie (kurz ACT) arbeitet mit dieser Methode. Wie der Name bereits vermuten lässt, liegt der Schwerpunkt bei dieser Therapieform auf der *Akzeptanz*, das heißt, sie ist bestrebt, den Widerstand gegen die Begrenzungen im eigenen Leben abzubauen, bevor persönliche Werte und Zielsetzungen ausformuliert werden können. Ein zweiter wichtiger Aspekt der ACT ist die *Selbstverpflichtung*, also die aktive Mitarbeit an dem, was sich im eigenen Leben ändern soll. Lesern, die sich mit dieser Therapieform näher beschäftigen möchten – in der auch das Konzept der Achtsamkeit eine Rolle spielt – seien die Bücher von Russ Harris *ACT leicht gemacht* und John Forsyth und Georg Eifert *Mit Ängsten und Sorgen erfolgreich umgehen* empfohlen.

VISUALISIERUNG

Halten Sie auf einem Blatt Papier fest, wie Ihr Leben aussehen müsste, wenn Sie Ihr Lebensziel wirklich voll verwirklichen könnten. Falls Sie mehrere Ziele haben, schreiben Sie für jedes ein eigenes Szenario. Beschreiben Sie die neue Situation so ausführlich wie möglich. Wo würden Sie leben und arbeiten? Mit wem wären Sie zusammen? Wie würde Ihr Tag aussehen? Lesen Sie das Szenario dann laut vor, und sprechen Sie es auf einen Tonträger. Nehmen Sie davor Anweisungen für eine Entspannungsübung auf. Nun rufen Sie sich Ihre Vision regelmäßig vor Augen. So beschleunigen Sie den Prozess der Verwirklichung.

SPIRITUALITÄT

Dieses Buch endet mit dem Thema Spiritualität, weil viele meiner Patienten erst endgültige Heilung fanden, nachdem sie sich der spirituellen Seite ihres Lebens zugewandt hatten. Wenn dieser Abschnitt Sie anspricht, dann arbeiten Sie mit den darin enthaltenen Ratschlägen. Falls Sie hingegen eher davon Abstand nehmen, überblättern Sie ihn. Sie können Ihr persönliches Problem durchaus ohne Rückgriff auf spirituelle Ideen in den Griff bekommen.

Spiritualität bedeutet, dass wir die Existenz einer Macht, die höher ist als die unsere, akzeptieren. In diesem Buch wird zwischen Spiritualität und Religion unterschieden. Die Religionen auf der ganzen Welt verleihen dieser höheren Macht ein jeweils unterschiedliches Gewand. Mit Spiritualität aber ist das Grundprinzip gemeint, das in allen Religionen gleich ist – das Bewusstsein von etwas, was sowohl unser Sein als Menschen wie auch die menschliche Ordnung der Dinge übersteigt.

Dieses Prinzip haben die Menschen im Laufe der Jahrhunderte unterschiedlich benannt. (In westlichen Gesellschaften wird hier am häufigsten die Vorstellung von Gott gewählt.) Man kann aber auch einfach nur von einer höheren Macht sprechen. Sie selbst bestimmen, wie dieses Prinzip in Ihrem Leben aussieht. Es kann in abstrakter Gestalt auftreten (zum Beispiel als »kosmisches Bewusstsein«) oder in sehr konkreter (die Schönheit des Ozeans oder der Berge). Oder eine sehr persönliche Gestalt annehmen, wie Jesus oder Krishna. Sogar ein Atheist empfindet meist Ehrfurcht, wenn er durch einen Wald voller alter Bäume spaziert oder einen Sonnenuntergang betrachtet. Was immer Sie inspiriert, ist Ausdruck dieser höheren Macht.

Wenn Sie sich zu einem spirituellen Leben hingezogen fühlen, finden Sie darin Glück und Heilung. Das liegt daran, dass die Verbindung zur höheren Macht uns unerschütterliches Vertrauen gibt. Trotzdem sollten Sie sich bewusst machen, dass die Strategien in diesem Abschnitt die der vorherigen Kapitel nicht ersetzen können oder sollen.

Natürlich heilt die Hinwendung zur höheren Macht nicht augenblicklich all Ihre Ängste. Doch sie schenkt Ihnen die moralische Unterstützung, den Mut, die Hoffnung und den Glauben, Ihr persönliches Programm dauerhaft durchzuhalten. Aber was immer Spiritualität Ihnen auch geben mag, niemand wendet sich nur um dieser »Vorteile« willen der Spiritualität zu. Sie werden sich spirituell erst entwickeln, wenn Sie den tiefinneren Drang verspüren, dies zu tun. Ihr Leben wird dadurch um so vieles reicher werden.

SICHERHEIT

Wer ständig mit Ängsten und Phobien zu kämpfen hat, sehnt sich ganz besonders nach Sicherheit. Wenn Sie mit der höheren Macht in Verbindung stehen, wissen Sie, dass Sie nicht allein auf der Welt sind, selbst wenn Sie sich im Moment fern von allen anderen Menschen fühlen. Da Sie wissen, dass Sie sich in schweren Zeiten an diese höhere Macht wenden können, entwickeln Sie immer mehr Sicherheit. Kein Problem, wie schwierig es auch immer sein mag, bleibt ungelöst, wenn die höhere Macht sich darum kümmert.

INNERER FRIEDEN

Dieses Gefühl der Sicherheit führt zu dauerhaftem innerem Frieden. Je mehr Sie lernen, der höheren Macht zu vertrauen, desto einfacher wird es, mit den Sorgen und Ängsten umzugehen, die das Leben so mit sich bringt. Dabei geben Sie keineswegs Ihren Willen oder gar sich selbst auf. Sie lernen vielmehr loszulassen, wenn Sie nicht mehr weiterwissen, und das Problem der höheren Macht zu übergeben.

Loszulassen, sofern die Lösung eines Problems sich nicht unmittelbar abzeichnet, ist ein entscheidender Schritt, wenn Sie die Sorgen in Ihrem Leben reduzieren wollen. Und der innere Friede stellt sich automatisch ein, nachdem Sorgen und Ängste uns verlassen haben.

SELBSTVERTRAUEN

Wenn Sie eine Verbindung zur höheren Macht eingehen, wird Ihnen bewusst, dass Sie sich nicht selbst geschaffen haben. Wir sind Teil der Schöpfung, Teil des Universums – ebenso wie die Vögel, Sterne und Bäume.

Ist der Kosmos also voller Liebe – und die Verbindung zu unserer höheren Macht lehrt uns ebendies –, dann sind auch wir selbst voller Güte, Liebe und damit jeder Achtung wert, denn »Gott macht keine Fehler«, wie es in einem Spruch heißt. (Das soll natürlich kein unethisches Verhalten rechtfertigen. Auch hier dürfen wir nicht vergessen, dass es einen Unterschied zwischen dem Verhalten eines Menschen und seinem essenziellen Sein gibt.)

DIE FÄHIGKEIT, BEDINGUNGSLOSE LIEBE ZU GEBEN UND ZU EMPFANGEN

Das wichtigste Merkmal der höheren Macht ist, dass sie uns bedingungslose Liebe erfahren lässt, die über romantische Liebe oder Freundschaft weit hinausgeht. Bedingungslose Liebe heißt, dass wir uns, ohne Forderungen zu stellen, um das Wohlergehen des anderen kümmern. Je inniger die Verbindung zur höheren Macht wird, desto leichter fällt es uns, unser Herz zu öffnen. Wir empfinden weniger Angst und erfahren mehr Freude. Diese Art der Liebe führt schließlich dazu, dass wir auch andere zur bedingungslosen Liebe inspirieren. Letztlich drückt sie sich darin aus, dass wir alles haben, was wir brauchen, um das tun zu können, was wir wollen. Dieser Zustand ist gemeint, wenn es in der Bibel heißt: »Gebt, und so wird euch gegeben.«

FÜHRUNG

Die Verbindung zur höheren Macht schenkt Ihnen Rat und Hilfe, wenn Sie diese am dringendsten brauchen. Die höhere Macht verfügt über universelle Weisheit, die weit über das hinausreicht, was wir mit unserem Verstand erlangen können. In traditionellen Religionen spricht man von der »Allwissenheit Gottes«. Diese Allwissenheit steht Ihnen jederzeit zur Lösung Ihrer Probleme zur Verfügung. Die Einsichten, die Sie benötigen, mögen auf seltsamen Wegen zu Ihnen gelangen – zum Beispiel als plötzliche Erkenntnis oder tiefe Überzeugung –, doch die höhere Macht beantwortet zuverlässig jede an sie gestellte Frage. Und in dieser Antwort steckt meist weit mehr, als Sie selbst willentlich oder durch den Intellekt hätten herausfinden können.

All diese Qualitäten können zu Ihrer Heilung beitragen, wenn Sie sich der höheren Macht und damit der spirituellen Seite Ihres Lebens zuwenden. Vergessen Sie nicht, dass es viele verschiedene Wege gibt, sich der höheren Macht zu nähern. Ob Sie nun einen traditionellen oder weniger traditionellen Pfad beschreiten wollen, liegt ganz bei Ihnen.

WIE SPIRITUALITÄT UNSERE LEBENSEINSTELLUNG VERÄNDERT

Die Hinwendung zur höheren Macht öffnet uns nicht nur die Pforte zu neuen Erfahrungen, sie verändert letztlich unsere ganze Weltsicht. Dazu gehört auch, dass sich unser Blick auf unsere seelisch-körperliche Gesundheit – und damit verbunden auf unsere Ängste und Phobien – wandelt. Wir können uns selbst mit mehr Mitgefühl begegnen. Auch die Herausforderungen, die wir meistern müssen, erhalten in unseren Augen einen ganz neuen Sinn. Dadurch fühlen wir uns weniger als Opfer unseres Angstproblems, sondern erkennen vielmehr, was unsere Seele uns mit dieser Angst mitteilen möchte. Wir erfahren die Angst mehr und mehr als Möglichkeit der inneren Entwicklung.

ÜBUNG: SPIRITUALITÄT UND ANGSTERKRANKUNGEN

In der Folge möchte ich Ihnen zehn Aussagen über das Leben vorstellen, die allesamt mit spirituellem Wachstum zu tun haben. Sie sind keiner bestimmten spirituellen Richtung entnommen, sondern basieren auf meiner eigenen Erfahrung. Gleichzeitig waren sie immer wieder Auslöser für fruchtbare Diskussionen mit meinen Patienten.

1. *Leben ist Lernen. Unsere Aufgabe ist es, geistig immer weiterzuwachsen.*
   Die meisten Menschen sehen ihren Lebenssinn in den Dingen, Menschen, Selbstbildern oder Aktivitäten, denen sie den höchsten Wert beimessen. Wenn sie verlieren, was ihnen am meisten bedeutet, hat ihr Leben für sie seinen Sinn verloren. Nehmen Sie sich ein paar Minuten lang Zeit, um darüber nachzudenken, was Ihnen am meisten bedeutet. Dann stellen Sie sich vor, wie Ihr Leben »ohne« all das aussähe. Natürlich werden auch jene Dinge und Menschen, die wir am meisten schätzen, irgendwann nicht mehr da sein. Nichts dauert ewig. Wenn aber alles, was uns wichtig ist, irgendwann verschwindet, was ist dann der letztendliche Sinn unseres Lebens? Glaubt man, dass es nur *ein Leben* gibt, dann fällt es schwer, darin noch einen übergeordneten Zweck zu entdecken. Dann hat Ihr Leben nur den Sinn, den Sie ihm im Augenblick zu geben vermögen.
   Doch die meisten Formen der Spiritualität, ob nun modern oder traditionell, gehen davon aus, dass es *mehr gibt* als unser aktuelles Leben und dass irgendein Teil von uns auch nach dem Tod weiterlebt. Damit aber wird das aktuelle Dasein zu einem vorübergehenden Zustand und verliert seinen endgültigen Charakter. Es stellt sich vielmehr als »Übungsgelände« oder »Schule« für etwas dar, von dem wir noch nicht wissen, wie es aussieht.
   Denn vor dem Hintergrund, dass unsere Lebenszeit auf der Erde uns zu spirituellem Wachstum, zu mehr Liebe und Weisheit verhelfen soll, erhält das Leben einen völlig neuen Sinn. Die Herausforderungen, denen wir uns stellen müssen, dienen nur dazu, uns auf diesem Weg Fortschritte zu ermöglichen. Jede »Lektion« wird so oft wiederholt, bis sie gemeistert wurde und wir zu neuen Ufern aufbrechen können. Insofern ist unser Leben auf Erden unsere »Schulzeit«.

2. *Widrigkeiten sind Lektionen, die unser Wachstum fördern sollen. Sie kommen weder zufällig noch beliebig auf uns zu. Von einer höheren Warte aus betrachtet, hat alles einen Sinn.*
   Wenn Sie die Vorstellung von der »Schule des Lebens« akzeptieren können, dann bekommen unsere Herausforderungen einen neuen Sinn. Sie sind quasi Teil des Lehrplans. Sofern Sie sie als »gezielte Bosheiten« des Schicksals sehen, machen Sie sich selbst zum Opfer. Sind die Wechselfälle des Lebens aber Teil Ihres persönlichen Wachstumsplans, dann gilt: Je schwieriger die Herausforderung, desto größer ist das Potenzial für Lernen und Wachstum.
   Wer aber teilt uns die »Lebenslektionen« zu? Diese Frage taucht gewöhnlich dann auf, wenn das Leben seine schwierigen Seiten zeigt. Dann fragen wir uns: »Wie kann Gott so etwas zulassen, wenn er uns liebt?«
   Diese Frage wird in den verschiedenen spirituellen Traditionen ganz unterschiedlich beantwortet. (In der asiatischen Vorstellungswelt spricht man von »Karma«, im jüdisch-christlichen Kontext eher von »Versuchung« und »Prüfung«.) Sicher ist jedenfalls, dass uns Wachstum gänzlich versagt bliebe, wenn die Lektionen »leicht zu lernen« wären. Das klingt zwar nicht besonders tröstlich, ist aber vor dem Hintergrund des oben skizzierten Welt-

bilds durchaus sinnvoll. Die Frage, die wir uns stellen sollten, wäre also eher: »Was kann ich daraus lernen?«

3. *Unsere persönlichen Grenzen sind das tägliche Brot, mit dem wir uns in diesem Leben auseinandersetzen müssen. Manchmal lassen sie sich ohne große Widerstände überwinden, manchmal schleppen wir sie Jahre mit uns herum. Wenn Sie nicht alles können, was Sie möchten, heißt das nicht, dass mit Ihnen etwas nicht stimmt.*
Denken Sie über Ihre persönlichen Grenzen nach. Wenn Sie eine Angststörung haben, machen Sie sich dies bewusst. Es ist durchaus möglich, innerhalb weniger Monate vollständig davon geheilt zu werden, doch was, wenn dies bei Ihnen nicht funktioniert? Wenn Sie nach Monaten immer noch unter Ängsten leiden?
Haben Sie trotz intensiver Bemühungen noch keine vollständige Heilung erzielt, dann bedeutet dies, dass es für Sie in dieser Störung noch etwas zu lernen gibt. Natürlich wäre es für Ihr Selbstbewusstsein toll, wenn Sie innerhalb weniger Wochen mit Ihrer Erkrankung »fertig würden«. Doch entwickelten Sie dann auch mehr Mitgefühl oder Geduld? Manchmal lernen wir nur durch eine längere Auseinandersetzung, was diese Erfahrung für uns an »Lehrstoff« bereithält. Möglicherweise müssen Sie lernen, Ihr übermäßiges Bedürfnis nach Kontrolle aufzugeben, loszulassen und die höhere Kraft in Ihrem Leben walten zu lassen. Daher brauchen Sie eine schwierige Situation, in der Sie eben nicht alles unter Kontrolle haben. Andererseits müssen Sie natürlich alles in Ihrer Macht Stehende tun, um diese Situation zu beenden. Erst dann können Sie Ihre Heilung in die Hände der höheren Kraft geben.
Es hat keinen Sinn, sich selbst Vorwürfe zu machen, weil man auf dem Weg der Heilung nicht schneller vorankommt. Das Leben lehrt uns, was wir wissen müssen, in seinem eigenen Rhythmus. Wichtig ist, wie wir auf die aktuelle Situation reagieren und was wir daraus lernen, nicht, wie schnell wir das tun.

4. *Ihr Leben hat eine schöpferische Seite, die nur Sie erwecken können.*
Unser Lebensplan sieht für uns gewisse Talente und Begabungen vor. Jeder von uns hat schöpferische Fähigkeiten, die nur er in dieser Form ausdrücken kann. Und damit sind wir bei unserer »Mission«, jener Lebensaufgabe, die nur wir in Angriff nehmen können. Ihre Aufgabe ist das, wodurch Sie in diesem Erdendasein Erfüllung erlangen würden. Der Drang dazu kommt aus Ihrem tiefsten Inneren und hat nichts mit Eltern, Freunden, Partnern oder wem auch immer zu tun. Ihre Lebensaufgabe kann in Ihrem beruflichen Umfeld zu finden sein, aber auch in Ihrem privaten. Ob Sie sich nun für Ihre Gemeinde einsetzen oder als Altenpfleger Ihr Bestes geben wollen, ist nicht der entscheidende Punkt. Wichtig ist die innere Befriedigung, die Sie dabei empfinden.

5. *Ihre höhere Macht schenkt Ihnen Unterstützung und Führung.*
Viele unserer Ängste wurzeln in der fehlerhaften Vorstellung, dass wir uns allem allein stellen müssen. Doch in Wirklichkeit sind wir nicht allein. Die Energiequelle der höheren Macht steht nicht nur dem Kosmos zur Verfügung, sondern auch uns ganz persönlich. Die Beziehung zu ihr ist die innigste, die ein Mensch haben kann. Sie stützt uns, wenn Entmutigung und Demotivation uns zu überwältigen drohen. Sie schenkt uns intuitive Einsichten, sodass sich unser Weg plötzlich klar vor uns abzeichnet.
Doch wie kann etwas, was sich intuitiv aus unserem Unbewussten ergibt, eine Eingebung der höheren Macht sein? Natürlich erlebt unser begriffliches Denken alles als voneinander

getrennt. Wir sind abgesondert von der Welt, von anderen Menschen, von der höheren Kraft. Doch wenn wir aus der Perspektive des begrifflichen Denkens heraustreten, erkennen wir, dass in Wirklichkeit alles miteinander verknüpft ist. Heißt es nicht in der Bibel, das Königreich des Himmels wohne in uns ...?
Aus diesem Grund müssen wir um Unterstützung und Führung nur bitten, um sie auch zu bekommen. Mehr ist nicht nötig. Doch vielleicht haben wir ja das Gefühl, irrational zu handeln oder uns als schwach zu erweisen, wenn wir eine höhere Macht um Hilfe bitten. Daher ist es so sehr nötig, dass wir lernen, loszulassen und unsere Probleme an jene »Instanz« zu delegieren.

6. *Der Kontakt zur höheren Macht ist Teil Ihrer persönlichen Erfahrung.*
Die Beziehung zur höheren Macht ist genauso persönlich wie die zu Ihrem besten Freund. Und sie ist keineswegs einseitig. Sie erhalten Unterstützung, Hilfe, Führung, Inspiration, inneren Frieden, Hoffnung und viele andere Gaben. Umgekehrt lassen Sie Ihre Dankbarkeit, Verehrung und Ihre Wünsche in diese Bindung einfließen. Wenn Sie Zeit und Aufmerksamkeit darauf verwenden, werden Sie feststellen, dass sie sich ganz von selbst immer mehr vertieft. Die höhere Macht manifestiert sich in unserem Leben in unterschiedlichster Form, etwa als:

- *Gefühl der Liebe*, das uns trägt,
- *intuitive Erkenntnis* (wir haben eine Einsicht und »wissen«, dass sie stimmt),
- *Gefühl von Ruhe und Frieden nach Stresszeiten* (dieses Gefühl rührt manchmal so eindeutig nicht aus uns selbst, dass wir es ruhig als Geschenk betrachten dürfen),
- *Gefühle von Ehrfurcht*, zum Beispiel angesichts eines prächtigen Naturschauspiels,
- *visionäre Erfahrungen*, Bilder im Geist, die nicht vom Ego verursacht wurden,
- *merkwürdige »Zufälle« bzw. Synchronizitäten* (die äußere Welt begleitet das, was in unserem Geist vorgeht, mit seltsam passenden Ereignissen, die »nicht nur Zufall« sein können: wenn Sie zum Beispiel im Auto sitzen und sich den Kopf über ein bestimmtes Problem zerbrechen und Sie plötzlich ein Wagen überholt, an dessen Heckscheibe der Sticker »Lass los!« klebt),
- Wunder, beispielsweise Spontanheilungen ohne medizinische Erklärung.

Auf welchen Wegen haben Sie das Eingreifen der höheren Macht bereits erleben können ...?

7. *Fragen, die Sie der höheren Macht stellen, werden immer beantwortet.*
Wir haben diese »Instanz« bereits als Quelle der Inspiration kennengelernt. Dazu gehört natürlich auch, dass sie auf unsere Fragen antwortet. Das Schöne daran ist, dass wir etwas dazu tun können, um die Antwort aktiv hervorzurufen. Wir können *beten*.
Alle religiösen Traditionen kennen die eine oder andere Form des Gebets. Wie schnell es erhört wird, hängt offensichtlich mit der Ernsthaftigkeit unserer Bitte zusammen. Gerade wenn unser Herz aus tiefster Not um Hilfe bittet, ist Rettung meist nah. Tatsächlich gibt es zum Thema »Beten« sogar wissenschaftliche Untersuchungen. Einige ausgezeichnete Studien führt Larry Dossey in seinem Buch: *Recovering the Soul: A Scientific and Spiritual Search* an.
Das soll nun nicht heißen, dass wir immer bekommen, worum wir beten. Meiner Erfahrung nach gibt es dabei bestimmte Voraussetzungen bzw. Einschränkungen: Die Bitte muss aufrichtig sein. Die Antwort erfolgt nicht immer sofort, sondern manchmal Tage, Wochen oder gar Monate später. Die Antwort kommt nicht

immer »am Stück«, sondern zuweilen nur »auf Raten«. Wenn Sie zum Beispiel um Heilung von chronischen Schmerzen gebeten haben, mag es sein, dass Sie zunächst nur die Eingebung haben, zu einem bestimmten Arzt oder Heilpraktiker zu gehen. Auch sollten wir sehr offen sein, wenn wir auf Antwort warten, denn diese kommt häufig in unerwarteter Form. Aber sie kommt. Und sie ist immer und in jedem Fall zu unserem Besten.

8. *Was Sie sich tief in Ihrem Herzen wünschen, wird in Erfüllung gehen.*
Wenn das, was wir beabsichtigen, auch tatsächlich unserem Besten dient, dann besteht die hohe Wahrscheinlichkeit, dass es in Erfüllung geht. Daher ist es so wichtig, dass wir klare Beschlüsse fassen, was unser Leben angeht. Solch ein Beschluss bündelt unser Bewusstsein wie ein Brennglas das Licht. Aus dieser Konzentration entsteht seine Wirkung auf die Außenwelt, die sich nach unseren Wünschen ausrichtet. Denn wie heißt es schon bei Goethe: *»Das Mögliche soll der Entschluss Beherzt sogleich beim Schopfe fassen, Er will es dann nicht fahren lassen Und wirket weiter, weil er muss«* (Faust, Vorspiel auf dem Theater).

9. *Liebe ist stärker als Angst. Die höhere Macht strahlt reine, bedingungslose Liebe aus, welche die Natur aller Wesen ist. In gewisser Weise ist Angst immer das Ergebnis der Vorstellung von Trennung: Getrenntsein von anderen, von uns selbst, von Gott – von der Liebe, die alles vereint.*
Liebe ist stärker als Angst, weil sie tiefer geht. Auf der bewussten Ebene ist Liebe die Erfahrung, dass unser Herz sich zur Einheit mit etwas oder jemand anderem öffnet. Doch Liebe ist auch das Fundament des Universums. Interessanterweise ist dieser Gedanke dem westlichen und östlichen Denken gleichermaßen eigen. Daher können wir Liebe auch nicht *besitzen*: Sie ist das Zentrum unseres Daseins, unsere Essenz. Angst kann stark sein, doch sie kann nie so tief gehen wie Liebe, da Angst nur dann aufkommt, wenn wir uns von unserem Fundament getrennt fühlen.
Die Vorstellung, dass alles im Universum eins ist, drückt so recht das Wesen der Liebe aus – jenseits des begrifflichen Denkens.
Die Urangst, die Sie empfinden, zeigt sich als Angst vor Zurückweisung und Demütigung, vor dem Verlassenwerden, vor dem Kontrollverlust, vor Verletzung, Tod oder Eingesperrtsein. Doch wenn Sie nicht an die Vorstellung von einer grundlegenden Getrenntheit glaubten, hätten diese Ängste gar keine Chance. Allein die Tatsache, dass Sie Angst empfinden, zeigt, dass Sie irgendwo in Ihrem Leben Trennung erfahren – von Ihrem innersten Wesen, von anderen Menschen, von Gott, vom Leben ... Wenn es stimmt, dass alles eins ist, dann ist jede Angst nur Illusion. Sähen wir die Dinge so, wie sie sind, würden wir sofort erkennen, dass wir keinen Grund zur Angst haben.
Liebe und Angst sind vielleicht zwei Seiten einer Medaille, doch die Seite der Liebe wiegt schwerer. Sie überwindet die Angst stets.

10. *Der Tod ist nicht das Ende, sondern nur ein Übergang. Unsere Seele, unsere innerste Natur, überlebt das physische Ende. (Auch das Ende durch den Tod zu fürchten ist nichts weiter als Illusion.)*
Diese Vorstellung wird von allen spirituellen Traditionen geteilt. Nur die Ausgestaltung des »Lebens danach« fällt jeweils unterschiedlich aus. Auch die wissenschaftliche Erforschung von Nahtoderfahrungen spricht für ein Weiterleben der Seele. Wie Sie sicher wissen, gibt es Menschen, die bereits klinisch tot waren, aber durch die Bemühungen der Medizin ins Leben zurückgeholt werden konnten. Die Berichte der Betroffenen über ihre Erlebnisse »nach dem Sterben« ähneln sich auffallend. Fast alle sprechen von einem langen Tunnel,

einem Lichtwesen, das reine Liebe und Verständnis ausstrahlte, vom eigenen Leben, das als Film vor ihnen ablief, und der Begegnung mit bereits verstorbenen Verwandten oder Freunden. Eine wesentlich geringere Anzahl von Menschen berichtet von Jenseitserlebnissen und Erfahrungen am Ort des aktuellen Geschehens (zum Beispiel im Krankenhaus). Natürlich stellen Tausende von Berichten, die mittlerweile über Nahtoderfahrungen weltweit gesammelt wurden, keinen gültigen Beweis für ein Leben nach dem Tod dar. Doch sie legen etwas Derartiges zumindest nahe. Viele Menschen, die solche Erfahrungen hatten, haben ihre Furcht vor dem Sterben vollkommen überwunden und ihrem Leben eine neue, spirituelle Richtung gegeben. Wenn es sich dabei wirklich nur um einen traumhaften Zustand im Koma handelte, hätte dieser einen solch tiefen Einfluss auf so viele Menschen?

Haben Sie Angst vor dem Tod oder vor lebensbedrohlichen Krankheiten? Dann lesen Sie Bücher über Nahtoderfahrungen. Ein Klassiker ist Raymond Moodys *Leben nach dem Tod und Nachgedanken über das Leben nach dem Tod*, aber es gibt noch viele andere empfehlenswerte Werke.

SPIRITUALITÄT UND GESUNDHEIT

Gehen Sie die zehn Überlegungen zur Spiritualität noch einmal durch: Welchen dieser Ansichten stimmen Sie zu, welche erregen eher Ihren Widerspruch? Wenn diese Ideen Ihnen entsprechen, welche von Ihnen würde Ihre Sicht auf Ihre Angsterkrankung wohl am stärksten verändern? Oder Ihre Lebensauffassung? Halten Sie Ihre Antwort auf diese beiden Fragen auf einem Blatt Papier fest.

ÜBUNG: VERBINDUNG ZUR HÖHEREN MACHT AUFNEHMEN

Die folgende Übung soll Ihnen helfen, mit Ihrer höheren Macht in Verbindung zu treten, um sie um Unterstützung bei Ihrer Angst- oder Zwangsstörung zu bitten. Machen Sie diese Übung nur, wenn Sie sich dafür bereit fühlen. (Kennen Sie bereits andere Methoden der Anrufung oder des Gebets aus Ihrer spirituellen Tradition, dann bleiben Sie dabei.) Entspannen Sie sich, bevor Sie mit den Affirmationen und Visualisierungen anfangen:

1. Setzen Sie sich bequem hin. (Sie können sich auch hinlegen.) Entspannen Sie sich mindestens fünf Minuten lang. Üben Sie sich in Tiefenatmung oder progressiver Muskelentspannung. Sie können auch eine Visualisierungsübung machen oder meditieren (siehe auch Kapitel 4).

2. Rufen Sie sich die Situation ins Gedächtnis, die Ihre Ängste auslöst. Konzentrieren Sie sich ein paar Minuten, damit sie Ihnen völlig klar vor Augen steht. Wenn Angst aufkommt, nehmen Sie diese zur Kenntnis.

3. Nun sagen Sie mit so viel Überzeugung wie möglich immer wieder vor sich hin:

   - »Ich übergebe dieses Problem meiner höheren Macht (oder Gott).«
   - »Ich überlasse dieses Problem meiner höheren Macht (oder Gott) zur Lösung.«

   Wiederholen Sie diese Sätze ganz gelassen immer wieder, bis Sie sich besser fühlen. Denken Sie daran, dass Ihre höhere Macht

   - allwissend ist (sie verfügt über so viel Wissen und Weisheit, dass sie Lösungen findet, die sich Ihrem bewussten Denken entziehen),
   - in ihrer höheren Weisheit für all Ihre Probleme eine Lösung hat und
   - auch dann Lösungen findet, wenn Ihr Glaube schwach ist.

4. Wenn Sie gern visualisieren, stellen Sie sich Folgendes vor: Sie sitzen in einem Garten oder an einem anderen schönen Ort. Dort kommt eine Gestalt – Ihre höhere Macht – auf Sie zu. Anfangs können Sie sie vielleicht noch nicht klar erkennen, doch allmählich zeichnet sie sich immer deutlicher ab. Diese Gestalt strahlt Liebe und Weisheit aus. Sieht sie aus wie ein alter Mann oder eine alte Frau? Wie ein Lichtwesen? Wie Jesus? Oder die transzendente Präsenz einer anderen spirituellen Tradition?

5. Während Sie in Gegenwart Ihrer höheren Macht verweilen – ob diese nun in visualisierter bzw. geistig vorgestellter Form anwesend ist oder nicht –, äußern Sie Ihre Wünsche. Sagen Sie beispielsweise: »Ich bitte um Hilfe und Führung für [hier setzen Sie die Situation ein, die Sie beunruhigt].« Wiederholen Sie diese Bitte, bis Sie sich besser fühlen.
   Hat Ihre höhere Macht vielleicht gleich eine unmittelbare Antwort bereit? Wenn nicht, lassen Sie es gut sein. Die Antwort wird kommen. Es geht bei diesem Prozess vor allem darum, dass Sie Vertrauen in ihr Wirken entwickeln, also das, was im Christentum »der Glaube an Gott« heißt.
   Äußern Sie Ihre Bitte in vollkommener Demut. Sie geben die bewusste Kontrolle über die Situation ab und warten – voller Vertrauen in die Lösung, die sich zeigen wird.

6. *Wahlweise:* Sie können sich auch vorstellen, dass ein weißer Lichtstrahl den Teil Ihres Körpers durchglüht, in dem Angst und Sorgen sitzen. Häufig ist dies der Solarplexus (in der Mitte unterhalb der Rippenbögen) oder die »Magengrube«. Füllen Sie diese Gegend in Ihrer Vorstellung mit Licht, bis die Angst sich vollkommen legt.

Diese Übung braucht ein wenig Zeit. Machen Sie sie mindestens 30, besser noch 45 Minuten lang, sodass Sie tatsächlich eine Verbindung zu Ihrer höheren Macht herstellen können und das Gefühl haben, Ihr Problem wird gelöst. Wenn die Sorgen am nächsten Tag zurückkehren, üben Sie wieder, bis Sie sie im Griff haben.

WIE SIE IHR SPIRITUELLES LEBEN WEITERENTWICKELN KÖNNEN

Wenn Sie das Bewusstsein für die Spiritualität in Ihrem Leben vertiefen möchten, helfen Ihnen die folgenden Vorschläge:

1. *Gehen Sie wieder in die Kirche bzw. nehmen Sie regelmäßig an den Veranstaltungen Ihrer spirituellen oder Glaubensgemeinschaft teil.*
2. *Lesen Sie regelmäßig inspirierende Literatur zum Thema:* am besten einmal am Tag zu einer festen Zeit, zum Beispiel am Morgen oder in der Mittagspause.
3. *Meditieren Sie regelmäßig* (siehe Kapitel 18).
4. *Arbeiten Sie regelmäßig mit spirituellen Affirmationen:* Informationen zu diesem Thema finden Sie beispielsweise in den Büchern von Shakti Gawain und Louise Hay (siehe die weiterführende Literatur am Ende dieses Kapitels).
5. *Suchen Sie sich bei Suchtproblemen eine gute Selbsthilfegruppe:* Sogenannte Zwölf-Schritte-Programme helfen Abhängigen bei der Genesung. Informieren Sie sich bei Pro Familia, den Anonymen Alkoholikern (AA) oder bei der Caritas. Auch Ihre Seelsorger können Ihnen hier weiterhelfen.

ABSCHLIEßENDE ÜBERLEGUNG

Das in diesem Kapitel Gesagte klingt vielleicht so, als sei Spiritualität ein Heilmittel für alles und jedes. Es mag der Eindruck entstehen, es genüge, eine lebendige Verbindung zur höheren Macht aufzubauen, um all seine Ängste zu heilen. Das ist aber eher unwahrscheinlich. Sie sollten die in diesem Buch vorgestellten Strategien wie Sport, Ernährung, Entspannung, Medikamente, Psychotherapie und so weiter keinesfalls vernachlässigen. Eine spirituelle Einstellung zum Leben hilft uns aber, das Programm durchzuhalten und schließlich Erfolg zu haben, auch wenn wir zeitweilig gar keine Fortschritte zu machen scheinen und entmutigt sind.

WAS ZU TUN IST

1. Sind Sie sich Ihres Lebenssinns bewusst?
2. Arbeiten Sie mit dem Fragebogen dieses Kapitels, um herauszufinden, was Ihrem Dasein Erfüllung verleiht.
3. Erstellen Sie eine Liste mit persönlichen Zielen, die ihren eigenen Werten entsprechen. Erstellen Sie einen Aktionsplan – eine Abfolge bestimmter Schritte, die notwendig sind, um diese Ziele zu erreichen.
4. Denken Sie über die zehn Aussagen zur Spiritualität nach.
5. Machen Sie die Meditation »Verbindung zur höheren Macht aufnehmen«, wenn Sie mit einer Situation nicht weiterkommen.
6. Welchen Weg würden Sie einschlagen, um Ihr spirituelles Leben zu bereichern? Suchen Sie sich aus der Liste aus, was Sie anspricht, und üben Sie diese Technik einen Monat lang.

LITERATUR

Folgen Sie einem der traditionellen Glaubenswege, finden Sie sicher Inspiration in den kanonischen Texten Ihrer Gemeinschaft. All jene, die sich eher zu universell spirituellen Vorstellungen hingezogen fühlen, können vielleicht aus der folgenden Literaturliste wertvolle Tipps bekommen.

Dass, Ram; Gorman, Paul: Wie kann ich helfen? Segen und Prüfung mitmenschlicher Zuwendung, Berlin 1994.
Dossey, Larry: Wahre Gesundheit finden, München 1991.
Forsyth, John P.; Georg H. Eifert: The Mindfulness & Acceptance Workbook for Anxiety, Oakland, CA, New Harbinger Publications 2007.
Gawain, Shakti: Stell dir vor – kreativ visualisieren, Reinbek 1994.
Harris, Russ: ACT Made Simple., Oakland, CA, New Harbinger Publications 2009.
Hay, Louise: Gesundheit für Körper und Seele, Berlin 2006.
Jampolsky, Gerard: Lieben heißt die Angst verlieren, München 2005.
Jampolsky, Gerard: Die Kunst zu vergeben, München 2001.
Moody, Raymond: Leben nach dem Tod, Reinbek 2002.
Rodegast, Pat; Judith Stanton: Emmanuel's Book, New York, Bantam Books 1987.
Roman, Sanaya: Zum höheren Selbst erwachen, Interlaken 1990.
Stephan, Naomi: Finding Your Life Mission, Walpole (NH) 1989.
Tolle, Eckhart: Leben im Jetzt, München 2002.
Williamson, Marianne: Illuminata, New York 1994.
Zukav, Gary: Die Spur zur Seele, München 1990.

ANHANG 1

WIE SIE MIT ZWANGHAFTEN SORGEN UMGEHEN

Zwanghafte Sorgen schaukeln sich stets auf. Je länger Sie damit zubringen, desto tiefer wird die negative Trance, in die Sie sich hineinreden. Diese Autosuggestion müssen Sie bewusst stoppen! Wichtig ist, dass Sie die Denkspirale unterbrechen, indem Sie andere Aktivitäten aufnehmen: körperliche Bewegung, emotionaler Ausdruck, Gespräche mit anderen Menschen, sinnliche Erfahrungen oder auch ein bestimmtes Ritual.

Im Folgenden finden Sie einige Handlungsmöglichkeiten:

1. *Körperliche Bewegung hilft immer*: Machen Sie sauber. Tanzen Sie. Treiben Sie Sport.
2. *Machen Sie die Übung zur progressiven Muskelentspannung*: In Kapitel 4 finden Sie diese genau beschrieben. Machen Sie sie mindestens fünf bis zehn Minuten lang, bis Ihre zwanghaften Gedanken aufhören.
3. *Legen Sie Musik auf*, die Sie zum Ausdruck Ihrer Gefühle animiert.
4. *Sprechen Sie mit jemandem:* Reden Sie über etwas anderes als über Ihre Sorgen, wenn Sie nicht Ihre Gefühle ausdrücken wollen wie in Schritt 3 beschrieben.
5. *Lenken Sie sich visuell ab:* durch Fernsehen, Videospiele, Computerspiele, Lesen oder einen Spaziergang im Park oder Garten.

6. *Lenken Sie sich sensomotorisch ab:* zum Beispiel durch handwerkliche Betätigung oder Gartenarbeit.
7. *Fixieren Sie sich auf etwas Positives:* Lösen Sie Kreuzworträtsel, oder legen Sie Puzzles und Patiencen.
8. *Führen Sie ein Gesundheitsritual durch:* Kombinieren Sie Bauchatmung mit positiven Affirmationen, die Ihnen etwas bedeuten. Tun Sie dies mindestens fünf bis zehn Minuten lang, bis Sie vollkommen entspannt sind. (Sie rufen gleichsam eine positive Trance herbei, die die negative überlagern soll.)
   Mögliche Affirmationen sind etwa:
   - »Lass los.«
   - »Das sind nur Gedanken, die gleich wieder vergehen.«
   - »Ich bin entspannt und sorgenfrei.«

Und wenn Sie spirituell orientiert sind:

- »Lass Gott übernehmen.«
- »Ich ruhe im Geist (in Gott).«
- »Ich übergebe alles Negative Gott.«

ANHANG 2

AFFIRMATIONEN GEGEN DIE ANGST

Die folgenden Affirmationen und Skripte sollen Ihnen dabei helfen, die eigene Einstellung zu ändern und konstruktiv mit dem negativen Monolog umzugehen, der sich oft im Kopf abspielt und Ängste schürt. Üben Sie sich täglich in positiven Affirmationen. Wenn Sie nur ab und zu üben, wird sich sehr wahrscheinlich nichts für Sie ändern. Nehmen Sie sich jeden Tag etwas Zeit und sprechen Sie die Affirmationen laut aus. Tun Sie das so lange, bis sich Ihre innere Einstellung in Bezug auf Ihre Ängste positiv verändert hat. Das kann mehrere Wochen oder Monate dauern.

Sie können die unten aufgeführte Liste ein- bis zweimal täglich durchlesen und kurz über die einzelnen Affirmationen reflektieren. Besser noch, wählen Sie mehrere Affirmationen aus und machen eine Audioaufnahme davon. Sprechen Sie langsam und machen Sie zwischen den einzelnen Affirmationen eine kurze Pause. Hören Sie sich Ihre Audioaufnahme jeden Tag an. Entspannen Sie sich dabei, damit Sie eine positive und selbstbewusste Einstellung verinnerlichen können.

NEGATIVE GEDANKEN UND IHRE POSITIVEN GEGENSPIELER

(Verwenden Sie diese Affirmationen nur, wenn Sie eine Audioaufnahme machen)

Negative Gedanken	**Positive Affirmationen**
Das ist unerträglich	Ich kann lernen, mit so etwas besser umzugehen.
Was ist, wenn das so weitergeht, ohne nachzulassen?	Ich werde mich eines Tages damit beschäftigen. Ich muss nicht in die Zukunft projizieren.
Ich fühle mich im Vergleich zu anderen beschädigt und unzureichend.	Einige von uns haben schwerere Wege als andere. Dies macht mich als Mensch nicht weniger wertvoll, auch wenn ich von außen betrachtet weniger leiste.
Warum muss ich mich damit befassen? Andere Leute scheinen ihr Leben viel mehr zu genießen.	Die Schule des Lebens. Aus welchem Grund auch immer, im Augenblick zumindest ist mein Weg schwerer, mein Lebenslauf härter. Deshalb bin ich nicht schlechter. Tatsächlich erwachsen aus Widerständen Stärke und Mitgefühl.
Es scheint unfair, in diesem Zustand zu sein.	Das Leben kann aus menschlicher Sicht ungerecht erscheinen. Könnten wir das große Ganze betrachten, würden wir erkennen, dass alles nach Plan läuft.
Ich weiß nicht, wie ich damit umgehen soll.	Ich kann lernen, die Lage besser zu meistern – diese und alle anderen Schwierigkeiten des Lebens.
Ich fühle mich so unzureichend im Verhältnis zu anderen.	Lass' die anderen Leute tun, was sie wollen. Ich folge einem inneren Weg des Wachstums und der Transformation, der mindestens genauso wertvoll ist. Frieden mit mir selbst zu haben, kann ein Geschenk für andere sein.
Jeder Tag fühlt sich wie eine große Herausforderung an.	Ich lerne, alles langsamer zu machen. Ich nehme mir Zeit für mich selbst. Ich nehme mir Zeit für die kleinen Dinge, die mich nähren.
Ich verstehe nicht, warum ich so bin, warum mir das passiert.	Gründe gibt es viele, einschließlich Veranlagung, Herkunft, wachsender Stress. Gründe zu begreifen, befriedigt den Intellekt, aber ist nicht unbedingt heilend.

Ich habe das Gefühl verrückt zu werden.	Wenn die Angst groß ist, fühle ich mich, als würde ich die Kontrolle verlieren. Aber das Gefühl hat nichts damit zu tun, tatsächlich verrückt zu werden. Angststörungen sind weit davon entfernt, unter die Kategorie »verrückt« zu fallen.
Ich muss das wirklich bekämpfen.	Mit dem Problem zu ringen wird mir nicht so sehr helfen, wie mir mehr Zeit für mehr Selbstfürsorge zu nehmen.
Ich hätte mir das nicht passieren lassen dürfen.	Die Langzeitgründe des Problems liegen in der Veranlagung und in der Kindheit, also habe ich sie nicht verursacht. Ich kann jetzt die Verantwortung dafür übernehmen, dass es mir in Zukunft besser geht.

POSITIVE AFFIRMATIONEN, UM NEGATIVE GEDANKEN ZU STOPPEN

- Ich lerne, meine Sorgen loszulassen.
- Mit jedem Tag kann ich mit meinen Ängsten und Sorgen besser umgehen.
- Ich lerne, mich in meinen Sorgen nicht zu bestärken – ich entscheide mich für den Frieden, nicht für die Angst.
- Ich lerne, meine Gedanken bewusst zu wählen und entscheide mich für positive Gedanken, die mir guttun.
- Wenn ich Angstgedanken habe, beruhige ich mich, atme durch und lasse sie los.
- Wenn ich Angstgedanken habe, nehme ich mir Zeit, mich zu entspannen und sie loszulassen.
- Tiefe Entspannung gibt mir die Freiheit, mich aus der Angst zu befreien.
- Die Angst besteht aus illusorischen Gedanken, die ich loslassen kann.
- Wenn ich mir die Situation so anschaue, wie sie ist, gibt es nichts, wovor ich Angst haben muss.
- Angstgedanken sind meist übertrieben und ich kann sie immer öfter abstellen.
- Es fällt mir immer leichter, zu entspannen und mich aus der Angst zu befreien.
- Ich habe so viele positive und konstruktive Gedanken, dass ich keine Zeit für Sorgen habe.
- Ich lerne, meine Gedanken zu kontrollieren und selbst zu wählen.
- Ich werde selbstbewusster und weiß, dass ich jede Situation, die mir begegnet, meistern kann.

- Die Angst löst sich auf und verschwindet aus meinem Leben. Ich fühle mich ruhig, sicher und selbstbewusst.
- Je entspannter und selbstsicherer ich werde, desto mehr weiß ich, dass ich keine Angst haben muss.

SKRIPT ZUR ÜBERWINDUNG VON ANGST

Die Angst wird größer, je mehr ich mich darauf konzentriere. Je mehr ich mich entspanne, desto besser kann ich meinen Fokus ändern. Dann kann ich mich liebevollen, konstruktiven und erfüllenden Ideen zuwenden. Ich kann die Angstgedanken nicht einfach verschwinden lassen. Wenn ich gegen sie ankämpfe, werden sie nur noch größer. Ich kann meine Gedanken aber auf friedliche, beruhigende Dinge lenken. Jedes Mal, wenn ich das tue, entscheide ich mich für inneren Frieden und gegen die Angst. Je öfter ich mich für meinen inneren Frieden entscheide, desto mehr wird er zum Teil meines Lebens. Mit etwas Übung wird mir das Umdenken besser und besser gelingen. Ich lerne, mich nicht mehr so oft auf die Angst zu konzentrieren. Ich werde stärker und lerne, mich für heilsame, gesunde und hilfreiche Gedanken zu entscheiden. Ich nehme mir Zeit für Entspannung, damit ich mich mit dem Ort in mir verbinden kann, der immer in Frieden lebt.

Wenn ich mir Zeit dafür nehme, kann ich mich von den negativen Gedanken abwenden. Ich kann zulassen, dass meine Gedanken wandern, an einen Ort, der viel größer ist als meine Ängste. Die Angst fordert einen engen, schmalen Raum für meine Gedanken. Wenn ich mich entspanne oder meditiere, gehen meine Gedanken in die Tiefe. Sie werden groß genug, um über die Angst hinausgehen zu können. Ich lerne, dass meine Angstgedanken jedes Risiko und jede Bedrohung überschätzen. In den meisten Situationen ist das Risiko sehr klein. Es stimmt, dass man das Risiko nie ganz ausschließen kann. Ich bin ein Mensch aus Fleisch und Blut, zum Leben gehört ein gewisses Risiko dazu. Nur jenseits der Realität ist ein ewiges Sein ohne Risiko möglich. Ich weiß, dass ich dazu neige, Gefahren zu überschätzen und meine eigenen Fähigkeiten, damit umzugehen, zu unterschätzen. Wenn ich mir die Zeit nehme, meine Ängste näher zu betrachten, erkenne ich, dass sie unrealistisch sind. Wenn ich mich dazu entscheide, die Situationen so zu betrachten, wie sie wirklich sind, erkenne ich, dass von ihnen keine Gefahr ausgeht. Wenn ich mich darin übe, meine Angstgedanken durch realistische Gedanken zu ersetzen, werden meine Ängste weniger. Jedes Mal, wenn ich Angstgedanken habe, erkenne ich, dass sie nicht der Realität entsprechen und lasse sie los.

Es ist wichtig, die Ängste nicht zu schüren – nicht bei ihnen zu verweilen und ihnen Energie zu geben. Stattdessen kann ich mich positiven Dingen zuwenden, mit denen ich mich gut fühle. Ich kann mich mit einem Freund unterhalten, etwas Beruhigendes lesen, Handarbeit machen oder mir eine Audioaufnahme anhören – alles, was meine Gedanken von der Angst ablenkt, ist erlaubt. Mit etwas Übung wird es mir leichtfallen, die Angstgedanken beiseite zu legen und mich nicht auf sie einzulassen. Ich werde zum Meister meiner Gedanken, nicht zum Opfer. Ich lerne, dass ich eine Wahl habe. Ich kann mich in die Angst hineinbewegen oder aus ihr heraus. Mit der Zeit werde ich lernen, mich von ihr zu entfernen.

ÜBER DEN AUTOR

EDMUND J. BOURNE, PhD, hat sich auf die Behandlung von Angststörungen, Phobien und andere stressbedingte Störungen spezialisiert und arbeitet seit zwanzig Jahren auf diesem Gebiet.

Über eine Million Menschen haben von seinen Büchern profitiert, die in viele Sprachen übersetzt worden sind. Edmund Bourne lebt in Kalifornien.

ARBEITSBLÄTTER[15]

- Wöchentlicher Praxisbericht
- Trainingsbericht
- Panik-Tagebuch
- Arbeitsblatt Konfrontationspyramide
- Arbeitsblätter Subpersönlichkeiten: Der Sorgenmacher, der Kritiker, das Opfer, der Perfektionist
- Arbeitsblatt »Sorgen«
- Arbeitsblatt »Unproduktive Denkmuster«
- Tägliche Aufzeichnungen meiner negativen Gedanken
- Stress-Checkliste
- Arbeitsblatt »Befriedigung der persönlichen Grundbedürfnisse«
- Fragebogen zur Selbstbehauptung
- Esstagebuch
- Aktionsplan – der Weg zum Ziel

ÜBUNGEN UND MEDITATIONEN

- Übung zur Tiefenatmung
- Übung zur Atemberuhigung
- Progressive Muskelentspannung
- Passive Muskelentspannung
- Der Ort des Friedens
- Anti-Phobien-Visualisierung
- Visualisierung: Heilung für das innere Kind
- Meditation – die Grundübung
- Die Körperwahrnehmung während der Meditation
- Die eigenen Gedanken und Gefühle beobachten
- Verbindung zur höheren Macht aufnehmen

15 Viele Downloads und Arbeitsblätter unter https://www.newharbinger.com/anxiety-and-phobia-workbook-0/accessories

INDEX

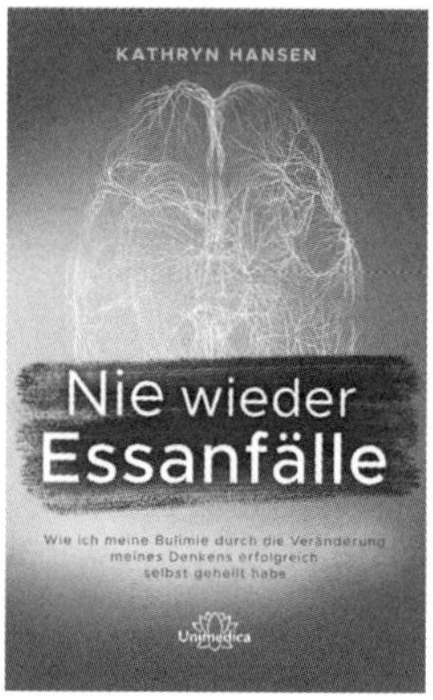

KATHRYN HANSEN

Nie wieder Essanfälle

Wie ich meine Bulimie durch die Veränderung meines Denkens erfolgreich selbst geheilt habe

360 Seiten, kart., € 19,90

Kathryn Hansen ist seit 2005 von Bulimie geheilt. Nach vielen gescheiterten Therapien entschloss sich die Autorin, ihre Bulimie allein zu besiegen. Wenn sich Heißhunger meldete, brachte Hansen ihre mentale Stärke in Stellung. Ziel war es, dem hemmungslosen Essbedürfnis keinerlei Aufmerksamkeit zu schenken. Indem die Autorin sich jenseits ihrer Essstörung neu aufstellte, konnte sie schnell genesen. Abgesichert durch aktuelle Studien, skizziert Hansen einen ungewöhnlichen Weg, der vielen Betroffenen wieder zu einem selbstbestimmten Leben verholfen hat.

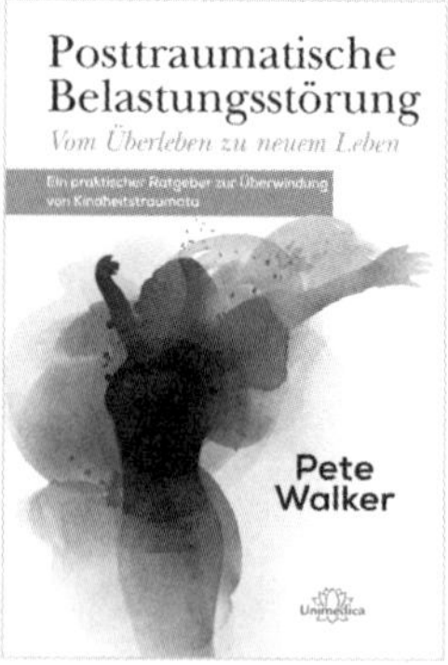

PETE WALKER

Posttraumatische Belastungsstörungen

Vom Überleben zu neuem Leben

416 Seiten, geb., € 22,80

Eine komplexe Posttraumatische Belastungsstörung (K-PTBS) ist weder angeboren noch charakterbedingt. Von dieser grundlegenden Einsicht ausgehend, hat der Autor, Therapeut, Dozent und Gruppenleiter Pete Walker seinen einzigartigen multimodalen Ansatz zur (Selbst-)Hilfe entwickelt, der ihn international bekannt machte. Mit seinem lösungs- und übungsorientierten Aufbau, zahlreichen Fallbeispielen sowie einer klaren, und präzisen Sprache ist Walkers Arbeits- und Praxisbuch sowohl für Therapeuten wie für Betroffene ein unentbehrlicher Begleiter auf dem Weg aus dem Trauma. Normalisierung und Bewältigung von emotionalen Flashbacks anbietet, die die Lebensqualität beeinträchtigen.

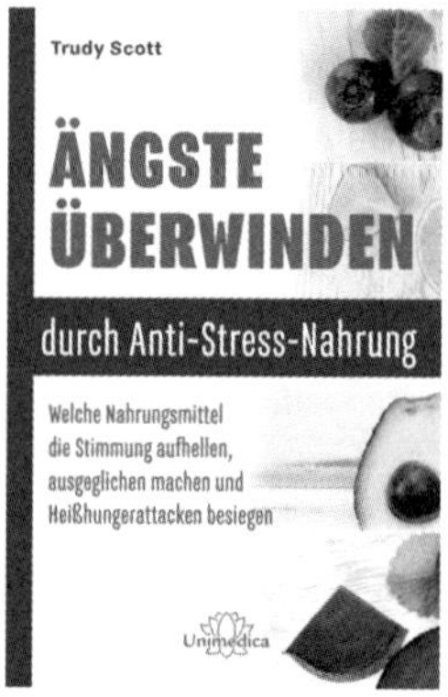

TRUDY SCOTT

Ängste Überwinden

durch Anti-Stress-Nahrung

240 Seiten, geb., € 19,80

Trudy Scott, Ernährungsberaterin und einst selbst Betroffene, hat bereits Tausenden geholfen, Schlafstörungen, Depressionen und Angstzustände durch ihre Anti-Angst-Diät zu mildern oder komplett zu heilen. Die Erfolgsautorin beschreibt den Zusammenhang zwischen unserem Essen und unseren Empfindungen. So erfährt der Leser, warum Gluten bei Angststörungen und anderen psychischen Problemen besonders häufig mit im Spiel ist, wie eine gute Verdauung gegen Panikattacken und Depressionen helfen kann. Mithilfe von Fragebögen wird er dabei unterstützt, seinen persönlichen Nährstoffbedarf zu erkennen und abzudecken.

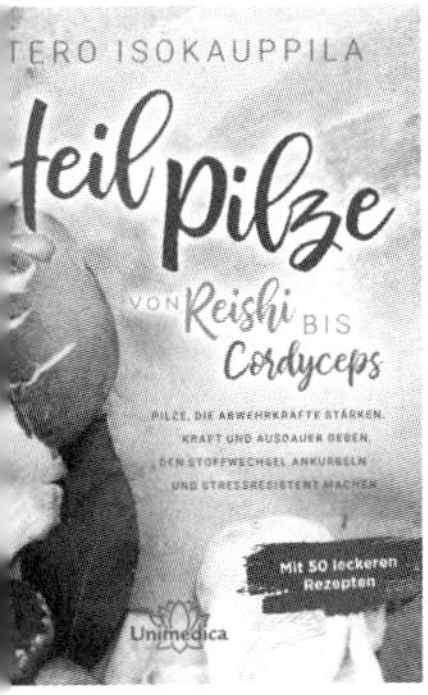

TERO ISOKAUPPILA

Heilpilze

264 Seiten, geb., € 24,80

Adaptogene Pilze gehören mit ihrem riesigen Potenzial zum Superfood. Die antiviralen und entzündungshemmenden Eigenschaften von Reishi, Shiitake oder Maitake können Menschen im Kampf gegen Diabetes, hormonelle Störungen, Autoimmunkrankheiten oder Krebs nachweisbar unterstützen. Tero Isokauppila, ein ausgewiesener Pilzexperte, legt ein Grundlagenbuch vor, das Basiswissen vermittelt und ein umfassender Ratgeber rund um Pilze in Gesundheit und Ernährung ist. Ein Extra bilden 50 einfache und schmackhafte Pilzrezepte, die die Abwehrkräfte stärken, das Energieniveau erhöhen und die Gesundheit allgemein fördern.

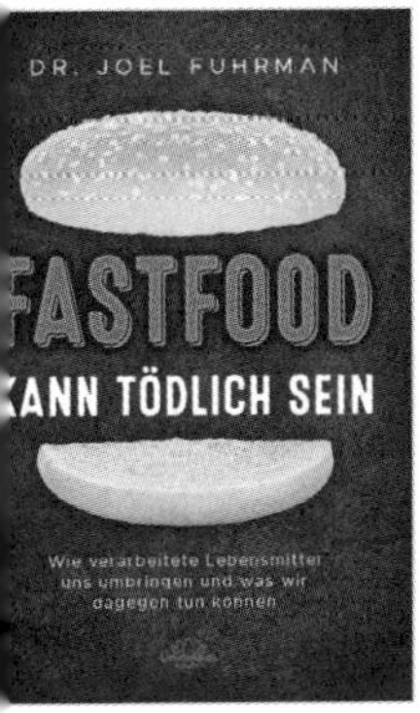

JOEL FUHRMAN

Fastfood kann tödlich sein

390 Seiten, geb., € 19,90

Dies ist das bisher radikalste Buch des Bestsellerautors, Mediziners und Ernährungswissenschaftlers Dr. Joel Fuhrman. Nach *Diabetes einfach wegessen* und *Eat To Live* geht Fuhrman der Frage nach, welche epidemiologischen Folgen das allgegenwärtige Fastfood für die Menschheit hat. Sein Fazit: Die globalen gesundheitlichen Folgen sind verheerend! Fuhrman präsentiert akribisch recherchierte Belege für den beängstigenden Istzustand. Einziger Ausweg aus der Krise: Eine konsequente Umstellung auf nährstoffreiche, gesunde Ernährung, die Menschen nicht nur heilt, sondern ihnen hilft, ihr intellektuelles Potenzial voll zu entfalten.

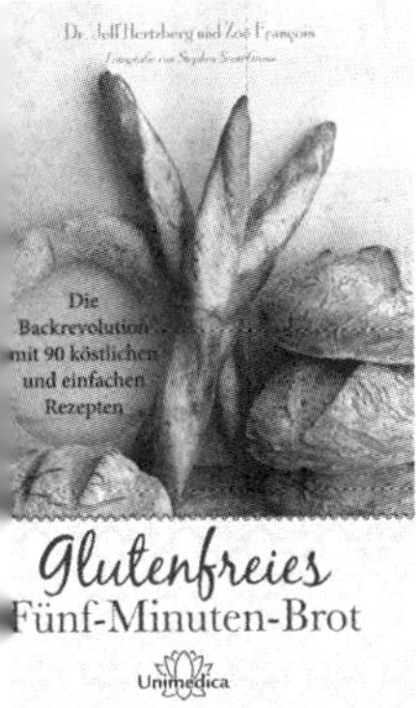

JEFF HERTZBERG & ZOË FRANÇOIS

Glutenfreies Fünf-Minuten-Brot

Die Backrevolution mit 90 köstlichen und einfachen Rezepten

316 Seiten, geb., € 29,80

Glutenfreies Backen ist kein Hexenwerk! Dr. Jeff Hertzberg und Zoë François haben ihre revolutionäre Fünf-Minuten-Backmethode auf Brote und andere Teigwaren angepasst, die ohne Weizen und belastende Getreidesorten auskommen, und 90 fantastische, glutenfreie Backrezepte mit einfach erhältlichen Zutaten entwickelt. Ziel war es, nicht nur die Lust auf Brot von Menschen zu stillen, die an Zöliakie oder Glutensensitivität leiden. Auch wer Weizen gut verträgt und gern mag, wird mit diesen Broten zufrieden sein. Jedes hier enthaltene Rezept hat den Geschmackstest von Menschen bestanden, die auch traditionelle Brote lieben.